法國醫療精油寶典

藥學博士的 135 種醫療精油＋
600 種芳療實證配方＋80 種醫院照護法

馮絲華茲・庫伊克・馬里尼葉｜安東尼・杜布樂——合著
Françoise Couic Marinier | Anthony Touboul

蕭筌——譯

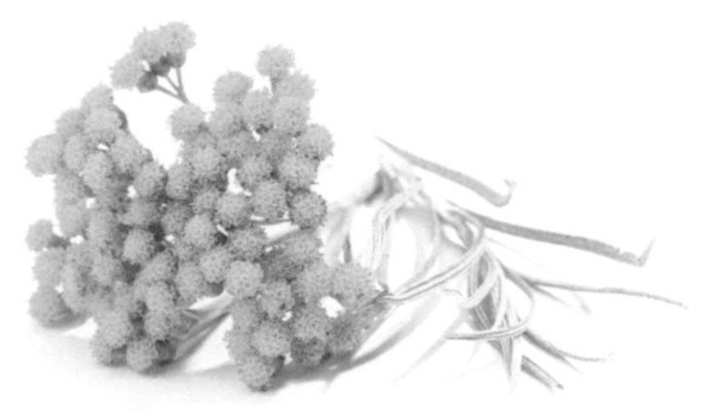

LE GUIDE TERRE VIVANTE
des HUILES ESSENTIELLES
2e édition

國家圖書館出版品預行編目(CIP)資料

法國醫療精油寶典：藥學博士的 135 種醫療精油、600 種芳療實證配方、80 種醫院照護法／馮絲華茲．庫伊克．馬里尼葉（Françoise Couic Marinier），安東尼．杜布樂（Anthony Touboul）合著；蕭筌譯. -- 初版. -- 新北市：大樹林出版社, 2021.12
面； 公分.--（自然生活；55）
譯自：Le guide Terre vivante des huiles essentielles 2e édition

ISBN 978-626-95413-0-0（精裝）

1.芳香療法 2.香精油
418.995 110019526

自然生活 55

法國醫療精油寶典

藥學博士的 135 種醫療精油、600 種芳療實證配方、80 種醫院照護法

Le guide Terre vivante des huiles essentielles 2e édition

作　　者／馮絲華茲．庫伊克．馬里尼葉（Françoise Couic Marinier），安東尼．杜布樂（Anthony Touboul）
翻　　譯／蕭　筌
總 編 輯／彭文富
主　　編／黃懿慧
內文排版／菩薩蠻
封面設計／林雅錚

出 版 者／大樹林出版社
營業地址／23357 新北市中和區中山路2段530號樓之1
通訊地址／23586 新北市中和區中正路872號6樓之2
電　　話／(02) 2222-7270　　傳　　真／(02) 2222-1270
E-mail／notime.chung@msa.hinet.net
官　　網／www.gwclass.com
Facebook／www.facebook.com/bigtreebook

發 行 人／彭文富
劃撥帳號／18746459　　戶　　名／大樹林出版社
總 經 銷／知遠文化事業有限公司
地　　址／新北市深坑區北深路 3 段 155 巷 25 號 5 樓
電　　話／02-2664-8800　　傳　　真／02-2664-8801
本版印刷／2024年1月

Le guide Terre vivante des huiles essentielles, 2nd Edition
by Françoise Couic Marinier and Anthony Touboul.

定價／1280元　港幣／427元　　ISBN / 978-626-95413-0-0

Preface 作者序

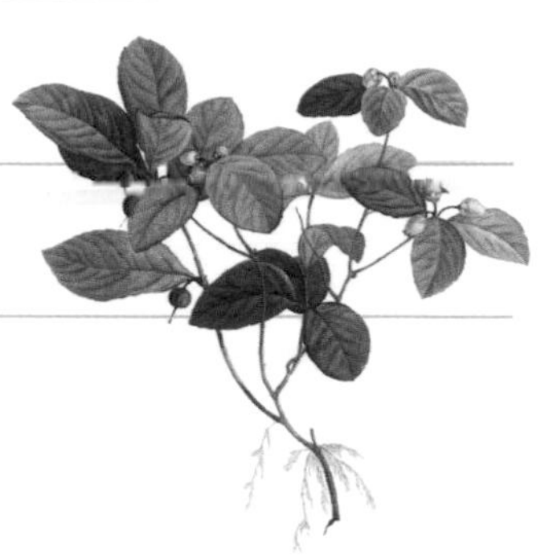

你知道錫蘭肉桂或岩玫瑰精油是抗生素無與倫比的替代品嗎？精油對即使已經產生抗藥性的細菌也有效？茶樹、乳香、綠花白千層甚至還可以對抗病毒？檸檬、薑……被證實能好好支持陪伴抗癌治療？還有越來越多的醫院和其他醫療機構使用精油，無論是幫助術後的癒合、潰瘍治療、口腔黴菌感染、皮膚發炎，還是用於處理發燒降溫，都為病人帶來安撫與慰藉。

芳香療法，以精油（植物療法的一個分支）照護，是醫學史上的一門新科學，然而近一、二十年受到大眾和健康從業人員的狂熱愛戴，他們重新投入學校進行自我培訓。

我在勃根地大學積極投入芳療教學，並不斷成功獲得芳療效用的印證。在培訓中，我十分震驚這些從業人員的高參與度、高水準和多樣性——有助產師、外科醫師和藥師等。也要感謝一些才華洋溢的學生（我當年在史特拉斯堡的學生）協助我彙整最好的知識和當前的應用，使這本書得以出版，為你們提供最新，盡可能精確的知識！

有越來越多的科學研究定期發表。這些研究每天都在證實和改善我們的做法，一方面開拓新的治療觀點，同時檢驗當前的思維！在從業人員的研究和觀察過程中，芳香療法似乎是某些對抗療法藥物的替代選擇，避免這些藥物所產生的嚴重副作用。

因此，真正薰衣草精油在處理焦慮或睡眠問題上，比對抗療法藥物能更有效地發揮作用。精油也取代一般療法，得以減輕疼痛或治療大部分的皮膚症狀。

精油在家庭醫藥箱已占有一席之地，不僅是忠實的夥伴，還可應付許多日常的病痛：感染、壓力、疲勞、焦慮、皮膚病或婦科疾病，以及高血壓、糖尿病或癌症支持陪伴。由於其化學特性或氣味，只要知道如何使用它們，精油能引導你達到最好的狀態。儘管精油現在很流行，也越來越容易取得，其治療益處也備受認可，卻還是發生許多誤用的情況。我在藥局經常看到精油被誤用，大多發生在 3～6 歲小孩身上，事故的數量很驚人。例如：在一些研究顯示，「消毒」噴霧劑有太多種類的精油（有時超過 70 種！），這可能對孩子造成危險和過敏。那麼精油很危險嗎？一點也不危險！但需要了解使用的基本注意事項，如同使用任何工具都需要知道其使用原則，治療的工具也不例外！

因此，你們在本書會得到正確使用精油的所有提醒。關於病理和主要精油，我希望傳達給你們最精確的資訊，而且盡可能是最新的科學研究。本書包含現行在法國的使用注意事項。我邀請所有的讀者，在使用前先詳細閱讀列在精油專論〈Part2 常見的 44 種精油、Part3 待發掘的 91 種精油〉的注意事項和使用限制。

馮絲華茲・庫伊克・馬里尼葉

2020 年 9 月

Foreword

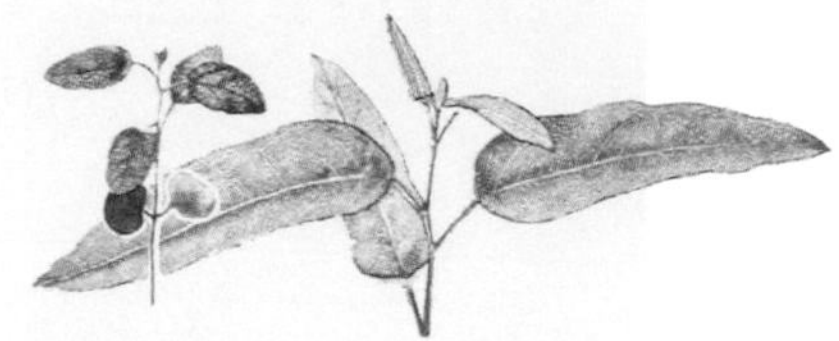

譯者序：循香譯字的兩個夏天

我在翻譯《法國醫療精油寶典》這本書時，剛好遇到原文書的修訂與增補，因而有幸與它共度了兩個夏天，完成譯作如同前進到芳療的「開闊海」。

在翻譯單方精油專論時，我重新拾起一支支聞香紙，一邊翻譯一邊觀察，捕捉精油氣味的變化，開啟我進入每一支「精油角色」的劇本，請書上數百種精油出來與我對戲。因而體驗了各種新知——原來茶樹精油的主要成分萜品烯-4-醇是多麼貼近醫療需求；芳樟精油的香氣溫暖厚實，像隨時陪在妳身邊的暖男；克萊蒙橙葉精油引領我回到法國科西嘉島，彷彿在浪花中放掉身體與海沉浮；薑黃精油果然是被料理耽誤的才藝型精油；雅麗菊精油像是好爸爸的味道；暹羅木精油原來也適用調香，屬於帶有奶香的木質調。這些都讓人大開「鼻」界。也讓我認識幾個新朋友，如蓋伊巴豆、法蒙蒂菊、國王草、煥顏草精油⋯⋯。

《法國醫療精油寶典》從法式芳療引以為傲的科學芳療出發，有別於坊間相對保守的芳療系統，本書把門打開讓所有人進入，花時間說明個案誤用精油的案例，讓我們清楚了解正確使用精油的方式。對初學者來說，可列為兼具入門至進階的指南，翻閱此書可建立一種正確用油的概念。對芳療資深從業人員來說，則可以從此書獲得近期發表的論文研究，更新我們對芳療的理解和體會。

這本書從全方位的精油應用到美感追求面面俱到，連現代人最困擾的情緒問題、身為第二家人的寵物都有提到治療方案。作者在配方的精油後面貼心補充它為何入選的效用，可以讓人知其所以然的運用，累積個人使用精油的經驗。作者甚至談到較難處理但不得輕忽的領域，如芳香療法的毒性研究。

再來，在精油照護的應用篇，由專業的作者依照病理學分類，讓讀者可以很快找到適應症，並以親切的口吻說明症狀解方。甚至敢於碰觸一些難以處理的症狀，如：氣喘可以用阿密茴精油緊急護理，並提供急用小訣竅，將浴室變成蒸氣浴，呼吸困難時只需吸潮濕空氣 10 分鐘就可以緩解不適。在書中也不厭其煩的出現小鈴鐺提醒我們使用禁忌，希望能幫助讀者掃除疑慮，安心使用精油。

最後，書裡大量整理那些讓人一目了然精油化學家族、神經毒性風險、各種治療濃度。在附錄更比較 33 種精油的化學類型，讓人不再迷失在相近精油名稱的叢林裡。還有「精油治療樹枝圖」，讓用油思路清晰化，優雅選擇正確的精油。讓讀者用少少的精油發揮大大的效用。

芳香療法有如愛麗絲夢遊仙境的兔子洞，可以無盡延伸而沒有終點。芳療迷人之處是沒有標準答案，人人都可依自己的香氣喜好設計專屬的療癒配方。讓我們跟著《法國醫療精油寶典》打開知識的大門！

譯者簡介

蕭筌 Zi HSIAO

里昂第二大學法國當代文學碩士、英國 IFA 芳療師國際認證、ACP 天然精油調香師二階認證和法國 ISIPCA 調香課程二階訓練。理性與感性延伸到嗅覺療法、音樂頌缽初階&進階、臼井靈氣療法初階、精油化學進修研習，以及永無止境的植物探索。香氣採集足跡遍及南美厄瓜多、土耳其、法國普羅旺斯、科西嘉島、福州、印度、台灣⋯⋯樂於分享無邊界的芳香療法和嗅覺的多彩世界，現為專業芳療相關的法文口筆譯者和芳療師。臉書專頁：aromabizou 香聞。

Contents

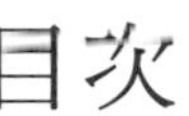

目次

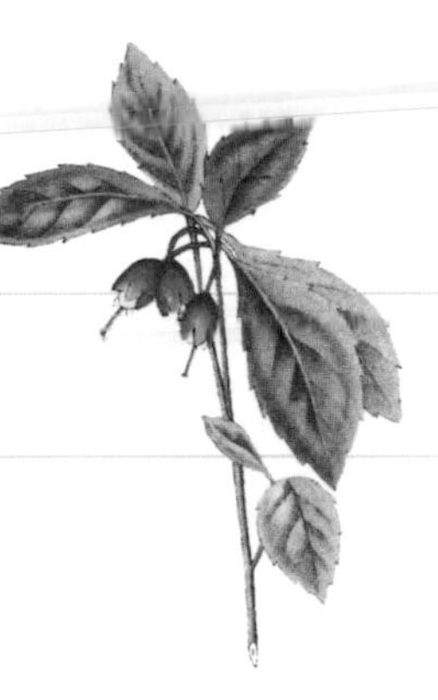

Part 3
待發掘的 91 種精油

Part 4 以精油照護自己

Part 5
幸福生活和其他照護

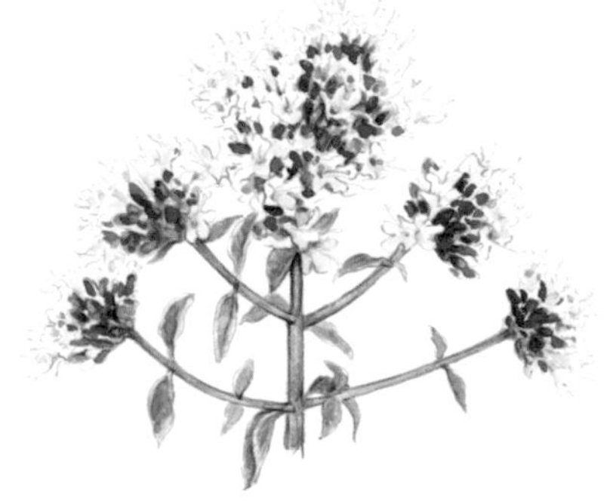

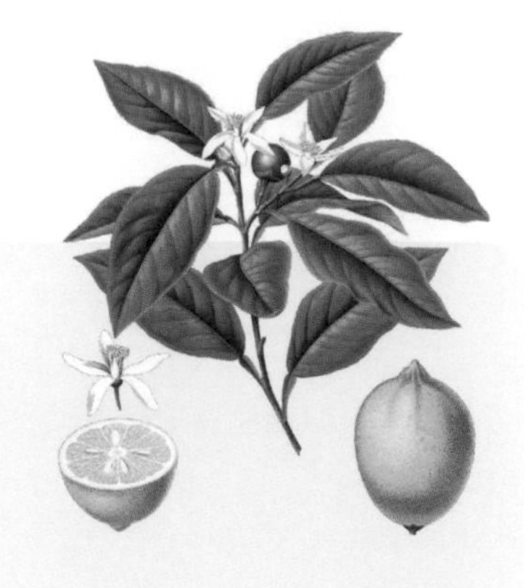

獻給我們的孩子，皮耶・安東尼、加布列和大衛

芳香療法讓他們可以生活在更美好的世界：
更健康，更無私以及對環境更友善！

馮絲華茲・庫伊克・馬里尼葉
作者

「長久以來大自然可能是世上最完善的實驗室。雖然我們有時會對這些古早的治療方式一笑置之，但現今已有無數的實驗結果得以證實其效用。健康的人有權利知道，不是只有抗生素、可體松和鎮靜劑可以治療或預防疾病。精油除了當今廣泛使用的防腐滅菌和抗微生物特性外，還具有抗毒與抗病毒的特性、強大的能量以及無庸置疑的癒合力；而未來將繼續發揮其重要的作用。」

尚・瓦涅醫師
外科醫生、Docteur Valnet 芳療品牌創立者

作者和出版社免責聲明

本書絕不能取代藥物和醫療建議，後者可以診斷特定疾病並評估其嚴重性和緊迫性。
我們知道真正從事芳香療法的醫師和藥師仍是少數，在尚未取得醫療建議或有依據可循的合格藥物前，精油無法取代任何藥物治療。
對於使用或濫用本書含括的訊息而引起的任何後果，作者和出版社無義務負責。

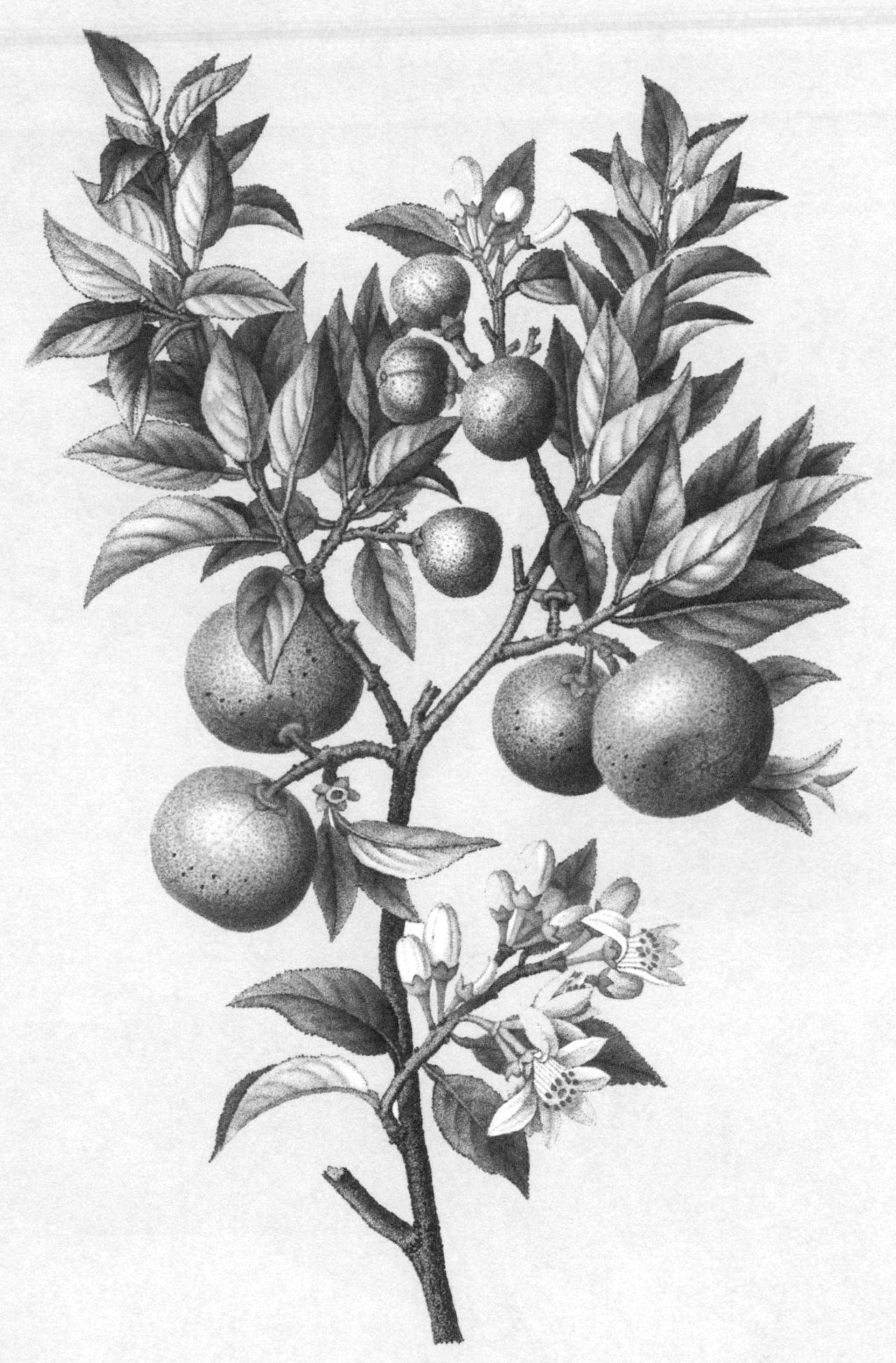

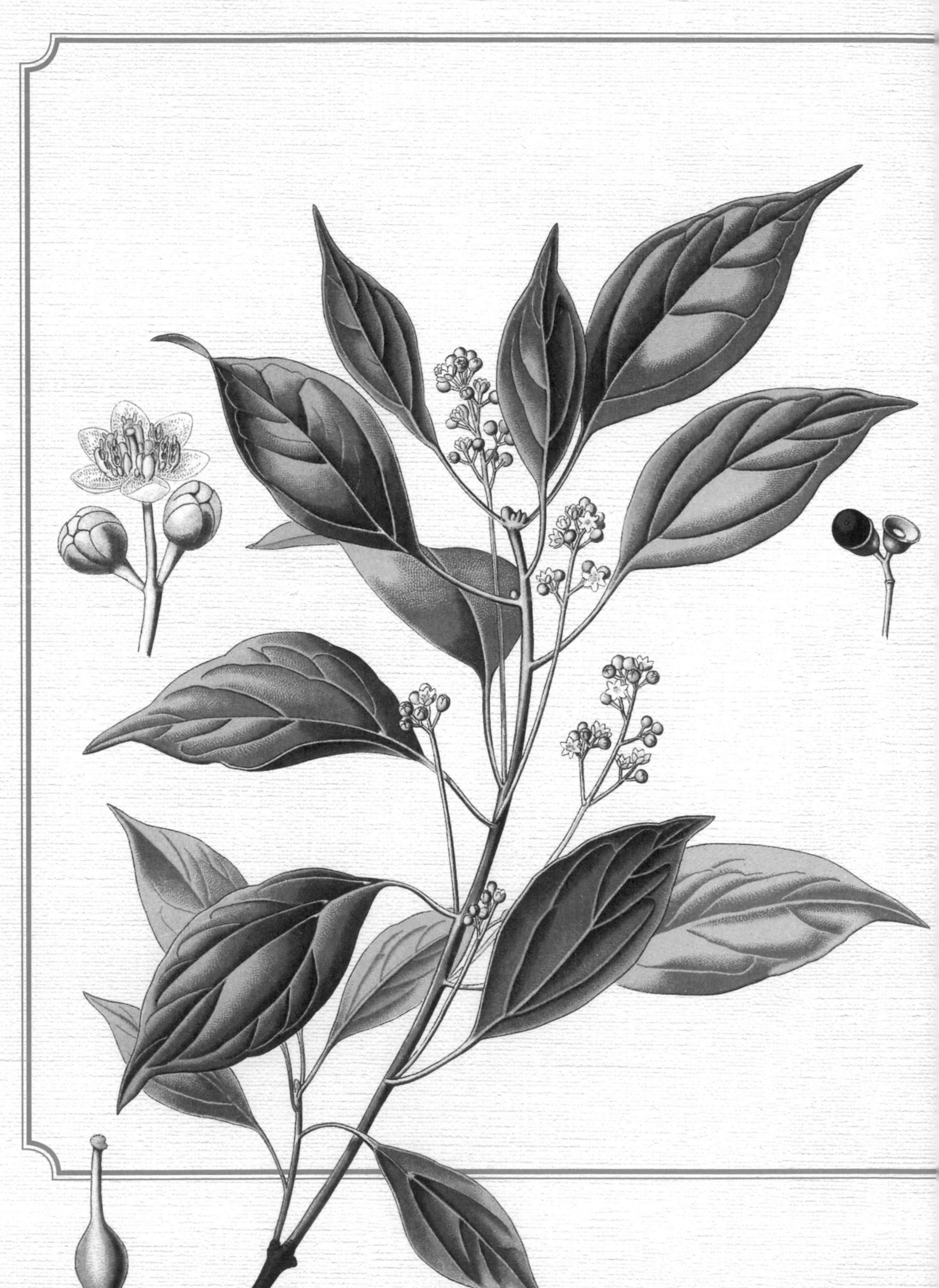

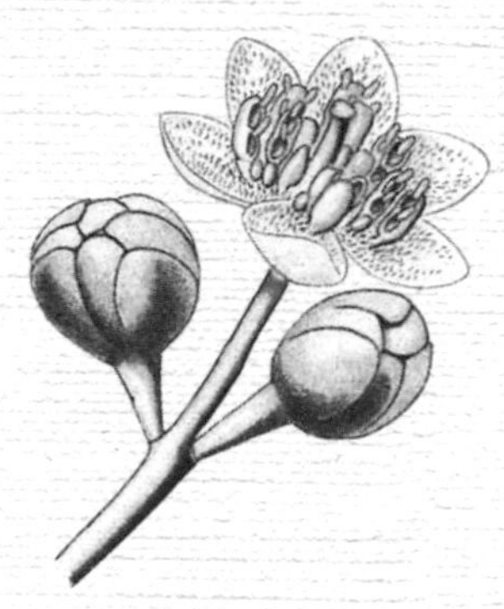

Part 1
關於精油的祕密

自古至今的芳香療法

「大自然是最好的醫生：它療癒了四分之三的疾病，卻從不說別人的壞話。」——路易・巴斯德

從遠古至今，美女身上散發出來的細緻香氣，難道不是來自於美麗的芳香花朵嗎？從本篇的歷史導讀，將可以看到芳香療法的遠古根源和大量被運用的情況，以及到了二十世紀，在研究人員和熱心醫師的推波助瀾下，出現了現代芳香療法。

芳香療法出現前的芳香療法

在二十一世紀初，當我們談到精油像是一種新起且「時髦」的革命性產品，事實上，早在遠古甚至更早以前就已經開始使用精油，以及知其製造過程了，經歷幾個世紀之後，有更重大的進展！精油及其治療特性在消失的古文明（古埃及、古中國、古希臘……）與目前存在的文明裡是眾所周知的：

- 三萬年來，澳洲原住民已使用「美好的樹葉」特性來護理，特別是茶樹（*Melaleuca alternifolia*）。

- 在印度，「芳香水」已被使用超過 7000 年，文字紀錄可以回溯到 3000 多年前。

- 在亞洲，出土的古物中發現了可追溯到西元前 5000 年的蒸餾器。

- 自西元前 4000 年以來的古埃及，運用植物的防腐特性以保存木乃伊遺體。例如：黎巴嫩雪松、穗甘松、肉桂、乳香和沒藥等。

- 在圖坦卡門法老被埋葬了 3250 年後，在其墳墓發現芳香的乳香樹脂。

- 在古希臘，士兵出門一定會戴著裝沒藥的小瓶子在身上，以備受傷時可使用（沒藥在傷口癒合過程中具有顯著的防腐和消炎特性）。

- 在鼠疫大流行期間，希波克拉底（Hippocrates，西方醫學之父）下令在街上以迷迭香、牛膝草、冬季香薄荷和薰衣草做藥草薰香。

希伯來醫學

最古老的文明已在人的身體、精神和靈魂之間建立了連結。在希伯來語經文研究，特別在卡巴拉裡揭示了「身體是享受食物和氣味的靈魂」。氣味是讓人將靈魂提升到更高層次的力量。然而，靈魂對身體缺乏影響力才會產生疾病，因此氣味被認為是真正的療癒方法。

阿拉伯醫學

阿拉伯人被認為是芳香療法的真正創始人。旅行者從亞洲帶回芳香植物，並種在地中海沿岸。最早的純精油（玫瑰）是由「中世紀最偉大的阿拉伯醫師」阿比西納（Avicenna；980～1037）萃取，他改良波斯的蒸餾方法發展成現在的蒸餾器；阿拉伯人也發明了著名的鴉片酊劑配方或植物萃取液，該配方是基於罌粟生物鹼和藥草香料製成，可作為滴劑使用，以治療急性和慢性腹瀉的症狀。在十六世紀時，瑞士醫師帕拉塞爾蘇斯（Paracelsus）（1493-1541）將其命名為植物萃取液（laudanum），來自拉丁文 *laudare*（借出）或勞丹脂（*labdanum*），是植物萃取物的術語。

從中世紀到二十一世紀

中世紀的十字軍把蒸餾藝術帶回西方，芳香療法因此成為藥局主要的藥物來源。此外，中世紀的藥師也被暱稱為香料（*Aromatherii*）[1]。

1 Aromatherii：源自芳香族，代表香料，顯示了芳香植物在當時的重要性。

四賊醋

在 1630 年，瘟疫使土魯斯（Toulouse）遭受滅頂之災，四名小偷將屍體身上的物品洗劫。當他們被警察逮捕及訊問時，他們解釋身上塗抹什麼以及每天喝好幾回他們自己調配的醋以保護自己，因而能在瘟疫期間全身而退，不被傳染。這種醋早在 1748 年就被紀錄於藥典，並在二十世紀初在藥局當外用的防腐劑販售，也拿來做皮膚護理、潔面乳、皮膚和頭髮的保養品。

它富含許多精油防腐特性的植物：苦艾、薰衣草、薄荷、迷迭香、芸香、鼠尾草、肉桂、丁香花苞、磨碎的肉豆蔻以及大蒜、樟樹，當然還有醋。混合所有的成分，浸泡後再過濾和裝瓶：這樣抗瘟疫的藥方就完成啦！

這就是最初以精油為基底製作的抗防腐產品，也就是現代版的「四賊醋」。

早在十六世紀，在格拉斯就開始生產真正薰衣草和穗花薰衣草精油。1830 年左右，開始出現精油的化學成分分析。十九世紀末和二十世紀初，深入的研究證明了精油的防腐特性。

在 1910 年，馬丁代爾（Martindale）依據酚類的含量，對精油的防腐特性進行分類。檸檬精油被證實在 3～12 小時內能殺死肺炎球菌、1～3 小時內能消滅鼠傷寒桿菌（傷寒的一種病原體）。

在 1922 年，莫雷（Morel）和羅榭（Rochaix）確認了百里酚和丁香酚能有效抑制結核桿菌、鼠傷寒桿菌、金黃色葡萄球菌和普通變形桿菌。

當時法國在這方面的研究非常先進，但不幸的是在 1930 年時，廉價且可重複生產的合成藥物大量湧入法國市場，結果就整個減緩芳香療法的進化。

芳香療法的「先進們」

1910 年，化學工程師**蓋特佛塞**（René-Maurice Gattefossé）（1881～1950）在實驗室發生爆炸時嚴重燙傷了手，爾後他用薰衣草精油塗抹燒傷處，幾天後疤痕就消失了；有一天洗衣婦跟他解釋，薰衣草精油不僅可使衣服散發香味，還可以緩解灼傷，並具有很強的癒合力。這位工程師觀察到燒傷患部很快就不痛了，而且傷口也癒合得快又好，於是他將部分的研究致力於精油的特性。除此之外，我們還要感謝他提出「芳香療法」一詞。

1929 年，來自里昂的藥師**塞維蘭奇**（Sévelinge）成功擴展了精油的使用範圍於獸醫。在 1960 年至 1970 年間，**尚・瓦涅**（Jean Valnet）醫師（1920～1995）出版了《芳香療法》，這本書延續了蓋特佛塞的研究，並重新激發人們對精油的興趣。無論是大眾，還是在醫學和輔助醫療界的人，都希望將這種治療方法納入其照護系統。特別是在法國，要感謝醫生、研究人員和藥師的辛勤工作，讓所謂「科學的」芳香療法得以繼續發展。

隨後，國際芳香療法學校的創始人**皮耶・法蘭貢**（Pierre Franchomme）是國際知名的芳香專家和藥理專家，也是《精確的芳香療法》（《*L'aromathérapie*

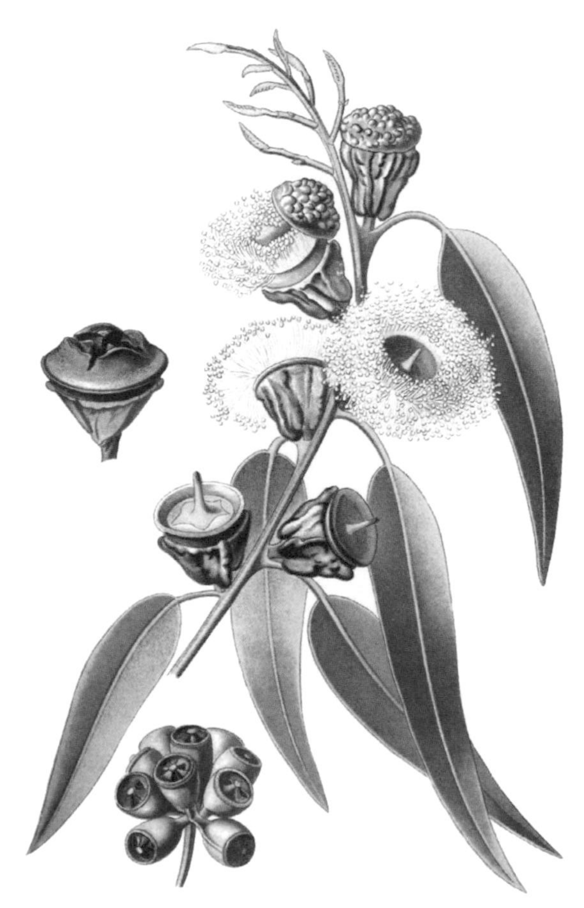

exactement》）（R. Jollois 出版社，1990）的作者、《芳香療法科學》百科全書的編輯，負責教學和推廣一個很重要的概念「化學類型」（請見 P.30），這有助於改善對萃取物中有效成分的識別。

在二十世紀末，像所有藥理學一樣，芳香療法也受益於分析方法（尤其是色譜分析法）的進步。對芳香化合物的精確辨識，使藥物的藥理作用能被更充分理解進而改善處方。

其他重要的推手都還繼續在科學的芳香療法裡貢獻：**潘威爾**（Pénoël）、**杜哈佛**（Durrafourd）、**拉帕茲**（Lapraz），**柏杜**（Baudoux）、**柯藍**（Collin）等，他們彰顯了有機農業對這些豐富而珍貴植物的重要性，也影響我們的健康。

有關這個主題的研究和出版物比比皆是，使得病毒和細菌感染、心理治療等領域有了新展望。

目前芳香療法體系，可分成英系芳療和法系芳療：

・**英系芳療**專注於精油帶來的幸福感和更美好的存在感，側重在心理、精神、情緒和能量方面。其中最著名的是 1960 年法國美容師和生物化學家**摩利夫人**（Marguerite Maury）在英國發展出以精油外用的方式（乾式吸入、擴香和按摩），並使用相對較低的劑量（0.5～1%）。她還撰寫參考書《「青春」的本錢》（«*Le capital "Jeunesse"*»）、《以香氣和香水回春的方法》（《*Méthode de rajeunissement par les aromates et les parfums*》）（1961 圓桌出版社的合集《今日秩序》）。

・**法系芳療**將是本書主要的重點，非常注重特定的植物學和生物化學（植物品種和精確的化學類型），以儘量準確描述植物及其精油，以及它所含的精確化學分子。

在本書我們可以學習透過所有可能的途徑使用精油：口服、直腸吸收、鼻腔、皮膚、嗅覺，並以更高的劑量作治療。

未來的芳香療法

在我們大量使用抗生素的時代，英國政府委託發表的一份報告顯示「到 2050 年，對抗生素的耐藥性可能會使每年的死亡人數增加 1000 萬名，或是每 3 秒就會有 1 人死亡」，這將比癌症更致命。然而某些精油（例如野馬鬱蘭、百里酚百里香、香荊芥酚百里香）對大腸桿菌或金黃色葡萄球菌感染的治療非常有效，因此可以在抵抗抗生素耐藥性細菌的過程發揮重大的功能：是一種不容忽視的替代療法！透過強大的藥理和臨床經驗，已知精油可以像對抗療法藥物一樣有效。

關於精油的治療願景，還須提到通過氣味以恢復記憶、抗憂鬱治療效果的評估，以及為在醫院接受姑息治療的患者帶來的舒適感（例如針對有臭味傷口的癒合和治療以及褥瘡）、腫瘤學（支持性護理）以及老化疾病和肺病等領域。

本書將提出許多醫院驗證的結果。

嗅覺療法，氣味的力量

嗅覺是動物中最古老和最發達的感覺系統之一，當然也包括人類。然而，嗅覺是我們很少關注的一種感覺，即使當感冒使我們意識到它的重要性時——聞不到氣味，就像迷失在一座未知的叢林裡。因此，嗅覺確實是一種至關重要的感覺，它可以幫助我們解除危險或了解自身的處境。[1]

嗅覺記憶

「但是從過去的往事什麼都沒有留下……
而氣味和味道仍然會持續很久……
在幾乎無法穿透的小水滴上，留下無盡的回憶……」
《在斯萬家那邊》，馬塞爾・普魯斯特（Marcel Proust）

你們是否曾經聞過一種香氣，立刻帶你們回到過去的時光，童年美好的回憶？

回顧我的記憶，最令我感動的是松樹、冷杉和它們的精油氣味，這些氣味將我輕輕地投射到童年時期在利穆贊森林的灌木叢。父親握著步槍，讓獵狗在他面前奔跑，我的眼睛則盯著地上尋找秋天的蘑菇，尤其是那些我超愛的極香牛肝菌……。

不可不知

對已承受壓力的一群人進行一些實驗：以令人舒緩的精油（如真正薰衣草）對他們擴香，結果這些人後來再聞到真正薰衣草精油味道時，他們的記憶會自動將他們帶回那個有壓力的片刻，而這種氣味也會觸發心悸、頭痛，而不是舒緩。

因此對這種適應症，重要的是建議以數種精油組合的協同作用，避免記憶與過去不愉快回憶的單方精油連結，而影響效用或甚至無效。

邀請你們在這裡發掘，領受芳香療法的無形層面，以及與氣味的力量連結在一起的罕見力量。

1 此章與芳療專家菲利普・巴內樂（Philippe Banel）合作撰寫，將有一些疾病的嗅覺療法配方。

氣味和行為

在世界各地有許多研究團隊都對「氣味對於我們行為的影響」感興趣。

嗅聞甜馬鬱蘭或薰衣草精油十分鐘有助於降低成人的心率和血壓。現在的麻醉醫師和護理師在麻醉前使用這些精油來減輕患者的壓力讓他們入睡，從而可以降低麻醉劑或鎮靜劑的劑量，這樣有利於日後患者的康復。

身為一名藥學博士，我喜歡確認科學測試的內容，並在親人身上進行印證。但請放心，他們都很好，沒事！我 16 歲兒子是我專屬的小白鼠試驗品，以測試一項很有趣的研究。

這項科學研究報告指出，若在一個聚集青少年的空間以細微而讓人難以察覺的檸檬味擴香，並在下午茶（包括蓬鬆的蛋糕）前擴香，結果對比於沒有用擴香聞到檸檬味的青少年，這些年輕人使用具有檸檬味清潔劑來整理桌子、清潔杯盤的可能性更大！

實驗在我兒子的結果：他生平第一次表達想要清潔他的點心盤，而這讓他父親（他並不知道我的實驗）感到驚訝。

同樣的概念，在實驗者進餐前使用水果氣味超重的擴香，這將下意識引導他們選擇以水果為主的甜點，而不是糕點。

子宮內的回憶

嗅覺系統，是繼觸覺之後出現的第二種感官，會在母親的肚子裡懷孕三個月後形成。孩子會在他的嗅覺資料庫裡融合母親使用或感知到的氣味：香水、食物、保養品香味、洗衣精等。這些氣味通過羊水帶到嬰兒身上，他們將終生記住這些味道。

因此，即使嬰兒沒有親餵，也能很快辨識出母親（母乳）和配方奶的氣味，這種氣味甚至在能夠清楚認出父母之前給他安心的力量。這是在史特拉斯堡的聖安診所對剛出生 2 小時的嬰兒進行測試。嗅覺伴隨我們一生，並持續存在於失去「記憶」的老年人。在生命的盡頭，嗅覺調節本能反應和許多行為反應，以及觸覺是所有感官中最後消失的感覺⋯⋯。

嗅覺，是什麼？

嗅覺是吸入某些特定的氣味，能迅速將訊息傳遞到邊緣系統（情緒、愉悅和記憶）的信使，既強大又具有治療作用的影響。實際上，通過簡單的嗅覺，就可能控制成癮（酒精、毒品、抽菸等），也可以藉由嗅覺協同作用一次同時向大腦傳遞飽足感、自信或動力以控制對食物的強迫性渴望。

在養老院裡，特別是在接待患有阿茲海默症的機構，以及腫瘤科和小兒科有越來越多的嗅覺工作坊，其滿意度接近 100%。

「觀察那些知覺殘缺或有時脫離現況的人，我們看到了不可思議的變化。他們來到工作坊時都不理別人，很沉默，但隨著氣味的擴散，他們聞到熟悉的味道就開始聊天，記憶回來了，每個人的臉上都散發笑容的光彩⋯⋯最後工作坊常常在喧鬧中和笑聲裡結束。他們覺得好像只過了幾分鐘，然而我們在一起至少一個小時了，最後他們要求下次再繼續！」思樂薇・維內（Sylvie Vinet），是羅亞爾河-大西洋省，塞夫爾河畔麥東（Maisdon-sur-Sèvre）的藥師助理，也是在克利松（Clisson）（也位於羅亞爾河-大西洋省）醫院裡嗅覺工作坊志工的負責人。

透過給阿茲海默症患者吸聞某些氣味，以喚醒回憶和激勵他們的記憶；對於住院的年輕厭食症或暴食症者，在用餐前使用擴香刺激或調節他們的食慾；針對已分不清玫瑰和垃圾味道的憂鬱患者，重新還給他們嗅覺的歡愉⋯⋯我們醫院每天都在執行這些特別的禮儀。

嗅覺機制

在鼻子、舌頭和整個身體，我們有嗅覺和味覺受體：包括肺部（當我們吸入化學物質時，受體會觸發保護性反應，例如咳嗽或過度換氣）；腎臟以及肌肉也有保護反應；血管對攝取不同濃度的產品（如早晨的咖啡）敏感。甚至是男性的精子也有嗅覺受體，它確實具備了化學感應器，往最有可能找到女性卵子的地方移動以傳宗接代。因此，一切都不是偶然的結果！

大腦的角色

大腦作用在三個層面：

・**爬蟲類腦**，是大腦中最原始和鮮為人知的區域，不帶情感地管理生存本能：防禦、食物、生殖。

・**邊緣系統**是情緒和記憶的大腦，出現在哺乳動物，並被加入到爬蟲類腦，以使其加入情緒因子來適應環境，例如：恐懼、喜悅、悲傷、憤怒、沮喪、愛⋯⋯。嗅覺神經與之相連，有助於爬蟲類腦透過有意識的或潛意識的氣味（費洛蒙）來控制基本行為，從而使動物和人類得以生存和延續物種。以前我們稱它為嗅腦（希臘文為「鼻子的大腦」（cerveau du nez）。

・**新皮質腦**是「人類」腦，使我們能夠思考，而不僅依據我們的直覺或情緒行事，還讓我們「待在人群裡」。

現在讓我們專注於鼻子，在吸氣過程中許多氣味分子會通過鼻孔進入，被溶解在黏液運送到鼻腔底部的嗅覺上皮，並與嗅覺受體（超過 1000 多個）結合作識別，再通過嗅覺神經元將它們傳送到嗅球，這些訊息會以神經衝動的形式傳輸到大腦不同的部位。據說我們的大腦能夠感應和分析超過 4 萬兆種氣味。

香氣會引起意識之前的情緒，因為它直接影響邊緣系統。事實上，氣味能夠產生行為，也能夠喚起人們長期以來埋藏的記憶，或是周旋在心理的停頓點而激發一種情緒。此外，大腦會記錄任何事件所伴隨的氣味及其情感層面。

嗅覺療法和神經科學

長期被忽視的嗅覺感官終於在 2004 年等到了被關注的榮光，這要感謝兩位美國醫師獲得諾貝爾醫學獎的殊榮。他們的工作是讓人理解鼻子的細胞如何感知氣味並將信息傳遞到大腦。而早在 1991 年，理查・阿克塞（Richard Axel）與琳達・巴克（Linda Buck）就發現了嗅覺受體分子的身分，嗅覺受體是一個由數千種基因編碼組成的龐大家族，可以區分不同的氣味。每種受體對應一種被特定分子開啟的氣味。

在史特拉斯堡的法國國家科學研究中心，我們很幸運能擁有像呂克・馬力葉（Luc Marlier）這樣傑出的神經科學家。自從發表嗅覺論文以來，他一直在研究將我們彼此連結起來的隱形關係，其結果太令人震驚了！

科學研究

科學家發現讓剛出生 2 小時的嬰兒嗅聞酸臭的奶油，會立即引起嬰兒負面的反應，即使小寶寶之前既沒有吃過也沒有聞過奶油的氣味。相反地，讓同一名嬰兒聞香草萃取液或草莓味，會讓他睜開眼睛，擴張鼻翼，伸出舌頭，甚至伸手拿取有氣味的奶瓶，並嘗試將它放入嘴裡。在馬賽進行另一項關於嬰兒的科學研究，讓母親吃帶有甜茴香味道的糕點或糖漿。結果呢，嬰兒出現與香草味測試反應相同，並試圖抓住有甜茴香味的奶瓶，而面對酸敗奶油的拒絕反應也如同先前參與實驗的嬰兒一樣。這項傑出的研究造就了兒童治療的重大進步。

針對懷孕未滿 7 個月的早產兒，在嬰兒保溫箱用香草萃取液擴香，可以避免他們睡眠呼吸暫停。因為在這個階段寶寶肺部表面尚未發育完成，容易有呼吸暫停的情況，可能會導致心跳頻率降低和致命危險。傳統上這些嬰兒在入睡前會接受咖啡因注射以維持心臟功能，而香草有助於提升他們的嗅覺和味覺愉悅感。再說，誰從未開心地聞過剛出爐的蛋糕散發著香草的香甜氣味？透過這種看不見的香草氣味，可以看到嬰兒的心律得到調節。然而沒有咖啡因，他們睡得更好，被餵養的更好，而且比使用咖啡因治療的早產兒平均早三個星期離開保溫箱。唯一的缺點是，香草的甜味可能會使他們長大後對吃糖有強烈慾望。

研究

在眾多已發表的研究，其中日本的兩項研究[2]：2007 年第一項研究證明，單單是吸聞真正薰衣草 5 分鐘就可以幫助降低唾液可體松的濃度，這就證明了它眾所周知的放鬆作用。2017 年，另一個團隊證明了嗅聞甜馬鬱蘭精油 10 分鐘有助於降低心率和血壓。因此，許多研究團隊對「氣味對於我們行為的影響」感興趣。

嗅覺行銷

在法國，禁止使用能夠欺騙消費者的「食用產品」氣味擴香。例如，麵包店如果沒有真的在烤箱烤麵包，就不得以剛出爐的麵包香氣擴香來吸引消費者買麵包。結果運用大量的科學知識為患者服務的我們卻利用嗅覺敏感性的作用使人們的生活變得更加充實！沒錯，嗅覺行銷正以合成分子侵襲我們的鼻子：在時尚內衣店瀰漫著玫瑰、依蘭和大西洋雪松為主的「愛」氣味，透過欺騙你鼻子，影響你的邊緣或嗅腦系統來購買更貴的內褲；在打折商店以充滿花香的皮革香氣擴香，卻是銷售人造皮革沙發；世界盃足球賽期間，在電視旁以除草後草的氣味擴香，給觀賽的先生們一種置身於球場，在球後方奔跑的錯覺！這樣的例子非常多。

熟悉這些各式各樣不同的精油香氣可能會讓你們有更好的防護網來面對這些誘騙鼻子的隱形騙局。

讓我們走得更遠：請相信你的嗅覺敏感性，因為當有「令人作嘔的」戀愛關係時，它常常會發出警示，請聽聽你的直覺是否說：「這個人，我聞不出氣味！」。

---

2 Kawai E.，Nakahara H.，Ueda S.Y.，Manabe K.，Miyamoto T.《一種新方法評估氣味刺激對動態心肺功能的影響》，公共科學圖書館：綜合，2017 年。
Atsumi T.，Tonosaki K.，《聞薰衣草和迷迭香以增加自由基清除活性並降低唾液中的可體松》，精神病學雜誌，2007 年。

芳香藥草小詞彙

芳香藥草

散發出強烈氣味的植物；自古人們就開始使用藥草於烹飪、香水或藥物（大蒜、豆蔻、月桂汁或月桂……）。

芳香療法

芳香療法一詞是由蓋特佛塞提出（請參閱前面），由兩個詞源組成：

- 芳香 *aroma*：在拉丁文中是指「香氣」，某些植物的天然萃取物，化學物質或揮發性酸性物質散發出的宜人氣味；

- 療法 *therapeia*：在希臘文中意為「護理」、「治療」。

因此，從字面上來看就是「以氣味自我療癒」。

調味水

在保健食品商店、藥草店和藥局，我們經常會買調味水（玫瑰、橙花、金縷梅……）。切勿將它們與純露（或花水）搞混，因為調味水是沒有任何功效或適應症。

精質

天然的芳香和揮發性物質，它經由光合作用產生，並儲存於植物有機體裡一個或多個生殖器官。其萃取方式是以壓榨芸香科（柑橘類）的果皮：佛手柑、檸檬、克萊蒙橙、紅桔、甜橙、葡萄柚、紅柑……。由於在這種情況下沒有經由蒸餾，以化學的角度來看算是精質，而不是精油。

精油

精油是蒸餾植物或藥草而獲得的萃取物，法國標準協會（AFNOR）定義精油是：「從植物原料中透過蒸氣蒸餾、機械加工或乾餾而獲得的產品。」因此，在法國標準協會的定義中，芸香科的精質也被視為精油。

精餾精油

一些製造商透過乾餾或減壓分餾處理精油，以消除部分或全部的分子大類（如萜烯類、倍半萜烯類……），而取得精餾精油，這樣可以除去刺激性或氣味不好的化合物。某些經過精餾後的精油有一些優點：例如「去呋喃香豆素」（Furanocoumarin Free，FCF）的佛手柑精油，就不含有光敏性的呋喃香豆素，但其治療價值可能會被調整或改變。例如佛手柑精油未精餾的比精餾後的具有更好的鎮靜作用（香柑內酯的特性）。相反地，精餾佛手柑（FCF）精油對抗白色念珠菌的特性更強。

芳香純露（或花水）

蒸餾水（冷凝水蒸氣），在蒸餾器的油水分離器與精油分離。依據不同的植物，它或多或少含有芳香分子，因為在蒸餾過程中蒸發的水溶性芳香分子（<5%）會留在純露裡。這些純露是不易保存的，不僅保存期短，還必須存放於陰涼及避光處。 另請參見 P.64 及其後續。

油性樹脂

它是透過對某些樹木（松樹、古巴香脂……）的樹幹進行切割或穿孔而獲得的樹脂，例如：吐魯香脂、秘魯香脂……。大部分樹脂是經由蒸餾萃取，以除去一些致敏性的非揮發性成分（松樹、古巴香脂、香草）。

芳香植物

在其生殖器官（葉、果實、花、莖、種子、樹皮、根、鱗莖、根莖、樹木）中含有芳香分子的植物。由於其含量足夠，因此可以蒸餾。世界上超過80萬種已知的植物，其中芳香植物約占10%。

請留意

為了簡化敘述，在此書中將使用「精油」一詞（縮寫為 HE）來表示精油和精質。包括專業人員，「精油」已成為日常用語來表示精質。

慎選精油：品質標準

精油的品質依據許多不同的標準而有所差異，其中包括：原產地、植物成熟度、氣候、日照、土壤成分、蒸餾方法和種植方式的選擇（有機或傳統栽種）。

精油的生產

每年全世界的精油產量據估計約為 8 萬公噸，其中約有 60％精油萃取自栽種或大自然野生的樹木或灌木，35％來自於栽種的草本植物。

生產者

最大的種植面積位於亞洲和美洲，再來是非洲國家：摩洛哥（大馬士革玫瑰）、埃及（天竺葵、茉莉）、葛摩（依蘭）、馬達加斯加（桉油醇樟、綠花白千層……）、象牙海岸、阿爾及利亞。

因有良好的氣候條件和廉價的勞工，發展中國家占總數的 55％，相較之下，工業化國家為 35％和東歐 10％。

「風土」的概念

就像釀造葡萄酒的葡萄藤，在芳香植物也有「風土」的概念！事實上，一種植物會產生不同成分的精油，其特性的差異取決於不同的國家、植物生長週期、種植的土壤、氣候、海拔高度、日照長短，雨水多寡、空氣和土壤的質量等。因此，從西班牙或摩洛哥甜橙萃取的精油（或更精確地說是精質）將具有不同的成分和特性。

品質

精油的品質取決於許多因素如下：

- 第一是：植物品種、產地和種植方式（野生、有機、傳統栽種）。

- 其次是：生產的品質（用乾燥或新鮮的植物）、萃取容器的種類（不鏽鋼或銅）、蒸餾時間、包裝（用棕色或藍色瓶子）、儲存條件和運輸（例如遠離熱源）……。

因此必須跟廣受好評以及可信賴的生產商或透過優質的商店購買精油。

精油供應商必須能夠提供精油的生產資料：成分表、栽種方式、每一個批次的產地來源、萃取年分，以及每批產品的氣相色譜儀報告（以列出其化合物的比例）。

不可不知

在法國藥典中有 25 篇專論規定藥物質量的精油品質。對於其他精油，提出了實驗室生產精油的內部標準。精油植物的來源不是來自熱帶森林或遠離污染地區的野生種植，就是來自受控管的傳統（一般）栽種。我們希望在撰寫本書時，事情會朝著更好的控制和品質發展邁進。

每一種精油產品的價格當然不盡相同，例如來自不同產區傳統栽種的混種紅桔精油，其價格較低是合理的，或比有機栽種在哥斯大黎加森林後面以確保樹皮不含農藥（甚至空氣沒有農藥污染）的精油便宜！

農藥

當非有機精油的經銷商回覆：「若精油含有農藥，我們會知道，因為在品質控管單中會看到」……

嗯，其實不盡然喔，因為傳統栽種不需檢控農藥的劑量！對於沒有經過蒸餾程序的柑橘果皮，在柑橘生長期間噴灑在樹上的農藥，採摘後會整個保留在精油裡。尤其是聯苯或 2-苯基苯酚或鄰苯基苯酚（食品添加劑 E231，通常作為農業殺菌劑，在採收後，為柑橘類水果上蠟），以及乙基陶斯松等。

不可不知

內分泌學家指出，使用品質不好或土壤質量不好的真正薰衣草精油（特別是來自東歐國家），含有大量的農藥，其中有許多是內分泌干擾物，某些兒童出現性早熟跡象（例如乳房發育）。只要停止使用這些品質較差的精油，基本上症狀就會消失。

苯酚

- 2-苯基苯酚是一種多表面消毒劑，用於家裡、醫院、獸醫設備、養老院、農場、洗衣店、美髮沙龍和食品工業。

- 眼睛與 E231（鄰苯基苯酚）接觸可能會引發刺激感和嚴重灼傷以及皮膚刺激。

其他污染物

柑橘皮壓榨和蒸餾精油之間的區別在於以下事實：僅在蒸餾精油中發現脂溶性農藥，也就是非極性（不喜歡水）和揮發性物質。

例如林丹（有機氯殺蟲劑）特別喜歡附著在針葉樹的針葉上。蒸餾後的精油裡濃度可能高達 200 mg／kg。自 2007 年 12 月 31 日起，林丹等污染物在法國被禁止使用，然而植物會從空氣和土壤吸收水和礦物質而遭到污染。

請留意

生產合成精油或如實模仿重構真的精油非常容易，那些最昂貴的精油也是最常被偽造的，例如玫瑰、香蜂草、洋甘菊、錫蘭肉桂，這些混摻的精油可以在香水中使用，但不能使用在藥局或藥物裡。

對環境和人類的影響

近年來在西方許多國家，芳香療法一直是史無前例的熱門話題，精油的買賣和許多原物料一樣失去平衡。在某些情況下，農業生產方式密集而非有機，大量的野生採摘而破壞了生態系統，有時從發展中國家大量進口精油，這些國家的勞力廉價，工作條件不受保障（如馬達加斯加、南美、尼泊爾等）。

這種商業行為常常對某些自然資源產生巨大的壓力，甚至為了生產珍貴精油，仍然砍伐那些列入保護的樹木，例如檀香和黃樺，甚至是來自亞馬遜的花梨木。在巴西，CITES 計畫（又稱華盛頓公約，瀕臨絕種野生動植物國際貿易公約）特別是針對花梨木精油。不幸的是，最終我們在法國仍然可以買到這種精油，意味著並沒有遵循此保護計畫。在尼泊爾、印度，則是穗甘松的根被過度採摘。

注意精油的修改成分！

最後，精油在多種產品（衛生、居家、保健、美妝品）裡頻繁出現，意味著生產的量無法滿足這些需求。同樣地，一些品質差的精油富含一些重要的成分，這些添加的分子通常是「合成的」，而且很難在提供的大多數色譜分析被檢測出來，因此難以驗證此精油的組成分子和品質。

天竺葵、玫瑰、茉莉、富含檸檬烯的柑橘類，或一些有益於呼吸道的尤加利，為了符合藥典的藥物標準而增加桉油醇的比例。

來自東歐的真正薰衣草，其沉香醇和乙酸沉香酯含量較少，也可以添加這些分子以滿足藥物標準。然後這些精油以兩倍價格售出，並使買家確信他們購買的精油是世界上最優質的⋯⋯。

因此，由於缺乏真正的產品可追溯性，我們可能會被荷蘭的黃檸檬所吸引！你們認為這種柑橘類可以在這個國家生長嗎？顯然不是，但是瓶中的最終「果汁」來自這個國家，在那裡混摻了不同批次的精油，甚至添加了檸檬烯（該精油的主要成分）。

如何好好選擇呢？

為了確保不會助長這些無良企業，請選擇銷售**有機**、**公平交易**的品牌，這些品牌應顯示其產品的可追溯性（確切的產地、批次號碼、批次色譜分析等）。最好在藥局或有機商店購買。

優先選擇產於**本地植物**的精油。在科西嘉島購買義大利永久花、杜松漿果、熏陸香、胡蘿蔔籽、西洋蓍草、月桂、海茴香等。在普羅旺斯則是薰衣草（如果你們能確定產地！）、百里香或該地區的代表性物種。例如儘量少用主要生長在馬達加斯加的桉油醇樟精油，為了減少對環境的影響，抗病毒精油最好使用月桂而非澳洲尤加利，因為後者產地很少來自法國本土。反之，若你們身處在異國的產地，請毫不猶豫地購買當地產品，例如馬達加斯加或新喀里多尼亞的綠花白千層，留尼旺島的波旁天竺葵等。

為了讓讀者對產地有必要的警覺性，本書中提到以及有詳細介紹的精油皆會列出主要產地。

舉個例子

安妮・勒凱西・莫洛醫師，留尼旺島聖丹尼大學附設醫院的兒童整形外科醫師，幾乎只用當地產的精油調製處方。例如使用馬達加斯加鹽膚木、露頭永久花、雅麗菊等精油，這些精油來自有在關注員工工資的企業，並為採摘者的孩子建立托兒所等。

如何處理空瓶或廢棄瓶？

有些人特地藉由部落格發表一些看法，以抗議將精油丟棄到環境中，並譴責其造成的污染。這裏要提醒的是在合理使用的情況下，被丟棄於環境的精油數量是很少的，況且它們都是天然的產品。當然，若是精油製造廠意外排放到環境中，特別是水生環境，對生態影響將非常嚴重。

然而，在一般使用的狀況儘管對環境污染的風險很低，最簡單的方法是將空瓶或廢棄瓶帶到藥局回收，就像處理藥物一樣。因此，這些廢棄瓶將會以環保而特殊的方式來處理（稱為 Cyclamed，是法國處理廢棄藥物的協會）。

在標章的叢林裡

在進行任何治療前，無論是美容或是療癒，必須選擇優質的精油。最可靠的產品來自**有機栽種**（AB 標章，請見下文，是與栽種方式有關而非萃取方法）。

只有經過**認證的有機品質**才能保證購買的精油沒有農藥。事實上，只有有機生產者才有義務對他們蒸餾或壓榨的精油進行可能存在的農藥劑量殘留檢控。

標章證明了精油的品質等級。

精油瓶上可能會出現幾種標章，標章的存在取決於生產這些精油的實驗室（應生產商的要求以製作標章），以及符合精油法規。依據不同類別：食品、環境香氛或是美妝品，標章有所不同。由於許多標章是並列在一起，因此很難看清楚每一種標章。

下文將詳細介紹芳療產品上可能出現的主要標章，這些標章在藥局、保健食品商店甚至在健康商店中都可以看到。

AB 標章（有機耕作）

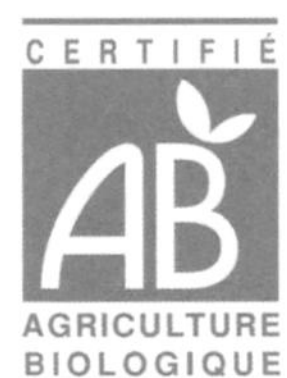

由法國農業及食品部於 1985 年創建的商標，頒發給經主管機構（國際生態認證中心 Écocert、希臘政府農業認證 Agrocert 等）認證合格的生產者。

保證其栽種過程不使用農藥，收割後不進行化學處理。這種栽種方法也排除基因改造生物和電離輻射。在植物栽培過程中所使用的任何產品必須經過有機授權。

AB 標章可保證產品「由 100% 有機生產方法的成分組成，若是加工產品，則至少由 95% 有機農產品組成，若其餘部分不是有機的則需要有明確的授權。有機生產方法實行尊重自然平衡，對環境和動物友善的農藝和畜牧方式。」

該標章的優點是在法國很受歡迎，並且成為消費者的參考基準。

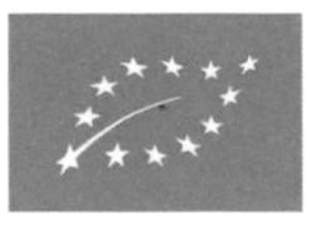

歐洲的「有機耕作」標章

2009 年 1 月 1 日生效的法規，要求加工的有機產品必須由 95% 有機成分組成，同法國 AB 標章。

此商標又稱「歐盟之葉」，自 2010 年 7 月 1 日起強制用於歐洲流通的產品，並希望將它認定為源自有機農業。可與 AB 標章並列，伴隨著有關生產地點的標示：「歐盟耕作」、「非歐盟耕作」或「歐盟／非歐盟耕作」以及認證機構的批准號。

與 AB 標章一樣，歐盟之葉可保證 100% 來自於有機耕作或加工產品至少包含 95%有機耕作成分。經獨立機構（Ecocert、Agrocert 等）認證後授予。

創立歐洲有機標章使有機產品能夠被集約化生產，帶有此著名標章的有機產品來自秘魯、阿根廷等國家。儘管新的歐洲規範代替了舊的法國規範（用於 AB 標章），只是歐盟之葉可以單獨使用，也可以與 AB 標章一起使用，只是 AB 標章不能再單獨用於食品了。

HEBBD 和 HECT：不算是標章！

貼標程序是有其限制規範且昂貴的，因而某些芳香療法實驗室會規避它，並在標章顯示 HEBBD 和 HECT 的字樣，但這是在沒有通過認證的情況下出示在產品上的標章。這些標章實際上僅遵循法國標準協會／國際標準化組織（AFNOR／ISO）定義的標準而已。

HEBBD 和 HECT 標章絕不能保證這些植物是在所謂的「有機」條件下種植，而是一般傳統耕作。

認證機構

迄今為止，由法國控管有機產品的有機機構共有八個組織（他們每年至少檢查一次）：

- 最著名的 Ecocert
- Agrocert
- Certipaq Bio
- 必維國際檢驗集團／法國品質（Bureau Veritas／Qualité France）
- Certisud
- Certis
- 阿爾卑斯山管制室（Bureau Alpes Contrôle）
- Qualisud

還可以看到有「自然與進步（Nature et Progrès）」或「生物動力自然農法」（Déméter）」標章的精油，那是非常可靠的參考指標。

仔細閱讀標示

請留意有些瓶子上標示原產地所出現的奇怪現象！以下前兩個例子是所謂一般傳統耕作的檸檬精油出現的狀況。第三個例子將是正確的選擇！

標示 1：檸檬（Citrus limonum）

產地：加拿大、象牙海岸、摩洛哥、斯里蘭卡

對於同一批精油，瓶子上應該只有一個產地來源！這種標示的意思是說，填裝這個精油的實驗室將全然不同的批次與來自不同產地的檸檬精油混合在一起，因而會含有非常不同的分子……。

標示 2：檸檬（Citrus limonum）

產地：荷蘭

荷蘭不是一個陽光充足能夠生產檸檬的國家！這種原產地的標示意味著從世界各地不同產地採購的檸檬精油「在荷蘭」被混合裝瓶，就像標示「在法國加工」的牛肉一樣，並沒有明確列出這些肉的產地來源訊息。

標示 3：檸檬（Citrus limonum）

產地：西西里島

這是最好的選擇！與荷蘭不同，檸檬生長在西西里島的田野。

看吧！了解精油的植物和生物化學特性是多麼重要啊。標示在每個瓶子上的資料都可以讓我們有意識地、安全地選擇精油。

請避免使用這些精油

在芳香療法護理中，應避免使用具備以下特徵的精油：

- 去萜烯類精油（移除全部或部分萜烯類以降低過敏的風險，但此程序會使精油變性）
- 化學重組精油（綠花白千層精油是常見的例子）：混摻精油（添加合成的香精）、用較廉價精油去稀釋的精油、用有機溶劑萃取的精油。
- 燒焦的精油（在太高的溫度和壓力下蒸餾）。使用它們確實會迅速導致不耐受性和中毒現象。

此外，某些成分例如對羥基苯甲酸乙酯、二丁基羥基甲苯、羥苯甲酮／二苯甲酮-3、聚山梨酯-20、人造香精……已被證實含有一些具有毒性或致敏性的人工合成分子。

精油的製造過程

你們知道在有機耕作中，需要 2 kg 真正薰衣草植物才能萃取 5 g 精油？ 或 2 kg 依蘭的花朵才能萃取 0.25 g 精油？以及萃取植物氣味分子的方法。

蒸氣蒸餾法

這是最早萃取芳香分子的方法，也是最普及的方法，尤其是用於醫療用途。這是由阿比西納發明，並由法國格拉斯市的香水製造商改良而成。

我們現在使用不鏽鋼蒸餾器，從特製的鍋爐外加熱，未受污染的泉水在低壓下（＜0.05 bar）產生水蒸氣並滲透穿過植物，而從植物萃取其芳香分子。這種帶有芳香分子的水蒸氣在不斷注入冷卻水的盤管式冷凝器中凝結。

在蒸餾器的出口處，有一個油水分離桶（蒸餾桶）將精油與水分離。當精油密度小於 1 時，會浮在表面上；只有肉桂、胡蘿蔔籽、丁香和黃樟精油的密度大於 1，才會被收集在油水分離桶的底部。蒸餾過程中還會從植物收集到蒸餾水，我們稱為芳香純露或花水（請見 P.65〈芳香純露的選擇〉）。

精油的品質還取決於水的品質、壓力和蒸餾時間。所謂的「前」調香氣最早出現，由於分子輕，它們是非常容易揮發的香氣。

以這種方法萃取而得的就是 100％天然純精油。

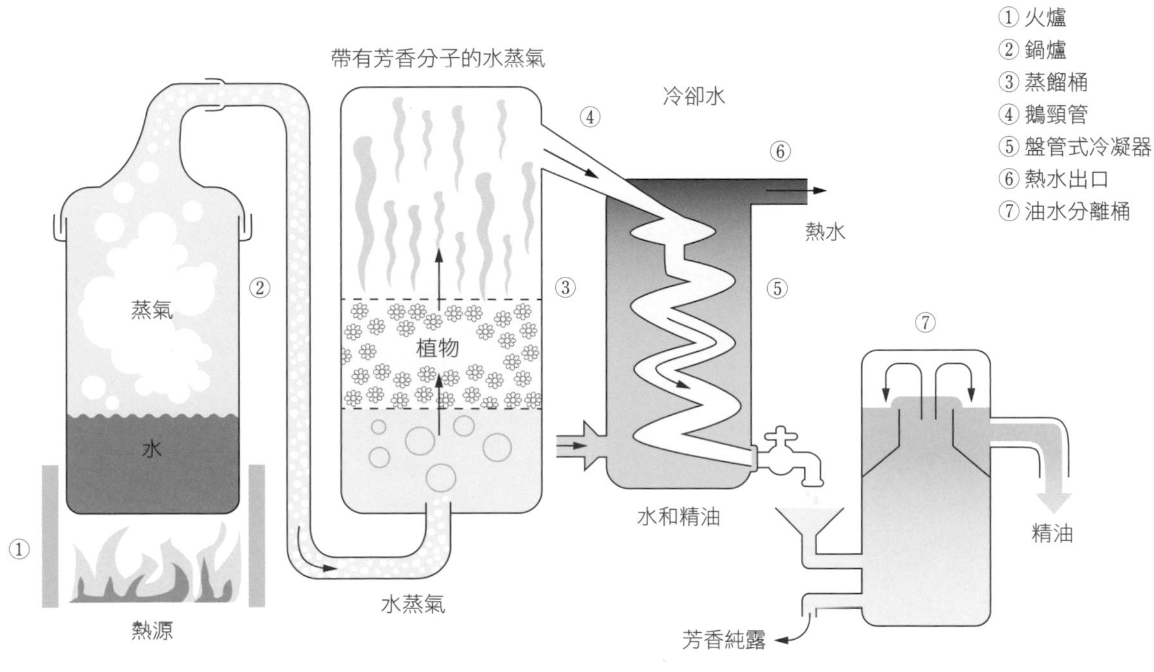

依據植物不同部位蒸餾

有些品種是蒸餾「全株植物」，例如：胡椒薄荷（*Mentha piperita*）、樟腦迷迭香（*Rosmarinus officinalis*）。

其他種類則視蒸餾部位產生不同的精油。例如柑橘類（芸香科柑橘屬）若蒸餾花朵就稱為「橙花」，葉子則為「苦橙葉」，只有壓榨果皮的萃取法會直接帶出柑橘類水果的名稱。

請注意！依據蒸餾植物的部位：苦橙的葉子（苦橙葉）、紅桔的葉子（桔葉）或是葡萄柚的葉子（葡萄柚葉）會得到不同的精油。隨著蒸餾部位的不同，其精油的價格差異很大，一瓶 2 ml 的橙花精油售價約為 20 歐元，而 10 ml 的苦橙葉精油依其品質優劣的售價為 5～10 歐元。

萃取率

- **以傳統耕作而言**，從 1 kg 植物大約可萃取：
- 丁香（花苞）：140 g 精油
- 八角茴香（果實）：50 g 精油
- 真正薰衣草（開花之全株藥草）：5 g 精油
- 熱帶羅勒（全株植物）：3 g 精油
- 薄荷（全株植物）：1 g 精油
- 依蘭：0.25 g 精油
- 義大利永久花：0.1 g 精油
- 大馬士革玫瑰（花瓣）：0.025 g 精油
- **若以有機耕作**，植物不會被化學肥料「增強」，所以需要更多的植物才能獲得等量的精油。例如需要 2 kg 真正薰衣草去蒸餾，而不是 1 kg。

壓榨法

此方法僅限用於柑橘類（芸香科）果皮，也是最簡單的方法。以機器刺破新鮮柑橘果皮的「精油囊」以收集精油。因為不是蒸餾，沒有與水蒸氣產生化學變化，所獲得的產品稱為精質，而不是精油。下次吃克萊蒙橙或紅桔時請記得緊壓果實的皮並吸氣嗅聞，以充分利用其精質！

如何儲存精油？

與植物油不同的是，精油不會酸敗但會氧化，放久了會聚合形成樹脂質地的物質。

應存放於遠離光線（裝入藍色或棕色玻璃瓶），濕氣和有熱源的地方。若正確存放，優質的精油將可以保存多年。請擰緊瓶蓋，因為精油容易揮發而且會迅速蒸發。請保持瓶子直立以保護由塑料製成的滴管嘴和瓶塞，因為精油會「腐蝕」塑料。

若符合上述保存條件，蒸餾的精油通常可以存放至少 5 年，甚至更久，而柑橘類則可以保存 3 年。**切勿將精油瓶放在兒童可以碰觸到的地方。**有些實驗室提供有安全瓶蓋的精油，以及保護性更高的雙層瓶。

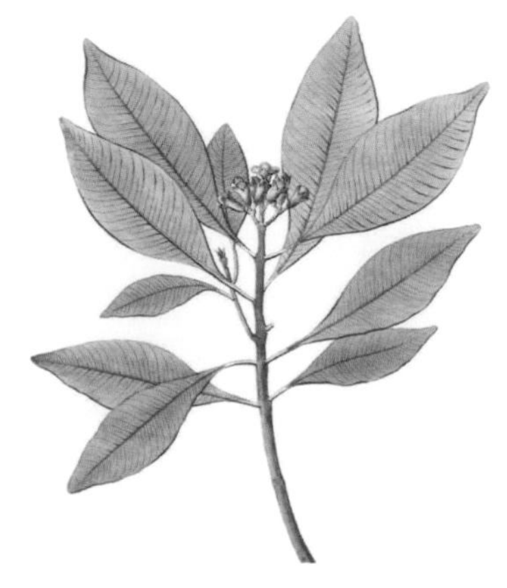

精油裡有什麼？

當治療師、書或部落格文章建議使用尤加利精油時，是指哪種尤加利？ 要如何使用？在閱讀本書的過程中，你們將很快意識到具有植物的科、屬和物種的紮實知識對正確掌握芳香療法是不可或缺的。對於每種植物及其對應的精油需仔細查看拉丁學名。但是不用擔心，只要仔細閱讀標示，並不難理解……。

法語中具有簡單名稱的植物是根據其拉丁名稱精確命名的，拉丁學名是由國際植物學（法國、歐洲藥典、法國標準協會）命名定義的，其依據是：

- 植物的科，包括相關的屬（唇形科、繖形科、松科、樟科等）；

- 植物的屬（柑橘屬、白千層屬、薄荷屬、桉屬等）；

- 確切的植物物種，有時甚至包括其亞種。

其名稱還顯示栽培品種（栽培種），混種（雜交種或最常以「x」標示），栽培品種之間或物種之間的雜交。

例如在澳洲有近 500 種尤加利，可藉由精確的拉丁學名，得以避免混淆檸檬尤加利（E. citriodora）、澳洲尤加利（E. radiata *輻射桉的亞種*）、史密斯尤加利（E. smithii）、薄荷尤加利（E. dives）、藍膠尤加利（E. globulus），因為這些具有不同拉丁學名的精油，其化學成分和適應症都不盡相同。

例如真正薰衣草或藥用薰衣草是通行的名稱，由眾所皆知的 *Lavandula*（屬）*vera*（種）*fragrans*（亞種）組成。

植物的化學特性依據其產地來源而有變化。像是澳洲尤加利裡的桉油醇成分也出現在摩洛哥的迷迭香，但在普羅旺斯或質量較差的迷迭香裡就沒有，這是因為它們的化學類型不同。因此了解植物的化學類型很重要。

化學類型的概念

皮耶・法蘭貢在 1970 年提出「化學類型」（或化學型或有機化學特性）的概念。化學類型或有機化學特性取決於它濃度變化的芳香分子、自然條件（風土的影響），氣象條件以及不久前的基因改造，顯示會影響精油的治療特性（它不一定是精油的主要成分）。

迷迭香的例子

迷迭香（拉丁學名 *Rosmarinus officinalis*），從葉子蒸餾的精油有三種不同的化學類型：

名稱	產地	化學類型	治療特性
桉油醇 迷迭香	摩洛哥	1,8-桉油醇 （桉油醇）	抗感染（肺支氣管）
樟腦迷迭香	普羅旺斯	樟腦 ≥20～30%	抗風濕 高血壓 癲癇
馬鞭草酮 迷迭香	科西嘉島	馬鞭草酮 松油萜 乙酸龍腦酯	保肝 助消化

當我們聞到這三種迷迭香時，最常讓人想起「普羅旺斯藥草」的一種是馬鞭草酮迷迭香，以其養肝利膽特性而聞名（馬鞭草酮迷迭香，化學類型：乙酸龍腦酯、馬鞭草酮）。而樟腦迷迭香可能對肝臟有毒！在這些條件下，沒有化學類型的迷迭香精油可能是無效的，甚至有毒。因此，仔細閱讀我們購買的精油標示是很重要的，通常會標示植物的產地。

精油的物化性質

大部分精油在室溫下為液體；在低溫下，有些精油會結晶（洋茴香、玫瑰）；在非常高溫和壓力下，它們可能會爆炸。精油是易揮發的，因此可以通過蒸餾而萃取。

精油具有親脂性，因此與各種脂肪有非常特別的親和力，也可溶於高濃度酒精，乙醚和大多數的有機溶劑。除了肉桂、丁香、黃樟、胡蘿蔔籽精油以外，它們比水輕（密度小於 1），與水不相溶（請勿與水混溶）。應使用乳化劑（牛奶、粗鹽等）溶解再用於泡澡或花草茶。

精油多是無色，但有些有顏色：

- 棕色（廣藿香）
- 深藍（摩洛哥藍艾菊）
- 淡黃（快樂鼠尾草）
- 橙色（冬季香薄荷）
- 暗紅（冬青白珠）
- 血紅（百里酚百里香）
- 粉紅（芳香白珠）
- 翠綠（土木香）
- 深綠（佛手柑）

化學類型

精油具有複雜的化學組合，有很多成分，主要屬於兩大化學類型：

- 萜烯化合物（分別具有 10、15、20 和 30 個碳原子的萜烯類）：醇類、酮類、酯類、醛類、環醚氧化物。

- 從苯丙烷類衍生的芳香化合物：肉桂酸和肉桂醛、丁香酚、洋茴香腦、茴香醛、黃樟素。

正分子

正分子（陽離子或正離子的提供者）通常有補身作用，每一個分子具有不同的向性：它們可以用於加強心臟、神經、子宮、靜脈循環、激勵免疫力、提高體溫暖身……。

可以提供能量的正化學分子的大家族有：

- 酸類
- 芳香醛
- 單萜醇類、苯甲醚、酚類和其他醇類
- 香豆素
- 內酯
- 飽和或稍微不飽和的單萜烯類
- 氧化物和環醚氧化物

氧化物類

它們刺激外分泌腺，具有祛痰、溶解黏液、強大的抗病毒力、抗寄生蟲、抗菌、抗真菌等作用。依據其有機化學的組成，它們具有特定的屬性。

毒性：常見的，暫時的干擾（頭暈……）。

含有氧化物類的精油：胡蘿蔔籽、澳洲尤加利、藍膠尤加利、高地牛膝草、穗花薰衣草、醒目薰衣草、綠花白千層、桉油醇樟、桉油醇迷迭香……。

單萜烯類

單萜烯類是世界上最常見的精油分子，主要存在於柑橘皮和針葉樹葉子。可用於空氣淨化、呼吸道的緩解充血、經皮膚吸收好用的止痛藥、類可體松、強身、激勵、促進循環。可提振心理力量，給予勇氣和信心。

例如：β-月桂烯、羅勒烯、檸檬烯、水茴香萜、萜品醇烯、α 和 β-松油萜、樟烯等。

含有單萜烯類的精油：蒔蘿、歐白芷根、佛手柑、胡蘿蔔籽、大西洋雪松、檸檬、絲柏、黑雲杉、杜松漿果、香桃木、綠花白千層、海松、歐洲赤松、茶樹。

單萜醇類（醇類）

單萜醇類在精油裡很常見：由於具有抗感染和抗病毒的特性，可以取代並替代酚類，但幸好它們毒性低，可用於兒童。

單萜醇類比酚類更能激勵免疫力（見下文），同時也能殺真菌、殺菌、殺病毒……。

毒性：除了薄荷腦外，其耐受性非常好。

例如：龍腦、香茅醇、小茴香醇、茴香醇、牻牛兒醇、沉香醇、薄荷腦、橙花醇、萜品醇。

含有單萜醇類的精油：茶樹、花梨木、天竺葵、月桂、醒目薰衣草、胡椒薄荷、綠花白千層、桉油醇樟、沉香醇百里香、依蘭。

倍半萜醇類（C15醇類）

通常是精油裡特定的醇類，例如橙花裡的橙花叔醇，特性是滋補的、激勵的、輕度抗感染、提振免疫力、調節荷爾蒙、具有類雌激素作用（香紫蘇醇、橙花醇、綠花醇……），有助於控制情緒。

毒性：無論以任何方式使用都有良好的耐受性。

例如：橙花叔醇、金合歡醇、廣藿香醇、喇叭茶醇、藍膠醇、胡蘿蔔腦。

含有倍半萜醇類的精油：檀香、藍膠尤加利、胡蘿蔔籽、橙花、綠花白千層、廣藿香。

酚類

酚類是植物界中最抗菌的分子，因此享有盛譽。而且精油的一般分類視其酚類含量係數進行歸類！它對超過90%的細菌病原體有作用，除了有強大的殺菌力外，還有殺病毒力、驅蟲、提高體溫、升血壓、低劑量使用可強身、殺真菌，甚至是局部麻醉。

毒性：灼傷皮膚、刺激皮膚、肝腎毒性、升血壓、高劑量使用的刺激性。

使用酚類精油需要逐滴計算，且應以低劑量和短時間使用，並與緩解肝膽充血的精油調合使用（最多占調合油的30～40%）。

例如：百里酚、香荊芥酚、丁香酚、蔞葉酚、癒創木酚。

含有酚類的精油：肉桂、丁香、野馬鬱蘭、冬季香薄荷、野地百里香、百里酚百里香和香荊芥酚百里香、印度藏茴香。

中間分子

中間分子來自負分子和正分子的結合：

- 香豆素
- 醚類
- 內酯
- 苯酞……

香豆素

香豆素的法文名稱常以「-ene」結尾，通常少量存在，有強效鎮靜特性、安撫、抗凝血、抗痙攣和降血壓，也可以激發歡樂和幽默感，並促進交流。在柑橘皮精油裡的香豆素具有鎮靜作用。

毒性：視比例和伴隨它們的分子而定，可能有光敏性、抗凝血。

例如：香柑油內酯、補骨脂素、香豆素醚。

含有香豆素的精油：所有萃取自柑橘類果皮的精油（佛手柑、檸檬、紅桔、甜橙、葡萄柚），薰衣草屬（取決於薰衣草的產地和種類，多少都有一點）、歐白芷根、圓葉當歸。

醚類

醚類的法文名稱由「ether」組成，其作用和特性介於酯類（見下文）和酚類（見上文）之間。

大多數醚類是苯甲醚，有時會是精油的主要成分，例如熱帶羅勒裡的甲基醚蔞葉酚。可止痛、消炎、抗痙攣、強效鎮靜、放鬆、抗組織胺（龍艾）、鎮痛；並減緩情緒化。

毒性：有些會加強子宮收縮，因而導致流產；令人迷茫，如洋茴香腦（帶有洋茴香味的精油）。對某些人會灼傷皮膚或有肝毒性、腎毒性。禁用於孕婦和新生兒。若長期和高劑量使用，甚至被質疑有致癌風險。因此可以偶爾以低劑量和稀釋使用。

例如：甲基醚百里酚、甲基醚香荊芥酚、甲基醚桃金孃烯醇、甲基醚蔞葉酚、甲基醚丁香酚、反式洋茴香腦、黃樟素。

含有醚類的精油：熱帶羅勒、龍艾、甜茴香、蒔蘿……。

內酯

內酯來自氧化物和酮類的結合，微量的存在於極少的精油。這些分子因為具有酮類羰基而非常活躍，它們有利於溶解黏液、祛痰、抗凝血、抗痙攣。

毒性：中等耐受性，若長期使用純精油會刺激皮膚；不建議孕婦和新生兒使用。

例如：土木香內酯、異土木香內酯、檀香內酯。

含有內酯的精油：西洋蓍草、德國洋甘菊和羅馬洋甘菊、義大利永久花。

苯酞

苯酞具有很好的肝臟排毒、驅腸道寄生蟲、壯陽作用。

例如：丁基苯酞、瑟丹酸內酯。

含有苯酞的精油：芹菜籽、歐白芷根、圓葉當歸。

負分子

負分子（陰離子或負離子的給體）在神經系統、皮膚等方面均具有鎮定和舒緩的特性，它們是酸類、萜烯醛類、酯類、酮類、雙酮、倍半萜烯類。

酸類

法文的名稱總是以「酸」開頭，它們從來都不是主要成分，而是精油的稀有成分，正因它們的稀有性使其變得珍貴，而含酸類的精油通常有驚人的效果，在消炎方面它是最有效的。通常以酯類的形式出現，也就是說與單萜醇類結合。

耐受性：好。

例如：甲酸、牻牛兒酸、異纈草酸、歐白芷酸、肉桂酸、安息香酸、醋酸。

含有酸類的精油：檀香、檸檬尤加利、杜松漿果、綠香桃木。

萜烯醛類

法文的名稱總是以「-al」結尾，這類化學分子在精油中非常普遍，大致分為兩類：

- 芳香醛：陽性，會刺激灼傷皮膚如錫蘭肉桂精油裡的肉桂醛。
- 萜烯醛：輕度刺激、消炎、抗痙攣、降體溫、降血壓、鎮靜和平衡神經系統；使人放鬆，減輕恐懼，並在感覺無望的情況下找到出口。

例如：檸檬醛、橙花醛、牻牛兒醛、香茅醛、金合歡醛、水茴香醛、桃金孃烯醛。

含有萜烯醛類的精油：檸檬、檸檬尤加利、天竺葵、香桃木、檸檬香茅、香蜂草、山雞椒。

酮類

法文的名稱通常以「-one」結尾。

酮類有四種：

- 不規則單萜化合物
- 倍半萜酮
- 含有酮類和呋喃的雙功能化合物
- 酮類和烯醇類

在低劑量時，酮類起了「降低」的作用，也就是具有鎮定的治療作用：鎮靜、降體溫，輕度抗菌性（孢子形成的細菌）、溶解（黏液、脂質、角質）、皮膚結痂、軟化（蟹足腫、掌腱膜攣縮症、增生性疤痕）、抗真菌、抗寄生蟲、抗病毒、養肝利膽、激勵免疫力。最好是以塗抹皮膚的方式來吸收這類的化學分子。

毒性：低劑量使用有鎮定作用，但高劑量會產生神經毒性。穿過血腦屏障，然後破壞髓鞘和神經元的電位干擾（抽搐、昏迷、死亡），可能因為成癮或長期積累小劑量使用造成神經毒性，其中有些狀況甚至有導致流產的風險。高劑量或重複使用時，可能會令人迷茫和癲癇，甚至流產。

例如：樟腦、茴香酮、隱酮、異薄荷酮、松香芹酮、胡薄荷酮、馬鞭草酮、胡椒酮、側柏酮、大西洋酮。

含有酮類的精油：艾蒿、大西洋雪松、藍膠尤加利、牛膝草、穗花薰衣草和頭狀薰衣草、胡椒薄荷、馬鞭草酮迷迭香、樟腦迷迭香、鼠尾草、側柏。

不可不知

許多精油都含有酮類。

．請注意，這些是生理學上活性很高的化合物。可能迅速變得有毒。

・此外，視劑量多寡會逆轉其作用。切勿單獨使用高劑量或長期使用。

・還應注意的是，在藥局專賣的少數精油或多或少都含有危險性的酮類。

・孕婦和6歲以下兒童禁用。

・例如，兒童使用不當的劑量可能導致死亡。請確實遵循我們的建議，嚴格遵守劑量規則和禁忌症。

雙酮（二酮）

雙酮是「溫和」的酮類，法文的名稱也以「-one」結尾。具有殺菌、強大的皮膚再生、癒合、治療傷口、溶解黏液，有助於克服傷痛，發展直覺和自信。

例如：β-雙酮、4-甲基戊烷-3,5-雙酮

含有雙酮的精油：大西洋雪松、義大利永久花、松紅梅、穗甘松、岩蘭草。

酯類

法文的名稱由兩個部分組成（例如乙酸橙花酯）。

含有使人心情好的成分，包括抗痙攣、讓神經和肌肉放鬆、鎮靜、抗抽搐、鎮痛、抗焦慮、平衡心律、降血壓；欣喜若狂，激勵腦內啡，消除恐懼。

毒性：溫和無刺激性。

含有酯類的精油：真正薰衣草、橙花、羅馬洋甘菊、芳香白珠、天竺葵、義大利永久花。

倍半萜烯類

通常含量很少，而在木質類精油的含量較多。

β-丁香油烴是最普遍的，在唇形科精油（薄荷……）裡幾乎都有這個成分。其中的母菊天藍烴是芳香族倍半萜烯，可使精油呈綠色或藍色（摩洛哥藍艾菊為深藍色）。

它們可以輕度降血壓、有強大的抗過敏力、消炎、鎮靜、活化血液循環、防腐滅菌、殺菌、鎮痛；可以消除僵硬的阻塞、舒緩並放鬆神經系統。

毒性：無論是使用哪種途徑吸收，它們的耐受性都很好。

例如：α 和 β-沒藥烯、母菊天藍烴、α 和 β-雪松烯、綠花烯……。

含有倍半萜烯類的精油：西洋蓍草、檀香、大西洋雪松、乳香、薑、月桂、沒藥、穗甘松、廣藿香、海松、岩蘭草、依蘭。

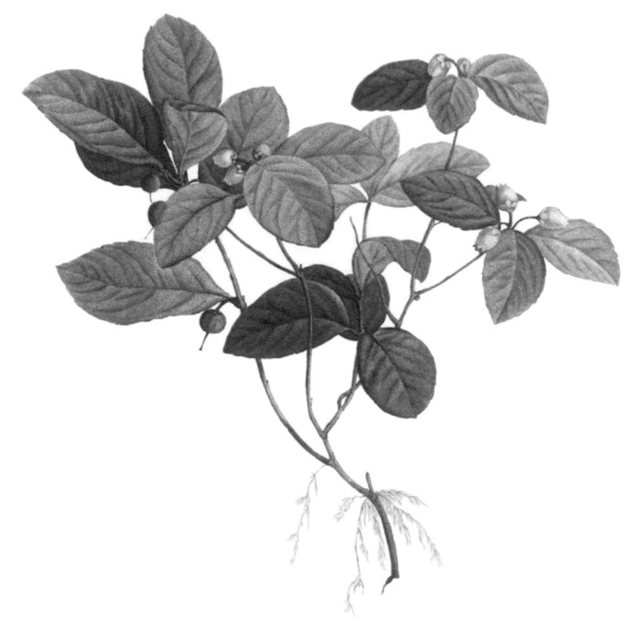

精油的主要特性

與僅具有一種或兩種活性成分（有效物質）的衍生合成化學藥物不同，每種精油都包含數十種，甚至數百種相互強化的成分。因此，芳香療法是平衡和預防的療癒首選。大多數精油能夠對整個生物體發揮整體性的積極作用：可以解毒、調節和激勵每一個器官。此外，精油對人體的各種器官和功能：消化系統、心血管系統、呼吸系統，更具有特定的作用，如：抗菌和抗病毒、防腐、消炎等。

依據萃取部位的特性舉例：苦橙

精油名稱	拉丁學名	萃取部位	治療性質
苦橙	*Citrus aurantium var. amara*	葉子 ↓ 苦橙葉精油	- 中等抗菌　- 抗憂鬱　- 消炎 - 抗痙攣　- 促進癒合　- 放鬆、鎮靜
		花朵 ↓ 橙花精油	- 抗菌、抗寄生蟲　- 抗憂鬱、加強自信、緩解焦慮、恐懼、使心情喜悅 - 降血壓和使心跳變緩　- 鎮靜　- 皮膚保養　- 助消化、肝臟、胰臟的保養
		果實的皮（壓榨法） ↓ 苦橙精油	- 加入開胃酒如苦味藥草酒 - 助消化 - 鎮定（用擴香的方式）

抗菌特性

在世界衛生組織提出警告：許多細菌對抗生素產生抗藥性的時候；精油強大的抗菌作用，在未來可能成為一種重要的替代療法。

芳香指數

絕大多數的精油均具有抗菌／抗微生物特性，在科學上已得到最好的證明；由實驗室的芳香圖（吉霍醫師（Dr. Girault）在 1971 年創立）驗證，確定精油含有能消滅細菌的分子。該檢查與抗菌譜的原理相同，只是用精油代替抗生素。

這些研究和深入的觀察使建立芳香指數成為可能，該指數評估了精油的殺菌能力。該指數分佈於 0～1 之間。指數越接近 1，則精油的殺菌力越高。

已確認的三組分別為：

- **第一組**精油的芳香指數在 0.45～1 之間。

由於芳香醛、酚類和單萜醇類，它們的防腐滅菌作用是強而持久的：包括肉桂（肉桂醛）、丁香（丁香酚）、茶樹（萜品烯-4-醇）、野馬鬱蘭（香荊芥酚）、冬季香薄荷（香荊芥酚）、百里香（香荊芥酚、百里酚）。

- **第二組**精油具有一些重要的芳香指數，但小於 0.45：尤加利、針葉樹類……。
- **第三組**精油的芳香指數非常隨機的變化，有時甚至接近零！

最強大的分子

- **酚類**，具有最高芳香指數的芳香分子。

香荊芥酚、百里酚、丁香酚和肉桂醛（肉桂）的抗感染活性與酚類相當。

- **單萜醇類**，其芳香指數僅次於酚類。

除此之外，還可以激勵人體的自然防禦力。牻牛兒醇、沉香醇、香茅醇、側柏醇、萜品醇。

- **酮類**，在治療感染方面非常厲害。

馬鞭草酮、側柏酮、隱酮、薄荷酮、右旋藏茴香酮、龍腦、茴香酮。

抗病毒特性

精油不僅常常能與抗生素分庭抗禮，甚至更好，尤其是針對已經對任何治療產生抗藥性的細菌，與抗生素不同的是精油還能攻擊病毒！有些病毒對芳香分子是很有反應的，特別是酚類和單萜醇類。還好有精油，某些病毒疾病（例如疱疹、流行性感冒、傳染性單核細胞增多症、水痘、帶狀疱疹）得以明顯改善。

最近一項研究甚至顯示某些精油對冠狀病毒，SARS-CoV 的有效性。後者是源於嚴重急性呼吸道症候群或 SARS-CoV-1 病毒，與 Covid-19 相同的病毒株。印度的一個研究小組甚至證明了 1,8-桉油醇（桉油醇樟、綠花白千層等精油的主要分子）在對抗這種病毒將是非常有可看性（值得研究）的分子。精油滲透脂質細胞膜「覆蓋」病毒後，這些病毒被「包住」就會對精油的抗病毒作用有反應。

精油進入細胞並參與病原體（微生物、黴菌或真菌、病毒、傳染性毒素）的破壞以及移除代謝的廢物，同時保留有益菌群（腐生菌）的完整性，增強免疫防禦能力。

例如：印度藏茴香、茶樹、花梨木、檸檬、丁香花苞、月桂、綠花白千層、玫瑰草、桉油醇樟、冬季香薄荷、側柏醇百里香。

抗真菌特性（抗黴菌）

通常在服用抗生素之後的黴菌感染對上述抗病毒的分子很有反應；我們可以再加上富含倍半萜醇和倍半萜內酯的精油。

例如：茶樹、肉桂、丁香花苞、檸檬尤加利、玫瑰天竺葵、綠花白千層、玫瑰草、桉油醇樟、桉油醇迷迭香。

防腐特性

醛類和萜烯類因其消毒和防腐特性而聞名，可以抑制致病菌（醫院感染、軍團菌）的繁殖。因此對家居、加護病房和病房的消毒可能需要富含單萜醇類和萜烯氧化物的精油來擴香。

例如：肉桂、檸檬尤加利、丁香花苞、桉油醇樟、桉油醇迷迭香、茶樹、檸檬香茅、天竺葵。

請試試！

澳洲尤加利精油是冬天非常好用的精油，可用於屋內、候車室、療養院以淨化空氣……聞起來很舒服，其氣味細緻而且讓空氣有流通感。

消炎特性

含有芳香醛、水楊酸甲酯（芳香白珠）、母菊天藍烴、酯類的精油，經由皮膚吸收或口服途徑的方式被廣泛地用於處理關節發炎、肌腱炎、網球肘……。

例如：檸檬尤加利、芳香白珠、玫瑰天竺葵、薑、丁香花苞（有麻醉效果）、胡椒薄荷（因運動而加重的疼痛）、醒目薰衣草、黑胡椒、依蘭。

舒緩特性

許多分子對於促進放鬆和睡眠非常重要：萜烯醛類、醚類和酯類、萜烯氧化物類（1,8-桉油醇、萜品醇）、倍半萜烯類。

例如：歐白芷根、佛手柑、羅馬洋甘菊、岩玫瑰、小茴香、檸檬尤加利、醒目薰衣草、月桂、紅桔、香蜂草、檸檬薄荷、甜橙、苦橙葉、桉油醇樟、檸檬馬鞭草、依蘭。

抗痙攣和止痛特性

精油主要作用於平滑肌或橫紋肌的痙攣（胃腸道、呼吸道、心臟和婦科）。醚類和酯類是非常有效的：熱帶羅勒、龍艾、紅桔。

抗凝血和抗血腫特性

特別是某些柑橘類精油的香豆素，還有芳香白珠精油的水楊酸甲酯和義大利永久花精油的 β-雙酮，在預防或減少血腫方面是非常有效的。

止血（抗出血）特性

天竺葵的倍半萜類和雙萜化合物可立即停止大量出血。岩玫瑰也是一種好用的止血精油，若與天竺葵精油均等調合使用效果更佳。

活血（促進血液循環）特性

某些芳香族分子透過其刺激組織作用，來活化局部血液循環：

- 肉桂的芳香醛。
- 萜烯醛類……。

促進靜脈循環和淋巴循環特性

某些芳香分子可以活化靜脈和淋巴網絡，並激勵循環。

例如：芹菜籽、絲柏、維吉尼亞雪松、義大利永久花、熏陸香、綠香桃木、綠花白千層。

抗心律不整特性

部分酯類是良好的心臟調節劑。

例如：真正薰衣草、依蘭（其中包含乙酸龍腦酯）。

降血壓特性

醛類（檸檬醛）、香豆素和一些酯類精油會使血壓下降。

例如：檸檬尤加利、依蘭、芳香白珠。

升血壓特性

酚類和萜烯醇類會增加血壓。

例如：胡蘿蔔籽、丁香花苞、胡椒薄荷、黑胡椒。

祛痰（溶解黏液）特性

富含 1,8-桉油醇（氧化物）的精油非常有效，因為可以刺激支氣管腺並使支氣管黏膜上的纖毛律動。

例如：藍膠尤加利、澳洲尤加利、綠花白千層、桉油醇樟、桉油醇迷迭香……。

酮類和內酯分子（馬鞭草酮、側柏酮、藏茴香酮、隱酮、薄荷酮、胡椒酮、松樟酮）具有很強的祛痰作用，可以溶解黏膜層中積累的分泌物，還可以攻擊躲藏在體內的病原菌。當心！這類精油的毒性很大，需要格外小心。

例如：胡椒薄荷、馬鞭草酮迷迭香。

助消化特性

小茴香醛和洋茴香腦激勵消化腺。甲基醚（洋茴

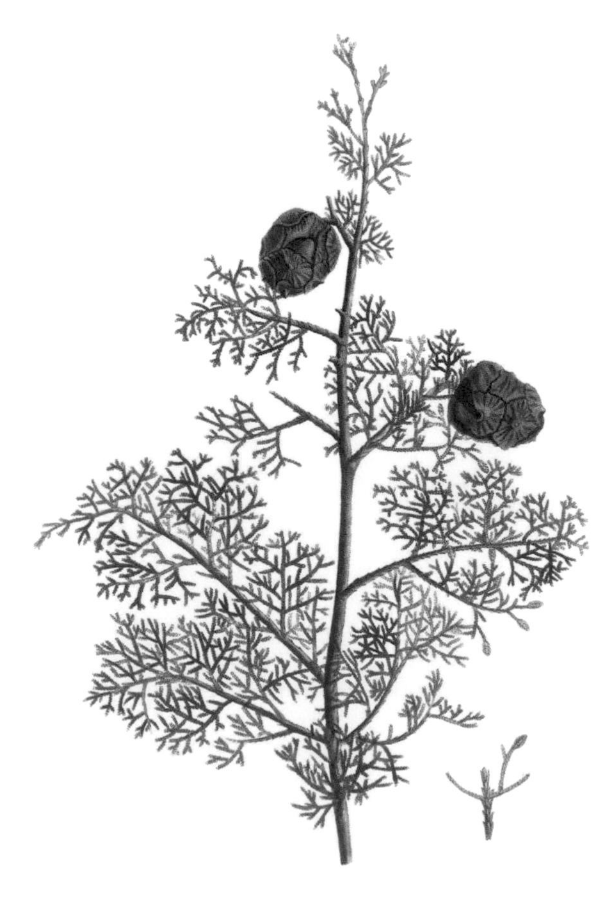

香腦、龍艾腦，細辛醚）可刺激外分泌腺並增加消化道分泌物（胃液、唾液、腸液、胰液）。

例如：八角茴香、熱帶羅勒、佛手柑、羅馬洋甘菊、藏茴香、芹菜籽、檸檬、小茴香、龍艾、甜茴香、薑、丁香花苞、紅桔、甜橙。

與消化方面相關的其他特性

・膽囊（促進膽汁排入腸道）：側柏酮白葉蒿、芹菜籽、百里酚百里香。

・膽汁（促進膽汁產生）：樹艾、甜茴香、胡椒薄荷。

・激勵肝臟（刺激肝臟）：冬青白珠、野地薄荷、胡椒薄荷、綠香桃木、馬鞭草酮迷迭香。

・肝臟再生（肝細胞更新）：胡蘿蔔籽、格陵蘭喇叭茶、側柏醇百里香。

皮膚護理特性

促進癒合：義大利永久花、真正薰衣草、玫瑰草、綠花白千層、花梨木、瓊崖海棠植物油。

老人斑：檸檬、芹菜籽、甜馬鬱蘭。

皮膚收斂滋養：玫瑰天竺葵、綠花白千層。

出汗過多和汗臭：玫瑰天竺葵、玫瑰草。

類雌激素和類黃體素特性

類雌激素作用。這是含有香紫蘇醇（快樂鼠尾草）、反式洋茴香腦（甜茴香）、α-葎草烯（蛇麻草）、綠花醇（綠花白千層）之類的分子帶來的作用，這些特性尚在研究進行討論中。

類黃體素作用。例如：甜馬鬱蘭、香蜂草或野地百里香，含有類黃體素作用。

精油的主要化學家族

化學名稱	化學家族的主要特性	精油列舉	皮膚使用
萜烯醛類 *-al*	**短效消炎**、鎮靜、降血壓、降溫、溶解黏液、消脂、膽汁分泌、利膽、促進癒合、緩解靜脈曲張、淨化空氣、抗寄生蟲和抗病毒。	檸檬尤加利、爪哇香茅（香茅醛）、檸檬馬鞭草、檸檬香茅、香茅、山雞椒（橙花醛和牻牛兒醛）。	稀釋
酮類 *-one* 取決於劑量高低，效果會相反！	- **低劑量時**，具有解痙攣、溶解黏液、消脂和活血，促進皮膚癒合、肝臟再生、鎮靜和安撫作用。 - **高劑量時**，對神經系統有毒性、癲癇、令人迷茫和流產。因此禁用於孕婦和哺乳期婦女、7 歲以下兒童、老年人（若他們的神經系統已經被神經退化性疾病影響變弱）、癲癇患者。	胡椒薄荷（薄荷酮）、樟腦迷迭香（樟腦）、馬鞭草酮迷迭香、薄荷尤加利（胡椒酮）、多苞葉尤加利（隱酮）、藏茴香（藏茴香酮）、胡薄荷（胡薄荷酮）。	稀釋
香豆素 *-ptene* 或 *-in*	鎮靜、抗焦慮。在精油裡含量很低，並且具有光敏作用：在塗抹皮膚後 6 小時甚至 12 小時內不要曝曬於太陽。	佛手柑（香柑油內酯）、檸檬（萊姆素）、歐白芷根（傘形花素）、阿密茴（氫吡豆素）……。	稀釋
雙酮 *-dione*	稀釋血液促進流動（為避免過度稀釋，酯類的比例必須是雙酮的 4 倍以上），具有抗水腫作用。	科西嘉島和巴爾幹半島的義大利永久花（義大利雙酮）。	成人可以用純精油
酯類 *-yl -ate*	鎮定、放鬆、舒緩、抗痙攣、鎮痛和消炎作用。	真正薰衣草、苦橙葉、依蘭（乙酸沉香酯）、羅馬洋甘菊（當歸酸異戊酯和當歸酸異丁酯）、玫瑰天竺葵（甲酸香茅酯和甲酸牻牛兒酯）、芳香白珠（水楊酸甲酯）、紅香桃木（乙酸桃金孃酯）。	成人可以用純精油

化學名稱	化學家族的主要特性	精油列舉	皮膚使用
醚類 *-ol methyl ether* （常常是*-ol*）	放鬆、抗痙攣、解痙攣、催眠。 使用注意事項：短期治療，低劑量。	熱帶羅勒、龍艾、洋茴香羅文莎葉（樹皮）（甲基醚蔞葉酚）、月桂（甲基醚丁香酚）、洋茴香、甜茴香、八角茴香（洋茴香腦）。	稀釋
單萜烯類 （烯烴）[1] *- ene*	抗菌、抗病毒和抗真菌、淨化空氣和緩解呼吸道充血、類可體松、通過皮膚途徑鎮痛、促進癒合、修護、引流排毒、消水腫、護肝、促進循環和幫助消化。	- **針葉類**：歐洲赤松、杜松漿果、西伯利亞冷杉、黑雲杉、絲柏……富含 α 和 β-松油萜、δ-3-蒈烯……。 - **柑橘類果皮**：檸檬、佛手柑、葡萄柚……富含檸檬烯。	稀釋
單萜醇類 **＝醇類** *-ol*	溫和的全方位抗感染。	茶樹、甜馬鬱蘭（萜品烯-4-醇）、沉香醇百里香、芳樟（沉香醇）、側柏醇百里香（側柏醇）、玫瑰天竺葵（香茅醇）、玫瑰草（牻牛兒醇）、胡椒薄荷和野地薄荷（薄荷腦）。	成人可以用純精油
氧化物類 例如：1,8-桉油醇	鬆動呼吸道黏膜、滋補（腦、腎臟、肝臟）、抗菌、抗病毒和抗呼吸道發炎。	桉油醇樟、綠花白千層、澳洲尤加利、藍膠尤加利、桉油醇迷迭香（1,8-桉油醇）、高地牛膝草（沉香醇氧化物）……。	成人可以用純精油
酚類 *-ol*（香荊芥酚、丁香酚、百里酚）	強大又廣效的全方位抗感染、麻醉，加護肝精油一起使用。 使用注意事項：12 歲以上，每次 1 滴，每日 3 回，持續 5 天，主要是口服。	野馬鬱蘭、冬季香薄荷（香荊芥酚）、肉桂（葉子）和丁香花苞（丁香酚）、百里酚百里香以及冬季百里香（百里酚、香荊芥酚）。 注意：肉桂（樹皮）含有芳香醛（肉桂醛）。	稀釋
倍半萜烯類 （烯烴）[2] *- ene*	長效消炎、抗組織胺、輕微鎮靜和解痙、促進癒合。	薑（薑烯）、杜松漿果（大根老鸛草烯-B & D）、德國洋甘菊、摩洛哥藍艾菊（母菊天藍烴）、依蘭（大根老鸛草烯-D、β-丁香油烴、金合歡烯）、大西洋雪松（α&β-喜馬雪松烯）。	稀釋
倍半萜醇類 **和雙萜醇類** *-ol*	紓解靜脈和淋巴充血，這些精油的類雌激素作用還在驗證中。可作為預防措施，不建議使用於有荷爾蒙依賴病史的患者。	快樂鼠尾草（香紫蘇醇）、絲柏（雪松醇）、綠花白千層（綠花醇）、廣藿香（廣藿香醇）……。	稀釋
內酯	溶解黏液、祛痰、利膽、激勵肝臟。	土木香（土木香內酯）、綠香桃木（香桃木內酯）。	稀釋
苯酞 *-ide*	肝臟和腎臟的引流排毒，滋補肝臟。	圓葉當歸、芹菜籽（瑟丹酸內酯、藁本內酯）。	稀釋
含氮化合物	治療活性低，但在精油的氣味扮演重要的角色。	茉莉、橙花（吲哚）、紅桔（鄰氨基苯甲酸甲酯）、大馬士革玫瑰（大馬士革酮）。	稀釋

注意：請勿單獨使用酚類、酮類和醚類或以它們為主的協同複方擴香。

1 對於更嚴格的化學要求，單萜烯類是屬於烯烴大家族之一，目前已通過其化學特性進行辨識：不飽和環狀**單萜烯**（α-松油萜、檸檬烯）或芳香族化合物如對傘花烴。

2 對於更嚴格的化學要求，倍半萜烯是烯烴大家族之一，目前已通過其化學特性鑑定：不飽和脂肪族**倍半萜烯**（金合歡烯），不飽和環狀物（丁香油烴）、芳香族化合物（母菊天藍烴）。

芳香療法的毒性研究

精油的毒性通常比常見的對抗療法藥物（咖啡因、普拿疼等）低得多，但仍不應忽略它們的立即毒性（使用過量）或長期使用毒性。本章旨在盡可能以最簡單的方式表達和教學，因為在任何治療之前，最重要的是不要造成任何傷害！[1]

什麼是毒性？

「一切都是有毒的，沒有什麼是無毒的；只有劑量不會產生毒性。」——帕拉塞爾蘇斯

物質的毒性特徵在生物體接觸到外部物質後產生一種或多種有害作用。該物質可以是源於天然或合成的，液體、固體或氣體。毒性視與生物體接觸的有毒物質數量而異，但也取決於該物質的性質。一種物質在低劑量下會產生有害影響，則該物質被認為毒性越高。為了說明劑量和性質的概念，我們可以看一下**兩個極端的毒性**：肉毒桿菌毒素和水。

- 肉毒桿菌毒素是一種細菌分泌的物質，它擁有肉毒桿菌（Clostridium botulinum）的甜美名字，但只需一千公克這種物質就足以摧毀人類。它是一種劇毒物質（是我們所知最毒的），因為它的致死劑量極低（人類每公斤 1.3～2 奈克[2]）。然而這種毒素可以與著名的保妥適（Botox®）注射劑一起在醫美領域使用，在這種類型的注射中，肉毒桿菌毒素的濃度極低。

- 水，你們可能認為的無毒物質，若一位中等身材的成年人在 24 小時內喝了超過 8.5 公升的水，這是會要他的命。因此，水是一種毒性極低的物質。

毒性的影響可以出現在整個身體或某些特定的器官。另外，這種毒性是可逆的（如皮膚刺激性將隨時間而轉弱），不可逆的（如肝功能不足就需要肝移植），甚至致命（例如導致死亡的內部出血）。

毒性也因個人而異：性別、年齡、健康狀況（慢性疾病、藥物治療）、正在懷孕或是遺傳。

最脆弱最容易發生中毒現象的是嬰幼兒、孕婦和哺乳期婦女、老年人以及患有慢性病且需要藥物治療的族群。因此，在使用精油時，無論使用何種途徑，都要對這些對象更加謹慎小心。

不可不知

在芳香療法中，有兩種類型的毒性：

- **急性毒性**：使用一種或多種精油後立即發生。這種毒性取決於精油的性質，以及使用劑量。

- **慢性毒性**：這是累積的毒性，依照一般的劑量，但持續重複使用精油。慢性毒性也取決於精油的性質以及每天的使用劑量。因此，重要的是要尊重所謂的療程休息時間。例如平日使用精油，而週末則休息不用。或者，每一個月連續使用三個星期，而第四個星期則休息。

分子的相互依賴性

有機化合物的複雜組合

植物細胞可以進行生命體主要化合物的生物合成：脂質、碳水化合物、蛋白質。除了這些主要的生物合成外，植物界最巧妙的 10％植物會進行複雜的酶促反應，以產生所謂的芳香分子。精油是多種有機化合物的複雜混合，包含非常多樣的化學作用。在氣相色譜中，其分析結果有時會顯示數百種成分。

讓我們以大馬士革玫瑰為例，其精油由 300 多種化合物組成。但是我們的鼻子僅僅透過 5 個分子來識

1 本章由凱文・伯丁（藥局管理師和植物芳香療法專家）在此書作者馮絲華茲・庫伊克・馬里尼葉的指導下撰寫。圖表由席琳・希匹珀製作。

2 1奈克等於十億分之一公克。

別其非常特殊的香氣，而這些分子比例只占該精油總分子的 1%。

必須將精油視為一群人，而每個人都是一個分子的呈現。在這群人中，有小孩、大人、金髮、紅髮、棕髮、黑髮……有些人是朋友，其他人則彼此討厭；有些人個性內向，不太說話，保持謹慎，但一樣有效果；其他人則個性外向，總是會被注意到，有時更危險或是將他們的有效性歸功於最謹慎的人。你們一定認識某些有憤怒天性的人，但他們一旦看到親近的朋友時，就不易怒了。分子的行為有些類似：它們具有各種大小和形狀，有些會相互排斥，有些會相互吸引，即使是很少的量，有些會減緩其他分子的活性。首先，必要從整體來了解精油，而不是將它分解成組成分子的個別成分。

案例

舉個眾所皆知的甜橙和葡萄柚精油為例，因為大家一定都有剝開或吃過這兩種柑橘類水果。在破壞這些果皮的「精質油囊」後，就可以聞到這些冬天水果美好的果香氣味。這些柑橘類精油的化學成分幾乎相同，由非常「外向的」的化合物組成：右旋-檸檬烯在甜橙中占 95%，在葡萄柚中占 97%。

然而，你們已經留意這兩種柑橘類果皮的氣味與它無關，而且我們閉上眼睛就能馬上分辨這兩種精油。特別是由於非常微量的分子（少於 14 ppb——ppb 為 10 億分之 1），葡萄柚的氣味如此獨特：對薄荷烯-8-硫醇。

百年以來，我們一直試圖將精油分子分離出來置於化學家族中，以推論其治療活性以及可能造成的副作用。我們想要劃分精油分子塞入某個分類是很正常的。但最終在芳香療法發展一百年之後，我們意識到這種根據分子家族進行分類的系統並不是完全可行。精油的性質和副作用歸因於它組成的分子，但它們多是相互作用的結果（就如音樂會及其演奏者）。因此，我們必須將精油視為一個整體，一個分子的總體。透過長期科學研究精油以了解這個獨特的產品，我們每天都會發現新的治療特性或毒性現象。

「整體」（Totum）和「淬滅」（Quenching）的概念

讓我們以一個 A 分子為例，無論是以單獨的方式，還是以精油整體分子來研究，它都不會具有相同的特性或相同的毒性。利用現代科學技術，很容易知道安全劑量，毒性劑量以及致死劑量。但是要在精油中為同一分子建立特性則更為複雜，因精油與其他分子有許多交互作用。來自同一植物的 A 分子和 B 分子，若單獨使用它們，治療活性可能非常低。然而，若是同時使用這兩種分子，則可能具有很強的治療活性！於是對數學定律提出挑戰：1 +1＞ 2，這使我們直覺地想起阿比西納著名的引言：「整體大於部分的總和。」

整體

正如我們剛剛看到的，所有分子的效率稱它為「整體」，其效用大於每個單獨使用的綜合效果。因此重構分子的整體很重要，甚至當我們要治療時是必要的。

整體對應於植物包含的所有分子。整體的某些組成部分，若是被分離並單獨使用時，就不具有自己的藥理作用；反之，它們提高了分子混合其他活性化合物的生物利用率。與單獨使用它們相比，混合的活性化合物有效多了。

同樣地，精油的所有分子整體將以協同作用和非常多樣化的方式發揮作用。無論是效率的提高（即使只提高一點點）或生物利用度的提高，甚至是數種分子毒性的降低，整體都將以一種更溫和持久的方式發揮作用。

在精油的毒性方面，整體對我們也很重要。事實上，藉由一種或多種其他分子的協助，分子的毒性可以被調節，甚至被抵消。

淬滅

當我們談論到植物界的療法（植物療法和芳香療法）時，會帶我們進入一個分子之間交互作用的主要概念。這就是淬滅（英文術語可以翻譯為「抑制活性」或「安撫」）[3]的概念。淬滅意味著藉由所有分子，一個或多個分子以避免或減輕一種或多種副作用，或來自整體的其他毒性。

淬滅的概念與整體的概念是形影不離的。

在當前的知識狀態下，要知道哪個分子會減弱哪些其他分子是相當複雜的。

以玫瑰精油為例：該精油除了其他化學分子外還包含牻牛兒醇（5～28%）和甲基醚丁香酚（少量）。後者若是單獨使用是有致癌性，而在大馬士革玫瑰精油中就失去了這種毒性。就是牻牛兒醇分子中和了這種對人體的有害作用。

淬滅概念的起源

此概念最初是與用於調節血糖的傳統中藥有關：黃連。這種植物有細胞毒性的黃連素，但藉由該植物[4]其他的生物鹼和成分減低其細胞毒性。

整體和淬滅這兩個概念已經在生產者領域確立了地位！的確，植物在適應的風土生長最能表現其所有分子的潛力，再來就是蒸餾者展現其技藝，經過時間進行高品質的蒸餾，並在沒有使用溶劑的情況下完成。這樣便能獲得所有可被水蒸氣萃取的揮發性分子。

精油代謝

精油，無論是口服還是經由皮膚途徑，都會經歷許多新陳代謝（生物轉化），也就是說，它包含的分子可能會轉化為其他分子（稱為代謝物）。這些代謝可以發生在皮膚、肝臟、小腸、腎臟甚至肺部。以真正薰衣草（*Lavandula angustifolia*）精油為例：將它塗抹在皮膚上時，將有利於不同組織的多次轉化。它最著名的酯類：乙酸沉香酯，將在一種稱為酯酶的酶作用下部分轉化為另一個分子，即著名的單萜醇：沉香醇。

3 Mills S, Bone K. Principles and Practice of Phytotherapy: Modern Herbal Medeicine, Churchill Livingstone 2000, p. 58-62.

4 An XP, Cui QR. Study advances on antidiabetes of Rhizoma Coptidis. Gansu J Tradit Chin Med 2008, 21：57-58.

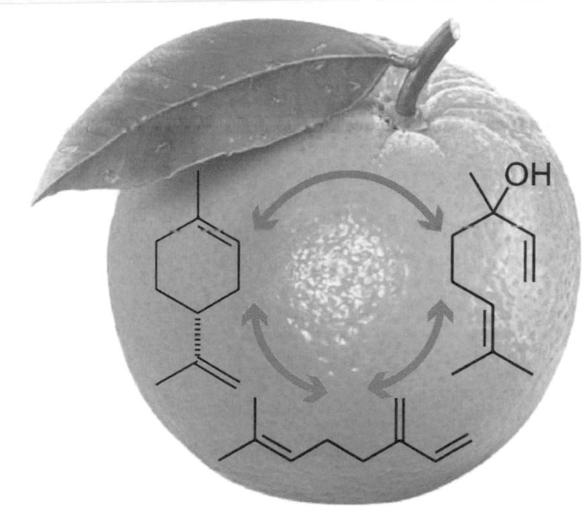

（整體）植物的所有不同分子有協同作用與和諧交互作用，以產生連貫一致的治療效果，並呈現出相對毒性（淬滅）。

如今毒性已經有很完整的紀錄和研究，特別是由一位世界級的專家羅伯・滴莎蘭德（Robert Tisserand）撰寫的著作《精油安全專業指南》，它被公認為精油毒性的聖經[5]。

然而多數的毒性研究通常集中於單體的合成分子，並經由體外實驗觀察到的毒性。也有一些動物研究，其結果可能有助於理解對人類的毒性。但是依據不同的物種，動物沒有相同的代謝系統，人類也是如此。因此，難以將動物毒性套用於人類，反之亦然。

具體來說，如果一項研究證明單體分子對動物有毒，那麼該分子對人類不一定是有毒的。另外，若是單獨使用一個分子，可能會有毒性，但若是在精油裡的其中一個分子，則可能會失去其毒性特徵，這就是我們之前提到的淬滅作用。但是，關於該主題的研究還很少。

精油和動物

精油毒性呈現在動物中與在人類身體有所不同。的確，我們的代謝系統與四隻腳或有羽毛的生物不同。更多相關的訊息，請見〈寵物的獸醫芳療〉這一章。

5 Essential Oils Safety, Robert Tisserand et Rodney Young, éditions Churchill Livingstone, 2013.

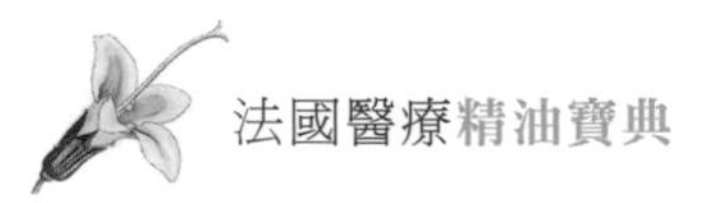

不同類型的毒性

對皮膚的毒性

精油對皮膚的毒性可能以不同的方式反應。透過接觸的過敏產生單純的刺激性到光敏性。在使用任何精油於皮膚之前，我們強烈建議先在**手肘彎曲處**點一滴精油**測試**（可以稀釋於植物油），並觀察在塗抹後 24 小時內是否有反應。為什麼要 24 小時呢？因為有立即的過敏反應（馬上發紅），也有遲緩型的過敏反應（在數小時後才發紅）。

刺激性和皮膚發炎

有刺激性的精油會導致皮膚發熱並出現紅腫。另一方面，會造成皮膚發炎的精油會引起皮膚深層的病變，類似灼傷。當你們使用精油時，無論是有刺激性的還是可能灼傷皮膚的，都需要在植物油裡稀釋再使用。此外，在產生協同作用的情況下，我們要小心不要將幾種有刺激性的精油同時用於皮膚（某些皮膚病除外，正是這些精油會對皮膚產生刺激性，甚至可能會灼傷皮膚。在這種情況下，請諮詢醫療保健專業人員）。

最會灼傷皮膚的精油是含有以下化合物的精油：

- 酚類：

・百里酚：百里酚百里香

・香荊芥酚：香荊芥酚百里香

- 苯甲醚類：

・丁香酚：丁香花苞和肉豆蔻

・甲基醚蔞葉酚：熱帶羅勒和龍艾

- 芳香醛類：

・肉桂醛：中國肉桂和錫蘭肉桂

較少自由基，對皮膚**有刺激性的精油**，具有以下化合物：

- 單萜烯類：

・檸檬烯：柑橘類

・對傘花烴：冬季香薄荷、對傘花烴百里香、印度藏茴香

・α-松油萜：膠冷杉、雲杉類、歐洲雲杉，杜松漿果、松樹類、香桃木

範圍較小但也有刺激性的精油家族：

- 萜烯醛類：

・香茅醛：檸檬尤加利、爪哇香茅、泰國青檸葉

※依據精油透過皮膚途徑的平均致死劑量（DL50）劃分的風險類別

以括號表示特定的風險

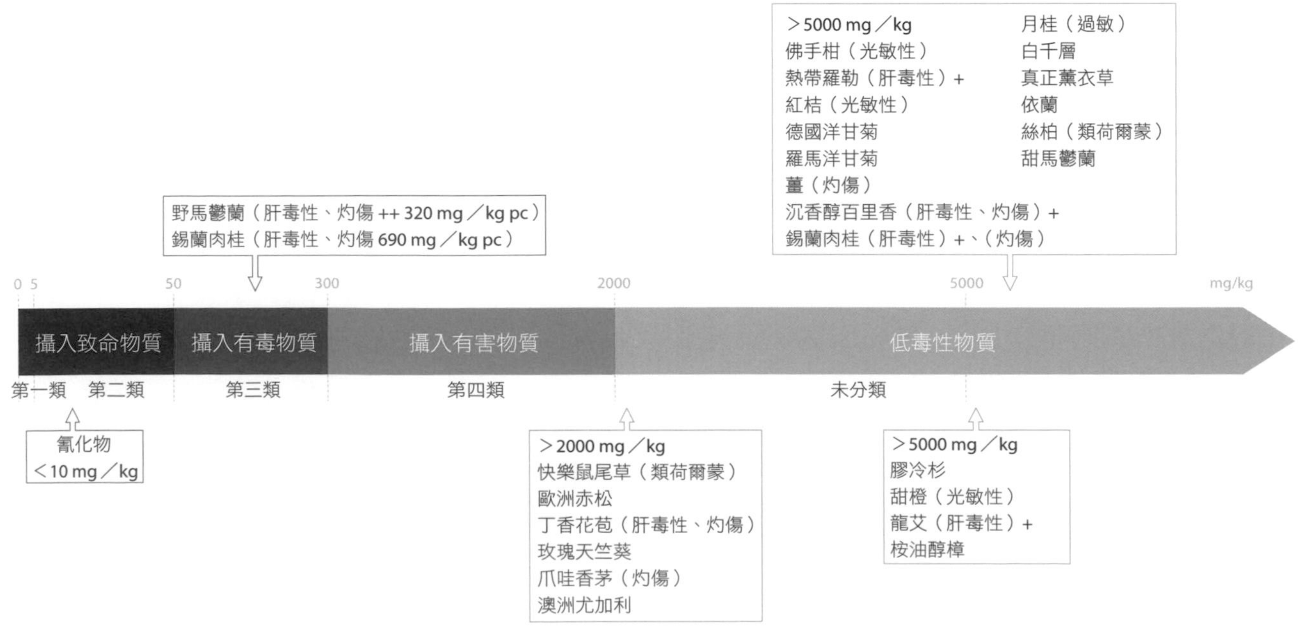

・檸檬醛：檸檬香茅、檸檬馬鞭草、香蜂草、山雞椒

預防措施

- 除非有醫療建議，否則請勿使用於眼睛周圍或眼睛裡面或耳朵內部。

- 不建議使用純精油於皮膚（除了特殊案例）或口腔黏膜、鼻內、肛門或生殖器。

光敏性

所有冷壓榨的柑橘類（佛手柑、檸檬、克萊蒙橙、紅桔、甜橙、苦橙和葡萄柚）精油都具有光敏性。可以將這種現象定義為物質（在此為精油）接觸紫外線（陽光、紫外線機器）後，皮膚產生的過度反應。「曬傷」甚至是斑點會很快出現在曝曬後，或曝曬於紫外線後數小時。強烈建議使用具有「光敏性」精油的 12 小時內不要將自己曝曬於陽光下。

其他精油在紫外線下也具有增加光敏性的特徵，就如歐白芷（所有部位）、芹菜籽、小茴香、阿密茴、圓葉當歸、桔葉和檸檬馬鞭草。

建議

將柑橘類精油存放於冰箱，以盡量減少與空氣接觸造成的氧化。

接觸的過敏

一些精油自然包含某些潛在的致敏物質。若有人已經知道對某些分子容易過敏，則對這些分子要更加小心謹慎（檸檬烯、沉香醇、牻牛兒醇、丁香酚、檸檬醛、苯甲酸苄酯、香茅醇、金合歡醇、香豆素、苄醇、水楊酸苄酯、肉桂醛、異丁香酚、肉桂醇、肉桂酸苄酯和洋茴香醇）。以精油設計的商業化妝品成分可能包含在本章最後的「精油的神經毒性風險彙整表」P.50 裡的精油，可能會有以上列出的分子。

不可不知

可能最具致敏性的精油：中國肉桂和錫蘭肉桂（樹皮）和古巴香脂。

小致敏性：丁香花苞、玫瑰草、檸檬馬鞭草、歐白芷（根）、香蜂草、檸檬香茅、月桂和所有柑橘類（檸檬、紅桔、克萊蒙橙、葡萄柚、甜橙……）。

肺毒性

當嗅聞精油瓶裡單方或複方精油，以擴香或透過皮膚塗抹，這種肺毒性會產生於肺系統。實際上，當使用精油於皮膚時，這些分子會穿過血液，並且可以在呼吸過程中由肺部排出。你們可能已經注意到如果用澳洲尤加利精油按摩腳，則幾分鐘之後的呼吸就會有……尤加利的獨特氣味！

這種毒性是相對的溫和，而且風險低。的確，若是使用優質有機精油且保存在正常條件下（溫度變化不大或幾乎沒有變化，避光，配合有色玻璃瓶，鎖緊瓶蓋且密封），則風險最小。但是，要提防已經打開了很長時間的柑橘類和針葉類精油：這些精油富含萜烯類，而這類生化家族在與空氣接觸後往往會迅速氧化。若用上述已經打開使用一年的精油來擴香，可能會感覺呼吸道不適。不要驚慌 ！停止擴香就好，並讓房屋通風，而這種不適感很快會消失。

過敏的人

過敏者應對擴香或吸聞精油瓶更加小心。若是已經發生皮膚過敏，則應該停止會導致過敏的精油擴香。

小訣竅：記錄適合或不適合的精油，以及使用途徑。

兒童和孕婦

擴香時只用一些以耐受性好而聞名的幾種精油：薰衣草、甜橙、紅桔、檸檬、橙花、苦橙葉、桉油醇樟、依蘭……這裡要說的不是肺毒性，也不是分子通過肺部的通道（這是極小），而是一種預防原則。

此外，我們最好先在沒有兒童和孕婦在場的情況下在房間擴香，等到擴香完再讓他們進入。

小訣竅

若擔心在懷孕期或有嬰兒時的精油擴香：可以用優質有機純露以水氧機擴香。以橙花純露擴香為夜晚

尚未入睡的嬰兒創造了奇蹟！

精油和氣喘

我們用精油最擔心引起的肺部疾病可能是氣喘！這種慢性疾病的特徵在於可逆的支氣管收縮（支氣管直徑縮小），它以「發作」的形式發生。芳香療法有一些知名以及被記載稱為支氣管擴張（擴張支氣管直徑）的精油。但是由於支氣管的過敏反應，在不穩定的氣喘中精油可能引起支氣管痙攣，導致氣喘發作。氣喘是一種疾病，其機制眾所周知，可以通過對抗療法治療以掌握和控制得很好。氣喘的主要問題是其病因（其起源：觸發氣喘發作的原因是什麼？），確實，可能是由壓力、勞累，吸入刺激性或過敏原物質而引發。臨床反饋表明，某些氣喘患者從來不會因為精油擴香而發作，而有些則會很快感到不適。如今，禁用精油於氣喘患者已經過時了，但這並不表示可以對這些患者過度使用精油。

凱文．伯丁的見證

我十二年前開始接觸精油。

在這些漂亮的琥珀色瓶子前，我想知道它們的用途。在書架旁邊陳列了一堆書，我心想，最好在購買精油之前先做一點功課。當我看到大多數精油禁用於患有氣喘的人（我就是氣喘患者）時，我感到非常驚訝！所以這本書被放回去，留在原來的書架。然後，唇疱疹症狀讓我再次打開書：精油會加速復原嗎？對於這種疾病，對抗療法藥膏的效果是相對較低的，而我就不得不找出一個更有效的解決方式！我選擇了綠花白千層精油。它的快速舒緩作用令我感到驚訝，以及它癒合的時間。與傳統的對抗療法乳霜相比，我提早了四天復原！我形同玩火自焚，因為綠花白千層精油富含 1,8-桉油醇（桉油醇），強烈不推薦用於氣喘患者……然而我並沒有氣喘發作。就這樣我幾乎每天使用精油已十年了，卻從未有任何不良反應。使用注意事項是相對的，取決於每個人以及使用精油的時間。當然我絕不會推薦給有不穩定的氣喘患者，因為該患者在花粉高峰期會有過敏症。

肝毒性

口服時，精油在消化過程中會穿過肝臟。在 2019 年，有一個分子具有爭議性：甲基醚蔞葉酚。實際上，若從含有此分子的精油（龍艾、熱帶羅勒）中分離出該分子並口服，它對肝細胞具有致癌性。

然而，2001 年的一項研究[6]反而證明，由超過 80％甲基醚蔞葉酚組成的韓國薄荷甘草（藿香 *Agastache rugosa*）精油不僅具有抗腫瘤特性（體外測試），而且沒有毒性和致突變性。

讓我們回到前面提到的淬滅概念：一個單體分子在精油中不具有與該相同分子相同的特性或相同的毒性。然而當局者寧願打安全牌謹慎行事，未來可能會禁用龍艾和熱帶羅勒精油，或者稀釋到適當的劑量。酚類分子，即百里酚和香荊芥酚（丁香酚通常被歸為此類，但不是典型的酚類），被認為具有肝毒性。確實如此，但要長期攝入量很大才會有危險！肝臟每天可處理多達 600 毫克的百里酚，相當於口服 1 公克含有 60％百里酚的百里酚百里香精油（即每天服用超過 30 滴）。成人的治療劑量（每天 2 滴，3～4 次）遠遠低於這個中毒劑量。

在體外測試，百里酚和香荊芥酚單體分子具有極低的肝毒性，而含有它們的精油對肝細胞沒有表現出相同的毒性特徵（在治療劑量和相對較短的療程）。若是療程不超過 5 天，則無需合併保護肝臟的精油使用，例如檸檬、側柏醇百里香或胡蘿蔔籽精油。此外，含有酚類的精油甚至在幾天的療程劑量仍具有保肝作用。為了確定這一點，還需要做更多的研究。

腎毒性

我們也說腎元毒性（腎臟由腎元組成）。屬於單萜烯家族的精油通常被歸類為對腎臟有毒（尤其是柑橘類和針葉類）。但致毒劑量要遠高於治療劑量，並且要重複不間斷使用。在治療時，無論是劑量還是持

6 Min H. Kim, Woo T. Chung, Young K. Kim, Jin H. Lee, Hyeon Y. Lee, Baek Hwang, Young S. Park, Sung J. Hwang & Jae H. Kim, “The Effect of the Oil of Agastache rugosa O. Kuntze and Three of Its Components on Human Cancer Cell Lines”, Journal of Essential Oil Research, 2001.

※依據精油口服中毒平均致死劑量（DL50）劃分的風險類別

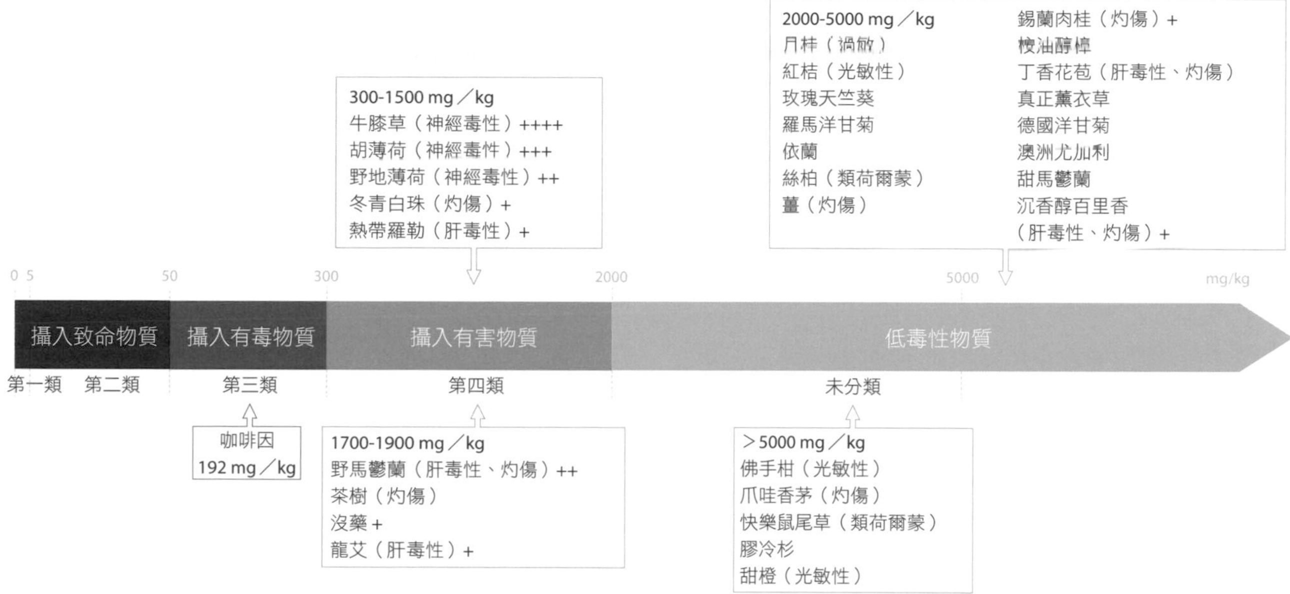

續時間，我們都永遠不會達到毒性值（而且接近致命劑量）。

請小心

對於患有急性腎功能衰竭的患者，應注意在儘可能短的時間內使用儘可能低的精油劑量。

神經毒性

這是在神經組織中產生的毒性。首先要注意的是酮類家族（這類家族的分子以後綴詞「-one」結尾），其中包括：側柏酮、薄荷酮、胡薄荷酮、樟腦、松樟酮、萬壽菊烯酮、隱酮、胡椒酮、薄子木酮⋯⋯。

但是要留意，所有酮類不都是一樣有毒性風險：藏茴香酮是最溫和的酮類之一，馬鞭草酮的毒性很弱，以及著名的義大利永久花的義大利雙酮是安全無虞的。

大多數酮類的主要問題是它們與神經組織的親和度，被稱為「溶解脂肪」，因為它們會破壞脂質。神經元相當於電纜：既可以傳導電脈衝，又被薄膜隔離。但是，我們神經元的髓鞘由髓磷脂構成，由70％脂質組成。因此，我們更能理解為什麼酮類對我們的神經元有毒。

我們知道酮類神經毒性的劑量高於治療劑量，但針對癲癇患者的毒性劑量卻接近治療劑量。然而我們會避免使用含有這些酮類（除了那些所謂「溫和的」酮類）於患有神經系統疾病（癲癇、多發性硬化症、帕金森氏症、阿茲海默症等）的患者。其他對這些酮類精油有風險的人是孕婦（主要是胎兒），處於大腦發育過程中的嬰兒和幼兒。

立法和中毒

法國立法規定，僅在藥局（藥物專賣）可以買到含有被認為對神經毒性最大的酮類精油：西北蒿、苦艾、艾蒿、側柏酮白葉蒿、牛膝草、叉子圓柏、鼠尾草、艾菊、側柏、韓國雪松。

其他精油也屬於藥物專賣：芸香、芥菜（極具刺激性）和黃樟（致癌性）。這些具有優點與不利風險之間的平衡，以及一些尚未得到證實的微小治療特性，和與之相反的主要毒性。

立法

法國於 2007 年 8 月 3 日第 2007-1198 號法令，修改了公共衛生法典第 D 4211-13 號（2007 年 8 月 8 日官方刊物）：

以下精油只能在藥局取得：

- 樹艾（*Artemisia arborescens L.*）
- 側柏酮白葉蒿（*Artemisia herba alba Asso*）
- 艾蒿（*Artemisia vulgaris L.*）
- 白雪松或北美香柏（*Thuja occidentalis L.*）和朝鮮崖柏（*Thuja Koraenensis Nakaï*），又稱「雪松葉」。
- 土荊芥（*Chenopodium ambrosioides L. Chenopodium anthelminticum L.*）
- 苦艾（*Artemisia absinthium L.*）
- 牛膝草（*Hyssopus officinalis L.*）
- 芥菜（*Brassica juncea L.*）（Czernj. & Cosson）
- 西北蒿（*Artemisia pontica L.*）
- 芸香（*Ruta graveolens L.*）
- 叉子圓柏（*Juniperus sabina L.*）
- 黃樟（*Sassafras albidum*（Nutt.）Nees）
- 鼠尾草（*Salvia officinalis L.*）
- 美西側柏（*Thuja plicata* Donn ex D.Don.）
- 艾菊（*Tanacetum vulgare L.*）

列入有毒物質清單的精油（需醫療處方箋購買）

清單一：叉子圓柏、芸香

清單二：土荊芥、芥菜

請留意！

1959 年 7 月 31 日的法令對可用於調製酒精飲料（洋茴香、八角茴香、甜茴香、牛膝草）的精油進行規範：這些精油不論是複方完成品或原材料（被登錄記載需慎用），只能在藥局以處方箋取得。但是，仍然有可能在網路，或開架式有機商店買到甜茴香和洋茴香精油。洋茴香、甜茴香精油和萃取的植物差別在於，這些植物可以泡在花草茶裡飲用以刺激哺乳期婦女的泌乳，**儘管這些植物甚至對哺乳母親是有益的，但若以精油的形式，作用將非同小可。**

精油的銷售條件

除了出於危險因素而歸在藥局專賣的精油外，精油的銷售沒有任何限制，仍有風險。此外，法國沒有標準規定標章上的強制性訊息：名稱、化學種類、萃取部位，面對當前這些法規的空白，身為芳香療法愛好者的你們應該自己保持警惕！

精油中毒

嚴重甚至致命的中毒案例通常是由於意外攝入引起的，例如 19 個月大的嬰兒在攝入 1 茶匙含有約 1 公克樟腦的樟樹精油後死亡。

1937 年發生 6 次中毒事件，其中有 3 例致命是因為分別吞下了 15、30 和 80 ml 的冬青白珠精油。

以下有些例子：

- 一名 10 歲男孩被送進急診室，出現嗜睡、噁心、嘔吐和發抖的症狀。因為他在 24 小時前吞了 3 片藥膏貼布，其中包含主成分 4.7%樟腦（95.4 mg／一片藥膏貼布）和 2.6%薄荷腦。
- 一名 31 歲男子，在攝入 10 ml 苦艾精油後因抽搐和急性腎功能衰竭而住院。因他以為自己喝的是網路上買的苦艾酒。
- 2005 年，一名 15 個月大的嬰兒食用 10 ml 丁香花苞精油，並因急性肝衰竭入院。

這些中毒的情況與不當使用有關，其使用量遠遠超出所謂的「治療」劑量，更非精油的合理使用。

與使用富含桉油醇（1,8-桉油醇）或薄荷腦精油有關的中毒

據報導，有數例 5 歲以下幼兒發生滴鼻劑的意外，而導致呼吸困難、心律加速、噁心。這些是精油，或含有 1,8-桉油醇（桉油醇）、薄荷腦的產品。

薄荷腦還被認為可誘發 4 歲以下兒童的克雷奇默（Kretschmer）反射，這會引起聲門痙攣而窒息。

以下是法國國家藥品和保健產品安全局（ANSM）的建議：

1）建議不要將樟腦、桉油醇和薄荷腦加入給 3

歲（36 個月）以下兒童使用的保養品。該建議不適用於口腔衛生產品中的薄荷腦。然而，考慮到間接的影響，例如由於香味組合而產生的間接影響，採取可接受濃度的限制作法。可接受的內容如下：

國家藥品和健康產品安全局建議 3 歲以下兒童使用保養品的量和濃度限制

樟腦　150 ppm（0.015%）
桉油醇　1000 ppm（0.1%）
薄荷腦　4500 ppm（0.45%）

2）建議在用於 3～6 歲兒童的保養品，將樟腦、桉油醇和薄荷腦的含量限制在以下的最大濃度：

國家藥品和健康產品安全局建議 3～6 歲兒童使用的保養品限量標準

樟腦　（0.15%）
桉油醇　（1.12%）
薄荷腦　（4.5%）

我們可以理解法國國家藥品和健康產品安全局建議的含量特別低，因為是每天使用的保養品。對於治療用途，可以在短時間內使用含量較高的劑量，但**始終要有專家的建議**。

精油和藥物

每天服用一種或多種對抗療法藥物的人在使用精油，尤其是口服精油都應謹慎。事實上，精油所含的分子可以改變藥物的肝代謝（肝臟的生物轉化）。精油和藥物的結合可能會導致藥物濃度降低或增加。尤其特別注意治療指數狹窄的藥物（療效臨界點和毒性臨界點非常相近）或用於難以穩定的疾病藥物。包括抗癲癇藥、移植物抗排斥藥、毛地黃、抗凝藥、抗癌藥、甚至是茶鹼。

如果你們每天至少服用一種藥物，請聯繫受過芳香療法培訓的醫療保健專業人員，將可以在口服精油之前提供建議。

預防措施

- 請勿將精油瓶與眼藥水瓶混淆，由於精油不溶於眼睛等水性介質，因此會侵襲眼睛而嚴重灼傷。曾有一位藥師朋友的祖母不小心將錫蘭肉桂精油滴入眼睛，而不是拿常用的眼藥水，這是因為她將這兩瓶外觀高度相同的瓶子放在床頭櫃上！
- 請勿將精油瓶與每天在嬰兒舌下餵食（4 滴）的嬰兒維生素 D 瓶混淆！

精油和荷爾蒙系統

30 年來，有些訊息來源顯示某些精油模仿荷爾蒙作用，即雌激素和黃體素。迄今為止，這只是一個猜測，因為**沒有任何研究**支持精油是「類荷爾蒙」，也就是說，它與人體天然荷爾蒙一樣。

幾年前，我們得知有一位男孩反覆使用茶樹精油後，患了男性乳房發育症（男性乳腺過度發育）。這很顯然是直接跟精油有關。但沒有人關心精油的來源（有機或非有機）、存放精油的瓶子、使用頻率、男孩的飲食或他所處的環境。數百萬案例之中的單一個案不足以得出任何結論。此外，在我們社會的合成內分泌干擾物無處不在，有以下問題是合理的：內分泌干擾物或茶樹精油，哪一個最有可能引發女性乳房發育？有關某些精油潛在荷爾蒙活性的棘手問題將需要進一步研究，從錯誤中解開真實。

停止先入為主的想法！

我們先不要認為精油對微生物越有效和越活躍時，它引發的不良影響就越多。功效和毒性之間的平行關係可能是從對抗療法衍生而來的。為了消滅癌症，對抗療法為我們提供化療，不幸的是，化療有時會對癌症患者產生可怕的副作用。因此，有越來越多重要的研究以生產針對癌細胞的標靶治療。然而，精油對細胞並沒有危險，大多是濫用（使用不當）而有問題。精油的毒性確實是相對的，因為它最常發生在使用高於治療劑量的時候。目前使用的絕大多數精油具有低毒性或甚至極低的毒性。請記住：**是劑量影響著毒性！**

一個具體的誤用案例

有位病人在洗完澡後用胡椒薄荷精油塗抹全身，結果就陷入低溫昏迷三天。

第一個錯誤：切勿用精油塗抹全身。最好是集中於特定的部位：前臂、太陽神經叢、腹部、足弓或按摩疼痛的部位。

第二錯誤：該患者沒有稀釋精油於植物油。

第三個錯誤：淋浴會擴張毛孔，從而增加精油分子的滲透力。

使用精油的注意事項

以下是應嚴格遵循的一般規則。

減輕毒性

- 最好使用優質有機精油，可確保其產地來源、成分和良好的儲存條件。

- 將精油儲放於避光處，保存在深色玻璃瓶，並放在溫度穩定的環境。

- 將柑橘類精油存放於冰箱。

- 確實蓋緊瓶蓋。

- 購買和使用滴管瓶（大多數品牌都有提供），最好配有兒童安全蓋。

- 主動地標記自製產品，標明確切的成分和製作日期（法國法律建議將這些製劑標示保存 1 個月）。

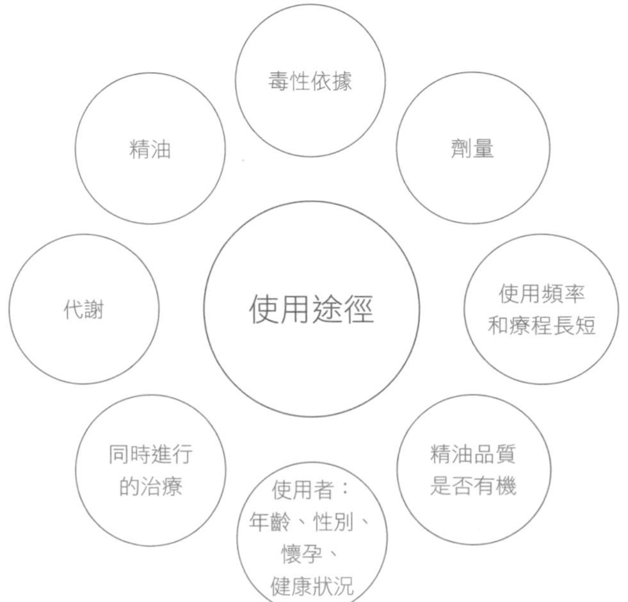

- 僅使用熟悉的精油並留意精油的確切名稱（植物名稱）及其化學類型：請務必諮詢芳香療法專業人士的建議。

- 嚴格遵守使用注意事項（如本書中所述的注意事項）和建議的劑量。關於精油劑量涵蓋的概念是最重要的，甚至超過其他天然的產品。例如你們知道一滴肉桂精油可能相當於幾十杯肉桂茶？

你們會更理解為什麼一滴就是一滴……而不是兩滴！

- 在大多數情況下，若將精油塗抹在皮膚時，請記得稀釋於植物油。

- 將精油的使用時間限制為幾天。觀察療程期間或停用休息時的變化。例如 1 週使用 5 天，或每個月使用 3 週。

- 使用精油後，請立即洗手。

- 請一定要避免使用純精油於黏膜（嘴、鼻子、耳朵、肛門生殖器部位、眼睛）以及任何易受刺激或敏感的部位。

- 有些精油會引起皮膚灼傷（也就是說會引起燒傷）：大蒜、肉桂、丁香花苞、冬季香薄荷、野地百里香、迷迭香（尤其是樟腦迷迭香）、野馬鬱蘭等（族繁不及備載）。

- 切勿以肌肉或靜脈內注射精油。

不可不知

- 萬一**意外噴到眼睛**，請徹底沖洗，首先用水沖眼睛以自然地清除眼裡所有的東西，再遵循法國的建議，用植物油沖洗 15 分鐘，質地越厚重越好（最好是蓖麻油），特別加強眼結膜（可能會有一陣模糊，但請放心，過一會兒視線就會變得清晰）。若還有刺激感，請諮詢眼科醫生或聯繫毒物防治中心。

- 若是**意外誤食**，請立即與最近的毒物防治中心聯繫。若是攝入純精油，請喝幾湯匙最有排泄力和非極性（不喜歡水）的植物油，這些植物油能好好溶解精油，以防止它通過消化道進入人體，如蓖麻油、天然石蠟，若沒有就喝食用植物油。

請留意小孩、孕婦、體弱的人……

- 避免孩子有任何風險，請將精油存放於兒童和動物無法觸及的地方；確實蓋緊精油瓶的安全蓋，以防止小孩打開。7 歲以下兒童口服 5 ml 芳香白珠精油可能會致死。

- 請勿以含有薄荷腦或 1,8-桉油醇（桉油醇）的精油塗抹在 6 歲以下兒童的臉、頸部或上胸。

- 避免使用精油於懷孕未滿三個月的孕婦。接著只用對孕婦無害的精油。分娩後，若有哺乳也要慎選合適的精油。

- 保持警戒，不要把不了解的精油用於嬰兒、兒童、老人、孕婦或哺乳期婦女、氣喘、呼吸功能不全、腎臟病、癲癇患者……如果你們使用了這些精油，請嚴格遵守醫學上的適應症和使用途徑。一般來說，若是嚴重的疾病，切勿自行服用精油。

- 服用藥物時，若希望口服精油，請諮詢醫療保健專業人員。**本書提供的配方絕對不能替代對抗療法，你們應該找醫生或諮詢專業的芳療專家。**

成人每日最高的劑量建議

- 口服：體重每 10 公斤不超過 1 滴精油（即 70 公斤的成年人為 7 滴）。

- 外用：塗抹用油 5～20 滴，在植物油中稀釋至 10 或 20%（請以本書的植物油為首選）。

- 不使用肉桂、丁香花苞、野馬鬱蘭、冬季香薄荷、百里香的純精油按摩。

- 泡澡：每次 20～30 滴，稀釋於天然非起泡沫的基質（請記住，精油不溶於水）。

過敏風險

如上所述，任何精油和任何劑量都可能有過敏的風險。對患有過敏和／或氣喘的人要格外小心。

使用前，請進行測試：將 1～2 滴精油塗抹於手肘彎曲處，等待 20 分鐘以觀察可能的反應。為避免任何延遲的過敏反應，最好是進行 24 小時測試（尤其是對很容易過敏的人）。

請留意！

對於有過敏體質的人，無論使用哪種途徑，都必須格外小心！例如對以下食物過敏的人：杏桃、花生、胡蘿蔔、芹菜、櫻桃、木梨（榲桲）、草莓、覆盆子、奇異果、西瓜、榛果、辣椒，桃子、西洋梨，蘋果、馬鈴薯、李子、番茄等，以及高風險的芫荽和甜茴香，除了這兩種植物萃取的精油，還要注意以下精油：洋茴香、艾蒿、胡蘿蔔籽、芹菜籽、芫荽籽、小茴香、甜茴香、芥菜、歐芹、辣椒、胡椒，它們可能會引起交叉過敏，尤其是對葵花籽過敏的人。

神經毒性

再次提醒，要重申富含酮類和內酯類的精油具有神經毒性，換句話說，它們可能對神經系統有害（另請參見 P.45），禁用於孕婦或哺乳期婦女以及嬰兒。例如蒔蘿、艾蒿、樟樹、牛膝草、歐芹、側柏、酮類的薄荷、頭狀薰衣草、樟腦迷迭香和馬鞭草酮迷迭香。

光敏性

在夏季，使用有光敏性精油要小心。這些精油的某些分子會增加皮膚對太陽光的敏感性，從而導致更快曬黑。這些稱為呋喃香豆素的分子主要存在於柑橘類精油（另見 P.43）。

精油的神經毒性風險彙整表

中文名	法文名	拉丁學名	毒性等級
西洋蓍草	Achillée millefeuille	*Achillea millefolium*	++
蒔蘿（籽）	Aneth des jardins（semences）	*Anethum graveolens var. hortorum*	+++
印度蒔蘿	Aneth des Indes	*Anethum sowa*	++++
洋茴香（IVP）	Anis vert（IVP）	*Pimpinella anisum*	+++
藏茴香（籽）	Carvi（semences）	*Carum carvi*	+++
大西洋雪松	Cèdre de l'Atlas	*Cedrus atlantica*	++
土荊芥（IVP）	Chénopode vermifuge（IVP）	*Chenopodium ambrosioides var. anthelminthicum*	++++
芫荽（籽）	Coriandre（semences）	*Coriandrum sativum*	+
薑黃	Curcuma	*Curcuma longa*	++／+++
薄荷尤加利	Eucalyptus mentholé	*Eucalyptus dives*	++
多苞葉尤加利	Eucalyptus à bractées multiples CT cryptone	*Eucalyptus polybractea CT cryptone*	++
苦茴香（開花之全株） 甜茴香（籽）（IVP） 甜茴香（開花之全株）	Fenouil amer（op PAF） Fenouil doux（op semences）（IVP） Fenouil doux（op herbe fleurie）	*Foeniculum vulgare Mill. ssp vulgare var. vulgare* 或 *var. dulcis*	++ 或 +++
波旁或玫瑰天竺葵	Géranium odorant ou rosat	*Pelargonium graveolens*	+／- 或 +
牛膝草（IVP）	Hysope officinale（IVP）	*Hyssopus officinalis var. officinalis*	++++
不凋花或義大利永久花	Immortelle ou hélichryse italienne	*Helichrysum italicum var. italicum*	+／-
穗花薰衣草	Lavande aspic	*Lavandula spica (latifolia)*	+
頭狀薰衣草	Lavande stoechade	*Lavandula stoechas*	+++
野地薄荷	Menthe des champs	*Mentha arvensis L.*	++
胡椒薄荷或英國薄荷	Menthe poivrée ou anglaise	*Mentha piperita L. N.nm. Piperita*	++
胡薄荷	Menthe pouliot	*Mentha pulegium L.*	++++
綠薄荷或甜薄荷	Menthe verte ou douce	*Mentha spicata (viridis)*	+++
肉豆蔻（果核）	Muscadier（op graines）	*Myristica fragrans Houtt*	++
皺葉歐芹	Persil frisé	*Petroselinum crispum Mill.*	++
平葉歐芹	Persil commun	*Petroselinum sativum*	+++
龍腦迷迭香， 馬鞭草酮迷迭香	Romarin officinal à acétate de bornyle, verbénone	*Rosmarinus officinalis verbenoniferum L.*	+／- 或 +
樟腦迷迭香	Romarin officinal à camphre	*Rosmarinus officinalis camphoriferum*	+ 或 ++
棉杉菊	Santoline petit cyprès	*Santolina chamaecyparissus*	++
鼠尾草（IVP）	Sauge officinale（IVP）	*Salvia officinalis*	++++
摩洛哥藍艾菊	Tanaisie annuelle	*Tanacetum annuum*	+
艾菊（IVP）	Tanaisie vulgaire（IVP）	*Tanacetum vulgare*	++++

注意：IVP 意即禁止公開販售

可能引起皮膚刺激和過敏風險的精油彙整表

精油	說明[7]
大蒜 Ail commun（*Allium sativum*）	氣味很強烈，一般會干擾所有的皮膚途徑使用 請稀釋，可能會引起過敏
印度藏茴香 Ajowan（*Trachyspermum ammi carum copticum*）	中度刺激，請稀釋 5～10%
茶樹 Arbre à thé ou tea tree（*Melaleuca alternifolia Maiden et Betche*）	輕微致敏（若是氧化則致敏性較強）
多香果 Bay, piment de Jamaïque ou piment giroflé（*Pimenta dioica (L.) Merr*）	刺激，輕微致敏，請稀釋
錫蘭肉桂皮 Cannelle de Ceylan écorce（*Cinnamomun Zeylanicum*）	灼傷皮膚，致敏性強，最高稀釋 5%
錫蘭肉桂葉 Cannelle de Ceylan feuille（*Cinnamomun Zeylanicum*）	灼傷皮膚，中度致敏，最高稀釋 5～10%
中國肉桂枝葉 Cannelle de Chine feuille rameaux（*Cinnamomum cassia*）	灼傷皮膚，致敏性強，最高稀釋 5%
越南肉桂 Cannelle du Vietnam（*Cinnamomum loureirii nees*）	灼傷皮膚，致敏性強，最高稀釋 5%
檸檬和其他柑橘類 Citronnier（zestes）（*Citrus limonum*）et autres agrumes	有刺激性，若是氧化則有致敏性。請稀釋，有光敏性
芳香白珠，冬青白珠 Gaulthérie odorante, gaulthérie couchée（*Gaultheria fragrantissima, Gaultheria procumbens L.*）	請稀釋。禁用於對阿斯匹靈過敏的人
薑 Gingembre（*Zinziber officinale L.*）	最高稀釋 20%
丁香或丁香花苞 Giroflier ou clou de girofle（*Eugenia caryophyllata Thunb*）	有刺激性，中度致敏，最高稀釋 5～10%
熏陸香 Lentisque pistachier（*Pistacia lentiscus L.*）	若是氧化就有致敏性，最高稀釋 20%
洋蔥 Oignon cultivé（*Allium cepa. L*）	氣味很強烈，一般會干擾所有的皮膚途徑使用 請稀釋，可能會引起過敏
西班牙野馬鬱蘭 Origan d'Espagne sb carvacrol（*Corydothymus capitatus*） 野馬鬱蘭 origan compact sb carvacrol, thymol（*Origanum compactum*） 希臘野馬鬱蘭 Origan vert 或 de Grèce sb carvacrol（*Origanum heracleoticum*）	中度刺激，請稀釋 1～5%
松脂（樹脂） Pin maritime 或 pin des Landes（op oleoresine）（*Pinus Pinaster*）	若是氧化就有致敏性
歐洲赤松 Pin sylvestre（*Pinus sylvestris*）	若是氧化就有致敏性
黑胡椒 Poivre noir（*Piper nigrum L.*）	若是氧化就有致敏性
冬季香薄荷 Sarriette des montagnes（*Satureja montana L.*）	中度刺激，請稀釋 1～5%
野地百里香 Serpolet（*Thymus serpyllum L. Mill*） 百里酚百里香 Thym à thymol（*Thymus vulgaris thymoliferum*） 西班牙百里香 Thym rouge d'Espagne（*Thymus Zygis L.*）	有刺激性，請稀釋 5%
龍腦百里香 Thym à feuilles de sarriette, thym à bornéol-carvacrol（*Thymus satureioides*）	有刺激性，請稀釋 5%
依蘭 Ylang-ylang（*Cananga odorata*）	中度致敏，請稀釋使用

7 對於含有這些分子的精油，請限制其劑量：香荊芥酚1%和百里酚5%。

精油的使用途徑

依據所選擇的精油和要治療的疾病或所需的效果，可以選擇不同的使用途徑。

口服途徑

儘管廣受法國人好評，但口服途徑卻是耐受性最低的途徑之一。與其他使用途徑（例如皮膚途徑）相比，它不能使用高濃度的治療劑量，而其作用緩慢，精油需要更長時間的新陳代謝和血液通過以產生效用。

該途徑應用於治療，如果可能，其療程時間應儘量維持短期（最多 5 天）。在法國，口服途徑非常的普遍，但在英國幾乎是不可思議：就如直腸途徑一樣！

然而，口服途徑適用於精油分子會引起灼傷或氣味不佳而無法使用皮膚途徑。例如當身邊的朋友無法忍受精油擴香（過敏、氣喘、癲癇、懷孕、嬰兒……）時，也建議使用這種方法。

舌下途徑（在舌下點 1 滴精油）可以很快吸收並減少刺激消化道的風險。可以留意一下，現在有些實驗室提供含精油的小藥丸，就像順勢療法小糖球一樣放入舌下融化吸收。

不容忽視的是，如果有胃部疾病（胃潰瘍、胃食道逆流、結腸炎、胃炎……）則不建議口服。務必要確保使用的精油不會引起口腔黏膜灼傷或刺激。另外，在口服之前，必須諮詢醫療建議或有能力的藥師意見以減低這種風險，尤其是酚類精油一直有著非常明顯的味道，有時是非常不愉快的氣味！

6 歲以下兒童、孕婦或哺乳期婦女均不得使用口服途徑。

精油如何口服？

在家最簡單的方法是將精油稀釋於一茶匙食用植物油或蜂蜜，甚至是龍舌蘭糖漿（務必充分攪混，因為精油很自然地會浮在蜂蜜的表面）。也可以將精油倒在半顆方糖，裝入一個小的空膠囊（這無法避免胃灼熱），裝入充滿膠體二氧化矽的膠囊（這種製作方式可以由藥師進行）或一個麵包球。至於檸檬或茶樹精油，可以將牙膏擠在牙刷上再加 1 滴精油一起刷牙，每週使用一次。

在藥局裡提供多種口服吸收精油的方式：

- 中性錠片（如果對乳糖、麩質等過敏，請檢查其成分），每次在上面倒 1～2 滴精油以服用；

- 無酒精植物乳化劑（在藥局或某些網站有銷售。請注意，某些含有大豆卵磷脂）。這方便事先準備少量的調合液（用 80 滴精油加入 10 ml 乳化劑）可以將這個調合液加入所有的飲料，但精油的味道依然很強。

- 調配可飲用的安瓶：尤其是精油與植物結合時，味道也很明顯（例如用黑蘿蔔對肝臟有排毒作用……但味道不予置評！）；

- 用於不同疾病的單方或複方精油調合的膠囊。為避免異味「散發」，可以將膠囊放入冰箱。

皮膚途徑

這是最簡單也最有用的精油吸收途徑，因為它快速、有效且作用時間長，但不能用在嬰兒身上。

它同時結合了精油的治療性和按摩的樂趣。由於分子通常很小，因此很容易穿過皮膚，然後直接進入血液，接著在整個身體迅速運作。因為有磷脂質（皮膚各層的脂肪成分）充當精油的儲存庫，所以它們的作用時間很長；因此在手腕內側塗抹澳洲尤加利精油，可以處理鼻咽炎！

按摩：對的手勢

- 若要激勵身體或在疲勞的狀態下，可以順時針在需處理的部位或「穴位」上按摩。
- 若要放鬆身心，請依逆時針方向按摩。

在實際運用上，可以用純精油在皮膚，也可以稀釋於基質（植物油、牛奶或身體油膏、不含防腐劑的凝膠）。精油吸收途徑的首選部位在：

- 太陽神經叢；
- 太陽穴（例如治療頭痛）；
- 枕骨區（顱骨後的硬部位）以用於鼻竇炎或在有壓力時放鬆肌肉；
- 手腕（該部位血管很多，因此如果用純精油按摩手腕，則滲透速度就像將精油直接注入血液中一樣快……但注射精油絕對是禁止的！
- 腳底（即使是耳鼻喉護理）。你們懷疑嗎？可以試試在腳底用 4～5 滴胡椒薄荷精油！在十分鐘之內，將會驚訝地發現連呼吸氣息都充滿薄荷的香氣！實際上，純精油會立即進入血液循環，並擴散到整個身體，尤其是口腔。

注意

在皮膚上使用任何純精油前，請先確保所使用的精油對皮膚沒有任何毒性。避免使用帶有芳香醛和酚類（肉桂、丁香花苞、百里酚百里香……）的精油，帶有萜烯醛類（檸檬馬鞭草、山雞椒……）和單萜烯類（歐洲赤松、絲柏……）的精油，這類精油可能會引起刺激反應，嚴重甚至會灼傷。還要留意柑橘類精油，若在使用後曝曬於陽光會引起光敏反應。

提醒一下，純精油可以使用在皮膚上，包括傷口都可以，精油選擇包括真正薰衣草、天竺葵、義大利永久花（科西嘉島）和岩玫瑰。

製作調合油

具體而言，若是一次性使用的調合油，建議直接在手掌心調合即可：

- 對 12 歲以上兒童和成人，每日 6 滴純精油或加入稀釋的基質，或每次 2 滴每日 3 次，純精油或稀釋。
- 對 7～12 歲兒童，每次 1～2 滴稀釋於基質，每日 3 次。

對於更小的兒童，建議在選擇精油及其稀釋基質時要非常小心，例如寧可選擇含酯類、氧化物或單萜醇類的精油（請參見 P.344〈嬰幼兒（0～6 歲）〉）。

對於長期使用，可以準備更多的量稀釋於選擇的植物油（請參見 P.56「植物油」），最後要在瓶上貼有製造日期和確切內容的標章。

芳香浴

熱水，通常與皮膚接觸會顯著增加身體的微循環。由於精油不溶於水，因此必須將它稀釋於泡澡的基質：一杯脫脂奶粉、鮮奶或沐浴露。

我們也可以簡易製作芳香浴鹽（請參見 P.416）。

選擇多少濃度呢？

這完全取決於療程的持續時間和想要處理的組織部位。說明一下：對於本段所示的計算，每 1 ml 以 30 滴計算，可以根據你們所購買的精油製造商選擇的滴管類型來調整。有些 1 ml ＝ 25 滴，有些則 1 ml ＝ 35 滴。

- 對於乳霜或植物油的日常護膚保養：1～2%精油就可以了，例如 10 ml 植物油需要 0.1～0.2 ml 精油，或說 3～6 滴。
- 對於皮膚損傷（如疤痕、傷口、燒傷）的皮膚症狀：4%精油就夠了，即每 10 ml 植物油加上 0.4 ml 精油（12 滴）。
- 對於慢性病（雙腿沉重、關節炎……），若長期治療就建議低劑量：5%精油，每週使用 5 天。例如一瓶 30 ml 植物油，將需要 1.5 ml 精油，即 45 滴。
- 對於亞急性治療（8～10 天），應準備 10～15%的濃度，並將所有精油充分混合以使用。若是一瓶 30 ml 植物油，則需要 3～4.5 ml 精油，即 90～135 滴。
- 對於急性治療（7 天），選擇不傷皮膚的精油，劑量約為 15%。例如如果想用 30 ml 植物油準備一瓶調合油，則需要 4.5 ml 精油或 135 滴。

調合油放在遠離光和熱的環境最久可以保存 3

年。相反地，植物油一旦開封使用，則必須在 2～4 個月內（有時長達 6 個月）使用完畢，因未加入精油的植物油會很快酸腐，精油有抗氧化／防腐的作用。

每種治療作用及其劑量

1%精油：皮膚美容作用，因此作用於表層（身體的最淺層）。

3%精油：在表皮作用，因此作用於表皮、真皮較厚和較深的皮膚層。

5%精油：對靜脈系統的作用，針對壓力方面。

7%精油：作用於循環系統、血液和淋巴。

10%精油：作用於肌肉、肌腱和關節。

15%精油：用於運動和體育競賽。

30%精油：非常有效的局部作用、纖維素分解、抗寄生蟲。

可以用在眼睛嗎？

在任何情況下都不能在眼睛裡使用精油，絕不能將純精油或稀釋的精油倒入眼睛，會引起局部刺激甚至傷害角膜和造成視覺障礙。

然而我們可以使用純露（蒸餾水），如矢車菊純露或洋甘菊純露來鎮定發炎、發紅、過敏的眼睛（花粉症），眼睛乾澀或流淚。將幾滴純露倒在敷料上並以此輕拍眼睛，直到緩解。切記打開後請將純露保存於陰涼處，並在 15 天內用完。

嗅聞途徑

嗅聞途徑的速度非常快，特別適用於呼吸系統疾病，例如鼻竇炎或鼻咽炎。這是一種最好充分運用精油的首選，特別是用於能量、整體療法和放鬆，還可以治療所有的耳鼻喉症狀，尤其是對於兒童（甚至是貓，處理貓流感：請見 P.433）。

療程時間要短，因其毒性可能高於皮膚途徑。

- 擴香（乾式或濕式），請確認所選的精油適用於擴香，以及每小時只需擴香 15 分鐘。

- 濕式吸入法，在一碗熱水中倒入 5～6 滴精油，並吸聞 10 分鐘，每日 2～3 次。

- 乾式吸入法，在手帕或手腕內側（若是溫和的精油）倒 4～5 滴，每天深深呼聞 3～4 次。

請小心！

- 此種途徑禁用於氣喘患者和 7 歲以下兒童。

- 禁止使用某些具有高毒性的精油（主要是含有酚類、芳香醛或酮類）。

例如：肉桂、丁香花苞、冬季香薄荷、胡椒薄荷……。

吸入法

這是用於治療耳鼻喉疾病的最佳方法。只需將精油倒入濕式吸入器（若沒有就用碗），然後在沸水（90°C）裡倒入 5 滴精油（例如桉油醇樟、綠花白千層、澳洲尤加利、檸檬、歐洲赤松）。建議閉上眼睛並持續吸入 5～10 分鐘，也可以在手帕或枕頭上倒數滴精油。

環境擴香

擴香是結合香氣的愉悅性與精油治療性的過程。合理正確的使用是必要的，但要特別注意氣喘患者、癲癇患者以及孕婦、寵物（尤其是貓對精油十分敏感）、幼兒。

- 主動檢查你們的精油是否適合於擴香。

- 對於成人，每小時擴香 15～20 分鐘。

- 對於 6 歲以上小孩，在他們在場時，每小時擴香 5 分鐘。

- 對於 6 歲以下小孩，當他們不在時，事先每小時擴香 5 分鐘。

專門調配的精油

- 淨化精油：花梨木、天竺葵、檸檬和其他柑橘類、檸檬香茅。

- 驅蚊精油：檸檬尤加利、醒目薰衣草、天竺葵、香茅……。

- 消毒精油（耳鼻喉科方面）：冷杉和松樹、黑雲杉、桉油醇樟、綠花白千層、澳洲尤加利、桉油醇迷迭香、熏陸香百里香或甜馬鬱蘭……。

- 特別令人放鬆身心和帶來幸福感的精油：羅馬洋甘菊、天竺葵、真正薰衣草、紅桔、橙花、甜橙、玫瑰、山雞椒、依蘭。

不能擴香的精油

有些精油的氣味不宜擴香。另外有些（含有酚類的精油）禁用於擴香：印度藏茴香、羅勒[1]、胡蘿蔔籽、小茴香、絲柏、義大利永久花、冬青白珠、杜松漿果、丁香花苞、野馬鬱蘭、冬季香薄荷、百里酚百里香和香荊芥酚百里香。

小訣竅

當精油有令人討厭的氣味並很快使人不舒服，應與幾滴柑橘類精油（檸檬、紅桔、葡萄柚……）一起使用。

選擇精油擴香器

有三種精油擴香器：

- **擴香儀（以文托利[2]原理的乾式擴香器）**在不加熱的情況下，能在空氣中擴散精油的微粒分子。精油在擴香儀裡不會被加熱。只要將純精油加入儀器。若要清潔擴香儀，請倒入 90°C 酒精並擴香 15 分鐘（在窗戶打開的附近使用！）。

- **水氧機**（或加濕擴香器）是一種與精油並用的空氣加濕器，它與水以細小水滴的形式在空氣中蒸發。為避免刺激，建議每小時擴香 20 分鐘，有時甚至可以更久，但要檢查水氧機裡的水是否有變熱。

- **擴香機**是電子加壓空氣擴香器，在棉盤上倒數滴精油，透過空氣加壓得以做乾式擴香。

注意事項

- 請小心塑膠製的隱形眼鏡，長時間暴露可能對鏡片的塑料有害而刺激眼睛。

- 避免使用香爐、芳香燈等。

1　譯註：本書沒有強調哪種羅勒，但至少神聖羅勒、熱帶羅勒是不適合擴香。

2　文托利：發展出以白努利定律設計的，可以推算管內流體的流速及流量……。

直腸和陰道途徑

直腸途徑建議用於嬰幼兒，活性成分吸收迅速。但精油的選擇很重要：不得有任何刺激性或過敏的風險。有些精油對直腸黏膜有刺激性，必須完全乳化（Tween、Labrosil……品牌的乳化劑）或稀釋（植物油：橄欖油、葡萄籽油……）。直腸途徑禁用於潰瘍性結腸炎或痔瘡患者。對於直腸途徑的使用，請諮詢藥師或芳療專家以尋求建議：在耳鼻喉科和嬰幼兒疾病章節中，我們提供了幾種可以在藥局配製的栓劑配方。

陰道途徑請遵循直腸途徑相同的預防原則：陰道栓劑必須在藥局配製。

請記住

直腸和陰道途徑非常方便、有效、耐受性良好，並可以使用大量的精油。不幸的是，在藥局裡很少有直腸專科產品只含有精油，而多是用桉油醇或癒創木酚等「抽離」的合成分子。因此，請有經驗的藥師為你們客製栓劑或陰道栓劑。

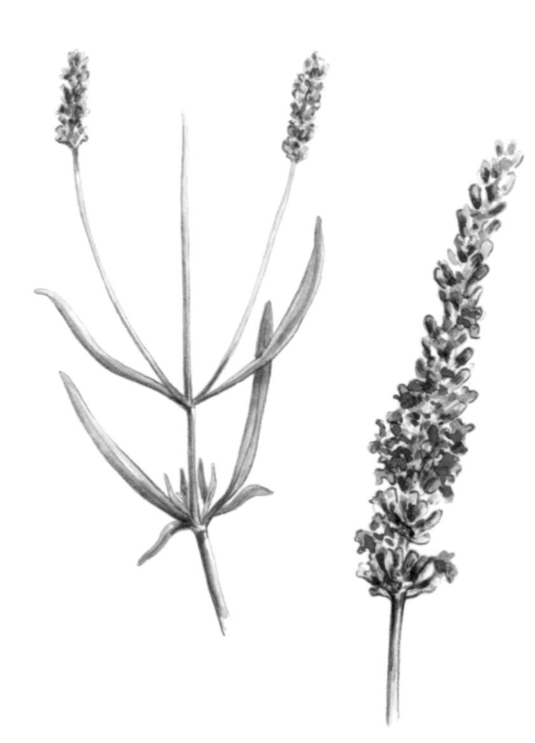

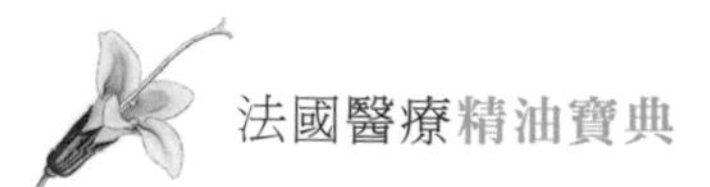

植物油

植物油本身就具有療癒特性以及以下作用：

- 通過激勵淋巴細胞作用於神經系統、心血管和免疫系統；

- 皮膚，有調節皮脂腺的功能；通過補水使皮膚減少皺紋，並具有滋養作用。

為了支持人體的重要功能，應使用優質植物油，並確保你們的植物油具有認證的有機品質，而該有機植物油是透過初榨、冷壓而沒有添加有機溶劑或加熱而獲得。這將避免耐受性的問題，並確保植物油含維生素、必需脂肪酸和抗氧化性！

植物油的成分

植物油的成分稱為脂肪酸，是他們賦予植物油所有的特性。以下列出主要脂肪酸。

- 飽和脂肪酸（稱為月桂酸、肉豆蔻酸、棕櫚酸和硬脂酸）

它們在植物油的濃度越高，在皮膚表面停留的時間就越長，並且可以符合長時間的按摩需求。此外，我們觀察到一個特別的現象，植物生長在炎熱的國家，其植物油更富含飽和脂肪酸。結果，其使用者直接受益於植物油，該植物油有極佳的保水作用以保護滋養皮膚。

- 單元不飽和脂肪酸和多元不飽和脂肪酸

主要的**單元不飽和脂肪酸是油酸**：正是這種成分賦予植物油滋養、彈性和柔軟性。

主要的**多元不飽和脂肪酸**是：

・亞麻油酸負責我們皮膚細胞的凝聚。

・α-次亞麻油酸：消炎，還可以保持皮膚水脂膜的質量。

・γ-次亞麻油酸：消炎，有助於抑制多種皮膚反應（過敏、感染）並具有抗雌激素作用。

・棕櫚油酸：抗氧化，可減緩皮膚衰老癥狀，並減少發炎反應。

預防

有些植物油會引發粉刺，換句話説，它們會導致皮膚出現黑頭粉刺。這些植物油要避免使用於有青春

植物油的致粉刺指數

稍微致粉刺 → 容易致粉刺

酪梨油、榛果油	摩洛哥堅果油	杏桃核油	玫瑰籽油	椰子油	小麥胚芽油
荷荷芭油	瓊崖海棠油	甜杏仁油			
向日葵油	紅花籽油	琉璃苣油			
	葡萄籽油	昆士蘭堅果油			
	蓖麻油、芝麻油	月見草油			

主要植物油的滲透吸收速度

滲透吸收快 → 滲透吸收慢

荷荷芭油	黑種草油、榛果油	金盞菊浸泡油	山金車浸泡油	摩洛哥堅果油	乳油木果油
昆士蘭堅果油	杏桃核油	胡蘿蔔浸泡油	酪梨油		蓖麻油
	瓊崖海棠油	甜杏仁油	琉璃苣油		
	玫瑰籽油		小麥胚芽油		
			聖約翰草浸泡油		
			月見草油		

痘和／或油性肌膚。P.56 圖（綠色箭頭）依致粉刺的植物油做了快速分類，引發粉刺程度從小排列到大。

選擇自己的植物油

以下可以幫助你們正確選擇一種（或多種）植物油的標準：

- 按摩時間：選擇滲透較快的植物油（請見 P.56 藍色箭頭圖）；
- 要治療的部位：臉部或身體；
- 每種植物油的固有特性；
- 肌膚類型（乾性、混合性、油性）；
- 作用部位：表皮、真皮、滑膜……。

請留意過敏！

在使用植物油之前，請檢查是否有過敏，注意交叉過敏：

・對花生過敏與堅果（摩洛哥堅果油、杏仁油、昆士蘭堅果油、榛果油、巴西堅果油）植物油產生交叉過敏的風險高達 50%；

・對樺樹花粉過敏，可能會對杏桃核油和花生油過敏。

用於臉部的植物油

調節青春痘植物油：荷荷芭油、黑種草油、榛果油、葡萄籽油。

過濾紫外線植物油：摩洛哥堅果油、酪梨油、胡蘿蔔浸泡油、小麥胚芽油、荷荷芭油、杏桃核油、橄欖油、米糠油、玫瑰籽油。

抗老化植物油：摩洛哥堅果油、酪梨油、琉璃苣油、胡蘿蔔浸泡油、小麥胚芽油、荷荷芭油、昆士蘭堅果油、黑種草油、月見草油、葡萄籽油、玫瑰籽油、芝麻油、米糠油。

促進循環植物油（黑眼圈、酒糟鼻……）：紅花籽油、大麻籽油、昆士蘭堅果油、玫瑰籽油。

特別有修護力的植物油：酪梨油、摩洛哥堅果油、金盞菊浸泡油、瓊崖海棠油、椰子油、小麥胚芽油、聖約翰草浸泡油、玫瑰籽油、芝麻油。

用於身體的植物油

減緩皮膚感染的植物油：荷荷芭油、卡蘭賈油、印度楝樹油、蓖麻油。

處理牛皮癬和濕疹的植物油：甜杏仁油、琉璃苣油、小麥胚芽油、聖約翰草浸泡油、黑種草油、月見草油、玫瑰籽油、芝麻油。

處理妊娠紋的植物油：甜杏仁油、昆士蘭堅果油、榛果油、玫瑰籽油。

促進循環植物油：山金車浸泡油、瓊崖海棠油、昆士蘭堅果油。

消炎和鎮痛的植物油：山金車浸泡油、金盞菊浸泡油、瓊崖海棠油、沙漠椰棗油、聖約翰草浸泡油、黑種草油、紫蘇籽油。

傷口護理的植物油：金盞菊浸泡油、玫瑰籽油。

更年期和經前症候群的植物油：琉璃苣油、月見草油。

燒傷和曬傷植物油：聖約翰草浸泡油（小心光敏性）、玫瑰籽油。

護髮和護甲植物油：蓖麻油。

作用研究

對角質層的作用：黴菌感染、寄生蟲……

為了妥善處理角質層（「接觸」引起的疾病）的最外層，可以選用質地厚重的植物油，例如月見草油（富含 omega-6）、琉璃苣油（富含 omega-6）、小麥胚芽油（富含維生素 E）、浸泡在橄欖油的聖約翰草浸泡油（請注意植物油的光敏性），金盞菊或山金車浸泡油（通常浸泡在葵花籽油）、橄欖油（富含 omega-9）、玫瑰籽油、酪梨油。這些植物油進入血液的時間很長，甚至幾乎是感覺不到。

對表皮層的作用：牛皮癬、皮膚過敏、濕疹

為了對「活的」表皮層（表皮層以下）產生作用，可以選用摩洛哥堅果油、玫瑰籽油（顯著的抗皺作用）、瓊崖海棠油（或稱大溪地塔馬努油）、甜杏仁油、琉璃苣油、月見草油、荷荷芭油（具類皮脂作用）……。

對真皮層的作用：過敏性搔癢或不癢、蕁麻疹

為了作用於真皮層，可以選用瓊崖海棠油（其本身具有顯著的消炎作用，可以用來減輕痲瘋病人極大的痛苦）、芝麻油、榛果油、杏桃核油（比甜杏仁油更清爽，更便宜）、昆士蘭堅果油（這種植物油被認為是「最乾爽」，因為它可以在數秒鐘內穿透皮膚而不會留下油膩的薄膜）。

對皮下組織的作用：關節炎、肌腱炎……

為了作用於皮下組織，緩解肌肉痠痛和靜脈充血、關節炎、肌腱炎，可以選用榛果油、芝麻油、杏桃核油、瓊崖海棠油。

精油稀釋對照表

稀釋濃度	10 ml	30 ml	50 ml
1%	3 滴	9 滴	15 滴
3%	9 滴	27 滴	45 滴
5%	15 滴	45 滴	75 滴
7%	21 滴	63 滴	105 滴
10%	30 滴	90 滴	150 滴
15%	45 滴	135 滴	225 滴
30%	90 滴	270 滴	450 滴

⚠將精油（滴）加入植物油（ml）裡並搖勻。

⚠若有數種精油，這裡是指總滴數，而非每種精油的滴數。

一般作用（作用於全身）

對於全身性作用（換句話說，經由血液進入整個身體），清爽的食用油非常適用，例如葡萄籽油、向日葵油、昆士蘭堅果油（或亞馬遜堅果油）、芥菜籽油、榛果油。

最常見的植物油

甜杏仁油（*Prunus amygdalus*）

主要成分：油酸（70%）、亞麻油酸（20%）、棕櫚酸（7%）。

特性：滋養、柔軟、舒緩、促進癒合。

用途：適合所有人，最常用於嬰兒（尿布疹、紅斑、搔癢……）及其母親的妊娠紋或單純用於卸妝。

一旦皮膚乾燥，發炎或灼傷，它就可以舒緩並修復非常敏感的皮膚。

它也是治療濕疹或牛皮癬的首選油；可以修復乾燥，捲髮和分岔的頭髮。

必須是優質好油，也就是有機沒有溶劑的，以避免任何耐受性的問題。因此，請務必確保不要與其他植物油（例如向日葵）混用，對堅果類過敏者請不要使用。

摩洛哥堅果油（*Argania spinosa*）

主要成分：油酸（45%），亞麻油酸（34%），棕櫚酸（13%）。

特性：營養、恢復活力、抗自由基和消炎。

用途：由摩洛哥堅果樹的種子（核仁裡含的種子）壓榨萃取，僅生長在摩洛哥。用於防止皮膚老化，滋養頭髮、身體和臉，並使肌膚亮采，甚至可以強化軟薄而容易斷裂的指甲。非常適合用作晚霜，也適用於青春痘或濕疹。不應與食用的摩洛哥堅果油混淆，後者會先烤過再榨油，並具有明顯的「烤堅果」氣味。

山金車浸泡油（*Arnica montana*）

主要成分：亞麻油酸（45%）、油酸（40%）、硬脂酸和棕櫚酸（10%）。

特性：消炎、消瘀和促進癒合。

用途：儘管滲透速度稍慢，但它是運動員、青少年和幼兒的理想用油，可用於治療打傷、瘀青和撞傷。其極低的山金車精油和內酯類含量使其具有消炎和鎮痛作用。若想加強循環，非常適合搭配瓊崖海棠油或稀釋義大利永久花、樟腦迷迭香或月桂精油。請注意，嚴禁內服使用（懷疑可能引發心血管疾病風險）。

酪梨油（*Laurus persea*）

主要成分：油酸（70%）、棕櫚酸（20%）、棕櫚油酸（5%）、亞麻油酸（5%）。

特性：滋養，保護和舒緩。

用途：於保養品，瑪雅人一直以來都用來保護和修復身體皮膚和頭髮，具有特別的高含量棕櫚油酸有促進再生和重建受極端氣候破壞和刺激的皮膚。它以促進頭髮增生，以及恢復頭髮光澤而聞名。

琉璃苣油（*Borago officinalis*）

主要成分：亞麻油酸（35%）、γ-次亞麻油酸（19%）、油酸（23%）、棕櫚酸（10%）和硬脂酸（5%）。

特性：抗老化、消炎、抗雌激素。

用途：具有顯著的治療經前症候群和更年期不適的作用。於保養品，由於富含抗氧化的維生素 E，因此可用於熟齡肌膚，甚至是敏感皮膚。可重建細胞膜並賦予彈性和潤色，非常適合美容護理，由於滲透速度較慢，因此建議晚上使用。它的消炎作用可用於異位性皮膚炎、風濕和過敏治療。請務必選用經過認證的有機植物油，否則有些企業會使用很多落葉劑以更容易收集獲得種子……。

瓊崖海棠油或塔馬努油（*Calophyllum inophyllum*）

主要成分：亞麻油酸（30%）、油酸（40%）、棕櫚酸（15%）和硬脂酸（15%）。

特性：促進循環流動和癒合、輕微消炎。

用途：主要用於治療靜脈曲張和靜脈栓塞問題（沉重的腿）。這是有效淋巴引流必選的植物油，甚至能局部使用以治療痔瘡、能大大改善新疤痕甚至是舊疤痕的外觀。該樹起源於波利尼西亞，在當地用於處理部落紋身的癒合，具有溫和的消炎作用，因此還可以溫和鎮痛關節和肌肉疼痛。請不要感到驚訝它讓人想起咖哩的辛香氣味和帶有沉澱物的褐綠色，這很正常！當溫度降至 14°C 以下時，會固化，只需握在雙手之間稍微溫熱一下或過一下熱水就可以恢復液態。事實上不會單獨使用它，最好使用植物油稀釋 20%，例如甜杏仁油、荷荷芭油或昆士蘭堅果油。

小麥胚芽油（*Triticum vulgare*）

主要成分：亞麻油酸（54%）、α-次亞麻油酸（6%）、油酸（19%），棕櫚酸（19%）和硬脂酸（2%）。

特性：抗皺、滋養、促進再生和癒合。

用途：由於含有胡蘿蔔素、維生素和抗氧化化合物，可顯著促進皮膚再生，重塑臉部輪廓，因此適合乾燥和熟齡肌膚。可以為皮膚帶來難得如絲綢般的光滑柔順效果，非常光滑，但最好在植物油（如昆士蘭堅果油或榛果油）裡稀釋 10%。

荷荷芭油（*Simmondsia sinensis*）（液態蠟）

主要成分：蠟狀酯（89%）、油酸（9%）、棕櫚酸（2%）。

特性：抗真菌（抗黴菌）、抗老化、防止脫水。

用途：由於富含殺蟲的成分，這種植物油可以阻止某些細菌甚至黴菌的繁殖！因此，是治療皮膚或指甲黴菌感染的首選，特別是因為它可以非常迅速地穿透皮膚。每次塗抹後，皮膚都會變得更光滑，柔嫩和清爽；可以預防老化並撫平皺紋，非常適合熟齡肌膚。它的成分還可以稍微調節肌膚皮脂含量，這也是建議使用於混合性與油性肌膚的原因。它可以滋養、撫順和強化頭髮。非常穩定耐放，可以延長調合油的保質期。

昆士蘭堅果油（*Macadamia intergrifolia*）

主要成分：油酸（55%）、棕櫚油酸（29%）、棕櫚酸（10%）、硬脂酸（6%）。

特性：滋養、消炎、抗老化和促進癒合。

用途：是一種具有快速滲透性的「乾爽」油，可用於各類型肌膚，尤其是乾性肌膚，也可用於混合性、油性或脆弱敏感性皮膚。具有抗老化作用，並且在預防妊娠紋方面有良好的效果。可以增強循環，因此可用於治療酒糟性皮膚炎、雙腿沉重或淋巴引流。它的「烤榛果」味道使其成為口服途徑或沙拉的良好佐料！若是對堅果過敏，請避免使用這種植物油。

聖約翰草浸泡油（*Hypericum perforatum*）

主要成分：油酸（75%），飽和脂肪酸（15%），α-次亞麻油酸和使其呈現紅色至棕色的蒽醌染料。

特性：皮膚消炎、鎮痛、促進再生和癒合。

用途：治療灼傷和曬傷的理想植物油，但要注意：它具有光敏性！因此，在塗抹後請勿曝曬於陽光。它對所有發炎的皮膚病（濕疹、牛皮癬）都非常有效，並且可以舒緩放療後的皮膚，促進皮膚癒合和再生（注意：切勿放在療程前使用！），它還可以治療嬰兒尿布疹。

黑種草油或黑孜然油（*Nigella sativa*）

主要成分：亞麻油酸（57%）、油酸（21%）、棕櫚酸（13%）。

特性：抗老化、溫和消炎和鎮痛、抗過敏、抗組織胺和支氣管擴張、助消化、激勵免疫和防腐。

用途：是一種具有多種特性的油，其用途可以追溯到古埃及被稱為「法老王的油」，穆罕默德曾說「除了死亡，它能治百病」。在印度，阿育吠陀醫學在五千年前就用它為興奮劑和抗憂鬱。由於它的類胡蘿蔔素和維生素 E，長久以來適用於熟齡肌膚的保養品。當與精油結合使用時，這種植物油對於治療濕疹（尤其是過敏型），牛皮癬和青春痘也非常有效。

我們用它來減緩關節發炎。這是治療呼吸道疾病（以塗抹前胸處理氣喘）的最佳選擇。它激勵免疫的特性已被證明，甚至有研究稱讚其抗腫瘤活性！

為了充分利用它的所有特性，必須確保其最佳品質，切勿與其他植物油（例如向日葵油）混摻！

榛果油（*Corylus avellana*）

主要成分：油酸（81%）、亞麻油酸（10%）、棕櫚酸（6%）、硬脂酸（2%）。

特性：非常清爽、柔嫩、滋養而不引發粉刺。

用途：被稱為「乾爽」植物油，因為它可以迅速而滲透到皮膚深層、肌肉甚至關節！物理治療師經常用它，因為它可以達到快速按摩。可以增強皮膚的柔嫩和彈性，適合準媽媽以預防妊娠紋，也非常適合嬰兒並與其父母共享按摩的樂趣！它是容易長粉刺的痘痘皮膚的愛油之一。適用於全家，促進癒合，容易上手並令人愉快。用於烹飪，它的味道很淡，可以滿足最嚴苛的味蕾。但是，如果對堅果過敏則不應食用。

月見草油（*Oenothera biennsis*）

主要成分：亞麻油酸（72%）、γ-次亞麻油酸（10%）、油酸（7%）、硬脂酸（2%）、棕櫚酸（5%）。

特性：促進皮膚再生、抗老化、舒緩和消炎。

用途：修護和緊緻肌膚的出色植物油。賦予肌膚柔嫩、彈性，並有最佳保濕效果。具有抗氧化特性而非常適合熟齡或失去活力的肌膚。抗皮膚發炎，大大推薦用於濕疹和牛皮癬治療。

經由口服途徑，可以防止皮膚和所有黏膜脫水而乾涸，是治療嚴重青春痘期間的首選油，因這種治療的副作用會導致皮膚脫水。可以調節女性荷爾蒙，並在每次生理期減少經前症候群：在經期後每日服用一粒膠囊或一茶匙月見草油，持續 15 天，將可以感受其效用。因此，它毫無疑問的是「女人的油」，可以與琉璃苣油完美搭配。

玫瑰籽油（*Rosa rubiginosa*）

主要成分：亞麻油酸（47%）、α-次亞麻油酸（34%）、油酸（15%）、棕櫚酸（2%）、硬脂酸（2%）。

特性：促進皮膚再生和癒合，抗老化和消炎。

用途：是預防和處理老化跡象的一種好油，因為它有出色的抗皺作用。可以增加皮膚的微血管形成，因此對皮膚再生和修復方面非常有效，經常用來治療燒傷、曬傷、褥瘡和術後傷口。關於日常使用，它處理酒糟性皮膚炎有很好的效果，對孕婦則可以預防和治療妊娠紋。它促進癒合的特性，甚至可以治療疤痕（新的或舊疤痕、水痘……）。

其他重要的植物油

植物油	皮膚途徑的適應症	口服途徑的適應症	等效植物油
海甘藍籽油 Abyssinie （*Crambe abyssinica*）	質地清爽 快速滲透 滋養	不可口服	荷荷芭油
巴西莓果油 Açai （*Euterpe oleracea*）	因有抗自由基而抗老化 滋養	抗氧化	米糠油
酸渣樹油／安弟羅巴油 Andiroba （*Carapa guianensis*）	鎮痛和消炎 驅蝨和驅蟲	不可口服	山金車浸泡油（消炎） 椰子油（驅蝨）
沙棘油 Argousier （*Hippophae rhamnoides*）	因抗氧化而抗老化 為皮膚做好防曬準備	降低膽固醇	葡萄籽油
巴巴蘇油 Babassu （*Orbignya oleifera*）	質地清爽 因抗氧化而抗老化	不可口服	米糠油
月桂油 Baies de laurier （*Laurus nobilis*）	消毒 促進癒合 稀釋在其他植物油使用	不可口服	無
非洲生命樹油／猴麵包樹油 Baobab （*Adansonia digitata*）	抗老化 抗妊娠紋 修復皮膚	不可口服	玫瑰籽油 金盞菊浸泡油
甘藍籽油 Brocoli （*Brassica oleracea italica*）	滋養 修復	不可口服	荷荷芭油
金盞菊浸泡油 Calendula （*Calendula officinalis*）	消炎 促進癒合 使皮膚軟嫩 燒傷和傷口護理（褥瘡）的理想選擇	不可口服	山金車浸泡油
山茶花油 Camélia （*Camellia sinensis*）	質地清爽 抗老化 消炎	不可口服	昆士蘭堅果油
亞麻薺油 Caméline （*Camelina sativa*）	舒緩 消炎 滋養和促進再生	加強 omega-6／omega-3 心血管系統 常溫用於烹飪，非常適合調味沙拉	昆士蘭堅果油 榛果油

植物油	皮膚途徑的適應症	口服途徑的適應症	等效植物油
胡蘿蔔浸泡油 Carotte （*Daucus Carota*）	緩解疲勞的癥狀 抗老化（抗氧化） 塗後要防曬，否則會曬黑皮膚 ※油是紅色，會弄髒衣服！	不可口服	布荔奇果油 覆盆莓籽油
紅花籽油 Carthame （*Carthamus tinctorius*）	黑眼圈、酒糟性皮膚炎、皮膚發紅、眼袋、皺紋、皮膚暗沉	給菜餚提味並帶來一點點榛果香氣 常溫用於烹飪	大麻籽油 榛果油 黑種草油
黑醋栗籽油 Cassis （*Ribes nigrum*）	質地乾爽 抗自由基 舒緩、消炎和皮膚消紅	偶爾用於烹飪	玫瑰籽油 印加果油
大麻籽油 Chanvre （*Cannabis sativa*）	質地乾爽 舒緩 抗老化 促進循環	富含 omega-6 和 omega-3 給菜餚提味並帶來一點點榛果香氣 常溫用於烹飪	紅花籽油 榛果油
大風子油 Chaulmoogra （*Hydnocarpus laurifolia*）	抗菌 舒緩和修復 消炎 減少皮膚色素沉澱	不可口服	酪梨油
椰子油 Coco （*Cocos nucifera*）	室溫下為固體 滋養、使皮膚軟嫩和修復因極端氣候而受損的乾燥肌膚 作為驅蝨的防護罩	一點椰子味讓菜餚增添異國風味 常溫或可加熱用於烹飪	乳油木果油
黃瓜籽油 Concombre （*Cucumis sativus*）	抗老化 舒緩 滋養	很少口服	摩洛哥堅果油
棉籽油 Coton （*Gossypium herbaceum*）	質地清爽 恢復肌膚緊緻	很少口服	昆士蘭堅果油 仙人掌籽油 覆盆莓籽油
蔓越莓籽油 Cranberry （*Vaccinium macrocarpon*）	質地清爽 抗老化 抗氧化	很少口服	昆士蘭堅果油 百香果籽油
沙漠椰棗油 Dattier du désert （*Balanites aegyptiaca*）	質地清爽 使異位性混合皮膚軟嫩和修復 關節消炎 防腐	不可口服	瓊崖海棠油 黑種草油
卡蘭賈油 Karanja （*Pongamia glabra ou pinnata, Millettia pinnata*）	抗菌和抗真菌 防曬 切勿使用單方植物油，要稀釋於其他植物油使用	不可口服	荷荷芭油

植物油	皮膚途徑的適應症	口服途徑的適應症	等效植物油
乳油木果油 Karité （*Vitellaria paradoxa*）	保濕 促進癒合 抗老化 防曬	不可口服	椰子油
百合花浸泡油 Lys （*Lilium candidum*）	輕微提亮 舒緩和促進癒合	不可口服	玫瑰籽油 雛菊浸泡油
苦楝油 Neem （*Azadirachta indica*）	抗菌、抗真菌 和防寄生蟲（蝨子）	不可口服	荷荷芭油 椰子油
橄欖油 Olive （*Olea europaea*）	柔嫩 舒緩 滋養	富含 omega-9 預防心血管疾病、促進膽汁分泌、潤腸通便	葡萄籽油
葡萄籽油 Pépins de raisin （*Vitis vinifera*）	質地清爽 因非常抗氧化而抗老化 調節皮脂	調味油 降低膽固醇 熱煮或常溫食用	橄欖油
紫蘇籽油 Périlla （*Perilla frutescens*）	質地清爽 舒緩 修復和非常消炎 抗老化	富含 Omega-3 的油 非常消炎 雖然氣味和味道特別也要常溫使用 請注意，「完整」植物油包含其精油：孕婦不能使用	瓊崖海棠油
蓖麻油 Ricin （*Ricinus communis*）	質地非常濃、非常黏稠 軟嫩 滋養 強化指甲、頭髮、睫毛 減少病菌（酵母菌、細菌）繁殖	不可口服（除了藥局販售優質的油）	荷荷芭油 卡蘭賈油
芝麻油 Sésame （*Sesamum indicum*）	舒緩 輕微抗 UV 因抗氧化而抗老化 適合長時間或「阿育吠陀」式按摩	可以常溫用和熱煮 富含 omega-6，omega-3 和維生素 E 抗動脈粥樣硬化和降低膽固醇	甜杏仁油 黑種草油 橄欖油 米糠油
米糠油 Son de riz （*Oryza sativa*）	舒緩 柔嫩 抗老化 促進皮膚再生和輕微抗 UV 促進循環 抗氧化	可以常溫用和熱煮	巴西莓果油 芝麻油

純露療法

純露（或花水）比精油更環保、更溫和、更經濟，在家庭保健箱、廚房和浴室都應占有一席之地。

什麼是純露？

純露是透過蒸氣蒸餾植物產生的副產物，是在蒸餾收集桶沉澱後得到的水相物質，載有植物揮發性的活性分子（約 5%）。蒸餾植物的所有部位（樹皮、花朵、葉子、全株植物）都有芳香純露。

蒸餾水

蒸餾精油的過程需要大量的植物和水。因此，如果要萃取 1 g 義大利永久花精油，需要 10 kg 漂亮的黃色花朵和一樣多的水。蒸餾槽加熱，水蒸氣在到收集桶之前從植物萃取精油。用於蒸餾並充滿芳香分子的水最後成為純露。

「純露」和「花水」的差異

這兩個術語表示相同的產品，但原則上花水是指從花（玫瑰、橙花、矢車菊、洋甘菊、薰衣草……）萃取的純露。

純露的品質

可惜的是經常會發現不純、稀釋、污染的純露等。純露的品質取決於多種因素。

- **有效成分濃度**：優質純露是濃縮純露，僅從前面 8 或 9 公升蒸餾水萃取，因為隨後加入的水獲得揮發性和活性物質含量較低。純露的氣味必須是濃烈的。

- **使用的蒸餾水和被蒸餾植物的品質**：殘留在蒸餾水或植物上的硫酸鹽、農藥或其他物質都會濃縮出而滲入在純露收集桶。為了確保純露品質，必須選擇有機純露。

- **新鮮度和純度**：純露是對光、熱和微生物污染非常敏感的產品，存放於陰涼處可以保存一年。請好好檢視其純度和所含的防腐劑。

純露價格

純露價格可以從便宜（濃度不夠，傳統栽種未經過濾並保存於透明玻璃瓶的純露）到 10 倍高的範圍（有機栽種、濃縮的、純淨而新鮮的純露）。

如何選擇純露？

- 純露必須是優質食品級有機的（不要與調味水混淆）。

- 可以看到它以下的名稱：純露、芳香純露、蒸餾水、花水。

- 開封後應放冷藏，眼部使用 1 個月，保養美妝使用 2～3 個月，口服使用 1 年。參考指標：若是過期，聞起來像醋！

- 以下為不錯的純露品牌：埃森西亞瓜（Essenciagua）、維他巴（Vitalba）、星空（Astérale）、行精油（Run'essences，在留尼旺島）。

若與純露蒸餾者討論的話，可以問問他們每公斤植物萃取多少純露（通常應該是每 1 公升純露需約 1 公斤植物才能得到足夠濃度的純露）。

純露和芳香療法

雖然有些純露（例如橙花、玫瑰或鼠尾草）已經用於烹飪或美妝保養品很長一段時間了，但還有其他純露一直到現在都還是被忽略……甚至被蒸餾者倒掉！真可惜，因為純露療法是屬芳香療法的新分支，是未來的一種療癒法（最早的科學研究顯示它的未來是很有發展的）。透過它與精油相似的品質，可以有效地延續和補強芳香療法（依據不同品牌，純露含有0.5～2%的芳香分子），以更溫和的方式（尤其適用於幼孩和孕婦）、更環保、更實惠（跟昂貴玫瑰或橙花精油比較）的運用。此外，透過口服途徑可以比精油做更長的療程（例如每日服用1～3湯匙），用於日常美妝保養以及長期擴香（水氧機）。

重要提醒

為避免精油（縮寫為HE：Huile Essentielle）和純露（縮寫為HA：Hydrolat）混淆，在此書我們傾向完整寫出純露而不用縮寫HA。這兩個術語的混淆可能會帶來嚴重的後果：因為我們可以將洋甘菊純露（HA）倒在敷料上，以輕柔的方式擦拭不舒服的眼睛……但絕對不能使用精油（HE），甚至是稀釋的精油在眼睛！

使用純露

用於保養

純露可用於製作臉部清潔和爽膚乳液，在早晨和／或晚上用於梳洗後，也可以用作喚醒身體「有香味的水」（茉莉、玫瑰花等）；也可當「自製」保養化妝品的基本成分。

用於烹飪

可為菜色和冷熱飲品增添風味，讓雞尾酒有特色。

用於「純露療法」

這是溫和版的芳香療法。每種純露都具有與其精油相似的特性，由於它們的活性分子濃度較低（約5%），因此使用起來更簡單，尤其是對於兒童。除了植物含有酚類和／或芳香醛（例如肉桂、冬季香薄荷、丁香花苞、野馬鬱蘭）的純露外，其他純露則沒有禁忌症。

可以口服純露（每日1～4茶匙，直接喝或用水稀釋）或用在皮膚（噴霧、泡澡）。

用於眼睛

必須知道或記下開瓶的日期。若要使用在眼睛，不能使用開封超過一個月的純露。

芳香純露的選擇

這些是單獨使用或與精油結合使用的純露（本書Part 4提供了許多配方）。大部分純露是沒有禁忌症的，甚至可以用於嬰兒、孕婦或哺乳母親。除了一些純露不適用於罕見的適應症，其餘都可以透過皮膚途徑和口服途徑使用。

矢車菊純露

舒緩眼睛

法文名稱：centaurée bleuet
拉丁學名：*Centaurea cyanus*
植物家族：菊科
萃取部位：全株藥草
產地：歐洲
特性：舒緩眼睛、滋補皮膚、提神醒腦

使用途徑

口服：+
皮膚：+++

治療適應症和劑量

- 煩躁、煩惱、攻擊性、失去控制：每天早上1湯匙，若有需求可以更多。可將純露噴入口腔（與玫瑰、洋甘菊、薰衣草和／或橙花純露調合使用）。
- 眼睛刺激不舒服、結膜炎：濕敷在疲勞的、因污染而刺激的眼睛，長時間看電腦、電視或其他。
- 熱潮紅：與等量的快樂鼠尾草和胡椒薄荷純露調合使用，各倒1湯匙純露再加入1公升的水於白天飲盡。
- 酒糟性皮膚炎：等量與岩玫瑰和義大利永久花純露調合使用，早、晚在塗抹護膚霜前使用。

羅馬洋甘菊純露

抗過敏

法文名稱：camomille noble／camomille romaine

拉丁學名：*Chamaemelum nobile*（*anc. Anthemis nobilis*）

植物家族：菊科

萃取部位：花

產地：法國、義大利、美國……

特性：止痛、消炎、安撫消化和神經系統、舒緩、滋補敏感性、乾性肌膚或受刺激的皮膚

使用途徑

口服：+++

皮膚：+++

治療適應症和劑量

- 憤怒、太陽神經叢阻塞、攻擊性、缺乏內在平靜：每天早上 1 湯匙，若有需求可以更多或噴入口腔。

- 花粉症：花粉季節開始前 1 個月，每天在 1 公升水裡加 4 茶匙純露並喝完。

- 皮膚過敏：使用精油照護前在局部噴純露。

- 對太陽過敏：在曝曬前兩週和曝曬那一週：早、晚噴身體，以及早上喝 1 湯匙或稀釋於 1 公升的水，在白天飲盡。

- 眼睛受刺激：當花粉症季節淚眼汪汪時，用純露噴眼睛或敷眼。

- 清潔臉部（單獨或調合使用）。

- 曬傷、皮膚發炎、敏感性皮膚：在芳香照護前噴純露。

- 洗髮後使頭髮亮麗的沖洗液。

- 嬰兒腹絞痛：每天 1 茶匙加入 2 個奶瓶的量或用勺子餵（母乳餵養的嬰兒）。

- 嬰兒牙齒疼痛：每天噴口腔數次。

- 失眠、孕婦胃灼熱：噴在枕頭或花草茶（例如加橙花純露），可舒緩並減少失眠。對於孕婦胃灼熱：飯後服用 1 湯匙，睡前再 1 湯匙純露。

玫瑰或波旁天竺葵純露

玫瑰的香氣

法文名稱：géranium roast 或 géranium Bourbon

拉丁學名：*Pélargonium asperum* 或 *Pélargonium bourbon*

植物家族：牻牛兒科

萃取部位：花和葉片

產地：留尼旺島、馬達加斯加、地中海沿岸

特性：保養品（收斂、促進皮膚再生），抗黴菌感染，降低對甜食的渴望

使用途徑

口服：++

皮膚：+++

治療適應症和劑量

- 毛孔粗大、熟齡肌膚、刺激性皮膚：單獨噴或與大馬士革玫瑰純露組合使用，可以促進熟齡肌膚皮膚再生，或與月桂純露一起用於油性或容易長粉刺的皮膚，可收斂皮膚毛孔，舒緩皮膚刺激（包括用洋甘菊純露噴尿布疹患部），並巧妙地代替水製作粉紅礦泥粉或白色高嶺土面膜。

- 輕微止汗：每天 2 次噴腋下和腳下。

- 私密處的黴菌感染：在精油照護前，每天噴 2 次或在性交後噴私密處，以避免生殖器官黴菌感染。若是復發性膀胱炎，有些治療師會建議用陰道沖洗器將純露灌入清洗。

- 熱潮紅：與橙花和玫瑰純露均等調合，每天噴數次。

- 驅蚊：在夏季，用天竺葵純露代替水以水氧機擴香，並加入幾滴檸檬尤加利精油，即為又香又愉悅的驅蚊香氣！

- 渴望甜食：以口服途徑，對胰腺有非常重要的作用，因為它調節對甜食的渴望，並且具有降血糖作用（對於糖尿病前期患者，餐前或餐後服用 1 茶匙純露，每日 2～3 次）。**請注意，若正在接受糖尿病治療，請務必諮詢醫生。**

緊急滿足「甜食慾望」處方

調合 1／3 天竺葵純露、1／3 肉桂純露和 1／3 胡椒薄荷純露：飯後或對甜食產生渴望時，噴純露到嘴裡。

⚠禁用於孕婦和哺乳期婦女以及 3 歲以下孩童。

義大利永久花純露

永恆的暗示

法文名稱： hélichryse italienne

拉丁學名： *Hélichrysum italicum var. italicum*

植物家族： 菊科

萃取部位： 花和葉片

產地： 科西嘉島和法國南部

特性： 保養品，因被命名為不凋花（發紅肌膚、黑眼圈、酒糟性皮膚炎、緊緻、皺紋）、脆弱敏感肌膚

使用途徑

口服：+

皮膚：+++

治療適應症和劑量

- 熟齡肌膚、敏感皮膚：單獨噴或與大馬士革玫瑰純露調合使用，可促進熟齡肌膚再生。

- 抗皺眼部凝膠：將 1 ml 義大利永久花和 10 ml 蘆薈凝膠放入金屬頭的滾珠瓶（存放於陰涼處）。

- 酒糟性皮膚炎、黑眼圈：晚上卸妝後和早上化妝前噴純露，加上保濕抗紫外線乳霜，效果令人驚艷。

- 黑眼圈、打傷、瘀青、腫塊：無論老少，第一天每小時使用 1 次，然後每天 2～3 次。

黑眼圈護理

慢慢加熱半杯義大利永久花純露，然後浸入一包綠茶，待冷卻後輕拍黑眼圈和浮腫部位（靜置 5 分鐘）。

月桂純露

助消化和消毒

法文名稱： laurier noble

拉丁學名： *Laurus nobilis*

植物家族： 樟科

萃取部位： 葉片

產地： 法國、歐洲

特性： 止痛、消炎、促進癒合、防止皮膚和腸道腐壞、防腐

使用途徑

口服：+++

皮膚：+++

使用注意事項，禁忌症

⚠請勿用於 3 歲以下以及孕婦或哺乳期婦女。

治療適應症和劑量

- 漱口水可預防潰瘍、牙齒疼痛、口腔疼痛：1 湯匙或噴 3 下以漱口，每天最多 4 次。

- 消毒和清潔傷口：芳香照護處理之前，在傷口上噴 50％月桂純露和 50％生理食鹽水；此組合被廣泛用於私人和醫院環境，例如清潔腿部潰瘍。

- 傷口消毒和止痛（3 歲以上）：單獨使用或與 50％真正薰衣草純露一起使用，應在精油照護之前噴在患部。

- 青春痘：卸妝後用 50％天竺葵或真正薰衣草純露噴臉。

- 眼睛受刺激：當花粉症而淚眼汪汪時，以純露噴眼睛或濕敷。

- 消化問題（腹脹、脹氣、胃脹甚至肝臟疲勞）：飯後 1 茶匙或加入菜餚和湯（小扁豆、四季豆……）。

真正薰衣草純露

舒緩

法文名稱： lavande fine／lavande vraie／lavande officinale

拉丁學名： *Lavandula angustifolia, vera, officinalis*

植物家族：唇形科
萃取部位：花
產地：法國
特性：舒緩、皮膚癒合、輕度消炎、輕度殺菌、安撫、放鬆、抗壓、助眠
口服：+
皮膚：++

治療適應症和劑量

- 曬傷：在精油照護前，單獨使用或與洋甘菊純露一起濕敷。
- 油性和／或敏感肌膚的卸妝水（單獨使用或與洋甘菊純露一起使用）。
- 清洗傷口：塗抹精油之前噴患部。
- 牙齒疼痛（尤其是當牙齦發紅或因剛長牙齒的痛）：與洋甘菊純露等量調合，每天噴患部 5 次。
- 小孩或嬰兒（濕疹、搔癢、敏感皮膚）的皮膚問題：在泡澡水裡加 3 湯匙純露。
- 憤怒（3 歲以上小孩和成人）：與胡椒薄荷和橙花純露等比例調合，加 1 茶匙純露到 1 公升白開水裡飲用。

胡椒薄荷純露

清涼的風！

法文名稱：menthe poivrée
拉丁學名：*Mentha piperita*
植物家族：唇形科
萃取部位：開花之全株藥草
產地：法國
特性：清涼、滋補、助消化
使用途徑
口服：+++
皮膚：+

使用注意事項，禁忌症

⚠對於 3 歲以下兒童和孕婦，應謹慎避免口服。

治療適應症和劑量

- 輕微助消化：在大啖美食後、胃痛或腹脹以消解油脂，每次服用 1 湯匙，每日 3 回。
- 排毒療法：等比例調合胡椒薄荷純露、馬鞭草酮迷迭香純露、圓葉當歸純露或格陵蘭喇叭茶純露。連續三週，每晚在睡前服用 2 湯匙。另一種選擇是，早上服用：1 湯匙胡椒薄荷純露與 1 小瓶黑蘿蔔汁和半顆檸檬汁。
- 青春痘：等比例調合薰衣草、茶樹和天竺葵純露噴在臉上，再用化妝棉輕輕擦拭。
- 雙腿沉重：將 5 ml 瓊崖海棠油（消炎）與 95 ml 胡椒薄荷純露融合，放入冰箱，使用前搖晃再噴，並依據需求按摩。也可以等比例調合胡椒薄荷純露和金縷梅純露（若容易產生靜脈曲張，則用義大利永久花純露），並依據需求噴這清涼純露。或調合 1 茶匙胡椒薄荷純露和 45 g 蘆薈凝膠，然後將腿抬高按摩。
- 自製牙膏：調合 1.5 湯匙植物甘油，3.5 湯匙薄荷純露，4 撮蘇打粉和 4 湯匙綠礦泥粉。
- 抗噁心（孕婦除外）：直接用純露噴入口腔，每天最多 3 次。
- 憤怒（3 歲以上兒童和成人）：與橙花純露等比例調合，每公升開水加入 1 茶匙純露飲用。

薄荷口味的助消化檸檬水

1 公升沛綠雅（Perrier）或沙威達（Salvetat）氣泡水，4 湯匙胡椒薄荷純露，半顆檸檬汁和 2 茶匙龍舌蘭糖漿。

橙花或苦橙花純露

1001 夜國度的香氣

法文名稱：fleur d'oranger amer
拉丁學名：*Citrus aurantium var. amara*
植物家族：芸香科
萃取部位：花
產地：法國、義大利
特性：抗憂鬱、舒緩、安撫、鎮靜神經和心臟、助眠、促進皮膚再生、抗皺、平衡心律

使用途徑

口服：+++

皮膚：+++

治療適應症和劑量

害怕分娩：加 1 湯匙純露入 1 公升的水飲用。

- 失眠、兒童怕黑夜：睡前直接喝 1 茶匙純露，或稀釋在花草茶。

- 嬰兒腹絞痛：逆時針按摩腹部；和／或睡前直接服用 1 茶匙純露，或稀釋在奶瓶裡喝。

- 小孩或嬰兒哭鬧：倒 3 湯匙純露泡澡以放鬆。

- 分房睡：當分房睡（轉移）時噴在母親身上，然後噴在孩子的隨身玩偶，讓孩子在臥室容易入睡（或用水氧機擴香），若孩子晚上醒來又回爸媽的床上睡，則噴在枕頭！橙花確實是童年的氣味，讓嬰兒和小孩安心。

- 休克、哀悼、「受夠了」、非常疲倦、「放手」、產後憂鬱：單獨使用或與肉桂純露調合使用，在 1 公升水裡各加 1 湯匙純露飲用。

- 清潔液（所有類型的皮膚，尤其是乾燥肌膚，甚至是嬰兒）：單獨使用或調合，在塗抹精油（關於精油，請遵循使用注意事項和適合兒童的推薦劑量）前噴。

- 保養品：在卸妝後噴臉可以使皮膚柔嫩或舒緩肌膚，或將 50%橙花純露和 50%金盞花浸泡油製成卸妝液，這種調合物可以取代嬰兒沐浴乳，不僅可以舒緩皮膚，還可以緩解壓力！倒入 3 湯匙泡澡可鎮靜並舒緩皮膚，尤其是乾燥肌膚，同時帶來舒適的感覺。

你們知道嗎？

在馬格里布，橙花（苦橙花）純露很早就因為用在甜點和美容而聞名。當地居民們仍然擁有微型蒸餾器來萃取玫瑰或橙花純露。在法國，也常用於烹飪以幫可麗餅或馬賽小薄餅甜點（3 湯匙橙花純露加 500 g 麵粉）增加風味，或加入老少皆宜的花草茶（熱水、蜂蜜、1～2 湯匙純露）。

馬鞭草酮迷迭香純露

肝臟排毒

法文名稱：romarin officinal à verbénone

拉丁學名：*Rosmarinus officinalis*

植物家族：唇形科

萃取部位：開花之全株植物

產地：科西嘉島

特性：助消化、腸道殺菌、促進肝藏再生、降低膽固醇

使用途徑

口服：+++

皮膚：++

使用注意事項，禁忌症

⚠若皮膚敏感，請小心使用。

⚠請勿用於 3 歲以下兒童、孕婦或哺乳期婦女。

治療適應症和劑量

- 消化困難、「肝臟危機」[1]：將 1 茶匙純露加入幫助消化的花草茶。

- 肝臟排毒和排除多餘的膽固醇：除了治療外，每晚服用 1 湯匙純露加入花草茶，持續 3 週，每 2 個月進行一次。

- 難以癒合（抗蟹足腫）：與義大利永久花純露均等調合，在芳香照護前噴在患部。

- 青春痘：蒸臉以消毒皮膚，用少量水加入等比例的迷迭香和月桂純露，慢慢加熱再蒸臉十分鐘左右。若皮膚敏感而脆弱，請用橙花或玫瑰純露取代月桂純露。

大馬士革玫瑰純露

一縷香氣

法文名稱：rose de Damas

拉丁學名：*Rosa damascena*

---

1 譯註：在二十世紀法語「肝臟危機」指的是一系列沒有重力的消化系統和神經系統表現，例如「膽汁性嘔吐、右下軟骨疼痛」和頭痛，通常被認為是吃太多造成。「肝臟危機」一詞與肝臟無關，而與胃有關，就是吃得比平常多，尤其是酒、再製品、醬料等減慢胃排空的食物。

植物家族：薔薇科

萃取部位：花瓣

產地：保加利亞

特性：舒緩肌膚和心理層面、促進肌膚再生、抗皺、令人耳目一新、防腐、欣喜若狂、滋補神經、平衡

使用途徑

口服：++

皮膚：+++

治療的適應症和劑量

- 皮膚發紅、酒糟性皮膚炎、皮膚過敏：清潔用。

- 嬰兒腹絞痛：睡前直接服用 1 茶匙純露，或稀釋在奶瓶裡喝。

- 小孩或嬰兒舒緩沐浴：倒 3 湯匙純露於泡澡水。

- 休克、哀悼、「受夠了」、放手、非常疲倦、產後憂鬱：單獨使用或與肉桂純露調合，在 1 公升水裡各加 1 湯匙純露飲用。

- 清潔液（適用所有類型的皮膚，尤其是乾燥肌膚，甚至是嬰兒）：單獨使用或調合，在塗抹精油（關於精油，請遵循使用注意事項和適合兒童的推薦劑量）前噴霧使用。

- 壓力大的情況（工作、離婚、缺乏自信、與孩子分離，喪親……）：3 湯匙純露稀釋於 1 公升水，每天飲用持續 1～2 週。加入花草茶、冰沙或水果沙拉，會帶來很多甜蜜和歡樂。

你們知道嗎？

如同橙花一樣，這種純露具有美麗的傳統保養作用，可以舒緩皮膚，促進皮膚再生，抗皺，非常適合乾燥或脆弱肌膚：

作為卸妝後的噴霧或用於高嶺土面膜（玫瑰純露加粉紅礦泥粉或高嶺土）；比玫瑰精油更容易入手，也是愛的純露：它帶來和平，和諧與放鬆。

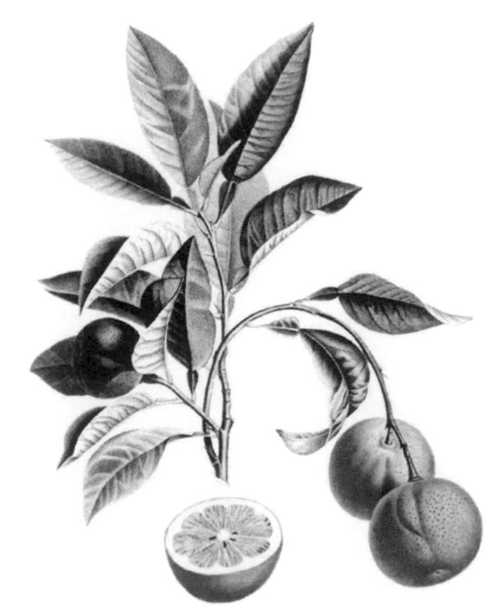

自製的護理配方

基本上，完成芳香療法的配方就是單純地稀釋：一點點植物油或乳霜，加上指定的精油數滴，均勻調合後就完成囉！但很快你們會想做更多的產品，做自己的吸聞棒、滾珠、芳香滑石粉甚至潤喉糖！這裡有一些簡單的「藥譜」，只需要一些設備、組織力和專注力即可製作，完成後請記得貼上內容物的標章！

必要的設備

這是針對自製產品的有用材料清單，除此之外，還列出了每個「藥譜」的基本材料。至於成分，這完全取決於要製作的配方，因此可以參考有關配方的說明，而這些說明在本書 Part 4 可以看到。

- 小容器（最好是玻璃的）
- 1～2 個研磨缽（兩種大小不同尺寸），其材質為瓷器、玻璃或石材，以及同材質的研磨棒
- 10 ml 和 50 ml 有刻度的小量杯
- 有刻度的小吸管
- 足夠的牢固標章（若精油流到瓶外），最好是漂亮的標章，因為自己看了也賞心悅目！
- 撲克牌（以刮淨研磨缽底的剩料）
- 鑷子
- 濾紙
- 漏斗
- 10 ml 大顆金屬頭或玻璃頭的滾珠瓶
- 香水噴霧瓶
- 空的滴管瓶
- 巧克力火鍋爐（對材料加熱非常有用！）
- 鍋子
- 90°酒精
- 具有良好吸收芯的吸聞棒（或吸聞器）
- 儲物盒
- 外出收納袋
- 無釉櫃以收納數不盡的精油

毫升（ml）換算／滴數

通常我們會以滴數表示要使用的精油數量。從 ml 到滴的轉換不太一定，因為要依據滴管的類型，每 1 ml 約為 25～35 滴甚至 40 滴。但為簡化起見，我們選擇 1 ml 平均 30 滴來計算。遵循此一原則，我們可以獲得有效而安全的配方。

自製吸聞棒（或吸聞器）

吸聞棒在醫院很受歡迎，是緩解壓力的最佳方法之一（因此在公共病房裡，每個人都可以吸聞香氣而不會打擾其他人），以緩解焦慮、噁心、助眠。它還廣泛用於專業服務，以轉移一時的疼痛感（例如分娩時或在疼痛管理中心），幫助防止暴飲暴食、戒菸、增強活力、疏通鼻子（在法國，人人都知道這種吸聞棒的用途），使人充滿自信和專注。

在本書將有建議或適用於吸聞棒的配方，請試試看特製自己的吸聞棒吧！

設備和材料

- 具有良好吸收芯的吸聞棒（或吸聞器）
- 鑷子
- 標章
- 選擇精油（不超過 4 種！）

請留意。市場上有大量各式各樣的吸聞棒，尤其是在網路上販售。請選擇帶有較大和較寬棉芯的吸聞棒，這樣一來，棉芯可以浸泡吸收多一點精油。

1）準備不同的組件

- 蓋子
- 吸聞器的主體（帶有保護蓋）
- 棉芯以浸泡吸收

2）用手指（非常乾淨）或鑷子拿起棉芯，並浸泡棉芯。有兩種浸泡的方法：

- 橫著拿棉芯，將精油滴在整條棉芯上面。
- 直著拿棉芯，一邊浸泡一種精油，另一邊浸泡另一種精油。

3）浸透棉芯後，將它插入吸聞器的主體，並小心翼翼關緊蓋子。

這樣吸聞器就準備好了。若要使用它，只需擰開蓋子即可，可以放在鼻前吸聞，也可以插入鼻子以嗅吸，切記在標章上須標明所用的成分和製作日期。

不可不知

這種吸聞劑型對於小孩和大人以及老年人的鎮靜非常有效。它既簡單、實用又經濟，你將會見識到吸聞棒的使用壽命而感到驚訝……若你將它遺忘在袋子裡，兩年內聞起來仍然有香氣！通常在自製的吸聞棒裡，不會放入超過 3 或 4 種精油。

自製滑石粉

白色滑石粉是一種極細的礦物質粉末。矽酸鎂（以及其他微量的礦物質）易碎且柔軟，與大多數常見礦物質不同，它的觸感是油性的。在法國，我們在呂澤納克（Luzenac）（阿列日省 Ariège）擁有世界上最大的採石場。

這種劑型在過去用於嬰兒的屁屁、水痘等以使皮膚保存乾燥。這種方法在亞洲也廣泛用於美白皮膚，或者在運動場使體操選手使用設備時保持手的乾燥。

設備和材料

- 1 個研磨缽和研磨棒
- 撲克牌
- 1 罐或 1 個粉盒
- 標章
- 5 ml 90°酒精（70°酒精中的添加劑會殘留在滑石粉）
- 選擇 10～15 滴精油
- 100 g 藥用滑石粉（去藥局買）

1）設備就緒後，將 90°酒精倒入研磨缽，再加入精油，然後在研磨缽裡融合精油與酒精。

2）慢慢地添加約 10 g 滑石粉，並充分攪拌以變成糊狀團。

3）逐步添加剩餘的滑石粉，並觀察酒精蒸發，攪拌的速度就越快，直到出現細的乾粉。讓芳香滑石粉乾燥 30 分鐘，可以再次攪拌，最後還是會有一些油脂感。

4）修剪撲克牌，使一邊呈圓形，然後用它來剝離黏在研磨棒和研磨缽上的滑石粉。最後裝入粉瓶並貼標章以註明所使用的成分和製作日期。

小訣竅

對於「賞心悅目」甚至具有療效的滑石粉，除了加入選擇的一種或多種精油之外，還可以添加一些小亮片。

製作喉嚨噴霧

這種類型的產品很容易製作。需要一種與精油相容的噴霧瓶，並可以在喉嚨內噴的夠遠（但不可能找到帶有長噴嘴的噴霧瓶！）。精油濃度最高為 2%，也就是說，在 30 ml 噴霧瓶，最多加入 0.6 ml 或大約 20 滴精油。

設備和材料

- 香水噴霧瓶
- 標章
- 配方所選的精油
- 精油、蒸餾水、生理食鹽水。依據配方

1）在預先打開的噴霧瓶中倒入植物油（或配方裡的其他液體）。

2）倒入指定的精油數量。

3）擰緊蓋子以關閉噴霧瓶。

4）大力搖均勻。這樣就大功告成了！記住要貼標章！

保存

噴霧可以在遠離熱、光和濕氣的條件下保存 6 個月。

製作滾珠

有 2～100 ml 容量不等的滾珠瓶，及帶有大小不一的滾珠頭。對於小滾珠頭和小滾球瓶的種類，有塑膠、玻璃或金屬的滾珠頭可選擇。

建議避免使用塑膠滾珠頭以及比較容易漏的玻璃滾珠頭。金屬滾珠頭則是製作保養品的理想選擇，例如用在眼部輪廓或抗頭痛的滾珠，因為金屬頭在按摩過程中具有清涼的效果（緊緻保養、清爽療癒）。

設備和材料

- 滾珠瓶（最好使用金屬滾珠頭）
- 標章
- 所選的配方材料

1）打開滾珠瓶。理想情況下，將它浸入沸水中幾秒鐘以滅菌是很有用的。

2）將蓋子和滾珠頭放在工作桌上。

3）在瓶中加入配方所需的材料。

4）拿起滾珠頭並牢固蓋在滾珠瓶上，以防漏出。

5）充分搖勻以融合所有材料。

6）擰緊蓋子，記住要貼上標章並確切地標示內容物。

這樣滾珠就完成囉！開封後可以保存 1 個月。

製作油膏或護唇膏

設備和材料

- 研磨缽和研磨棒
- 碗和鍋子以隔水加熱，或最好是巧克力火鍋爐
- 3 張撲克牌
- 1 個罐子或 1 個唇膏管（若是後者，須加 1 個漏斗）
- 護唇膏的材料

1）準備好設備。清潔和消毒研磨缽和研磨棒。若罐子或唇膏管不是無菌的，請放入沸水中數秒消毒。

2）視配方而定，在碗中隔水加熱或巧克力火鍋爐的深鍋（直接是適溫）加熱蜂蠟、乳油木果油或其他，直到完全融化。

3）在碗或深鍋中加入植物油。

4）熄火，倒入研磨缽，再加精油，用研磨棒不停的充分「攪拌」，直到成品再次變成固體或非常糊狀。可能會有結塊，可以用力以研磨棒按壓消除塊狀。

5）將成品倒入罐子（或使用漏斗倒入唇膏管），特別要借助撲克牌（事先在頂部剪成圓形）以刮取所有的油膏或護唇膏。

6）蓋上罐子（或蓋上唇膏管）：這樣油膏或護唇膏就完成了！再好好貼上標章。

自製小糖球

設備和材料

- 不鏽鋼鍋
- 木勺
- 能夠放冷水的容器（如果可以，加冰塊）
- 剪刀
- 矽膠糖果模具
- 100 g 細砂糖（黑糖更理想）
- 50 g 蜂蜜
- 15 滴精油（避免超過 2 種以上精油）
- 2 湯匙檸檬汁
- 糖粉

1）在不鏽鋼鍋倒入細砂糖和蜂蜜。

開始時將鍋子放在大火上，等糖融化。充分攪拌（重點是不要停止攪拌，否則糖可能會燒焦，而焦糖就毀了）。

2）當大部分的糖融化後，可以添加檸檬汁（使糖不要結晶）。

3）若要較軟的焦糖，煮沸後就關火。而這裡我們需要硬一點的焦糖，因此煮沸後再稍微煮一下。

4）一旦達到所需的焦糖硬度後，立即將鍋子浸入盛有冰塊非常低溫的容器中，以防止焦糖過度加熱。

5）冰鎮 3 分鐘後，添加精油（最多 3 種，最多

15 滴)，並與每次添加的精油融合。

6）然後將成品倒入糖果模具中，等待冷卻，然後脫模並灑上些許糖粉，讓糖球不會黏在一起。

7）最後，將糖球放入密封盒，放在陰涼處以達最佳的保存效果。

請留意。我們可以在網路上輕鬆找到製作護唇膏、糖球等的影片教學示範。

藥師的秘密

本書中，我們提供了栓劑和陰道栓劑的配方。在法國，這些劑型的製作是保留給藥局執行，因為它們是需要良好的製造規範和專業知識的藥方，而這些知識是我們在作為藥師或藥師學習期間學到的（這是最初的主要功能）。因此，我們在這裡不會公開「藥譜」！

至於膠囊，其製造需要有好品質的膠囊（請注意有時在網路上找到可以自製膠囊的資訊！）。像栓劑和陰道栓劑一樣，這種類型保留在藥局製作。實習生或藥師可以為你們製作（幾乎所有藥局都有膠囊）以膠體的二氧化矽吸附精油，或將精油與食用植物油調合後再灌入膠囊（保存期限比前者短）。膠囊禁用於6 歲以下兒童。精油可能會刺激胃，以及口服途徑常常在飯後或空腹時導致氣味更強！

好好運用栓劑

你們知道怎麼使用栓劑嗎？多數人都以殼形圓頭那邊先進去，但其實是比較大的那邊先進入才對。施用塞入時很痛，沒有人喜歡，特別是孩子們！實際上，栓劑的施用有點違反直覺，在相反的方向通過筆直的小邊進入。因此，它得以慢慢且溫和地擴張肛門黏膜而不會造成傷害。由於栓劑的後部較大且很尖，黏膜的路徑會閉合，故栓劑不會脫落。然而這與我們實際施用的方法相反，因此會有很多人對使用栓劑有恐懼感。

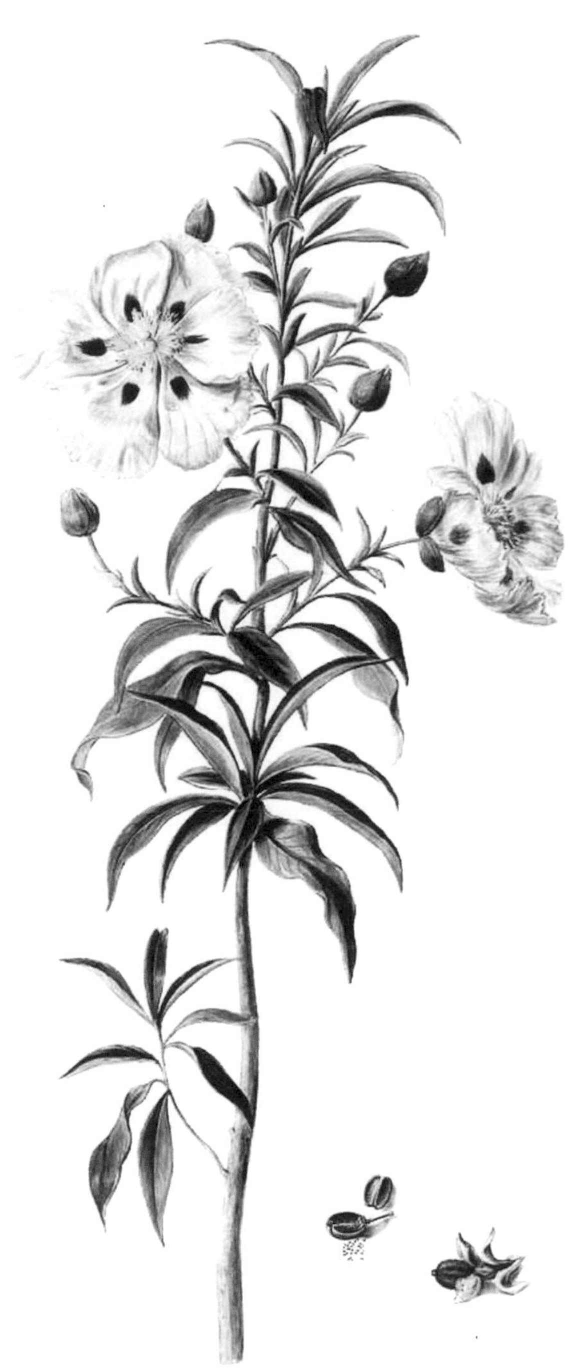

精油專論的使用方法

在 Part 2 和 Part 3 將介紹 135 支精油。前 44 支精油是常用的，用途廣泛且內容詳盡（P.78～186），後 91 種精油則較不常見，而我們提供了主要適應症（P.190～278）。建議你在使用單方或複方精油前，都要參考其精油專論來確認使用方法和禁忌症，並且重讀列在 Part 1 重要的概念：毒性、光敏性，過敏等（從 P.39 之後）。特別是對於最敏感的人：兒童、老人、孕婦或哺乳期婦女，患有慢性病、氣喘或癲癇的人，若有任何疑問，請尋求專家的建議。

書裡使用的圖示可以讓你一目了然，該精油適用哪些人以及優先的使用方式。

不可不知

列入本書的精油是最常見的，除非另有說明。相關的植物沒有受到危害，而且精油的生產國家採用了尊重環境和生態的環保生態標準。

重要概念：急性毒性

在毒理學上，任何物質都可以被認為是有毒的。「急性毒性」的概念表示在短時間接觸某種物質（例如精油）後的短期或長期毒性作用。因此，當在這本書裡提到甜橙具有「低急性毒性」時，並不表示該精油具有毒性，相反地，這意味著它具有低毒性風險是能被大眾完全接受：若在正確的使用條件下使用此精油，是毫無危險的。

但低毒性或可接受的毒性並不意味沒有風險。例如佛手柑精油不會因依照治療劑量的使用而引起任何輕微毒性，但仍可能對敏感皮膚的人產生刺激性或光敏性。這就是為什麼要了解精油相關的特定風險以及使用精油的注意事項。

縮寫和全文

HE：精油
HV：植物油
HA：純露
1 湯匙＝15 ml 水
1 甜點匙＝10 ml 水
1 茶匙＝5 ml 水

「Codex」（實驗室專用的玻璃滴管品牌）滴管每 1 ml 約 40 滴。但根據實驗室的不同，滴管的滴劑有所不同（從每毫升 25 滴～40 滴不等），而我們取平均每毫升 30 滴使用在所有適應症。

藥學術語

aa：「等分」，也就是說，每種選定的精油用相同的量。
qsp：「足夠的量」
請參考 P.58 列出的精油稀釋對照表。

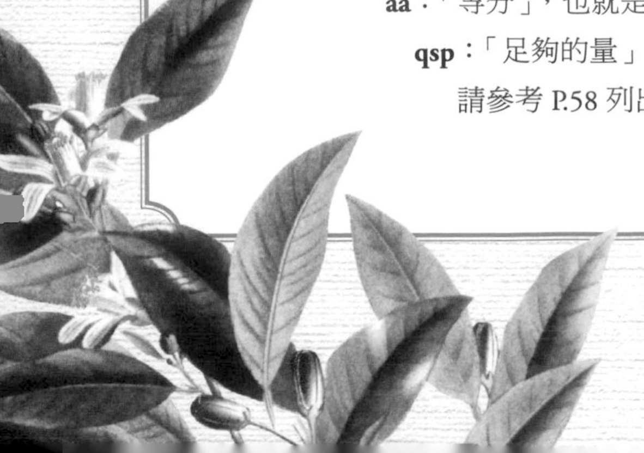

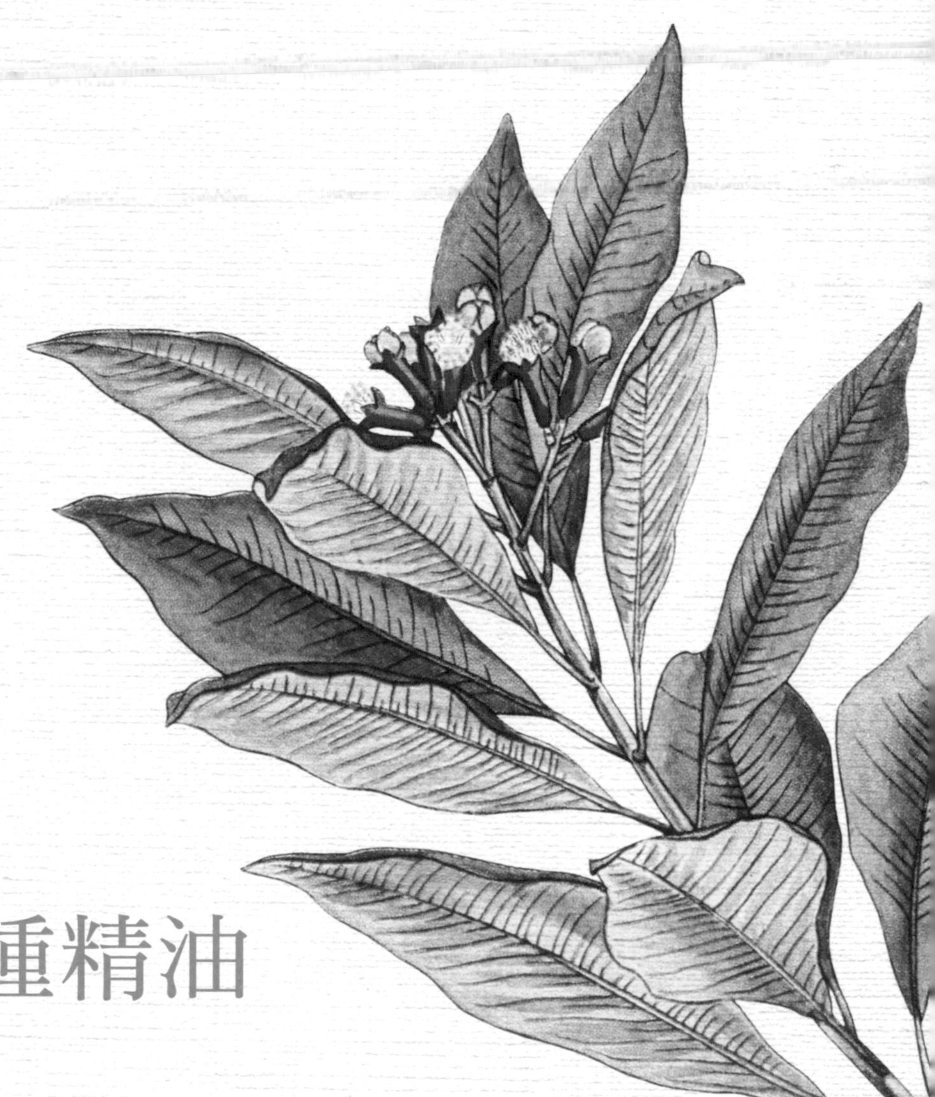

Part 2 常見的 44 種精油

茶樹
Arbre à thé／tea tree

Melaleuca alternifolia
桃金孃科｜新鮮葉片
產地｜新喀里多尼亞、馬達加斯加、澳洲
價格｜€

給誰用？

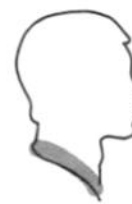

成人：無特殊禁忌

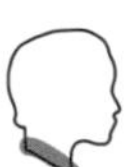

兒童：3 歲以上

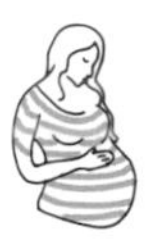 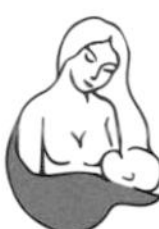

孕婦：不建議懷孕未滿 3 個月使用
哺乳母親：不建議口服

如何用？

成人：2 滴／次，每日 3 回
12 歲以上的孩子：1 滴／次，每日 3 回
6 歲以上的孩子：1 滴／次，每日 2 回

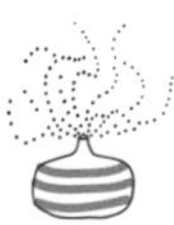

擴香無禁忌（但氣味不太怡人，最好與其他精油調合使用）
成人：每小時擴香 20 分鐘
6 歲以上的孩子：每小時 5 分鐘，當孩子在場時擴香
6 歲以下的孩子：每小時 5 分鐘，當孩子不在時先擴香

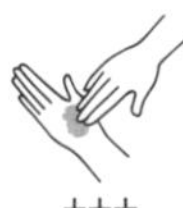

成人：2～5 滴／次，每日 3 次，最好稀釋在植物油裡使用
6 歲以上的孩子：2 滴／次，每日 3 次，最好稀釋在植物油裡使用
6 歲以下的孩子：1 滴／次，每日 2 次，稀釋在植物油的最高濃度為 10%

抗感染
抗黴菌
保護皮膚免於放射線危害
抗病毒

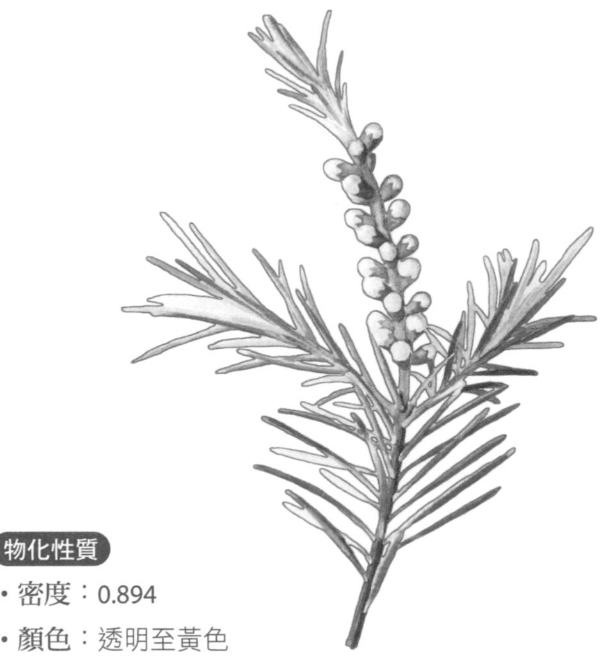

物化性質

- **密度**：0.894
- **顏色**：透明至黃色
- **氣味**：藥草、清新、強烈、木質味
- **萃取率**：1～2%，即 100 kg 植物萃取 1～2 L 精油

成分

優質有機茶樹精油的成分包含：

- 42% 萜品烯-4-醇
- 3% α-萜品醇
- 22% γ-萜品烯
- 10% α-萜品烯
- 4% 萜品醇烯
- 2% 對傘花烴
- α-松油萜
- 檸檬烯
- 月桂烯
- α-側柏烯
- β-松油萜
- α-水茴香萜
- 4% 1,8-桉油醇
- 5～8%香樹烯、喇叭茶烯、δ-杜松烯、雙環大根老鸛草烯、別香樹烯、β-丁香油烴

幫你解決所有皮膚感染的精油。

一點點歷史

茶樹，英文 tea tree，要感謝航海家詹姆斯・庫克（James Cook）和他的船員，他們抵達澳洲後，用茶樹的葉子泡成一種清涼的茶。原住民在澳洲已使用茶樹數千年了，用於感冒、發燒、充血腫脹和傷口。他們壓碎它的葉子以吸聞其精質或拿來浸泡花草茶以飲用。

主要適應症

口腔感染（口腔潰瘍、膿腫、牙齦炎）

- 在棉花棒上沾 1 滴（純精油），每日塗抹患部 3 次。

耳鼻喉感染（中耳炎、鼻竇炎、鼻咽炎、扁桃腺炎）

- 視病況而定，以 2 滴精油稀釋於些許杏桃核油，按摩頸部或耳後，每日 3 次，最多 5 天。

其他適應症

婦科感染（若有陰道黴菌感染）

- 加 1 滴精油入 5 ml 沐浴乳，以清洗私密處。

皮膚黴菌感染和甲癬（指甲黴菌）

- 加 1 滴精油入抗真菌乳霜或荷荷芭油，每日塗抹 2 次。

疱疹

- 加 1 滴入些許的艾剋樂芙乳膏（Aciclovir®）。
- 或加 1 滴茶樹與 1 滴綠花白千層，共 2 滴精油，使用純精油或稀釋於 1 滴瓊崖海棠油，每日塗抹 5 次。

皮膚的寄生蟲（瘡、癬、蝨子）

- 90 滴精油加入 50 ml 瓊崖海棠油。

皮膚問題（皮膚膿腫、頭皮屑、頭皮牛皮癬，青春痘……）

- 直接用 1 滴純精油在痤瘡粉刺。
- 或 1 滴加入些許潔膚凝膠（針對這個問題，保養品中經常使用茶樹精油）。

痔瘡：鎮痛並消腫

- 加 2 滴茶樹精油浸泡在聖約翰草浸泡油的敷料，再敷患部。

虛弱、全身疲憊

- 1 滴與 1 匙蜂蜜一起服用，每日 3 回。

預防放射療法對皮膚灼傷

- 放療後，以濃度 10%稀釋在瓊崖海棠油並按摩放療的部位。第二天，清洗該塗抹的部位以洗淨所有精油和植物油。

毒性

急性毒性：低，但謹慎口服。最好與其他精油一起協同使用。

特定的風險：

- 不建議長時間口服。最好是短期治療（最多 3 週）。
- 可能會引起過敏（低風險，但氧化後的精油風險較高）：記得將精油儲存好，必要時可在調合油裡添加抗氧化劑。
- 輕度至中度刺激的風險：茶樹經常以純精油使用，因為這樣用的效果非常好而幾乎沒有副作用。但是，對於皮膚敏感的人，最好是稀釋使用。
- 若本身已證實對茶樹、松樹類樹脂和冷杉類過敏的話就禁用。
- 若服用抗生素或抗真菌藥時要當心：請諮詢醫師或藥師。

懷孕：禁止口服。

哺乳中：不建議口服。

美容、健康與家居

- 請將 20～30 滴茶樹精油添加到 100 ml 清潔產品（地板、廁所、去污膏），以針對房子做適當的消毒：使表面完全清除微生物（即使有幼兒在場的情況下也可以使用）。
- 每次洗衣服時可在洗衣精的蓋子裡加 10 滴茶樹精油，以製作消毒洗衣精或消毒洗衣機。

不要混淆

請勿將茶樹精油與下列精油混淆：

- 檸檬細籽（*Leptospermum petersonii*）不具有相同特性，但也原產於澳洲。
- 松紅梅精油（*Leptospermum scoparium*），在紐西蘭被

稱為紐西蘭茶樹。

- 綠花白千層（Melaleuca quinquenervia 或 viridiflora）或白千層（Melaleuca cajuputii），它們與茶樹同屬桃金孃科；它們的特性很接近，但有所不同。

已證實了！

茶樹精油具有許多治療特性，並已經過各種研究得到證明。

- 抗感染：茶樹可以處理口腔內的病原菌並緩解牙齦發炎；可針對所有難看的斑點並減少疤痕；具有強大的殺菌力，足以殺死醫院中發現的某些細菌（假單胞菌）。
- 抗真菌：不要帶茶樹去森林，它會殺死所有真菌……甚至會殺光運動員腳底的黴菌！在巴登-符騰堡州（德國）的幾家診所，芳療護理師吉塞拉・布拉瑟（Gisela Blaser）施行抗黴菌感染治療：在兩年內，她將對抗療法中抗黴菌藥的醫療預算減少了41,000 歐元！
- 滅菌防腐：對於成人和孩子的日常小傷，茶樹可以取代滅菌藥，而且藥性溫和不刺激。
- 抗病毒：只要病毒出現，茶樹就可以摧毀它們！
- 抗寄生蟲：疥的刺痛和發癢，都是會傳染的！茶樹將殺死這些小動物，並舒緩討人厭的搔癢！在你頭上和衣服裡開心嬉鬧的蝨子也將無法抵抗茶樹！

皮膚守護者

對正在經歷抗癌化學療法和放射療法（咽喉癌）的研究顯示，在漱口水裡加 1 滴茶樹精油，早、午、晚三餐或飯後使用（持續 5 天），一週後就發現黴菌含量從 80%降到 20%！

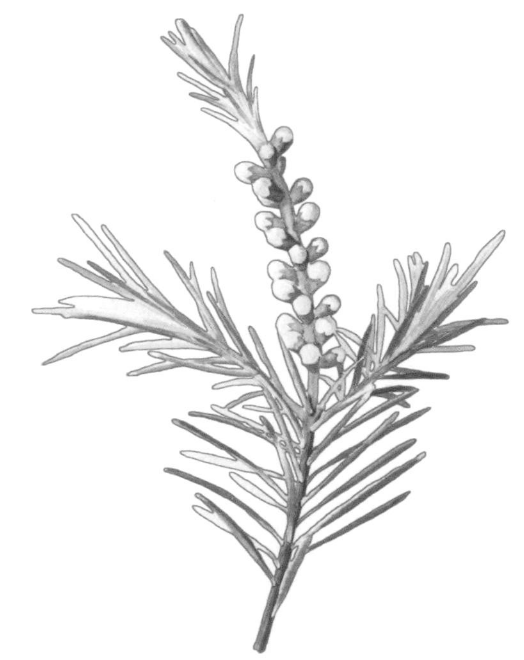

熱帶羅勒
Basilic tropical／exotique

Ocimum basilicum

唇形科｜開花之全株藥草

產地｜法國、義大利、西班牙、西西里島

價格｜€

給誰用？

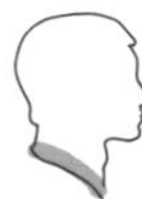

成人：除了罹癌、有癌症病史、退化性疾病外，其他無特殊禁忌

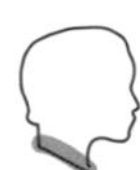

12 歲以上且 40kg 以上的孩子：無特殊禁忌

12 歲以下且 40kg 以下的孩子：嚴禁

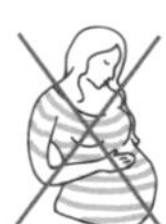
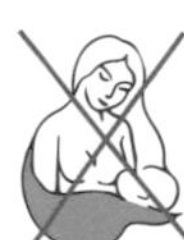

孕婦或哺乳母親：禁用

如何用？

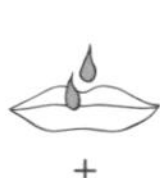

調合在植物油：使用此精油在口服途徑很受限制，因為有相當大的致癌風險（每公升食用植物油最多可加 15 滴）

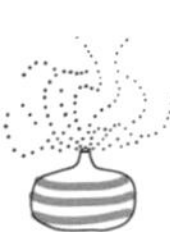

成人：每次擴香 10 分鐘，每日 3 次。若需要可以調合其他精油一起擴香

12 歲以下的孩子：禁用

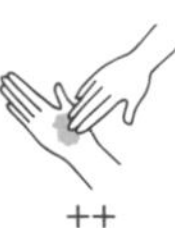

以濃度 10%稀釋在植物油裡使用

抗痙攣
促進消化
鎮靜
消炎
鎮痛
抗真菌

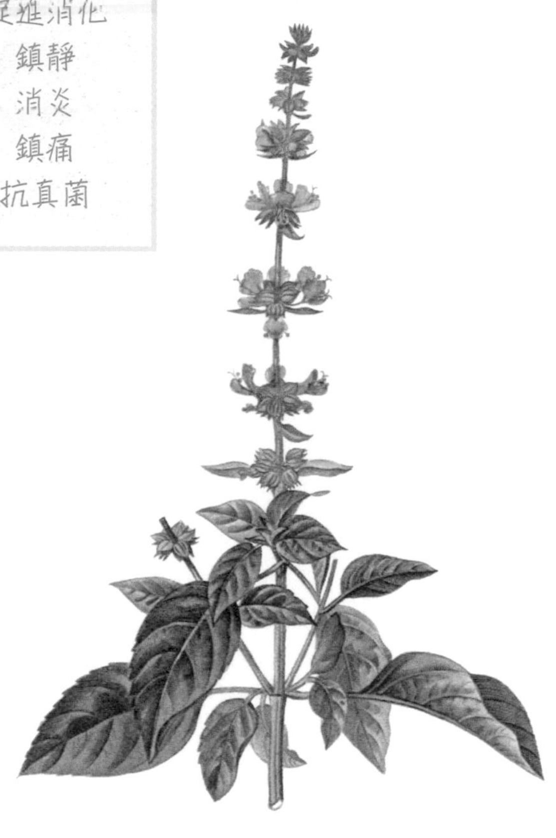

物化性質

- 密度：0.930～0.960
- 顏色：淡黃到琥珀黃
- 氣味：辛香味、洋茴香味
- 萃取率：250 kg 植物萃取 1 kg 精油

成分

產於馬達加斯加的有機優質熱帶羅勒精油其成分包含：

- 85～90%甲基醚蔞葉酚
- 5～10%反式 β-羅勒烯
- 1～5%1,8-桉油醇
- 其他微量分子

與其他精油協同作用的好選擇，以處理消化道痙攣。

一點點歷史

熱帶羅勒自古以來就以其驚人的特性而聞名。它的名字來自希臘文 *basilikon*，意思是「皇家植物」，正如亞里斯多德在他的作品和辯證中提及，其特別強大的抗菌力已在傳統中藥和印度藥裡使用。

主要適應症

熱帶羅勒的主要適應症與消化系統有關：

消化問題

腎炎的絞痛

肚子痛

腹脹、腸胃脹氣

- 將熱帶羅勒精油以 10％濃度稀釋於杏桃核油，並按摩腹部。
- 或將 2 滴熱帶羅勒精油倒在中性載體裡服用，每日 3 回，每週 5 天。

其他適應症

失眠、壓力

- 在就寢時間或壓力增加時，最多使用 2 滴按摩手腕和太陽神經叢，每天不得超過 6 滴。使用一週後不得再持續。

毒性

急性毒性：甲基醚蔞葉酚是一種具有高毒性潛力的分子。熱帶羅勒精油的其他成分，基本上對此毒性沒有衰減作用。若高劑量和／或長時間使用，甲基醚蔞葉酚具有肝毒性。然而歐洲當局不排除其治療用途，但建議將它的攝取量限制為每天 0.5 mg（相當於攝入 1 滴稀釋 1.5％的熱帶羅勒精油！）。

請注意

已經重新評估了口服和皮膚使用劑量，每日不應超過 0.5 mg 的甲基醚蔞葉酚。

特定的風險：

甲基醚蔞葉酚含量高：

- 最好在短期療程中使用，最多只能使用 14 天。
- 推薦稀釋低濃度（1～2％，最高 5％）。
- 不建議兒童、重度吸菸者以及有肝功能問題的人使用。
- 不建議使用於正接受抗凝血治療或凝血功能異常的情況。

已證實了！

- 大量研究顯示，熱帶羅勒具有**消炎、抗菌、抗真菌和抗痙攣**作用。
- 熱帶羅勒可保護食物免於各種寄生蟲的侵害，也可防止細菌侵襲。
- 對於女性，熱帶羅勒可治療部分婦科「不適」（陰道滴蟲對抗甲硝唑（metronidazole）抗生素）。
- 熱帶羅勒可以治療我們囓齒動物朋友的中耳炎，還可以減輕因發炎而引起的腹痛。
- 對於那些想太多的人來說，熱帶羅勒可緩解精神的耗損。

不可不知

- 從歷史上看，熱帶羅勒曾在烹飪中作為調味料。而且人們認識到它的精油就像植物一樣具有重要的抗痙攣和鎮靜特性。
- 許多作者建議將此精油用作萬能藥，但如果使用不當，可能會很危險；因此必須遵守劑量和使用注意事項。

不要混淆

請勿將此熱帶羅勒與阿育吠陀中使用帶丁香酚的神聖羅勒（*Ocimum sanctum*）或意大利香蒜醬和普羅旺斯鄉村菜的主要材料：甜羅勒（*Ocimum basilicum* ct. Linalool）混淆。

羅馬洋甘菊
Camomille noble / romaine

Chamaemelum nobile

菊科｜開花之全株藥草

產地｜西歐和南歐、北美、法國

價格｜€€€

給誰用？

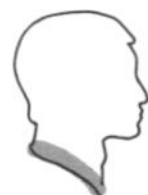

成人：無特殊禁忌

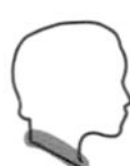

兒童：3 歲以上

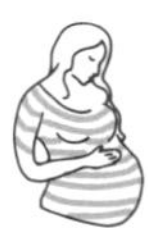
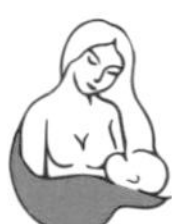

孕婦或哺乳母親：懷孕滿 3 個月再使用

如何用？

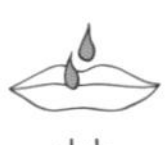

++

成人：倒 2 滴在中性錠片上服用，每日 3 回

12～18 歲的孩子和青少年：倒 1 滴在中性錠片上服用，每日 3 回

6 歲以上的孩子：倒 1 滴在中性錠片上或一匙蜂蜜裡服用，每日 2 回

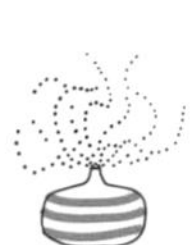

+++

成人：每小時擴香 20 分鐘

6 歲以上的孩子：每小時 5 分鐘，當孩子在場時擴香

3 個月到 6 歲孩子：每小時 5 分鐘，當孩子不在時先擴香

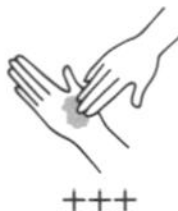

+++

以 10% 濃度稀釋在植物油

鎮靜、緩和
抗痙攣
鎮痛、消炎
抗過敏
抗真菌

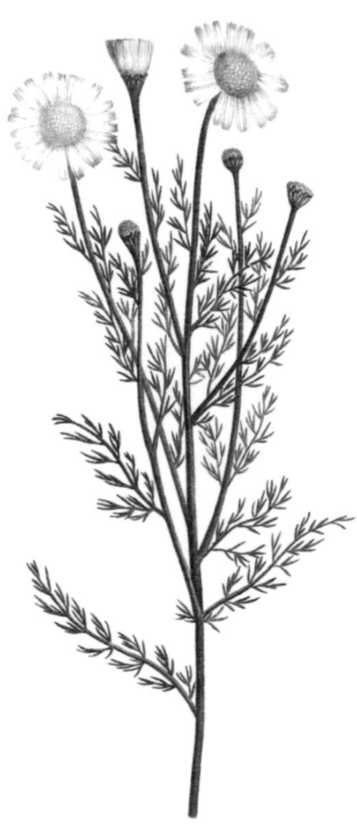

物化性質

- **密度**：0.890～0.920
- **顏色**：透明到黃綠色
- **氣味**：果香、甜美、溫暖
- **萃取率**：400～1000 kg 新鮮花朵（視產地而定）萃取 1 kg 精油

成分

有機優質羅馬洋甘菊精油的成分包含：

- 15～50%當歸酸異丁酯和當歸酸異戊酯（越高越好！）
- 1～10% α-松油萜
- 1～12%異丁酸異戊酯
- 6～16%當歸酸甲基丙酯
- 2～11%反式松香芹醇
- 1～5%松香芹酮（避免高濃度使用這支重要而溫和的精油，以免導致神經毒性的禁忌症：使用濃度越低越好！）
- 其他微量分子

讓人完全放下與放鬆的精油！

一點點歷史

羅馬洋甘菊這個名字來自希臘語 *khamaimêlon*，意為「地上的蘋果」，因為當有人踩在地面時，蘋果的氣味會從地面散發出來。

在古埃及時期，羅馬洋甘菊象徵太陽，並獻給太陽神。埃及人用它來安葬死者，據說法老王拉美西斯二世是用羅馬洋甘菊精油來做身體防腐處理。

主要適應症

羅馬洋甘菊的主要適應症與神經疾病相關：

神經受創

焦慮

憂鬱症

就醫前的壓力

- 將羅馬洋甘菊以 10% 濃度稀釋在杏桃核油，然後按摩手腕內側和太陽神經叢。
- 如有很大的壓力時，以 2 滴和中性載體一起服用，每日 3 回。

其他適應症

濕疹、搔癢

- 以植物油稀釋 10%，再塗抹患部。

過敏性鼻炎

- 加 2 滴在中性載體服用，每日至多 3 回，尤其在就寢前服用更好。若是花粉期間，請持續服用 15 天。

毒性

急性毒性：低至極低。

特定的風險：

- 羅馬洋甘菊沒有特定的風險，是所有年齡層的人都能完全耐受的精油。
- 但要注意對菊科過敏的情況。

美容，健康與家居

這支精油不僅能用於家居舒緩擴香，也適用於從嬰兒到年長者的皮膚，它對於易受刺激、敏感、易反應的皮膚保養非常有效。

你們知道嗎？

- 羅馬洋甘菊具有舒緩作用，因此一直被用作花草茶；而其精油的作用是又快又強。
- 在法國安茹區（Anjou）的謝米萊（Chemillé）以種植羅馬洋甘菊聞名。

已證實了！

- 羅馬洋甘菊通過口服和經皮膚吸收途徑的**鎮靜作用**已在多個醫院部門的多項試驗中得到證明，特別是在姑息治療。
- **抗真菌**：羅馬洋甘菊精油可以對抗消化道或皮膚的黴菌，近期的一項研究已顯示其新的適應症！
- **防白蟻**：你可以養成在櫃子裡放幾滴羅馬洋甘菊精油的習慣，這樣可以有效擺脫不速之客！

不要混淆

請勿將羅馬洋甘菊（*Anthemis nobilis*）精油與德國洋甘菊（*Matricaria recutita*）精油混為一談，後者是一種舒緩皮膚的精油，且具有美麗的藍綠色。

請留意！

真正的羅馬洋甘菊精油很貴！5 ml 需要 40 歐元。如果你看到價格一半，則可能來自匈牙利，它的質量較低，因此可能效果不佳。為確保這珍貴精油的品質，請向藥師索取精油的身分證：優質的羅馬洋甘菊精油必須包含 80%以上的酯類，很少或甚至沒有松香芹酮和松樟酮（這可能會產生相反的效果，意即不是帶來鎮定，而甚至可能具有神經毒性）。羅馬洋甘菊精油的品質也可以通過氣味來檢測，該氣味必須是愉悅舒服的。

錫蘭肉桂
Cannelle de Ceylan

Cinnamomum zeylanicum

樟科｜樹皮

產地｜斯里蘭卡（錫蘭）、馬達加斯加

價格｜€

抗感染、抗真菌
抗痙攣
催情
貪食症、暴飲暴食
強化心臟
調經
充血（暖身）
滋補神經系統

給誰用？

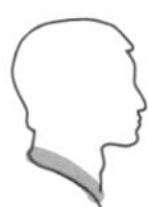

成人：無特殊禁忌

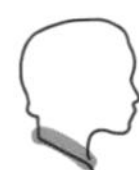

小孩：12 歲以上

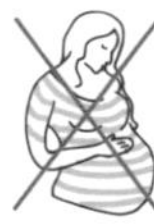
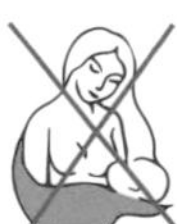

孕婦或哺乳母親：禁用

如何用？

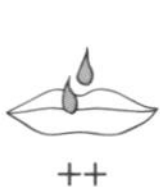

++

12 歲以上的小孩和成人：1 滴／次，每日 3 回

口服必須與護肝精油（例如檸檬精油）一起服用，並要小心稀釋

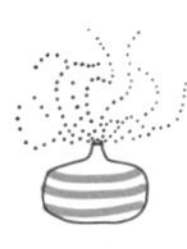

–

不建議用肉桂精油擴香，因為它會刺激呼吸道黏膜

成人：以濃度最高 1%稀釋在其他溫和的精油（例如柑橘類），每日擴香 2 次

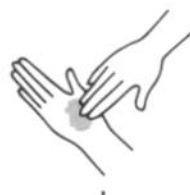

+

成人：以濃度最高 5%稀釋在植物油裡使用，絕不要使用純精油塗抹皮膚

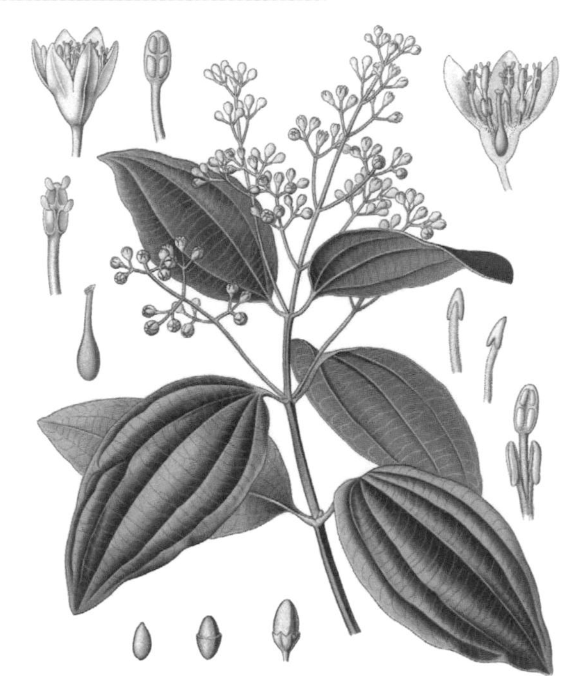

物化性質

- 密度：1.000～1.040
- 顏色：淡黃到琥珀色
- 氣味：辛香味、溫和、甜美
- 萃取率：400～700 kg 樹皮萃取 1 kg 精油

成分

有機優質錫蘭肉桂精油的成分包含：

- 55～70%肉桂醛
- 1～7%丁香酚
- 1～6% β-丁香油烴
- 1～3%沉香醇
- 1～3%1,8-桉油醇
- 些微醚類
- 些微香豆素
- 其他微量分子

肉桂精油是腸胃炎時最好的盟友之一。

一點點歷史

四千年來，肉桂是從東方出口的香料之一，以強身和淨化特性而聞名，大約三千年前在中國傳統藥典中已有多次記載。在聖經裡還看到肉桂是「神聖香脂」的成分。它和胡椒以及丁香在以前十字軍東征後被帶回去，其價值超過黃金本身。在法國的法官曾判定富人（後來贏得訴訟）支付香料，因而有法語表達「用香料支付」（« payer en épices »），然後演變成「用現金支付」（« payer en espèces »）！

主要適應症

錫蘭肉桂的主要適應症與感染疾病有關：

各種細菌感染，尤其是消化道細菌感染，甚至對於多重抗藥性細菌（例如醫院的多重抗藥性金黃色葡萄球菌），其精油的芳香抗病原微生物指數[1]為 0.85（最大值為 1）。

病毒感染

真菌感染

- 對於所有感染，將 1 滴錫蘭肉桂和 2 滴檸檬與中性載體一起服用，每日 3 回，持續 5 天。

其他適應症

疲勞：肉桂是極好的「補充劑」。

- 在中性載體倒 1 滴錫蘭肉桂和 2 滴檸檬服用，早、午口服，每日最多 2 次，每週 5 天，最多持續 2 週。

暴飲暴食、厭食：肉桂通過刺激大腦的愉悅中心來調節飲食失調。

- 將 1 滴錫蘭肉桂和 2 滴檸檬與中性載體一起服用，每日 3 回，一週 5 天。

1 芳香指數，是一種體外測量抗菌，抗病毒，抗殺菌，抗寄生蟲能力等的結果。此測試不同於抗菌素，可以測量精油（芳香分子）對所有病原生物（病毒，細菌，寄生蟲等）的活性，而抗菌素則可以測量合成分子在細菌上的活性。精油對各種病原生物的活性越高，其「芳香指數」就越高。

- 在發作時嗅吸聞香棒，記得與檸檬精油同使用。

消化不良、腸胃脹氣、消化道痙攣

- 將 1 滴錫蘭肉桂和 2 滴檸檬倒在中性載體服用，每日 3 回，持續 5 天。

疣：可善用錫蘭肉桂的灼傷皮膚和抗病毒特性，用透明指甲油塗抹在疣周圍以保護健康的皮膚。

- 每 2 天在疣上用 1 滴精油。

毒性

急性毒性：肉桂精油的毒性等級不言而喻，皮膚和黏膜幾乎無法耐受，但從未有過口服中毒的報導。依據適當的使用預防措施服用肉桂，經口服途徑只會產生輕微的毒性。

口服的特定風險：

灼傷和肝毒性

- 可能會導致肝臟排毒功能略有下降。作為預防措施，請與護肝精油（例如芫荽籽精油，也可以保護胃黏膜）一起使用。
- 不建議使用在肝不好的人。
- 不建議同時服用普拿疼的人。
- 常規劑量：每日 1～3 滴。
- 短期使用：治療用就每日 3 回，持續 5 天。預防用則每日 1 回，持續 15 天。
- 不建議用於凝血功能異常、服用抗凝血劑或作任何手術前。
- 接受治療的糖尿病患者和低血壓人群要謹慎。

皮膚途徑的特定風險：

- 灼傷皮膚：稀釋在植物油裡使用（最高 5%）。更高的稀釋濃度要格外謹慎使用，並只塗抹於局部。
- 已有過敏的狀況：對於皮膚敏感的人，其稀釋度限制為最高 1%，或選擇其他精油。

禁忌症：

- 孕婦和哺乳期婦女。
- 胃潰瘍和／或十二指腸潰瘍。
- 對肉桂或秘魯香脂精油過敏者。

用於烹飪

肉桂粉是印度綜合香料（*garam masala*）和摩洛哥綜合香料（*ras elhanout*，北非香料的混合物）成分之一，特別在塔吉鍋可以讓蔬菜、白肉提味，增加香氣。使用這種精油應謹慎，即加 1 滴精油在 2 湯匙食用油或糖。在香料麵包、奶酥、鮮奶油裡都可用這種帶有甜味香氣的精油來調味。

自我測試！

我在一階訓練課程中，在皮膚上做肉桂純精油的測試，以顯示這種精油對灼傷皮膚是非常明顯的（不要與過敏狀況混淆）。將 3 滴肉桂精油滴在我的手臂內側（我沒有在教室裡徵求志願者來體驗這個灼傷經歷！），紅色斑點在不到 5 分鐘的時間內擴大了幾公分，灼傷、發熱，直到我用瓊崖海棠油才鎮定發炎症狀。不需要模仿我測試，但可相信我所說的結果！

不要混淆

請勿將錫蘭肉桂精油與中國肉桂精油混淆。

已證實了！

針對數種細菌、病毒和真菌家族進行的無數研究已證明，口服錫蘭肉桂具有抗感染性。尤其是對某些對抗療法中使用的傳統抗生素具有多重抗藥性的細菌，證明其有效性。例如通過簡單的氣體接觸，即僅僅通過吸入，它在所有其他抗菌精油中排名第一，遠遠超過百里酚百里香。這些結果確定它穩坐活性最高的精油寶座，以擴香來治療耳鼻喉疾病，或淨化空氣，但要以低劑量與其他非常溫和的精油一起使用，並避免在禁用肉桂的人在場時擴香。

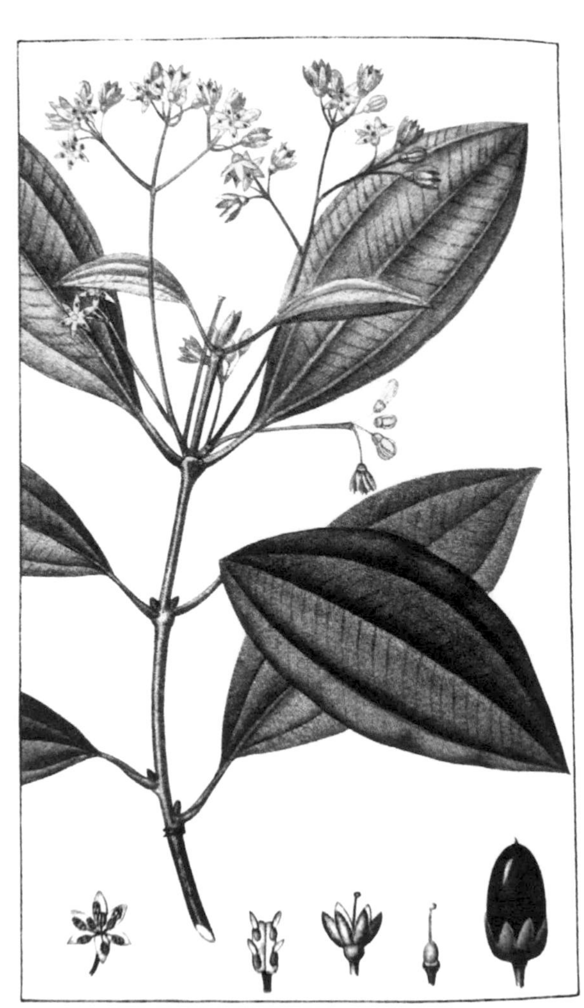

胡蘿蔔籽
Carotte cultivée

Daucus carota L. var sativa
繖形科｜種子
產地｜法國
價格｜€€

養肝利腎
排毒
抗感染
抗菌

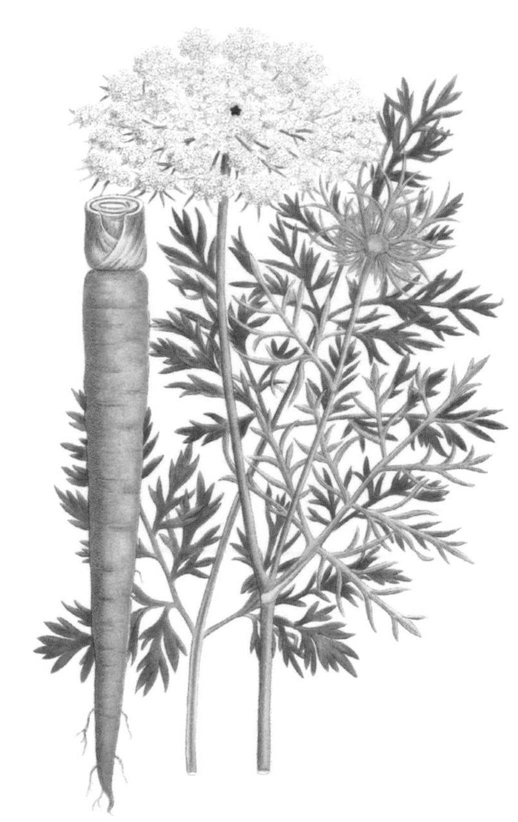

給誰用？

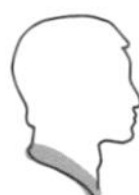
成人：無特殊禁忌

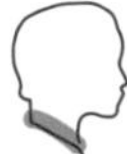
小孩：6 歲以上，與其他精油一起使用

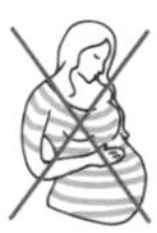 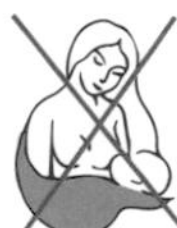
孕婦或哺乳母親：禁用

如何用？

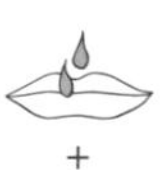
成人和 12 歲以上小孩：2 滴／次，每日 3 回
6～12 歲小孩：1 滴與其他具有護肝作用的精油一起服用，每日 3 回（12 歲以下不使用舌下途徑）

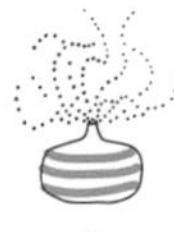
不建議擴香：味道實在太難聞了

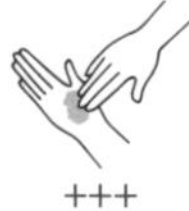
出色的皮膚再生、抗皺、處理乾燥肌膚

物化性質

- **密度**：0.895～0.945
- **顏色**：透明，黃橙至棕色
- **氣味**：溫和而新鮮，轉變成厚重且略帶辛香味
- **萃取率**：1000 kg 植物萃取 2～3 kg 精油

成分

有機優質胡蘿蔔籽精油的成分包含：

- 30～70％胡蘿蔔醇（而野生胡蘿蔔沒有或只有少量）
- 10％α-松油萜
- 7％檜烯
- 4～8％ β-沒藥烯
- 4％β-丁香油烴
- 1～5％胡蘿蔔腦
- 其他微量分子

喜愛皮膚和肝臟的精油。

一點點歷史

該植物起源於繖形科，眾所皆知其根部可用來烹飪。從西元前 1500 年以來，胡蘿蔔因其醫療功效而聞名；它源自伊朗，其拉丁學名來自希臘語 *daukos*，意思是「我熱身，我傳遞熱能」。

胡蘿蔔在查理曼大帝的規章制度書籍裡，是在皇家莊園中推薦種植的植物之一。我們所知道的胡蘿蔔是文藝復興時期在荷蘭自然生長出來的，這是第一個長得飽滿的胡蘿蔔，稱為「長的橘色胡蘿蔔」。

有個小插曲，由於胡蘿蔔隱含著情色意涵，因此它經常出現在奧爾良攝政王菲利普在皇宮為浪蕩子舉辦的晚餐菜單上。

主要適應症

胡蘿蔔籽的主要適應症與肝臟和皮膚疾病有關：

肝功能不好

- 每天晚上單獨服用 1 滴或跟其他精油一起，持續 15 天。

肝膿腫

- 每天晚上單獨服用 1 滴或跟其他精油一起，持續 15 天。

濕疹、皮膚脫屑、疔瘡、酒糟鼻

- 加 1%入皮膚保養品。

靜脈曲張的潰瘍、褥瘡

- 加 2%入皮膚保養品，與其他精油和具癒合性植物油一起使用。

其他適應症

- 皮膚的斑點
- 手乾裂
- 皺紋、疤痕
- 藥物引起的中毒（化療的副作用）
- 肝臟排毒
- 降低膽固醇
- 高血壓

毒性

急性毒性：低至極低。

特定的風險：

- 請勿長時間口服（僅僅作為預防原則）。
- 不推薦用於荷爾蒙依賴性疾病。
- 禁用在備孕、已懷孕或哺乳者。

美容，健康與家居

- 在皮膚科或美妝品中，此精油有非常出色的抗皺特性，可促進疤痕的皮膚再生、護手等。
- 由於氣味不佳，因此不適合用於家居打掃。
- 相反地，胡蘿蔔籽精油帶有些微的麝香和泥土味可以使菜餚提味，在烹飪中當調味劑用，湯、沙拉醬和醬料都可以用它來提味。

不要混淆

不要與野生品種混淆，野生品種的繖形花序有小白花和毛狀莖。這兩種胡蘿蔔具有非常不同的特性。

不可不知

- 胡蘿蔔籽精油可使肝臟、胰臟和腎臟的細胞再生。
- 能抑制細菌生長，因此是我們皮膚裡裡外外無毒的滅菌劑。
- 對於來自食品的細菌有抗菌作用：革蘭氏陽性菌、不動桿菌，嗜麥芽單胞菌、革蘭氏陰性菌、白色念珠菌、皮膚癬菌，以及可能用於製藥和食品工業的天然抗菌劑。

大西洋雪松
Cèdre de l'Atlas

Cedrus atlantica
松科｜木質
產地｜北非
價格｜€

給誰用？

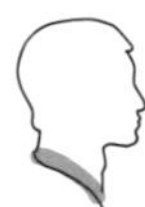

成人：避免使用在癲癇患者

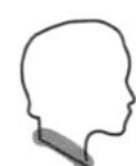

小孩：6 歲以上
6 歲前小孩：因神經毒性風險而禁用

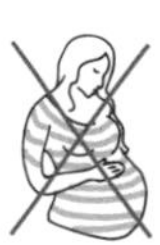
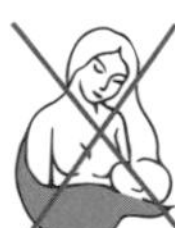

孕婦或哺乳母親：因流產和神經毒性的風險而禁用

如何用？

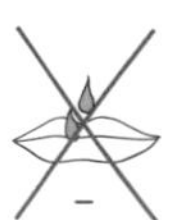

不要口服

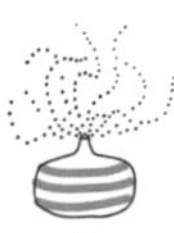

成人：每小時擴香 20 分鐘
6 歲以上小孩：當孩子在場時，每小時擴香 5 分鐘

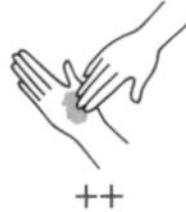

最高稀釋 10% 在植物油，以避免刺激皮膚

淨化
促進淋巴和靜脈流動
消解脂肪

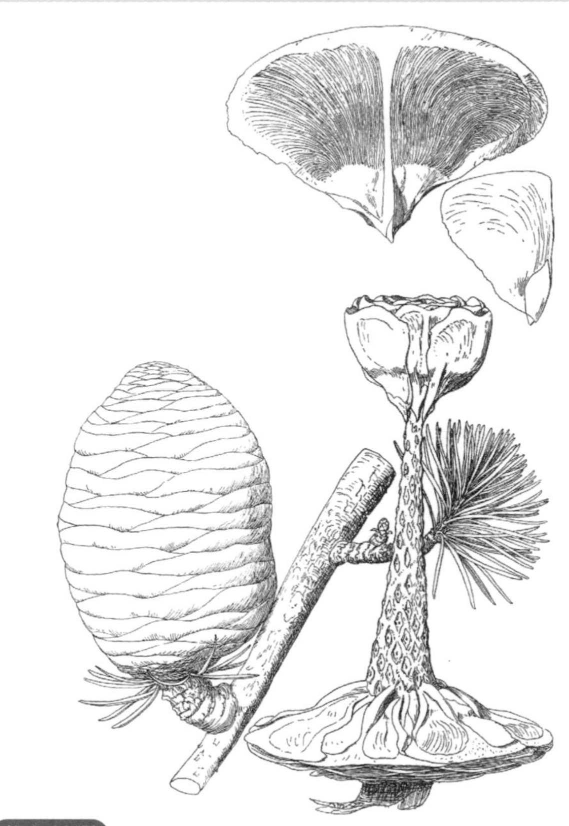

物化性質

- **密度**：0.927～0.940
- **顏色**：橘黃到棕色
- **氣味**：木質調、溫和而怡人
- **萃取率**：2.4～2.6%。需要 100 kg 植物以萃取 2.4～2.6 kg 大西洋雪松精油

成分

有機優質大西洋雪松精油的成分包含：

- 40～55% β-喜馬雪松烯
- 10～20% α-喜馬雪松烯
- 5～15% γ-喜馬雪松烯
- 1～5%順式和反式大西洋酮
- 1～5% δ-杜松烯
- 其他微量分子

拯救女性（橘皮組織、水分滯留）和房屋（防蟎蟲）的精油。

一點點歷史

埃及人使用大西洋雪松精油來為木乃伊防腐。它於 19 世紀初被引入歐洲至今經常用於香水。

主要適應症

大西洋雪松的主要適應症與皮膚有關：

靜脈和淋巴循環問題

水分滯留

橘皮組織

♦ 以杏桃核油稀釋 10%使用。

頭皮屑、淨化頭皮

♦ 用中性洗髮精稀釋 1%。

其他適應症

驅蟎蟲

♦ 用物品浸漬精油後，再放入木櫃。

毒性

急性毒性：非常低。

特定的風險：

神經毒性：由於酮類含量高達 20%，因此不建議用於容易有神經毒性的人，特別是小孩。

- 一些作者將類荷爾蒙的作用歸因於大西洋雪松，並禁止使用在乳腺病或荷爾蒙依賴性疾病。當前毒性學數據的單一評論並不支持這些禁忌症。但不容忽視的是，芳療師和臨床醫生的實際經驗已見過類荷爾蒙的作用。實際上，這可能是他們與維吉尼亞雪松精油混淆，但在其他科學數據待定前，需有一些預防措施：

・避免長時間使用大西洋雪松精油。

・我們應該謹慎處理患有荷爾蒙依賴性患者或兒童，而不是完全禁用。

如有疑問，請諮詢醫師或有芳療專業的藥師以尋求建議。

美容，健康與家居

在大品牌的抗頭皮屑洗髮精和護髮保養品中，大西洋雪松精油已取代了刺檜木精油（現已規範）。

不要混淆

請勿將此精油與下列精油混淆：

- 維吉尼亞雪松精油，又稱維吉尼亞杜松（*Juniperus virginiana*），有類雌激素作用。
- 喜馬拉雅雪松（*Cedrus deodora*）精油，其成分相似，但含有更多的酮類，因此其神經毒性稍強。

已證實了！

已證明吸聞大西洋雪松有消炎和鎮痛作用，尤其是對急性術後的疼痛。

岩玫瑰
Ciste ladanifère

Cistus ladaniferus

半日花科｜枝葉

產地｜法國、西班牙、葡萄牙、摩洛哥

價格｜€€

給誰用？

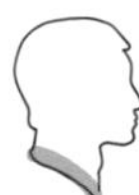

成人：無特殊禁忌

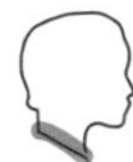

小孩：6 歲以上（小於 6 歲可以諮詢專家建議）

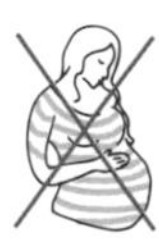
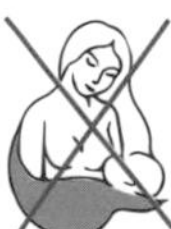

孕婦：不建議

哺乳母親：請諮詢專家建議

如何用？

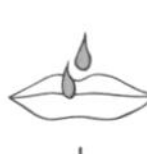

加入載體一起服用，每日至多 1～2 滴

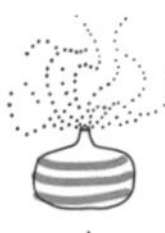

以很低的濃度稀釋，並與其他精油混合使用，用於宗教薰香

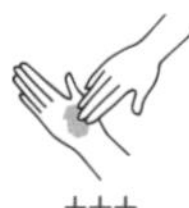

單獨或與其他精油調合使用，以解決血液循環、傷口等問題

抗感染
抗皺和抗妊娠紋
止血
傷口癒合
調節免疫力

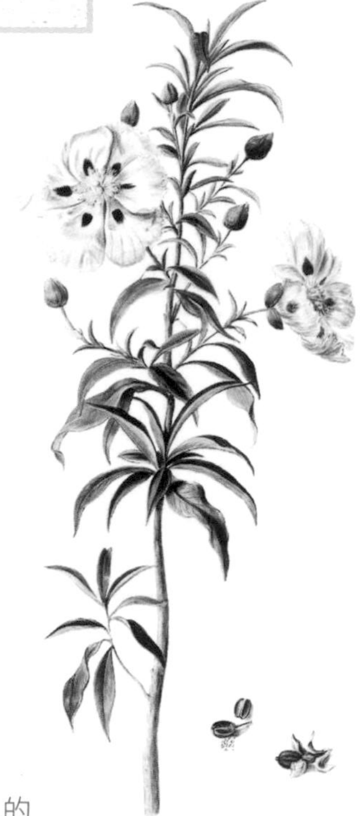

物化性質

- 密度：0.890～0.940
- 顏色：深琥珀棕色
- 氣味：木質調、持久的
- 萃取率：1 公噸植物萃取 0.6～0.7kg 精油

成分

有機優質岩玫瑰精油的成分包含：

- 10～50% α-松油萜
- 2～3% δ-杜松烯
- 4～30%樟烯
- 1%樟腦
- 2～3%龍腦
- 3～13%乙酸沉香酯和乙酸龍腦酯
- 2～6%三甲基環己酮
- 0～2%綠花醇
- 20～45%其他微量分子（單萜烯、倍半萜烯、倍半萜醇、單萜醇……）

請注意：依據不同的品牌，精油也會有不同的變化。

止小傷流血的理想精油！

一點點歷史

在史前洞穴中發現這種植物的痕跡，以色列國王以岩玫瑰為聖膏（和乳香、沒藥、雪松和安息香）為五種神聖香氣之一；埃及人將它用於香水。從遠古時代開始，克里特島就出口岩玫瑰。在西班牙，由於其花瓣上的胭脂紅色斑點，岩玫瑰被暱稱為「基督的眼淚」。

主要適應症

岩玫瑰的主要適應症在皮膚方面：

皮膚出血

傷口癒合

兒童病毒性皮膚病：水痘、痲疹、猩紅熱

♦ 請以 10%稀釋在植物油，按摩水痘處或患部。

其他適應症

皮膚老化

♦ 在自製保養品中加 1%。

皺紋

♦ 在自製保養品中加 1%。

妊娠紋（懷孕和哺乳期間不要用）

♦ 在適合的乳霜裡加 1%。

毒性

急性毒性：低（可能非常低，該值是依據岩玫瑰精油的主要化學分子）。

特定的風險：

- 可能會引起過敏（風險較低，但氧化的精油風險較高）：請好好存放精油。
- 低刺激性：不要使用純精油，請稀釋。
- 作為預防措施，避免長時間口服或使用在兒童身上。

已證實了！

2011 年的一項研究證明，這種精油對革蘭氏陽性菌和革蘭氏陰性菌以及對某些對抗療法的抗生素，具有多重耐藥性的細菌有很強的抗菌活性。

不可不知

- 關於岩玫瑰精油的研究很少，但文獻紀錄許多特性。目前正在進行研究，欲證明這支精油對自體免疫性疾病的作用。
- 該精油可以抑制細菌生長，是一種體內和體外的滅菌劑。

檸檬
Citron

Citrus limonum

芸香科｜果皮

產地｜法國、義大利、西班牙、西西里島

價格｜€

減重
抗憂鬱和抗壓力
消除疲勞
防嘔吐
抗氧化
抗病毒
護肝

給誰用？

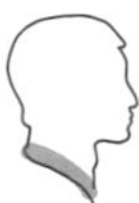

成人：無特殊禁忌

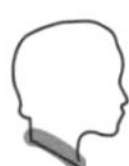

兒童：3 歲以上，僅僅用水氧機擴香

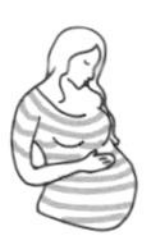
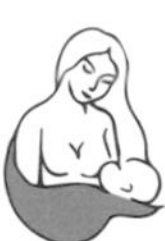

孕婦或哺乳母親：唯一可以從懷孕開始使用的精油（尤其是用吸聞以對抗噁心想吐），不建議長期使用

如何用？

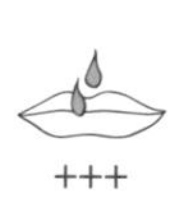
+++

成人：1～2 滴／次，每日 3 回
7～12 歲的孩子：1 滴／次，每日 3 回（12 歲以下不要用舌下口服）
6 歲前的孩子：1 滴／次，每日 2 回
對於更小的孩子，請諮詢專業人士

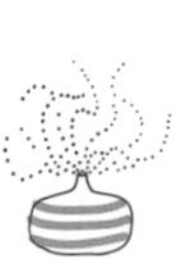
+++

成人：每小時擴香 20 分鐘
6 歲以上的孩子：每小時 5 分鐘，在孩子在場時擴香
6 歲以下的孩子：每小時 5 分鐘，當孩子不在時先擴香

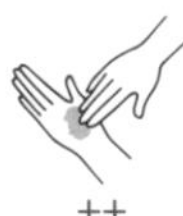
++

稀釋在植物油的最高濃度為 10%

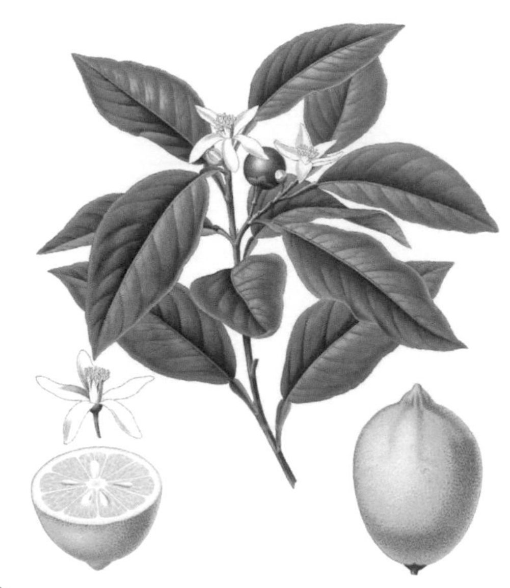

物化性質

- 密度：0.840～0.860
- 顏色：淡黃到黃綠
- 氣味：清新、舒服、果香調、酸溜溜、辨識度很高
- 萃取率：一顆檸檬（120g）可以壓榨取得約 2ml 精油。綠檸檬的萃取率比成熟的黃檸檬高。

成分

有機優質檸檬精油的成分包含：

- 56～78%檸檬烯
- 7～17% β-松油萜
- 6～12% γ-萜品烯
- 1～3%檜烯
- 0.5～2.3%牻牛兒醛
- 約有 0.5～2.9%的其他微量分子

一種讓人有好心情和歡樂明天的精油！

一點點歷史

據說檸檬來自印度，曾經被當成一種健康的水果，以前用檸檬汁來清潔傷口和割傷，減緩被昆蟲叮咬所引起的疼痛和灼熱感。

希臘人和羅馬人認為它是萬能藥，在中世紀被十字軍東征和阿拉伯商人傳入歐洲，檸檬廣受歡迎；並從 15 世紀開始取代烹飪常使用的綠葡萄汁[1]。甚至把檸檬與洋蔥一起使用，成為克里斯多福・哥倫布（Christopher Columbus）在船上防止壞血病的唯一藥方。我們誤稱它為檸檬精油，實際上它是精質，是透過壓榨而不是蒸餾來的；而蒸餾葉子，可以萃取檸檬葉精油。

回想一下之前在本書已提過，即使是精質，我們仍會依照慣例用精油一詞。

主要適應症

檸檬的主要適應症在肝臟消化方面。我們通常使用它在：

- 如果發生肝功能不全或要強化肝功能（飲酒過量、吃太多）。
- 接受重度藥物治療後。
- 與酚類精油一起使用作為護肝精油，以限制其肝毒性（未公開的特性）。

♦ 倒 2 滴在中性載體服用，每日 3 回，持續 5 天。

其他適應症

消化不良、吃太多、痙攣產生的噁心感

♦ 飯後在中性載體倒 2 滴，或在手背上滴純精油以服用。

膽汁不足、肝臟或胰臟功能不全伴隨的痙攣

♦ 將 2 滴倒入載體中服用，每日 3 回，持續 7 天。

暈車、噁心、嘔吐

♦ 吸聞（孕婦、6 歲以下兒童）。

♦ 或倒 1 滴在中性載體服用（例如在出發前 6 小時服用）。

胃灼熱

近期的研究顯示，檸檬烯可以增加黏液的分泌（胃的保護液）。治療胃酸過多：

♦ 倒 2 滴檸檬精油在中性載體服用。每日 3 回，最多持續 3 週。

口腔衛生

- 口臭、口乾和口腔潰瘍。
- 牙齒美白和蛀牙：

♦ 在牙膏上滴 2 滴，每週 1～2 次。

幫助減重和抗橘皮組織

♦ 吸聞以抑制食慾。

♦ 或晚上加 1～2 滴入些許的消脂乳霜，以畫圈方式局部按摩，每天至少 1 次。

平衡緊張、消除疲勞和使心情好

檸檬精油常被用於提神或使人們處於一種「好心情」的狀態。它對抗感染後的疲勞症狀是眾所周知的。

♦ 隨時擴香或吸聞。

♦ 或在 3 歲以上兒童手腕上按摩（要稀釋）。

毒性

急性毒性：低至極低。

特定的風險：

- 不建議長時間使用。最好選擇短期治療，若需要，建議每個月使用 3 週。
- 避免光敏：
  - 塗抹後的 12 小時內，請勿將塗抹的身體部位曝曬在太陽下。
  - 或稀釋檸檬精油的比例不要超過 10%（對於調合油，請小心與其他光敏性精油的累加風險）。
  - 或使用不含呋喃香豆素的蒸餾檸檬精油。

1 綠葡萄（Le verjus）是從尚未成熟的葡萄（也稱為綠色葡萄）中提取的酸汁，用來代替沙拉醬中的檸檬汁或醋。

- 刺激性風險的高低取決於所測試的個體而不同：**請勿使用純精油，請一定要稀釋。不建議用在 3 歲以下兒童，用於 3～6 歲的孩子要謹慎。**
- 可能會引起過敏（風險較低，但氧化後的風險較高）：請將精油妥善存放，必要時在調合油中添加抗氧化劑。

誤解

經常有報導說檸檬精油是一種血液稀釋劑，但是尚未找到有關此主題的論文。這可能是個誤解，由於檸檬精油的壓榨萃取方式，幾乎沒有或根本不含保護血管的檸檬黃酮類化合物。

被證實了！

檸檬是讓人心情好的精油！近期的論文證明了它在體內和體外測試的抗壓力和抗憂鬱特性。美國科學家觀察到，口服**檸檬烯**（檸檬精油的主成分）後，嚙齒動物的壓力顯著下降。而另一項老鼠測試研究顯示，僅僅吸聞檸檬精油就可以得到相同的作用（分泌更多的多巴胺，意即讓人對生活有熱情的荷爾蒙），可以通過調節血清素和多巴胺（即一些壓力荷爾蒙）來實現。更好的是，檸檬精油也具有抗憂鬱作用，藉由口服途徑，透過行為測試顯示了神經傳導物質和荷爾蒙的變化，包括去甲腎上腺素、多巴胺，甚至血清素！因此，藉由口服或嗅覺途徑，檸檬精油已被證明是治療神經疾病的一種重要療法。

抗氧化的明日之星

我們的神經元在細胞體表面具有髓鞘的脂質結構。與我們的自然防禦力相比，當自由基過量時，就會悄悄地大量降解我們的細胞（紫外線和日常的壓力、營養不良或污染，是自由基形成的原因）。然而，檸檬具有在體外抑制這種酶促反應的能力。因此可以肯定的是，檸檬這種精油在未來幾年內將成為一種新的抗氧化劑，以對抗神經元退化。

對抗病毒不可或缺的精油

- 關於抗病毒功能雖尚無特定的研究，但很明顯的是它非常有效：當我們用檸檬精油來淨化空氣，人們就自然而然較少生病！例如在昂傑（Angers）老年醫院，簡單地以柑橘類（甜橙、檸檬）擴香就減少了感染的數量。
- 在冬季或春季，它的「排毒」特性就很有用，因為肝臟是健康的關鍵元素，「排淨」後的效果更好，整個身體也一樣：減少負擔，更能防禦入侵。因此檸檬精油透過排淨身體，可以大大發揮它抗感染特性。
- 對於使用免疫抑制劑（移植、自體免疫性疾病，如多發性硬化症、類風濕關節炎等處方藥）的人也很有幫助。對於這些人，不建議使用能激勵免疫的精油（桉油醇樟、尤加利、綠花白千層……），但檸檬是合適的。另外，它具有消炎、抗壓力和抗憂鬱的作用，這些因素也會影響免疫力，因此使用檸檬精油是種結合功效和愉悅的美妙方式。

請記住

檸檬是用途最廣，毒性最低的精油之一，甚至是很年幼的孩子都可以使用：從 3 個月大，就可以使用水氧機擴香。

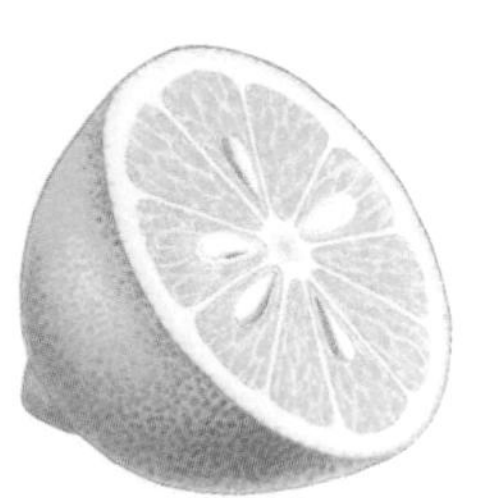

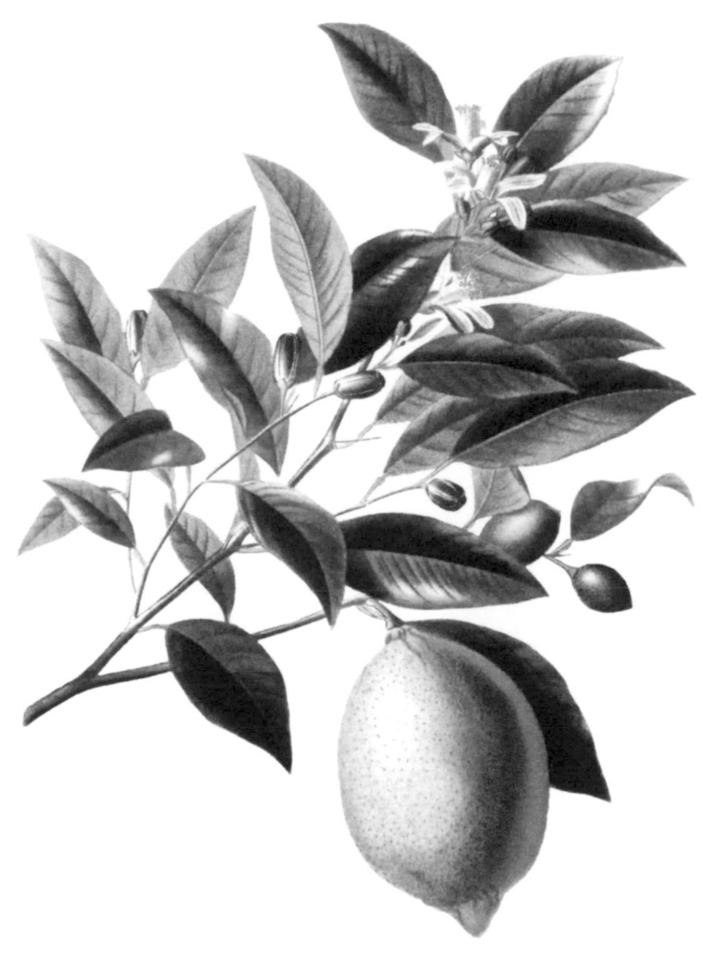

爪哇香茅
Citronnelle de Java

Cymbopogon winterianus
禾本科｜葉片
產地｜印度、印尼
價格｜€

給誰用？

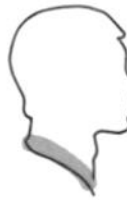
成人：無特殊禁忌

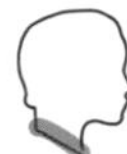
兒童：6 歲以上

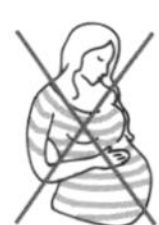
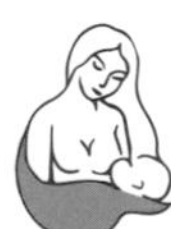
孕婦或哺乳母親：懷孕未滿 3 個月禁用

如何用？

成人：2 滴與中性載體一起服用，每日 3 回，一週 5 天
6 歲以上的孩子：請諮詢醫師或芳療藥師

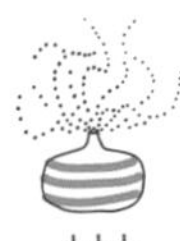
成人：每小時擴香 10～20 分鐘
6 歲以上的孩子：每小時 5 分鐘，當孩子在場時擴香

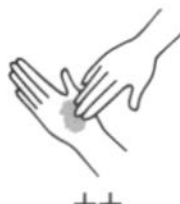
以 10%稀釋在植物油

鎮痛
消炎
殺真菌
激勵免疫力
驅蚊

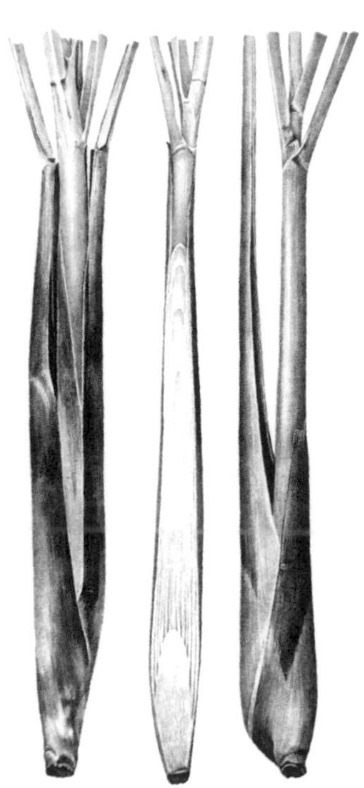

物化性質

- 密度：0.880～0.897
- 顏色：淡黃到黃色
- 氣味：檸檬味
- 萃取率：2%或說 100kg 葉片萃取 2kg 精油

成分

爪哇香茅帶有細膩的香氣，在香水業裡較喜歡用它，而非錫蘭香茅。
有機優質爪哇香茅的成分包含：

- 25～45%香茅醛
- 15～30%牻牛兒醇
- 5～20%香茅醇
- 1～8%α-欖香醇
- 1～8%乙酸牻牛兒酯
- 1～6%乙酸香茅酯
- 1～5%檸檬烯
- 1～5%沉香醇
- 1～5%橙花醛
- 其他微量分子

全家大小都可以使用，具有良好耐受性的精油。

多用途的精油

爪哇香茅是南印度的禾本科植物，是一種熱帶草本植物，也稱為印度馬鞭草或檸檬草。細切後新鮮的莖幹常常用於烹飪，是東南亞的傳統食材，可為菜餚增添檸檬味。在摩洛哥，可為薄荷綠茶提味。

爪哇香茅植物具有鎮靜和緩解疼痛的特性，在巴西東北部被廣泛用於傳統療法；可能是它含有很多醛類和單萜醇類，因而具有很好的鎮痛和消炎作用。

主要適應症

爪哇香茅的主要適應症與發炎疾病有關：

關節炎

退化性關節病

肌肉痠痛

風濕病

- 舉例來說，在瓊崖海棠油稀釋 10%，並每天按摩疼痛部位 2～3 次。若服用抗凝血劑時禁止使用瓊崖海棠油，在這種情況下，可以替換成山金車浸泡油／杏桃核油（30／60%）。
- 每次口服 2 滴，每日 3 回，每週 5 天。更重要的是，它與對抗療法的非類固醇消炎藥（NSAID[1]）一樣消炎，但不會傷害腸胃道（胃潰瘍）。

其他適應症

結腸炎、消化不良

- 以瓊崖海棠油稀釋 10%，每天按摩腹部 2～3 次。

蟲咬

- 以瓊崖海棠油稀釋 10%，每天塗抹被叮咬處 2～3 次。

驅蚊（昆蟲）

- 以杏桃核油稀釋 10%。塗抹在裸露出來的皮膚，每天 2～3 次（在戶外休閒活動時，可以每 2～3 小時塗抹一次）。通常，蚊子會叮咬沒有被保護到的部位！如果所有裸露的部位都有塗抹保護，則防護效果會更好。

毒性

急性毒性：低至極低。

特定的風險：

- 可能引起刺激的風險：應稀釋。
- 可能致敏（低風險）。
- 對低血壓或血壓下降的人要謹慎。
- 藥物交互作用：牻牛兒醇抑制某些藥物代謝中涉及的細胞色素 2B6，特別是抗瘧疾藥、止痛藥和抗腫瘤藥。理論上可能與這些活性成分（艾立莎膜衣錠、必博寧、癌德星錠、好克癌注射劑、K 他命、配西汀、美沙冬、衛滋持續性藥效錠、希利治林、蕾莎瓦膜衣錠）發生藥物交互作用。

美容，健康與家居

要好好消毒居家環境，請在 100ml 清潔產品（地板、廁所的清潔劑）裡加入 20～30 滴爪哇香茅精油：物品表面將完全掃淨微生物（即使有很小的孩子在場也可以使用）。

你們知道嗎？

我們經常提及驅蚊的使用方法，特別是爪哇香茅具有「防蚊」功能，但鮮為人知的是，這種精油也具有消炎和放鬆作用。

不要混淆

- 不要與各式各樣的香茅混淆了，例如香蜂草和檸檬香茅。
- 也不要與香茅醛含量較低的錫蘭香茅 *C.nardus* 混淆了。

已證實了！

- 爪哇香茅的鎮痛、消炎和驅蟲特性已在多項研究中得到證實。
- 安慰劑對照的臨床研究顯示，在每公升水裡加入 0.04g 爪哇香茅精油泡澡可改善兒童睡眠品質。

1 NSAID 是 Non-Steroidal Anti-Inflammatory Drug 的縮寫。

絲柏
Cyprès

Cupressus sempervirens

柏科｜枝幹

產地｜亞洲、地中海地區

價格｜€

紓解靜脈和淋巴腫脹充血
消痔瘡
鎮咳

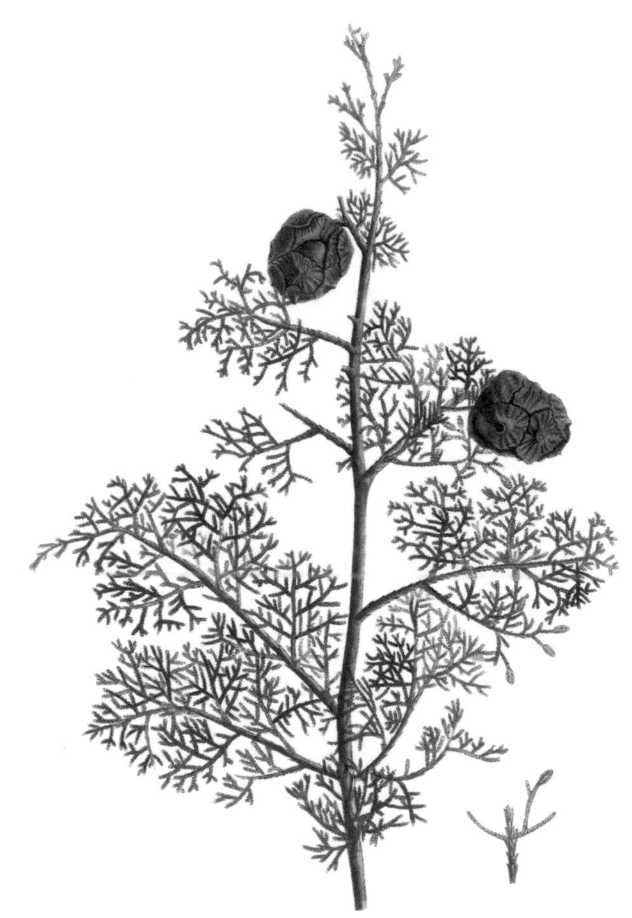

給誰用？

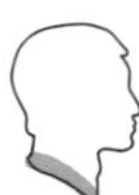

成人：無特殊禁忌，**除了**有荷爾蒙依賴性症（包括癌症）或有家族病史者禁用

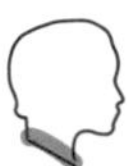

小孩：6 歲以上

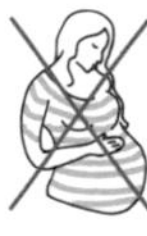 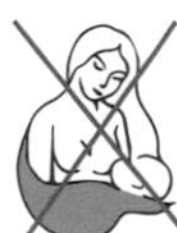

孕婦或哺乳母親：禁用

如何用？

+

療程一週不要超過 5 天

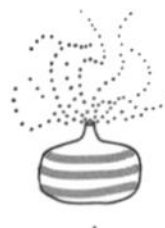
+

成人：每小時擴香 10～20 分鐘
6 歲以上的孩子：每小時 5 分鐘，當孩子在場時擴香

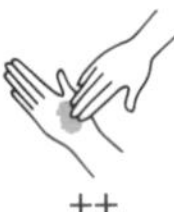
++

稀釋 10%在植物油

物化性質

- 密度：0.860～0.886
- 顏色：淡黃
- 氣味：接近松樹、木質調
- 萃取率：1 公噸植物萃取 0.7kg 精油

成分

有機優質絲柏精油的分子包含：

- 40～65% α-松油萜
- 12～25% δ-3-蒈烯
- 1～5%雪松醇
- 其他微量分子

促進靜脈循環和止咳的好精油！

一點點歷史

絲柏原產於歐洲的東南和小亞細亞，從它成為古代美索不達米亞的亞述-巴比倫人藥典中出現的主要植物之一，表示它的用途可以追溯到古代，當時主要用於解決一些小病痛。希波克拉底建議以沐浴的方式來緩解循環系統的問題，而阿拉伯人則以細粉末的形式來使用，以緩解皮膚的敏感不適。縱觀歷史，具有常綠特質的絲柏常與墓園緊鄰在一起，於是成為地中海地區哀悼的象徵，因為它的形狀像是邀請死者的靈魂升上天空！

主要適應症

絲柏精油的主要適應症與靜脈淋巴有關：

靜脈曲張

下肢浮腫

雙腿沉重

淋巴引流

- 將絲柏精油稀釋 10％在瓊崖海棠油，然後沿著靜脈路徑（從腳踝到大腿）按摩腿部。

其他適應症

痙攣性咳嗽、失聲、混合性咳嗽

- 在中性載體加 2 滴絲柏服用，每週口服 5 天。

痔瘡

- 用瓊崖海棠油稀釋 5%，再塗抹痔瘡的靜脈患部。

毒性

急性毒性：非常低。

特定的風險：

- 可能的致敏風險（風險低，但氧化後的精油風險較高）：請妥善存放精油，必要時可以在調合油裡添加抗氧化劑。
- 一些作者將這種類荷爾蒙作用歸因於絲柏，並禁用在乳腺病或荷爾蒙依賴性疾病。當前唯一的毒性學數據評論並不支持這些禁忌症。但不容忽視的是，芳療師和臨床醫師的實際經驗，已看過有類荷爾蒙作用。因此在未獲得進一步的科學數據之前，作為預防原則，應避免長期使用，有荷爾蒙依賴性疾病的人或兒童應格外小心，但不應完全禁止使用。如有疑問，請諮詢你的醫師或有芳療專業的藥師。

美容，健康與家居

由於絲柏精油氣味的關係，除了用於改善人體的循環系統，一般不會用於家居或保養品。

已證實了！

絲柏的鎮咳特性不僅可以用於刺激性的咳嗽，其抑制細菌生長的作用，也可以緩解有痰濕咳。

乳香
Encens

Boswellia carterii

其他名稱｜索馬利亞的眼淚

橄欖科｜樹脂

產地｜索馬利亞、衣索比亞

價格｜€€

給誰用？

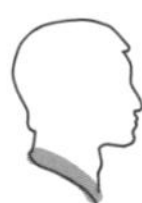

成人：無特殊禁忌

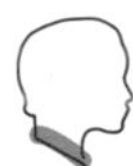

兒童：3 歲前不建議使用，3～6 歲請謹慎使用

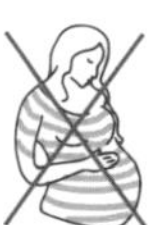
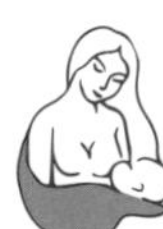

孕婦：懷孕未滿 3 個月禁用

如何用？

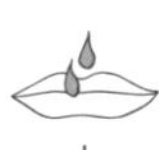

成人：2 滴／次，每日 3 回

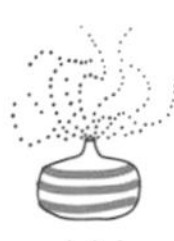

成人：每小時擴香 20 分鐘
6 歲以上的孩子：每小時 5 分鐘，當孩子在場時擴香

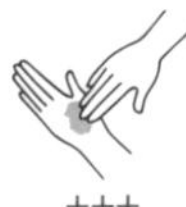

稀釋在植物油裡使用

抗憂鬱
消炎
傷口癒合
祛痰
提升靈性層次
激勵免疫力

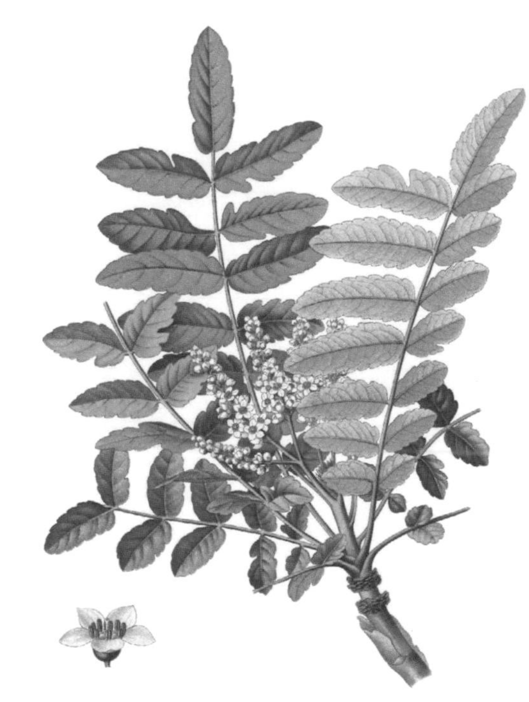

物化性質

- **密度**：0.875～0.885
- **顏色**：淡黃到黃色
- **氣味**：樹脂、木質調、檸檬味和綠色調
- **萃取率**：3～8%

成分

有機優質乳香精油的成分包含：

- 40～48% α-松油萜
- 7～9% α-側柏烯
- 13～15%檸檬烯
- 4～5%檜烯
- 7～8%月桂烯
- 1～8% β-丁香油烴

寧靜的精油！

一點點歷史

乳香是一種樹脂，在聖經裡常出現的焚香，是從神聖的樹上取得的，乳香樹生長在非洲（蘇丹、索馬利亞、衣索比亞）、阿拉伯（葉門）和印度。它是如此的珍貴，以至於西元前 1500 年時，哈斯普蘇（Hatchepsout）女王組織了遠征到蓬特（現在的索馬利亞）的探險隊，將它帶回。根據老普林尼（Pliny the Elder，古羅馬博物學家）的說法，滿載乳香的駱駝商隊經過阿拉伯半島行走兩到三個月，每隻駱駝裝載 200 公斤，價值約是現在的 10 萬歐元！

在所有神聖物質中，乳香可能是信徒世界裡最著名的樹脂，用於慶典、冥想和儀式。無論是什麼文化或宗教，乳香被認為是人與神之間最強的交流連結。亞述人、埃及人、希伯來人、希臘人和羅馬人（異教徒、基督徒）在古代都曾使用過它。

根據聖經，基督教經常使用它，而乳香是東方三博士之一的卡斯柏帶給基督的禮物。

印度和亞洲的宗教信仰也使用乳香。現在全世界每年生產約 2000 公噸乳香。

主要適應症

乳香精油運用在冥想、瑜伽和祈禱，有助於清理思考並恢復內心的平靜。通過釋放心理動盪和失望，給我們每個人帶來寧靜和希望。

焦慮、壓力

- 倒 3 滴精油在 5ml 植物油，並按摩太陽神經叢。

促進皮膚再生：皮膚受刺激、疤痕（包括潰瘍），韌帶傷口或發炎的肌腱

- 在 2ml 昆士蘭堅果油裡加 2 滴精油，每天按摩 3～5 次。

其他適應症

冥想（以達到靈性的提升）

- 擴香。

激勵創意的記憶

- 擴香：5 滴乳香，6 滴大西洋雪松和 5 滴真正薰衣草。

專注、自我檢視、增加自信

- 以 20 滴乳香、20 滴矮松、10 滴月桂，與 50 滴植物油稀釋。每天用 1 滴調合油按摩手腕內側，如有需要，每天可用數次，並吸聞手腕散發出來的氣味。請避免在晚上使用。

抗感染，抗病毒

除此之外，乳香精油可保護人們免於感染，因為它有抗病毒的特性。

毒性

急性毒性：低（可能非常低，值是依據乳香精油已知的主要分子預估的）。

特定的風險：

- 可能的致敏風險（風險低，但已氧化的精油風險較高）：請將精油妥善存放，必要時在調合油中添加抗氧化劑。
- 作為預防措施，請避免長時間口服。
- 注意，請勿用在患有精神疾病的人。

美容、健康與家居

為了幫家裡增添香氣，請用少量的乳香精油，雖然聞起來像焚香，但卻沒有熏香煙霧的毒性。例如可以在擴香儀中加入 4 滴乳香、6 滴柑橘類精油或更多靈性的精油（沒藥、大西洋雪松、絲柏、穗甘松……），這樣可以讓你在面對事情時，有不同高度的觀點，冥想、專注或放鬆。

好的選擇！

有幾種不同產地的乳香樹：

- Carterii，原產於阿拉伯和索馬利亞。
- Frereana，原產於索馬利亞和肯亞。
- Serrata，原產於印度。

雖然這是不同的三種乳香精油，但它們的特性和用途非常相似。廣為人知的乳香精油來自 *Boswellia carterii* 乳香樹。

乳香在阿育吠陀醫學中，因其癒合和消炎作用，可以用來處理皮膚問題、風濕病和消化道發炎。

被證實了！

- 關於乳香精油在腫瘤學的使用，已經發表了許多研究。體外實驗證明能夠破壞培養物中的某些癌細胞。現在要實際用在腫瘤學方面還言之過早，但要達成這個目標是指日可待的。
- 一些研究顯示，特別在強迫症（OCD：Obsessive-Compulsive Disorder）發作時，對大腦有平衡作用。
- 近期的研究還顯示，乳香精油可以調節焦慮和憂鬱情緒。而現在被廣泛用於姑息治療。
- 在濱海卡涅的聖約翰綜合醫院，當宣布患有癌症消息時，可以藉由乳香精油的抗焦慮特性，並結合紅桔和苦橙葉一起使用。

你們知道嗎？

- 即使乳香精油的禁忌很少，但有時會散發出強烈的氣味，最好和其他精油一起使用。
- 乳香是由乾旱地區的小樹產出的，深切樹幹會得到一種白色樹脂，該樹脂暴露於空氣中一會兒便以「眼淚」的形式固化，可以直接從樹幹上收集，或等它們掉落在地上後再撿起來。與水接觸後，乳香會膨脹，軟化並呈黏液狀。

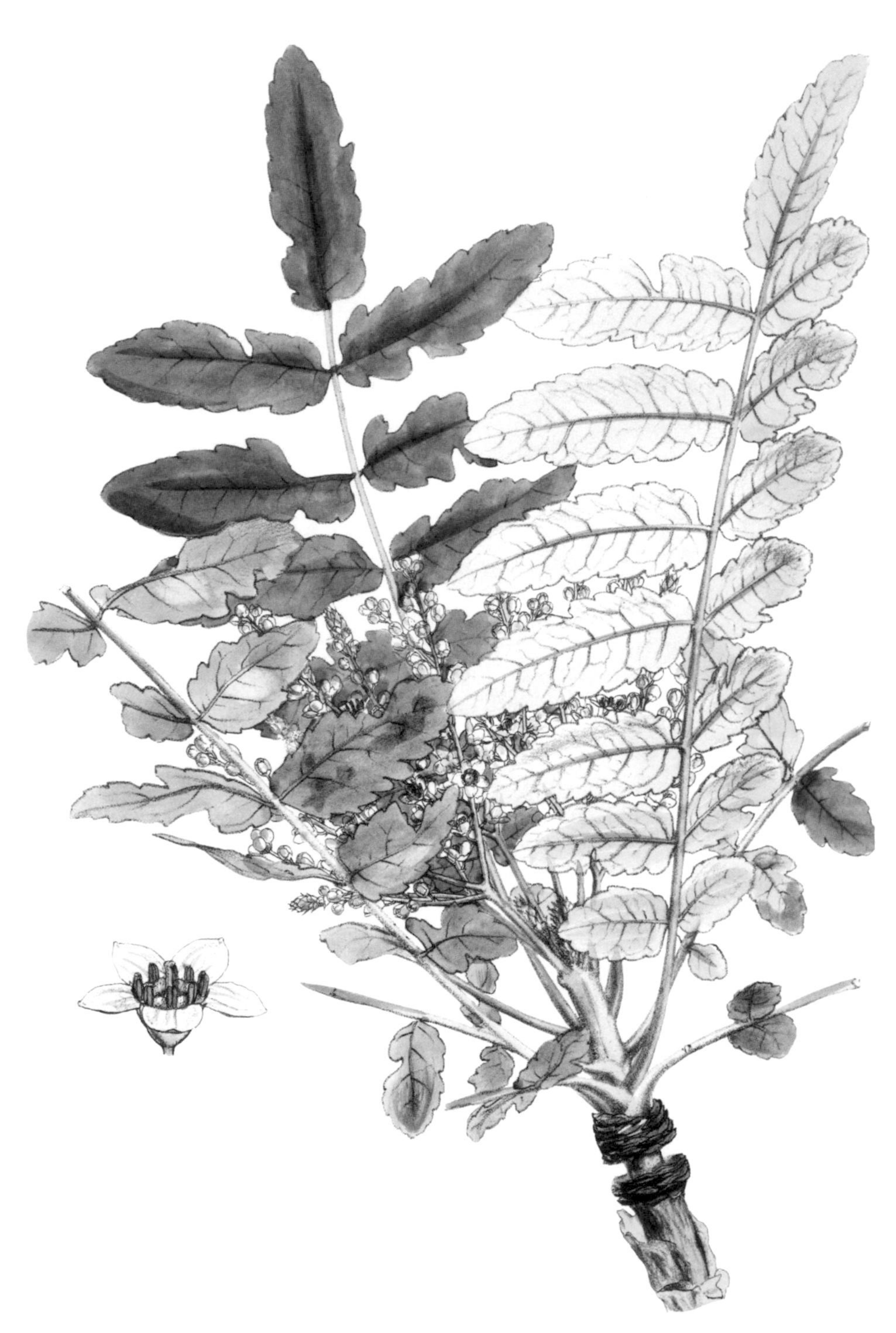

黑雲杉
Épinette noire

Picea mariana

其他名稱｜沼澤雲杉

松科｜針葉

產地｜加拿大

價格｜€

給誰用？

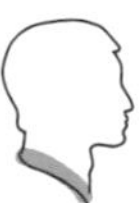

成人：無特殊禁忌

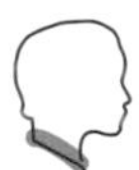

小孩：12 歲以上

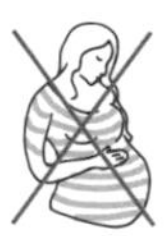
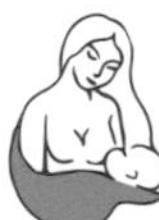

孕婦：不建議懷孕未滿 3 個月使用

如何用？

成人：2 滴／次，每日 3 回

12 歲以上小孩：1 滴／次，每日 3 回

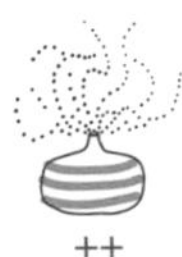

成人：每小時擴香 20 分鐘

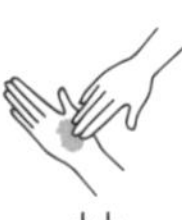

可能會灼傷皮膚，請稀釋（最高 10%）在植物油裡使用

消除疲勞（藉由類可體松作用）
消炎
滅菌防腐
強力抗痙攣

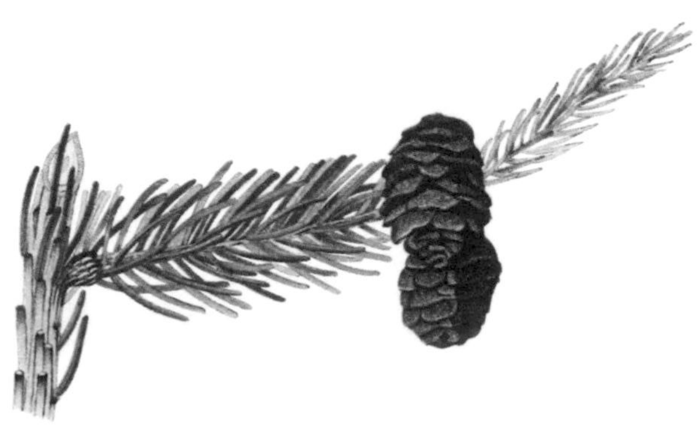

物化性質

- 密度：0.9075
- 顏色：透明到黃色
- 氣味：清新、樹脂和香脂味
- 萃取率：約 1kg 針葉萃取 10ml 精油

成分

有機優質黑雲杉精油的成分包含：

- 10～15%樟烯
- 1～3%三乙烯
- 13～16%α-松油萜
- 5～15%δ-3-蒈烯
- 長葉烯
- 長乙烯
- 1%龍腦
- 30～37%乙酸龍腦酯
- 長龍腦

既能強身、舒緩又能抗感染的精油。

一點點歷史

它的名字來自拉丁文 *spina*，意思是「刺」；北美印第安人用於醫療和靈性實踐。

從歷史上看，拉科塔族（Lakota）的美國人使用黑雲杉來治療傷口和肌肉疼痛。藉由它淨化和潔淨的特性，也用在他們的靈性儀式。

黑雲杉是針葉樹科的一種，生長在加拿大山坡上，是魁北克西南部的主要物種。它的名字是來自於它深灰棕色的樹皮，棕紅色的毬果長約 4 公分，果實類似於深紫色的松果。黑雲杉可以承受最嚴酷的寒冷。

主要適應症

黑雲杉精油中的酯類含量很高，這有助於平衡並具有抗痙攣特性。這就是為什麼我們經常將它添加到三溫暖、熱水浴和按摩中的原因。

在情緒上的作用

乙酸龍腦酯是該精油的主要成分，是一種相當溫和的乙酸，可對情緒產生作用。因此，它最出色的特性是清除「阻塞」，又有益於呼吸道和情緒。

- 吸聞精油瓶或在吸聞器的蕊芯上倒 10 滴後嗅聞。至少連續吸氣吐氣深呼吸 5 次，每天視需求可吸聞數次。

激勵神經系統的作用

這支精油具有滋補交感神經的特性（激勵神經系統的警覺性）。

- 以 1～2 滴稀釋於植物油，按摩腎上腺（腎臟上方），每日 1～2 次。

其他適應症

肌肉痠痛

黑雲杉作為緩解疼痛和促血液循環（緩解疼痛和使皮膚發熱），促進血液流向疲勞的肌肉並舒緩肌肉疼痛。

- 以1～2滴稀釋在些許植物油，每天按摩患部1～2次。

支氣管炎

藉由其消炎作用，可以緩解任何類型的咳嗽。

- 一匙蜂蜜加 1～2 滴精油服用，每日 3 回。避免在晚上口服。

對泌尿生殖系統的作用

黑雲杉具有防腐滅菌、消炎、抗真菌和抗痙攣特性，有助於保持泌尿生殖系統和肺部循環的健康。

- 一滴加 1 勺蜂蜜，如有需要可加抗感染精油一起服用。

在情緒上的作用

精油對緊張的人有鎮定作用，對感到昏昏欲睡和憂鬱的人卻有提振作用。它清新乾淨的氣味產生一種和諧、善意的感覺，並通過消除情感障礙以幫助與真實的感覺連結。因此，在嗅覺工作坊中，參與者聞到黑雲杉的味道後，感受到重擔釋放了出去。

黑雲杉清新、舒緩的香氣源於它豐富的單萜烯類成分，使其成為冥想和瑜伽的理想精油。

毒性

急性毒性：低至極低。

特定的風險：

- 不建議長時間使用。最好選擇短期治療，若有必要，最好是每個月用 3 週停 1 週。
- 可能會引起過敏（低風險，但氧化後的風險較高），請妥善存放精油，必要時可以在調合油中添加抗氧化劑。
- 輕度至中度引起皮膚刺激的風險：請勿使用純精油，請稀釋。
- 吸入：留意敏感的人，可能會刺激呼吸道。

已證實了！

- **類可體松作用**：黑雲杉激勵腦下垂體，分泌促腎上腺皮質激素，也就是在體內控制性荷爾蒙、甲狀腺和腎上腺的部位。它對腎上腺的作用最為明顯，尤其在冬天，是對抗慢性嗜睡，消除疲勞的完美精油。

不可不知

黑雲杉精油本身不會引起過敏，但如果儲存不當，其氧化作用可能導致形成致敏化合物。

檸檬尤加利
Eucalyptus citronné

Corymbia citriodora / Eucalyptus citriodora

桃金孃科｜葉片

產地｜馬達加斯加、越南

價格｜€

給誰用？

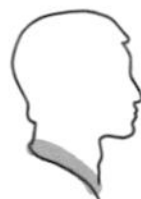

成人：無特殊禁忌

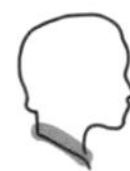

兒童：6 歲以上

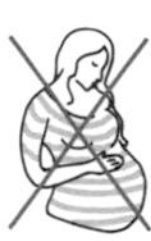
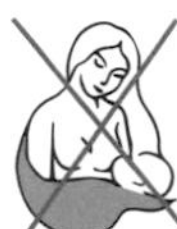

孕婦和哺乳母親：若無醫師或藥師建議的情況下不建議使用

如何用？

由於這支精油的氣味太強烈，故不建議採用口服途徑

成人：2 滴／次，每日 3 回

7～12 歲小孩：1 滴／次，每日 3 回（12 歲以下不要使用舌下途徑）

6 歲以上兒童：1 滴／次，每日 2 回

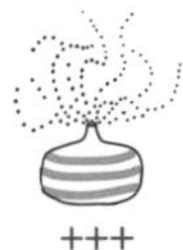

沒有特別建議擴香，因為味道很濃

成人：每小時擴香 20 分鐘

6 歲以上的孩子：每小時 5 分鐘，當孩子在場時擴香

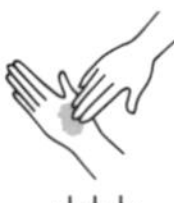

最高稀釋 10％在植物油裡使用，以避免任何刺激皮膚的風險

鎮痛
抗真菌
消炎
驅蚊、驅蝨子、驅跳蚤和壁蝨

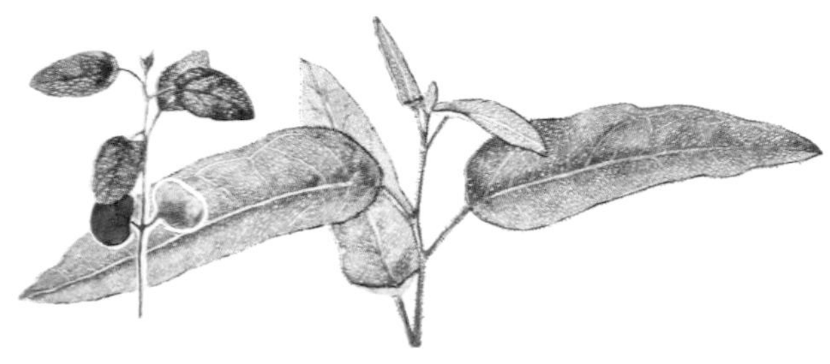

物化性質

- 密度：0.864～0.882
- 顏色：透明到淡黃色
- 氣味：檸檬味、強烈而帶果皮香
- 萃取率：1.25kg 精油需要 100kg 葉片

成分

有機優質檸檬尤加利精油的分子包含：

- 40～80％香茅醛
- 3～13％香茅醇
- 些微的牻牛兒醇
- 其他微量分子

對關節、肌腱和皮膚有很好的消炎作用，但別忘了要稀釋！

主要適應症

檸檬尤加利的主要適應症與皮膚有關：

風濕性疼痛、關節炎

肌肉痠痛

♦ 稀釋 10％於杏桃核油或瓊崖海棠油（注意，若服用抗凝血劑則禁止使用這種植物油）。

其他適應症

驅蟲

檸檬尤加利可以透過擴香或塗抹皮膚，以幫助驅逐蚊子、壁蝨和跳蚤。

舒緩

有助於緩和被昆蟲叮咬引起的搔癢。

抗真菌

請見「已證實了」部分。

毒性

急性毒性：低至極低。

特定的風險：

- 可能有致敏性（低風險，列出過敏原清單）。
- 因醛類含量高可能有刺激皮膚的風險：請勿使用純精油，請稀釋最高 10%。

已證實了！

檸檬尤加利精油具有許多治療特性，並已通過各種研究證明，這裡僅列出一些。

- **消炎**：檸檬尤加利精油的主要作用有強大的消炎效果，並且已被眾多研究證明。該精油的作用機轉與非類固醇消炎止痛藥相似，能抑制發炎反應起源的前列腺素（發炎的介質）的合成，並減輕發炎引起的疼痛。
- **鎮痛**：檸檬尤加利精油有時被暱稱為「運動員的精油」，該名稱源於具有止痛和肌肉鬆弛的作用，可用於撕裂傷、拉傷、抽筋、四肢疼痛、斜頸症或腰痛的情況。這種活性作用已在多項研究中通過兩項測試得到證實：乙酸活性（這種精油可以緩解身體疼痛）和塗抹於皮膚的加熱活性。
- **止痛（若是帶狀皰疹）**：尤其是在特定情況下，對帶狀皰疹和水痘（兩者是同株病毒）的疼痛，已有成功的研究。
- **解熱**：用檸檬尤加利精油來降低老鼠直腸溫度是最有效的，甚至比解你疼（Aspégic®）更有效。
- **驅蟲**：我們發現檸檬尤加利在驅蚊方面比其他精油有效，在驅逐昆蟲，如壁蝨、蒼蠅等也非常有效。可以與其他精油結合使用以提高功效，例如玫瑰天竺葵和錫蘭香茅。
- **殺幼蟲**（蚊子），有許多研究顯示證明它對蚊子的幼蟲有效。

  主要是檸檬尤加利精油的成分之一：檸檬桉醇（citriodiol）也稱為孟二醇（PMD：P-menthane-3,8-diol），具有驅蚊作用，因此可以使用精油以自然驅逐蚊子，尤其在有登革熱、基孔肯雅熱和瘧疾的國家。
- 檸檬尤加利精油是一種具有舒緩和鎮靜特性的皮膚鎮痛藥，可將它用於治療，以緩解咬傷的皮膚。
- **抗真菌**：多項研究證明這支精油對抗多種真菌的功效：白色念珠菌、黃曲霉、菜青蟲、菜豆炭疽病、尖孢鐮刀菌、稻瘟病菌、小麥白粉病、茄根絲線蟲、茄白粉病。主要是白色念珠菌造成口腔和陰道感染，針對預防性或治療性的使用，檸檬尤加利精油對這種真菌的有效性令人瞠目結舌。

  因此，在一項研究表明，檸檬尤加利精油對白色念珠菌的效力比兩種常用的抗真菌藥：邁可那挫（Daktarin®、GynoDaktarin®、Loramyc®）和黴克頓乳膏（Mycohydral-in®）強六倍。
- 研究顯示，這支精油對蠕蟲（胃腸道線蟲和錐蟲）以及抗結核病（減少傳染）也非常有效。

請記住

檸檬尤加利不僅用於驅逐各種昆蟲，對於驅蚊更加出色，正如它香茅的氣味展現出來的威力一般；它也具有厲害的消炎特性。

藍膠尤加利
Eucalyptus globuleux

Eucalyptus globulus
桃金孃科｜葉片
產地｜遍布全球（西班牙、智利、印度、中國）
價格｜€

給誰用？

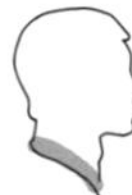
成人：胃灼熱時禁用

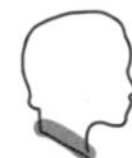
小孩：12 歲以上
6～12 歲兒童：僅用於擴香

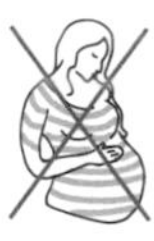
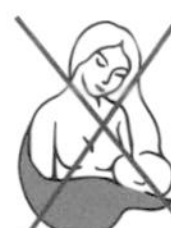
孕婦或哺乳母親：不建議

如何用？

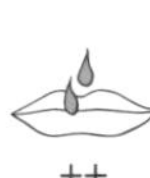
++
成人：2 滴／次，每日 3 回
12 歲以上小孩：1～2 滴／次，每日 3 回

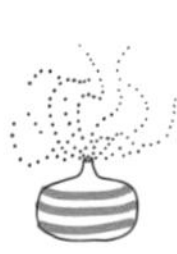
+
可擴香但並非首選，因為它的味道很濃
成人：每小時擴香 10～20 分鐘
6 歲以上小孩：每小時擴香 5 分鐘

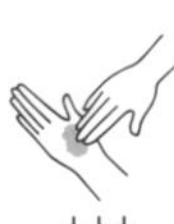
+++
在植物油稀釋最高 10%
（以避免任何皮膚刺激的風險）
成人和 12 歲以上小孩：以 3～5 滴稀釋在 1/2 茶匙植物油，每天塗抹 2～3 次
6 歲以上小孩：以 2～3 滴稀釋在 1/2 茶匙植物油或些許乳霜裡，每天塗抹 2～3 次

呼吸道抗菌
抗病毒
紓解腫脹充血
溶解黏液、祛痰

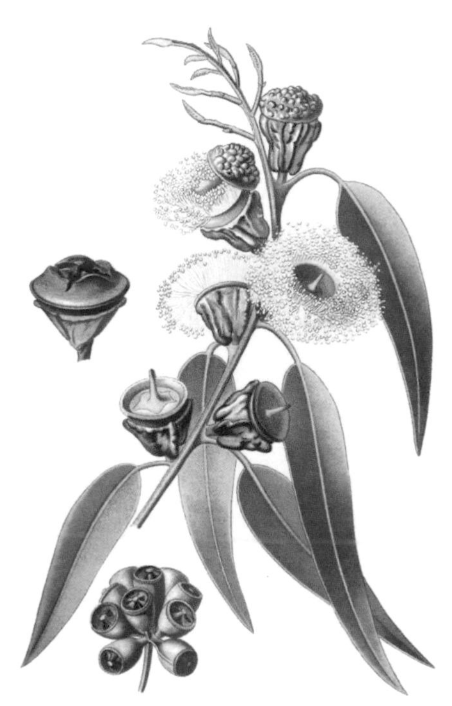

物化性質

- 密度：0.905～0.925
- 顏色：透明到淡黃色
- 氣味：樟腦味、帶有桉油醇的清新感
- 萃取率：依植物分佈在不同的地區，100kg 植物萃取 700g～3kg 精油

成分

有機優質藍膠尤加利精油的成分包含：

- 70～80%1,8-桉油醇
- 8～14%α-松油萜
- 9～15%檸檬烯
- 5～10%對傘花烴
- 其他微量分子（藍膠醇、松香芹醇、松香芹酮、香樹烯）

專用於肺支氣管的強效精油。

主要適應症

藍膠尤加利的主要適應症與肺部和下呼吸道有關：

支氣管炎

肺支氣管阻塞、有痰濕咳

- 倒 2 滴精油在中性載體服用，每日 3 回（晚上 6 點以後不要服用），持續 5 天。

血液的氧合作用

- 在繃帶上倒幾滴，貼在足弓上可以讓運動員表現更好。請注意，藍膠尤加利在瑞士被列入興奮劑物質清單。

其他適應症

中耳炎

- 稀釋 10%，按摩耳廓後面。不要直接倒入耳道裡。

細菌性皮膚炎（皮膚感染）

- 在身體保養產品中稀釋 5%。

毒性

急性毒性：低（依據其他 1,8-桉油醇尤加利精油已知的數據類推得知）。

特定的風險：

- 根據其來源，可能出現藍膠尤加利精油的精餾（特別是再蒸餾），成分將失去許多少量存在的分子。相反的，其 1,8-桉油醇和 α-松油萜的含量將提高。這種混摻精油會導致皮膚或呼吸道黏膜刺激的風險增加，這時更需要確保使用的精油是優質的！

禁忌症：

- 1,8-桉油醇可促進分泌質子泵，因此會增加胃酸：若有胃灼熱時，請勿使用此精油。
- 禁止 6 歲以上兒童患有癲癇或抽搐病史使用。
- 氣喘或乾眼症患者：不建議擴香和嗅吸，其他使用途徑也需要謹慎。

美容，健康與家居

- 請在 100ml 清潔產品（地板、廁所的清潔劑）中加入 20～30 滴藍膠尤加利精油，以充分消毒家居環境：物品表面將可完全擺脫微生物（甚至當有幼兒在場時也可以使用）。
- 這支精油的氣味還能驅逐蒼蠅（噴在家裡……）、嚙齒動物和蟑螂（將精油浸泡在敷料後放在牠們所經之處）；也可以殺死螞蟻（與嚙齒動物的用法相同）。

已證實了！

桉油醇的特性已在多項研究中得到證實，包括抗病毒、祛痰和溶解黏液的特性。

- 藍膠尤加利精油中香樹烯和 1,8-桉油醇的結合具有協同增效的抗菌作用（特別是針對多重耐藥菌），而且還具有止痛效果（與檸檬尤加利精油同時進行的測試）。
- 在含有 1,8-桉油醇的精油中，它是含量很高的精油之一。該分子在許多領域（疼痛、祛痰、發燒、消炎、抗真菌、抗感染等）有無數的研究。但在實際運用上，我們較喜愛使用澳洲尤加利，因它比藍膠尤加利更容易揮發，氣味更淡。
- 在運動訓練時或比賽前用它為血液充氧：在腳底或手腕上倒 3 滴純精油以嗅聞和按摩。這樣可以增加運動員的細胞含氧量，並減低比賽期間和比賽後的不適感！

臨床軼聞

一位患有嚴重感冒的運動員在晚上服用一顆倒有 40 滴藍膠尤加利精油的方糖！結果他晚上必須沖 8 次澡，因為從熱到冷，溫度調節中心因他所服用的精油劑量和汗腺（使流汗）過度刺激而錯亂。他有胃灼熱、頭暈的感覺，雖然第二天早上醒來就「痊癒」了，但我不建議學習他的作法！

澳洲尤加利
Eucalyptus radié

Eucalyptus radiata
桃金孃科｜葉片
產地｜澳洲
價格｜€

給誰用？

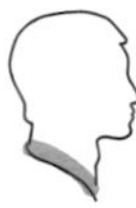
成人：無特殊禁忌

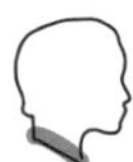
兒童：不建議 3 歲以下使用

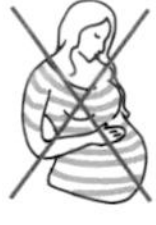
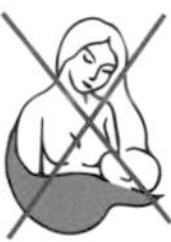
孕婦或哺乳母親：若無芳療師的諮詢，不建議任意使用

如何用？

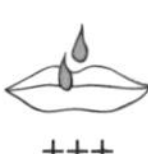
+++

12 歲以上到成人：2 滴／次，每日 3 回
7～12 歲小孩：不建議口服

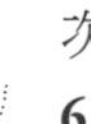
+++

成人：每小時擴香 10 分鐘，每天 3 次
6 歲以上小孩：當孩子在場時，每小時擴香 5 分鐘
6 歲以下小孩：當孩子不在場時，預先擴香 5 分鐘

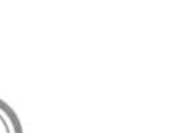
+++

12 歲以上成人：以 2～5 滴，純精油或稀釋於植物油，每天塗抹 3 次
6～12 歲小孩：以 2 滴稀釋於植物油，每天塗抹 3 次
3 歲以上兒童：以 1～2 滴最少稀釋 50%於植物物，每天塗抹 2 次

抗菌
抗真菌
抗病毒
紓解鼻腔的腫脹充血
祛痰
提振免疫力

對於 36 個月以下的兒童，國家藥品安全局（ANSM）建議保養品中的 1,8-桉油醇含量不得超過 0.1%，而 36 個月至 6 歲的兒童則不超過 1.12%（請參見下表以得知每滴澳洲尤加利精油的相對含量）。

年齡	保養品裡建議最高的 1,8-桉油醇含量	每 1 滴澳洲尤加利精油就含有約 65%的 1,8-桉油醇
3 歲前	0.1%	1 滴澳洲尤加利精油稀釋於 20ml 植物油
3～6 歲	1.12%	10 滴澳洲尤加利精油稀釋於 20ml 植物油

物化性質

- 密度：0.905～0.925
- 顏色：淡黃色
- 氣味：清新溫和、桉油醇味
- 萃取率：約 2%，或說 100kg 葉片萃取 2kg 精油

成分

有機優質澳洲尤加利精油的成分包含：

- 60～75%1,8-桉油醇
- 不到 5%α-松油萜
- 5.4～8%檸檬烯
- 6～15.2%α-萜品醇
- 0～2%萜品烯-4-醇
- 4%α-乙酸萜品烯酯

上呼吸道的精油。

一點點歷史

澳洲尤加利來自澳洲，並已擴展到地中海地區。原住民將它用作傷口敷料以驅蚊並退燒。澳洲尤加利是自 1860 年代以來在澳洲生產中最古老的精油之一，原住民當時已經知道這種植物具有強大抗病毒作用和激勵免疫力。

在 19 世紀，在英國的醫院中用於消毒泌尿導管。如今，這支精油已在世界各地（西班牙、南非、中國、馬達加斯加……）生產。

主要適應症

澳洲尤加利的主要適應症與上耳鼻喉科有關：

鼻咽充血

感冒

鼻竇炎

- 倒 5 滴在熱水裡吸聞，每日數次。
- 或 3 滴與其他精油調合後，按摩前胸和後背。處理有痰濕咳（與上述劑量相同）的效果也很好。

發燒

- 將 10 滴精油調合入 1/2 杯牛奶或有泡泡的基質，再倒入足浴盆的熱水。
- 倒 2 滴精油在中性載體服用，每日 3 回（晚上 6 點以後不要服用），持續 5 天。
- 以澳洲尤加利在杏桃核油稀釋 10%，並按摩前胸和足弓，每天 2 次。

其他適應症

病毒性流感

- 為預防起見，倒 2 滴精油在中性載體服用，在流感期間，每日 1 回，每週 5 天。
- 在杏桃核油稀釋 10%，按摩前胸和足弓，在流感期間，每日 1 次，每週 5 天。
- 若是為了治療，用以上的劑量和方法在早、午和晚上 6 點使用，直到完全康復。

毒性

急性毒性：低（可能非常低）（依據澳洲尤加利精油主要分子的已知數據，並與其他尤加利家族精油比較類推得知。）它是一種耐受性很好的精油。

特定的風險：

無，但請留意以下使用注意事項：

- 不建議 3 歲以下兒童使用。
- 禁止 3 歲以上兒童患有癲癇或抽搐病史使用。
- 氣喘或乾眼症患者：不建議擴香和嗅吸。
- 對服用免疫抑制劑的患者要謹慎。
- 不要跟藍膠尤加利或薄荷尤加利混淆。
- 原則上不建議兒童口服富含 1,8-桉油醇的精油。請注意，在商店中有販賣用於口服途徑的即用型產品，每日攝入這些產品 2～3 回，等同於以稀釋形式或協同作用攝入相當於 1/4（7～10 歲）至 1/2 滴（10～12 歲）的澳洲尤加利精油。若有疑問，請務必諮詢芳療顧問。
- 禁止在 6 歲以下兒童中使用富含 1,8-桉油醇的精油在臉部、脖子，也不建議用在上胸部。兒童禁用滴鼻劑。據報導，4 歲以下的兒童，若以不適當的方法使用鼻噴霧劑，會引起 1,8-桉油醇中毒。
- 國家藥品安全局發布有關化妝保養品的建議：用於保養品的澳洲尤加利（其主要成分 1,8-桉油醇）含量必須要低。

已證實了！

雖然大多數研究都集中在藍膠尤加利，但若仔細觀察澳洲尤加利的成分，就可確認它是最平衡的精油之一！因此，我建議醫院工作人員使用這支精油，尤其是將它與其他精油調合來擴香以對抗冬天和病毒感染。它確實是淨化空氣的超級消毒劑。科爾馬（Colmar）的醫院，在流感期間單獨使用它來吸聞以增強免疫力；德國許多醫院作擴香或呼吸性傳染病的敷料。在史特拉斯堡（Strasbourg），僅僅透過澳洲尤加利的擴香，兒童部門的抗生素使用量就大大減少了！

在實際運用上，可用於預防（用擴香）或用於混合性、刺激性、病毒性咳嗽或暢通阻塞性支氣管炎（用 5 滴在熱水裡吸聞）的精油。但對於氣喘患者或容易敏感的人，必須遵守某些使用注意事項，因為此精油所含的桉油醇會導致身體在支氣管中分泌更多的黏液。

冬青白珠
Gaulthérie (wintergreen)

Gaultheria procumbens

芳香白珠 *Gaultheria fragrantissima*

杜鵑花科｜枝葉或葉片

產地｜加拿大、尼泊爾

價格｜€

給誰用？

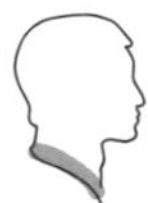

成人：無特殊禁忌

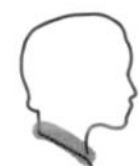

小孩：12 歲以上

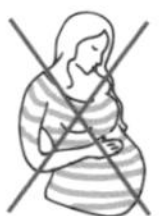
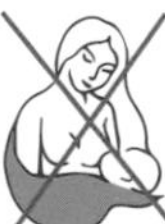

孕婦和哺乳母親：禁用，因為有致畸性（可能導致胚胎畸形）

如何用？

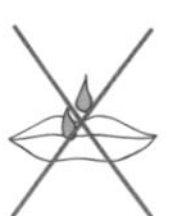

禁止口服

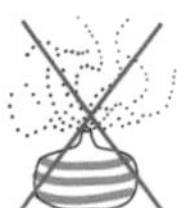

禁止擴香

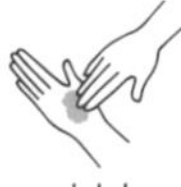

謹慎使用：使用純精油會使皮膚過敏，乾燥和黏膜剝落的風險。使用這種精油一定要稀釋，最高 10%

鎮痛
消炎
輕度抗菌

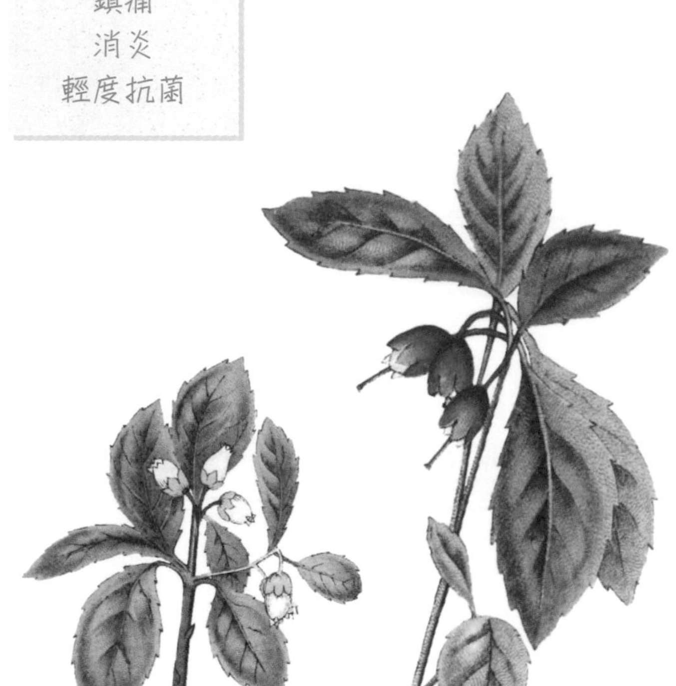

物化性質

- **密度**：>1（在純露的底層還會有精油）
- **顏色**：淡黃或黃綠色
- **氣味**：非常有特色、熱情的、細緻的、有在激烈比賽後的運動員更衣室涼涼、刺鼻的味道（如痠痛軟膏）
- **萃取率**：167kg 葉片可獲得 1kg 精油

成分

有機優質冬青白珠精油的分子包含：

- 一百多種成分，包括 5 種水楊酸酯（甲基、乙基、苯基、苄基、對羥基甲基）、19 種烷烴、22 種單萜烯類等
- 水楊酸甲酯顯然占多數（74～99%）。因此，冬青白珠精油是少有的單分子精油之一，也就是説幾乎完全由一種分子組成

必備的消炎精油！

一點點歷史

在中國和北美已有數百年的歷史。加拿大人加入花草茶、口香糖，小糖球中食用，並暱稱為冬青。

有些加拿大美洲印第安部落的易洛魁人（Iroquois）使用冬青白珠樹葉的浸泡液作為「靈丹妙藥（swains panacea）」和解熱消炎劑（間歇性發熱、傳染病、偏頭痛、損傷、坐骨神經痛等）。阿岡昆族（Algonquins）咀嚼葉子以提神消除疲勞；因紐特人（Inuit）用它泡茶以緩解疼痛，因此也被稱為「加拿大茶」。

19 世紀初，法國藥師波佛（Boyveau）以易洛魁人的「靈丹妙藥」為靈感，而量產一種名稱為 Rob de Laffecteur 的藥劑，獲得巨大成功。

這種植物有神奇的效用：將新鮮葉子散佈在居住的地方，可以免於妖魔和詛咒的侵害。像其他植物一樣，放在枕頭下可保護睡著的人，因為冬青白珠樹可以吸引善靈，但前提是要能忍受植物氣味！

這種植物在加拿大印第安人將它用作止痛藥，本來是要獻給高迪耶（Gaulthier），他是王室的醫生和植物學家，高迪耶將它介紹給著名植物學家林奈（Carl Linnaeus）。

藍莓和帚石楠的近親是白珠樹的小灌木叢，因此有「平鋪」生長特性。它生長在北美的森林以及潮濕、多沙和酸性的地區。有幾種具有非常相似的組成分子和特性的變種：雲南的平鋪白珠和芳香白珠。

主要適應症

由於具有水楊酸甲酯的強烈氣味，因此能協助賽前努力準備和賽後康復，是「運動員的精油」。

扭傷、肌腱傷害（肌腱炎、網球肘……）、抽筋、全身疼痛

- 將 3 滴精油稀釋於 30 滴植物油（山金車浸泡油、榛果油），每天塗抹 3 次。

關節痛、風濕痛

- 將 5 滴檸檬尤加利精油和 5 滴冬青白珠精油稀釋於 50 滴植物油，再以數滴調合油局部塗抹患部。這種調合油只適用於短期治療。
- 若是慢性疼痛，請將冬青白珠、檸檬尤加利和醒目薰衣草精油（各 2 滴）稀釋於植物油（1 茶匙山金車浸泡油或榛果油），徹底在患部施作深層的按摩。這樣的療程每週僅用 5 天，請遵守週末休息停止療程。

不可不知

- 儘管價格相對較低，但冬青白珠精油可能會被混摻過量的水楊酸甲酯，甚至可以透過添加這種合成的酯類成分而重組。
- 透過乾餾或熱解法生產的樺木和黃樺精油，都含有高達 98％的水楊酸甲酯，因此其使用的適應症與冬青白珠精油相似，但樺木和黃樺精油是稀有且昂貴的，所以選擇冬青白珠精油即可。

毒性

急性毒性：透過皮膚途徑低，但對口服途徑有害。

- 我們認為對人類的毒性比動物高 1.5～4.5 倍，實際上，成人的半數致死劑量（LD50）估計為 0.5g／kg，兒童的最小致死劑量為 0.17g／kg。
- 考慮到 1g 水楊酸甲酯在藥理學上等同於 1.4g 乙醯水楊酸，致命劑量相當於成人攝入 5ml 精油，兒童攝入 4ml 精油。

特定的風險：

- 通過皮膚或口服途徑，水楊酸甲酯會大大降低血小板聚集。因此，若有服用抗維生素 K（AVK）和凝血酶抑制劑會增加風險。
- 口服冬青白珠精油會引起酸鹼不平衡、葡萄糖代謝紊亂，並可能誘發胃毒性。
- 藉由皮膚途徑可能有刺激性，請稀釋使用。請勿大面積塗抹身體。若為長時間使用，最好與其他精油調合使用。

孕婦或哺乳期婦女禁用：

- 通過口服或皮膚途徑，水楊酸甲酯可傳遞至子宮，並導致產前和產後出血的風險。
- 高劑量的水楊酸甲酯可能會導致畸形兒。

另外，強烈建議以下族群不要使用：

- 患有凝血障礙（血友病，血小板減少症……）者。
- 正在服用抗凝血劑或接受肝素治療的人（過量或加強作用有出血危險）。
- 若有胃食道逆流或消化道潰瘍的人。
- 對阿斯匹靈衍生物或阿斯匹靈本身過敏的人。

使用方法建議：

- 請勿塗抹在受傷或受損的皮膚。
- 請勿用繃帶包紮過緊。
- 不要吸入。
- 請勿添加外部熱源（例如電熱毯），以免過度刺激甚至灼傷。
- 對於液體或半液體的產品：每天在患部薄薄地均勻塗抹 3～4 次；使吸收和／或按摩直到產品被皮膚吸收。
- 對於敷料、繃帶或貼布的產品：請勿讓它停留在皮膚超過 8 小時。

緩解疼痛的貼布

含 10%水楊酸甲酯的不透氣貼布（在冬青白珠精油裡的含量很多）和 3%左旋-薄荷腦（胡椒薄荷精油裡有很多），近期在美國由食品和藥物管理局（FDA）批准了用於治療輕度至中度的疼痛。只需用 8 小時即可明顯的緩解疼痛。

已證實了！

大量研究已顯示冬青白珠的消炎和緩解疼痛特性（劑量依賴性的抑制產生促發炎細胞因子、一氧化氮（NO）、活性氧物質（ROS）和前列腺素 E2（PGE2），即疼痛受體）。

抗菌作用：冬青白珠精油可對抗某些難纏的細菌，例如：大腸桿菌和金黃色葡萄球菌（對抗生素有抗藥性，會引起膀胱炎等），其功效是合成水楊酸甲酯的十六倍（甚至在部分國家被當成抗菌劑）！

不可不知

白珠樹的種類很多，但特別推薦使用三種，傳統上建議用浸泡液以減輕發燒和緩解疼痛：

- 冬青白珠／平鋪白珠（*G.procumbens* L.）或稱加拿大茶，在北美和加拿大非常受歡迎。
- 尼泊爾使用的芳香白珠或印度冬青（*G.fragrantissima* Wall）。
- 雲南白珠（*G.yunnanensis*（Franch.）Rehder），用於中藥（類風濕性關節炎、關節痛、外傷……），其葉子含有過多的大分子而不易蒸餾（水楊酸甲酯醣苷），在蒸餾前需要浸軟枝葉或葉子，然後在熱水中壓碎放到隔天，以進行酶促發酵。

冬青白珠和芳香白珠主要包含一個單分子（水楊酸甲酯），其比例幾乎相同（約 99%）。因此，它們的治療性質是一樣的。

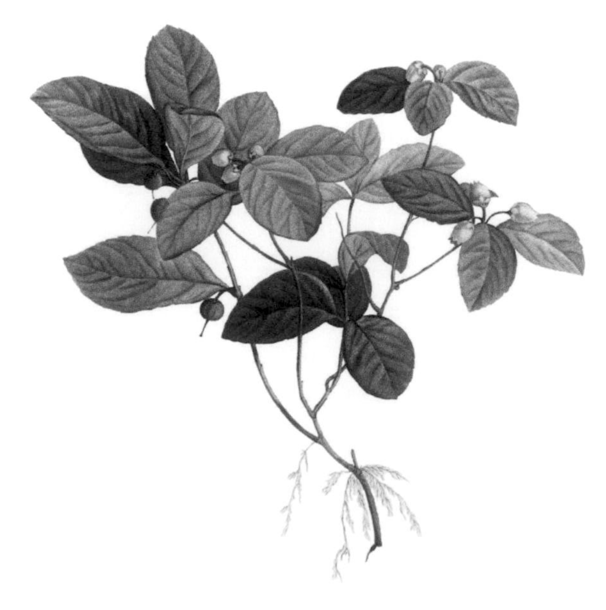

玫瑰天竺葵
Géranium rosat

Pelargonium asperum

其他名稱｜香葉天竺葵、花頭天竺葵、洋葵

牻牛兒科｜葉片

產地｜埃及

價格｜€€

給誰用？

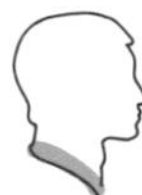

成人：無特殊禁忌

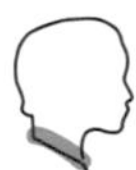

兒童：3 個月以上

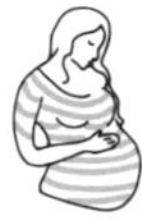

孕婦：懷孕未滿 3 個月避免使用

如何用？

成人：1 滴／次，每日 3 回，持續 7 天

12 歲以上小孩：1 滴／次，每日 2 回，持續 7 天

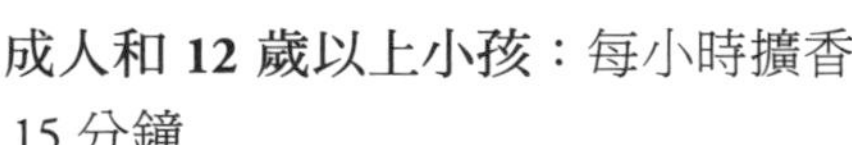

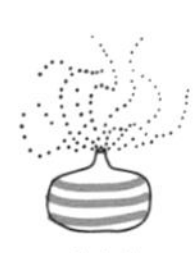

成人和 12 歲以上小孩：每小時擴香 15 分鐘

6 歲以上小孩：當孩子在場時，每小時擴香 5 分鐘

3 個月到 6 歲兒童：當孩子不在場時，每小時預先擴香 5 分鐘

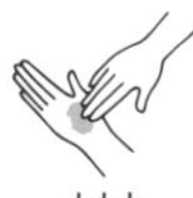

成人：2～6 滴純精油或稀釋在植物油，每天塗抹 3 次

6 歲以上小孩：2 滴稀釋在植物油，每天塗抹 3 次

3 個月到 6 歲兒童：1～2 滴稀釋在植物油，每天塗抹 3 次

防塵蟎
抗菌和抗真菌
抗痙攣
消炎
止血
促進皮膚再生和舒緩

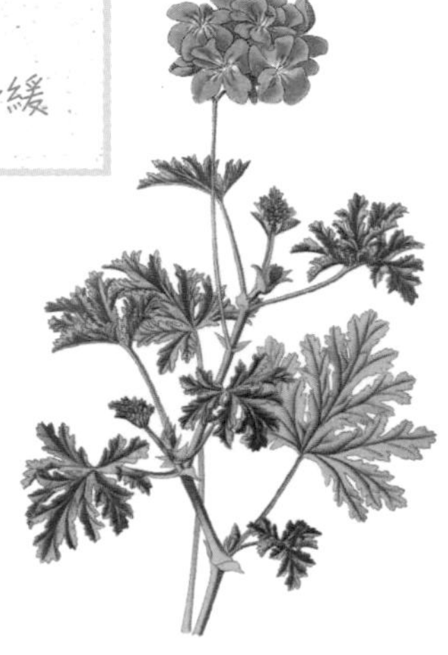

物化性質

- 密度：0.885～0.910
- 顏色：淡綠到深綠色
- 氣味：果香、玫瑰、溫暖而甜美，其迷人的香氣具有令人愉悅的氣味，多為香水所用
- 萃取率：100kg 葉片以獲得 100～330g 精油

成分

有機優質玫瑰天竺葵精油的成分包含：

- 3.8%沉香醇
- 44.5%香茅醇
- 6.5%牻牛兒醇
- 17.5%甲酸香茅酯
- 2.2%甲酸牻牛兒酯
- 2.2%丙酸香茅酯
- 0.6%丙酸牻牛兒酯
- 0.7%丁酸牻牛兒酯
- 1.6%惕各酸牻牛兒酯
- 2%薄荷酮
- 4.5%異薄荷酮
- 2.25％和 1％的順式和反式玫瑰氧化物
- 9%牻牛兒醛

適用全家，能促進皮膚再生和恢復平衡的精油！

一點點歷史

天竺葵原產於南非。源於希臘名 *geranos*，意為「鶴」，這種植物的果實種子外殼形似這隻鳥的嘴喙。它在 16 世紀末被進口到歐洲，在此期間是為皇宮中最珍貴的植物之一。

主要適應症

恢復神經平衡和令人心情好的特性

- 擴香或嗅聞。倒 10 滴左右在吸聞器的蕊芯，整天隨意吸聞。

止血

剛開始當精油倒在傷口上時，血液流動會加速以促進細菌和髒污排出，但它很快就變乾。此精油能通過細胞再生修復上皮細胞層，但不會造成組織增生。其收斂特性使表皮組織在色澤、保濕、外觀和質地等方面恢復平衡。

- 將 2～3 滴精油倒在無菌敷料，再放在傷口上。

抗菌

牻牛兒醇是一種強大的抗菌劑。

- 只要有感染，可用 1～2 滴純精油滴在傷口，每天 3 次。

抗真菌

牻牛兒醇可有效對抗白色念珠菌。香茅醇對毛癬菌屬的真菌具有活性，負責皮膚的真菌感染。

- 只要有黴菌，就可以在患部用 1～2 滴純精油，每天 3 次。

其他適應症

加強靜脈循環

抗痙攣

消炎

牻牛兒醇和香茅醇抑制某些發炎的介質。

美容，健康與家居

- 玫瑰天竺葵精油是用於皮膚的主要精油，可補強、促進再生、清潔和消毒皮膚；因其收斂和促進皮膚再生的特性而被廣泛用於保養品，例如「玫瑰紅潤唇膏」。
- 若要雙手細嫩，請在 150ml 洗碗精中加 30 滴精油。

鎮定和舒緩肌膚

- 可同時用於乾性和油性肌膚。
- 提亮皮膚。

防塵蟎

- 將海鹽結晶浸泡精油後，放入吸塵器裡或製作環境噴霧。

驅蚊

- 用擴香。

毒性

急性毒性：低至極低。

特定的風險：

- 可能的過敏（低風險）。
- 使用西醫對抗療法的糖尿病患者，不建議使用口服途徑。
- 藥物交互作用：牻牛兒醇抑制某些藥物代謝有關的細胞色素 2B6，特別是抗癲疾藥、止痛藥和抗腫瘤藥。理論上可能與這些活性成分（艾立莎膜衣錠、必博寧、癌德星錠、好克癌注射劑、K 他命、配西汀、美沙冬、衛滋持續性藥效錠、希利治林、蕾莎瓦膜衣錠）發生藥物交互作用。

已證實了！

- 大量的研究顯示，這支精油單獨或與類抗黴菌藥結合使用，作為傷口消毒劑，對口腔炎具有抗菌作用，對神經性疼痛具有消炎作用。
- 根據艾爾曼（A.Elman）的一項研究，玫瑰天竺葵精油可能對預防神經退化性疾病有益，因為神經發炎是疾病生理學的一部分。
- 最後，玫瑰天竺葵精油還能防蛀！

消防隊員，玫瑰天竺葵和安東尼的手指！

當我被陶瓷刀割傷手指時，我要求消防員在無菌敷料上倒 2 滴玫瑰天竺葵精油和 2 滴岩玫瑰精油。令他們驚訝的是，立刻止血了，他們的反應讓我發現原來大家對精油的了解還不夠，如果消防員能在急救箱裡放一些精油，那將是一件美好的事……大家開玩笑地說，從來沒有聞過這麼香的消防車！

薑
Gingembre

Zingiber officinale roscoe

薑科｜根莖

產地｜印度、斯里蘭卡、貝南、中國、印尼、馬達加斯加

價格｜€€

鎮痛（止痛）
抗菌
抗真菌
消炎
防噁心
補強消化系統
性補品

給誰用？

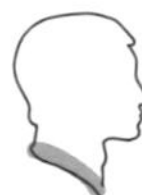

成人：無特殊禁忌

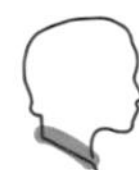

小孩：6 歲以上

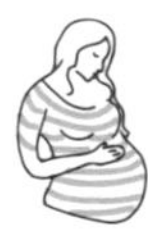 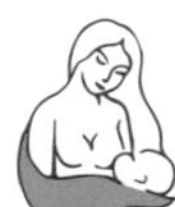

孕婦或哺乳母親：視情況，請諮詢芳療專家的建議

如何用？

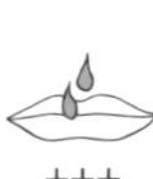

+++

成人：2 滴／次，每日 3 回
7～12 歲小孩：1 滴／次，每日 3 回
（12 歲以前不要使用舌下途徑）
6 歲以上小孩：1 滴／次，每日 2 回

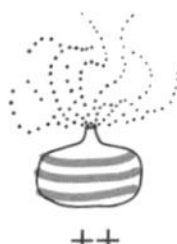

++

成人：每小時擴香 20 分鐘
6 歲以上小孩：當孩子在場時，每小時擴香 5 分鐘

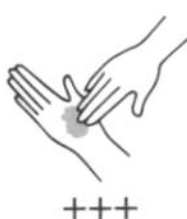

+++

稀釋在植物油裡使用

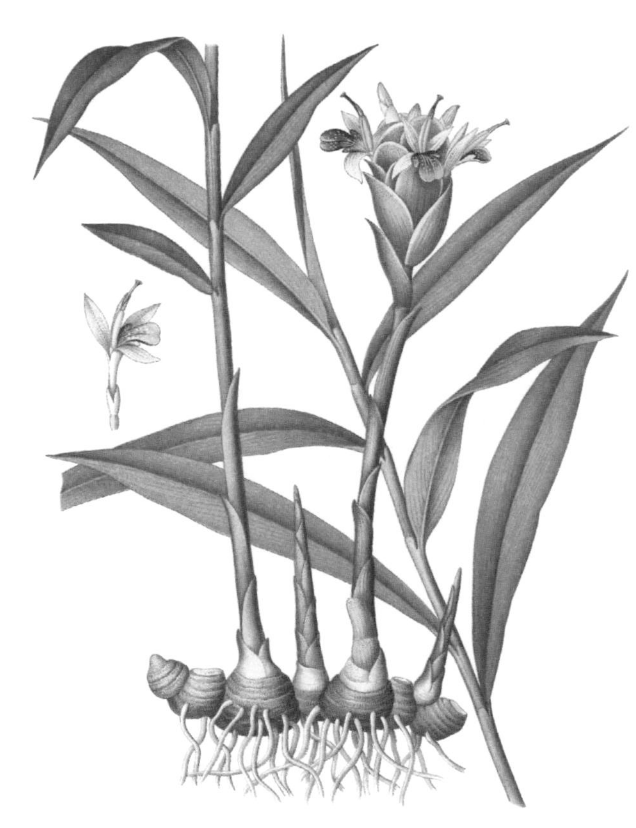

物化性質

- 密度：0.847～0.890
- 顏色：淡黃色
- 氣味：新鮮的辛香味、略帶檸檬味
- 萃取率：0.8～1%平均蒸餾 2.5 小時，或說 100kg 根莖萃取 1L 精油

成分

依據薑的產地不同，質量可能有所不同。最好是使用新鮮的薑蒸餾精油，你會以為聞到新鮮磨碎的薑。若要烹飪，請購買前先聞一下精油瓶裡的氣味。

有機優質薑精油的成分包含：

- 30～40% α-薑烯
- 10% β-倍半水茴香萜
- 7% β-沒藥烯
- 5% α-金合歡烯
- 0.9%牻牛兒醛
- 0.5%橙花醛
- 0.5%香茅醛
- 0.8～0.9%橙花叔醇
- 0.4%倍半水芹醇
- 薑醇（微量）
- 0.6%沉香醇
- 2%香茅醇
- 隱酮（微量）
- 0.1%香芹坦丙酮
- 2.5% α-松油萜
- 0.4% β-松油萜
- 8%樟烯
- 4.2% β-水茴香萜
- 3%檸檬烯
- 0.9%月桂烯

> 無論是吸聞、經皮膚途徑還是口服，都是處理噁心不可或缺的精油。

一點點歷史

薑在中國已經種植五千年了。據說它的香氣可以保護免於老虎的攻擊。希臘人和羅馬人用作香料，它的根莖被希臘著名的醫師、藥理學家和植物學家迪奧斯科里德斯（Dioscorides）強烈推薦用於助消化。

阿育吠陀醫學認為薑是普及的治療藥方。

主要適應症

噁心、嘔吐

- 將純精油沾在手帕或倒入吸聞器裡嗅聞。

暈車

- 倒 1 滴在中性載體以服用。
- 或將純精油沾在手帕或倒入吸聞器裡嗅聞。

其他適應症

消化系統問題（腸胃脹氣、便秘、腹脹）

- 口服：倒 1 滴在口服載體服用。

風濕病（消炎）

- 按摩：單獨或與其他精油一起稀釋在瓊崖海棠油。

滋補性功能、消除疲勞

- 早晨倒 1 滴在口服載體服用。

滋養頭髮

- 單獨或與依蘭精油一起加入洗髮精（每 100ml 洗髮精加入 30 滴精油）。

毒性

急性毒性：低至極低。

特定的風險：

- 有些醫生建議在罹癌的情況下避免口服。

孕婦

- 目前對含有 1～4%精油的薑粉研究，沒有顯示在懷孕期間服用有任何特別明顯的毒性，但這是在短時間內進行的實驗。因此，為預防起見，孕婦口服薑粉或甚至薑精油最多只能服用 2 或 3 天，僅僅微量服用並輪替搭配其他使用途徑，例如使用檸檬精油的吸聞棒。在使用之前，請諮詢專家！
- 富含檸檬醛的薑精油可能會降低子宮的收縮性（觀察動物的結果）：作為預防措施，因此在分娩時不要使用薑精油。

已證實了！

薑具有很好的防噁心潛力，可以在胃腸炎、手術後、化療後、暈車、孕婦害喜（僅在專家建議下）等情況使用。

丁香花苞
Girofle (clous de)

Eugenia caryophyllus,
Syzygium aromaticum（新命名）
桃金孃科｜乾燥的花稱為「花苞」
產地｜馬達加斯加、印尼（占世界產量的70%）、尚吉巴
價格｜€

給誰用？

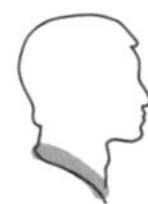
成人：不建議使用抗凝血劑的人使用

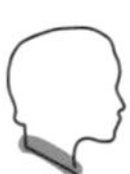
小孩：12 歲以上

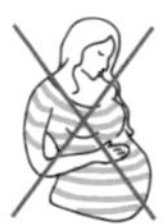
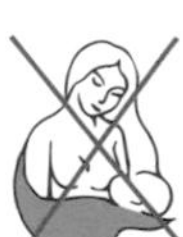
孕婦和哺乳母親：禁用

如何用？

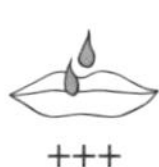

12 歲以上青少年：1 滴／次，每日 2 回，持續 5 天
成人：1 滴／次，每日 3 回，持續 5 天

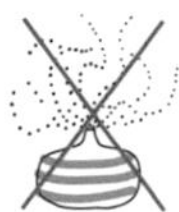
禁止擴香

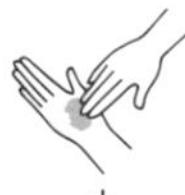

與植物油稀釋 10%，最高 20% 以避免太刺激皮膚

抗感染
抗氧化
局部麻醉（牙齒痛）
促進消化
保護胃

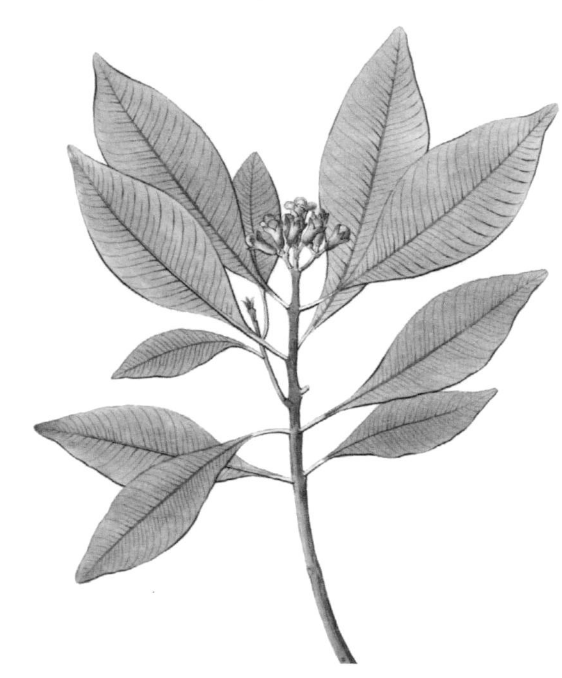

物化性質
- 密度：1.030～1.065
- 顏色：蛋黃色
- 氣味：強烈而有辛香味、給人溫暖的感覺
- 萃取率：只需 7kg 丁香花苞即可萃取 1 公升精油。它可能是萃取率最高的精油。

成分
- 有機優質丁香花苞精油的成分主要包含：
  - 75～88%丁香酚
  - 4～15%乙酸丁香酯
  - 5～14%β-丁香油烴
- 要選擇有機優質的精油；事實上，如果樹木有用殺蟲劑，會減少精油的抗感染和驅蟲特性。

處理牙痛或口腔問題的好用精油。

一點點歷史

在西元前 200 年左右的印度史詩《羅摩衍那》（Ramayana）已經記載這種香料的貿易。中國人在漢代（西元前 206 年至西元 220 年）使用丁香花苞。在一世紀，老普林尼在其著作中提到了希臘人和羅馬人也熟知這種香料。近期的一項考古顯示與西方的丁香貿易實際上可能更早就開始了。確實，在今天的敘利亞（西元前 1700 年）特卡的美索不達米亞遺址中，在一個發生火災的廚房地板上的燒焦殘骸中找到丁香花苞。

基督教傳統將丁香花苞作為釘在十字架上的植物象徵。

在歐洲四世紀時由阿拉伯人傳入，丁香花苞在中世紀變得很流行。葡萄牙人在 1511 年抵達摩鹿加群島（Moluccas）群島，並燒毀特爾納特（Ternate）島外的樹木，從而獲得壟斷權，但後來卻被荷蘭人奪取。後者消滅了該島七萬名居民，以保有丁香樹並阻止其散播到世界其他地區，當時丁香是世界上最有利可圖的貿易之一。

丁香花苞得以保存至今要歸功於法國小島（模里西斯）的管家皮耶・波維（Pierre Poivre），在考察期間採摘了幾株植物（三株，其中只有一株在船上倖存下來），首先到模里西斯使其適應環境，然後再到安地列斯群島。

你們知道嗎？

丁香花苞的拉丁舊名是 *Eugenia caryophyllus*。這個屬名「Eugénia」意指助產士的守護神聖尤金妮。從拉丁文起源來看，意思是「順利誕生」，丁香的「花苞」是丁香中未盛開的丁香花；這也是它象徵誕生的原因。丁香花苞精油在德國婦產醫院用於陪伴甚至觸發分娩。實際上，除了具有牙醫所熟知和使用的強力鎮痛和麻醉作用外，它還能促進子宮收縮。因此，這相當於早期的「硬脊膜外麻醉」，還可以促進子宮收縮的規律性！

主要適應症

抗感染

通過口服或皮膚途徑，其殺菌、殺真菌和殺蟎蟲的特性得到很好的證明。由於該精油是酚類，因此具有很高的抗感染性。在我們這個領域，具有非常好的發展，特別是它所含的丁香酚能減少刺激的風險，尤其是當我們遇到牙齦問題時就更能體驗它很好用。

局部麻醉

- 稀釋在漱口水（酒精）或金盞菊母酊劑。

許多令人鼓舞的研究顯示，使用這支精油可以透過降低細菌繁殖來減緩牙菌斑和蛀牙的形成。

其他適應症

消化不良、胃痙攣

- 飯後在中性載體倒 1 滴服用，每日 2～3 回。

保護胃

- 1 湯匙橄欖油加 1 滴精油服用，每日 2 回。

潰瘍瘡、牙齦發炎、牙齒膿腫

- 最好是稀釋，用 1 滴精油稀釋在漱口水，或用指尖塗抹局部（在植物油裡稀釋 20%），每天 3 次。

皮膚膿腫、甲癬（黴菌感染的腳和指甲）

- 以 1 滴稀釋 10%的溶液，每天塗抹 3～5 次。

美容，健康與家居

由於其氣味和毒性，這支精油不會用於保養品或家裏。研究顯示，它可能是一種很好的保養品防腐劑，但誰願意使用帶有丁香氣味的保養霜呢？！

毒性

急性毒性：低。

特定的風險：

肝毒性

丁香花苞或丁香酚，其主要成分廣泛用於食品。已確定人類可接受的每日攝入量為每公斤每天

2.5mg，對於體重 70kg 成年人，相當於每天服用大約 6 滴丁香花苞精油。丁香酚是一種「溫和」的酚類，有助於減低其毒性。但是，高劑量的丁香酚已被證明具有肝毒性。據報導，攝入相當於 5～10ml 小瓶丁香花苞精油，會導致兒童中毒（肝毒性、抑制中樞神經系統等）。在一個案例，透過靜脈內注射 N-乙醯半胱氨酸能成功治療造成的傷害。

使用注意事項：

・含丁香酚。
- 口服：不建議患有肝病的人使用。
- 口服：不建議 6 歲以下兒童使用。
- 請勿長時間使用：一般療程 5～7 天。

・刺激皮膚和黏膜。
- 口服和皮膚途徑：不建議 12 歲以下兒童使用。
- 最高稀釋度：成人 10%，3 歲以上兒童 5%。
- 請勿在沐浴後直接使用。

・潛在的藥物交互作用。
- 不建議使用抗凝血劑或有凝血功能障礙的人使用。

不建議使用選擇性血清素再吸收抑制劑（SSRI）、單胺氧化酵素抑制劑（MAOI）、配西汀和間接擬交感神經藥的患者：如有疑問，請諮詢藥師或醫師。

分娩

- 只有在醫療監督和訓練有素的團隊指導下，才能使用它來促進分娩。
- 除分娩外，此精油禁用於孕婦或哺乳期婦女。

你們知道嗎？

乾燥的花蕾叫做「丁香花苞」，長期以來一直被運用在牙科局部保健。另一方面，其精油會刺激皮膚或黏膜或引起燒灼，最好將它稀釋使用。

丁香只有一種寄生蟲，它很健壯，可以抵抗丁香酚這種有強大抗菌力和抗生素的特性，而丁香葉和丁香花苞中的丁香酚含量很高，因此這種寄生蟲很值得研究。

已證實了！

・抗氧化：具有最高抗氧化能力的香料。在未來它的特性可能會幫助我們對抗糖尿病、心血管疾病和癌症。許多非常令人鼓舞的研究顯示，透過降低氧化壓力，惡性轉移也會降低。

・消炎：丁香花苞具有很強的消炎作用，以至於我們觀察到一個有趣的現象，在西醫對抗療法藥物使用的「環氧化酶」（cox）家族，其「塞來昔布」（célécoxib）分子在法國以「希樂葆」（Célébrex）的名稱銷售。

・防腐：加拿大一項研究，測試多種精油，何者可延長新鮮食品的保存期，丁香花苞精油和大蒜精油在這類測試中常常是名列前茅。但可惜的是，當我們嘗試將它們除味後，就沒用了……它們的使用因而受到限制，甚至是不可能發生作用！

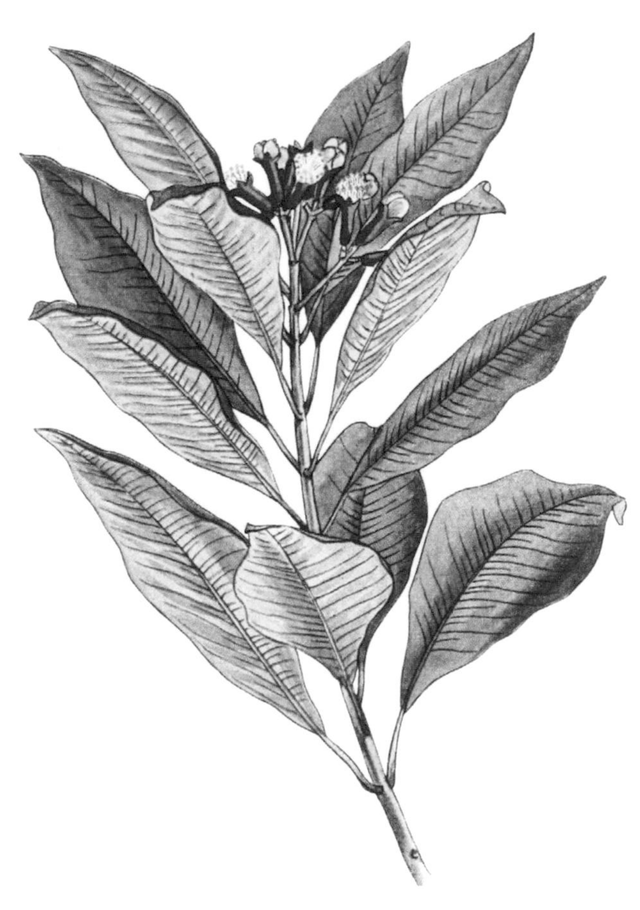

義大利永久花
Hélichryse italienne

Helicrysum italicum

其他名稱｜不凋花、蠟菊

菊科｜開花之全株藥草

產地｜科西嘉島、巴爾幹半島、馬達加斯加

價格｜€€€

給誰用？

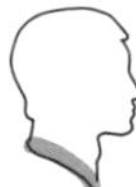

成人：無特殊禁忌

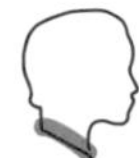

兒童：2 歲以上，需稀釋

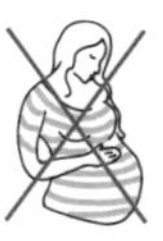
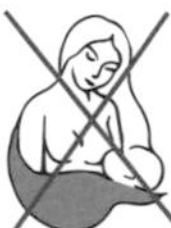

孕婦或哺乳母親：禁用

如何用？

味道特殊而少用於口服

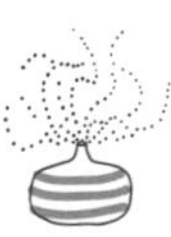

因其氣味的關係而少用於擴香

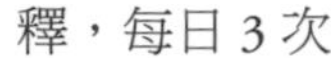
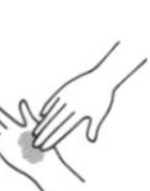

成人：3 滴／次，使用純精油或稀釋，每日 3 次

12～18 歲青少年：2 滴／次，使用純精油或稀釋，每日 3 次

7～12 歲小孩：1～2 滴／次，請稀釋使用，每日 2 次

3～7 歲兒童：1 滴／次，請稀釋使用，每日 2 次

化瘀（瘀青、撞擊、腫塊）
消炎

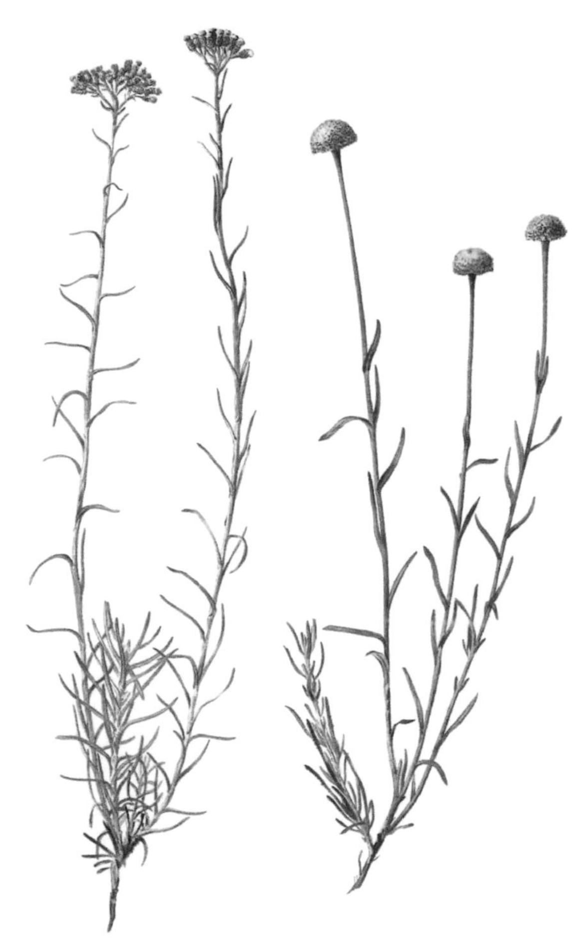

物化性質

- 密度：0.910
- 顏色：淡黃到黃綠色
- 氣味：強烈的、細緻的、一點點蜂蜜的甜和讓人聯想到咖哩
- 萃取率：1～2 公噸（視年分而定）花朵以萃取 1 公升義大利永久花精油，該植物的精油含量非常低，其萃取率約為 0.2～1%，因此價格特別高。這種人人都想擁有的產品，這神奇植物的栽種現在還受到科西嘉島兩個省的縣令管制。然而，它是抗血腫作用不可或缺的精油。

成分

有機優質義大利永久花精油的分子包含：

- 20～60%萜烯酯（乙酸橙花酯、乙酸牻牛兒酯）
- 5%以上有效的雙酮（β-雙酮：義大利雙酮）
- 倍半萜烯（β-丁香油烴、10～13%γ-薑黃烯、α-雪松烯、義大利烯）
- 單萜醇（橙花醇、沉香醇）
- 單萜烯（1～2%檸檬烯、12～20%α-松油萜、α-蛇床烯、β-蛇床烯）
- 來自科西嘉島的義大利永久花最少必須含有 5～10%義大利雙酮和 20～35%乙酸橙花酯，以用於抗血腫和促進癒合
- 來自希臘的永久花（*H.angustifolium*）富含倍半萜烯（40%）和單萜烯（40%），並含有很少的義大利雙酮和乙酸橙花酯（4～7%）。因此它主要的特性是消炎
- 來自馬達加斯加的苞葉永久花（*H.bracteiferum*）含有 1,8-桉油醇、α-葎草烯和 β-丁香油烴，特別有助於呼吸道系統。它也被稱為「雄性永久花」，但與其他永久花植物無關
- 露頭永久花（*H.gymnocephalum*）（或雌性永久花）的成分與苞葉永久花非常相似，也具有消炎作用

跌倒、撞到，並很快出現腫塊或瘀傷？正確的反應是：速速倒上一滴義大利永久花精油！

一點點歷史

自古以來，永久花就廣為人知，因為它在希臘羅馬時期就已被大眾賞識了。阿波羅（Apollo）是藝術、療癒和淨化之神，有時會戴著永久花的頭飾。永久花的名字起因於即使割下來採收了，也不會凋謝。永久花有金黃色的花朵，拉丁學名 *helicrysum* 具有希臘文詞源：*Helios*（太陽）和 *chrysum*（黃金）。科西嘉島義大利永久花（*Helichrysum italicum subspitalicum*），以科西嘉島不凋花的名字而廣為人知，而義大利一詞只出現在學名而已。該屬有 500 多種，分佈在世界各地，但主要分佈在地中海地區。由於科西嘉島豐富的生態系統，在那有 296 種以上的特有植物物種（在島上已辨識出 3,000 多種植物）。

花朵的珍稀性和高品質為保養品活性成分生產所需，使科西嘉島永久花成為最昂貴的保養品成分之一。

主要適應症

這是真正的山金車等級的藥草，治療結果讓人感到驚訝（前提是要選擇科西嘉島義大利永久花）。

義大利永久花的主要適應症與皮膚有關。

瘀傷、血腫

- 以 2～3 滴純精油塗抹患部，並輕輕按摩。每 10 分鐘塗抹 1 次，重複 2～3 次。對於兒童，請等比例將精油稀釋於山金車乳霜使用。
- 1 滴精油加入些許乳霜，尤其在輕微出血的情況下，調合濃度 10～20%，加入精油如義大利永久花、岩玫瑰、絲柏、熏陸香。

運動的挫傷

- 局部塗抹幾滴以下的調合油：用義大利永久花精油（2ml）、月桂精油（1ml）、胡椒薄荷精油（0.5ml）稀釋於瓊崖海棠油（5ml）和山金車浸泡油（裝滿 15ml），再反覆輕輕塗抹患部直到疼痛減輕。

酒糟鼻、靜脈曲張

- 若面積較小，就用 2～3 滴純精油塗抹局部，若面積較大則稀釋在山金車乳霜（或日霜）裡使用。

癒合中的封閉或開放傷口

- 若是小範圍就每天使用純精油（2～3 滴）塗抹；若面積較大，則稀釋 10%於植物油（山金車浸泡油、玫瑰籽油……）。

預防褥瘡

- 使用以下調合油：義大利永久花精油（10 滴）、超級醒目薰衣草精油（15 滴）、月桂精油（7 滴）稀釋在瓊崖海棠油（10ml）和玫瑰籽油（裝滿 50ml）。在快要長褥瘡的部位，甚至已經形成褥瘡的患部塗抹數滴，然後以輕撫法按摩 2～3 分鐘，最好是每天施作 2～3 次。

最受歡迎的抗皺精油！

歐舒丹實驗室已為含有義大利永久花的抗皺保養品申請了專利，該產品包含 50～70%的乙酸橙花酯。使用一個月後，觀察到 20 個人的皺紋表面積減少了 37%，皺紋數量減少了 14%，以及皺紋深度減少了 20%！

毒性

急性毒性：低至極低。

特定的風險：

口服途徑

高劑量時，在動物中偶爾觀察到胃潰瘍。未經醫師或專業芳療藥師的建議，不建議採用口服途徑。

使用注意事項

- 經皮膚途徑：適用於不易受刺激或感染的皮膚，且不超過建議的劑量。
- 作為預防措施，除非對品質（已知成分）有把握和掌握精油的產地（最好是科西嘉島），否則正在服用多種藥物且有出血性疾病的老年人、血友病患者和服用維生素 K 拮抗劑（VKA）（肝素、華法林、阿斯匹靈）的患者應謹慎使用。
- 許多書籍都指出與酮類精油有關的神經毒性風險，但是義大利雙酮是雙酮，因此它們進入大腦的可能性似乎很小。

藥物的交互作用

它們涉及植物中存在的成分，例如銀椴甙（tiliroside）會抑制細胞色素 P450 的某些異構物。基本上精油不會有這種交互作用的風險。

關於其他永久花？

儘管起源於科西嘉島的義大利永久花最受歡迎，但該種植物也在世界其他地區被種植很多年了。不要與產在巴爾幹半島的永久花混淆，雖然它們同屬價格昂貴的精油，但特性不盡相同。

最近，由星空（Astérale）公司的團隊在創辦人西蒙・樂美勒（SimonLemesle）帶領下，率先描述和命名來自馬達加斯加的永久花精油應用，你可以在 P.446 化學類型附錄表看到其主要適應症。

你們知道嗎？

這支精油被認為是科西嘉島的黃金。即使在科西嘉島也有 60 多種義大利永久花亞種，如果在島的南部（例如薩爾泰訥省 Sartène）或阿雅克修（Ajaccio）附近的巴拉涅（Balagne）或吉索納恰（Ghisonaccia）附近的品種都不太一樣。主要保養品品牌正努力將這種神奇植物導入他們的抗皺霜。小心！一些賣方謊稱其產品有永久花，其實是隨便加入一種永久花精油在保養油或乳霜。

來自科西嘉島的瑪歌・德格勒（Margaux Degrelle）是義大利永久花論文的作者，也是輔助療法藥局專家。她說在美容展的攤位裡，有一位賣家甚至不知道他的浸泡油裡不是義大利永久花而是頭狀永久花（在花店看到的永久花）！他回答：「無論是否具有療癒特性，只要在產品上標有永久花的名字，就會很暢銷！」

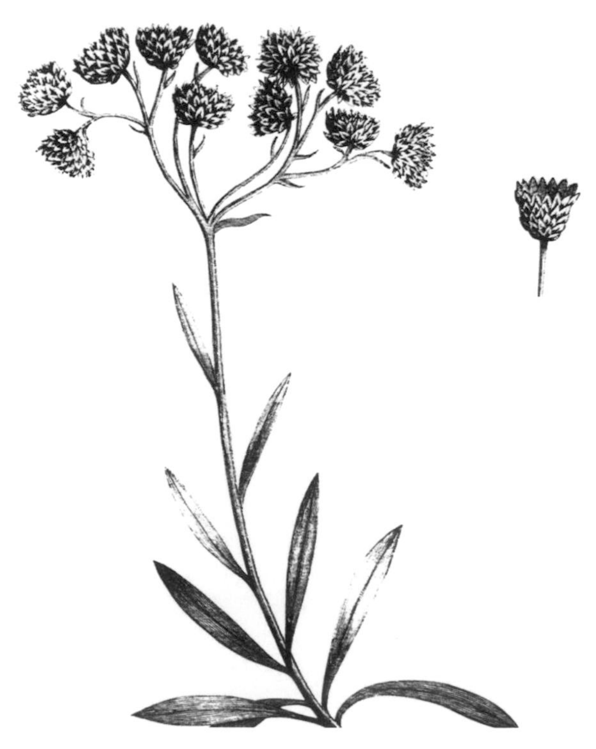

月桂
Laurier noble

Laurus nobilis

樟科｜葉片

產地｜地中海地區：摩洛哥、土耳其、葡萄牙、巴爾幹半島

價格｜€€

鎮痛
消炎
抗菌和抗真菌
抗病毒
抗氧化
抗痙攣
溶解黏液和祛痰
平衡神經

給誰用？

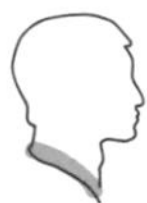

成人：無特殊禁忌

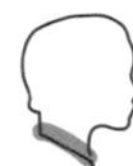

小孩：6 歲以上

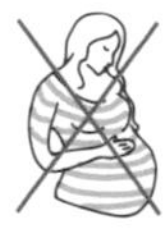
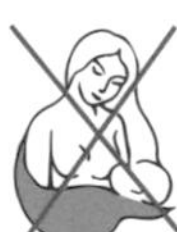

孕婦和哺乳母親：不建議

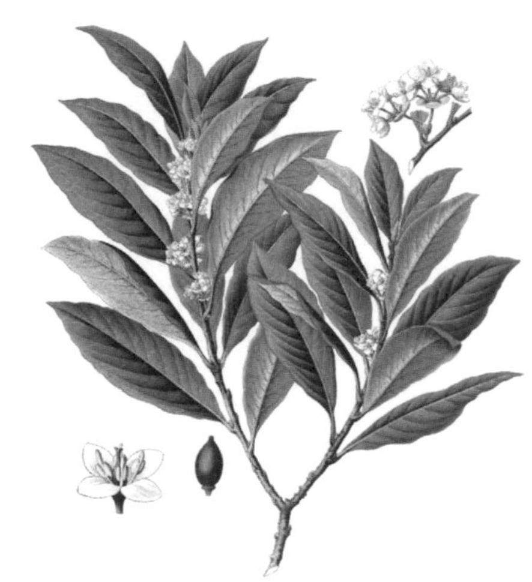

如何用？

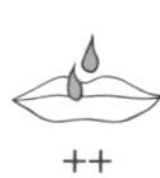

++

成人：加 1 滴在麵包丁或菜餚裡服用，可防止腸胃脹氣及腸道壞菌的腐敗

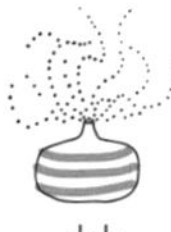

++

成人：若需要自信，則擴香 20 分鐘，無需重複擴香（除了用個人吸聞器可以視需求而嗅聞，例如需要自信和勇氣以通過重要的試煉）

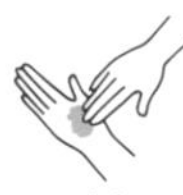

++

以 5% 稀釋在植物油或乳霜，或加 2.5ml 精油入 50ml 植物油。可能會有過敏反應

物化性質

- **密度**：0.900～0.970
- **顏色**：透明到淡黃色
- **氣味**：清新、辛香味和樟腦味
- **萃取率**：100kg 葉片萃取 1～3kg 精油

成分

有機優質月桂精油的成分包含：

- 35～45%1,8-桉油醇
- 4～6%α-松油萜
- 3～5%β-松油萜
- 4.5%檜烯
- 3.7%β-欖香烯、β-丁香油烴、α-葎草烯
- 6～14%沉香醇
- 1.5～4%α-萜品醇
- 2.5%萜品烯-4-醇
- 2.5～8.8%乙酸萜品烯酯
- 1.5～3%丁香酚
- 2.5～7.5%甲基醚丁香酚
- 1.8%木香烴內酯
- 0.5%蒿萜內酯

> 處理化膿和皮膚問題的理想精油，而且還可以增加自信！

一點點歷史

月桂自古以來就被認為是不朽的樹，同時也是成功、榮耀和勝利的象徵。因此，我們可以回想起著名的月桂頭冠，戴在勝利的羅馬將軍頭上和獲獎詩人的頭上。同樣的，新晉升的醫師也獲得了月桂的冠冕：*baccalaureate*，現在在法國仍延續以 le baccalauréat 的表達，是中學畢業證書的名稱！

因此，月桂精油可以增加勇氣和自信就不足為奇了！它打開了肺部，給人信心、尊重和膽識。多虧了它，當害羞的人發言時會表現最好的自己，並對自己的表現感到驚訝。最近我陪伴過一位年輕人，他當時正參加國家音樂學院的入學考試。令他的教授感到驚訝的是，之前看到他迷失方向和驚慌失措，但考試前吸聞月桂精油（加上催眠療法）幫助他超越自己並成功通過了考試。

主要適應症

有關月桂精油的主要適應症：

自信

- 在很害怕的考驗來臨前，用 1 滴精油稀釋在植物油，並塗抹在手腕內側深深吸聞。

疼痛、風濕病、關節炎

- 用 10 滴精油稀釋在瓊崖海棠油，按摩疼痛的部位以減輕疼痛並恢復患部組織的彈性。

其他適應症

皮膚狀況：痤瘡、疔瘡、黴菌感染

- 與其他抗感染精油（如茶樹或松紅梅精油）調合，取 1 滴塗抹患部。

潰瘍、口腔疼痛問題

- 1 滴稀釋在食用植物油，用棉花棒沾取塗抹患部，每日 3 次。

護髮

- 在少量洗髮精裡加 2 滴精油洗頭髮。

月桂精油對抗嚴重急性呼吸道症候群（SARS）的特寫

在一項非常重要的中國研究裡，測試月桂精油在嚴重急性呼吸道症候群（新型冠狀病毒肺炎 Covid-19 的表親）上的活性，以下有一些發現。請注意：這裡的月桂精油是從漿果萃取，而不是葉子！

- 預防用，在與可疑人員接觸後，以一小匙植物油和 2 滴月桂精油服用（最好是萃取自漿果而不是樹枝），早、晚服用，持續 3 天。
- 如果症狀明顯，則在有症狀期間，每天早晚各服用 3 滴月桂精油（最好是萃取自漿果而不是樹枝）。

除了以上防護外，還要勤洗手，自我保護和消毒。

毒性

急性毒性：低

特定的風險：

- 過敏：含倍半萜內酯（例如木香烴內酯）使月桂精油具有不可被輕忽的致敏性。
- 注意有過敏體質或皮膚敏感的人。
- 如果你對月桂植物過敏，有可能也對月桂精油過敏。

使用注意事項

含 1,8-桉油醇

- 氣喘或乾眼症患者：不建議擴香和嗅吸。

含甲基醚丁香酚

- 最好不要或少用含甲基醚丁香酚的精油。
- 最長療程只能 14 天。
- 最好以低稀釋度（1～2%，最高 5～10%）使用。
- 不建議兒童、重度吸菸者和肝病患者使用。

不要混淆

注意：不要將月桂與桂櫻、夾竹桃、地中海莢迷、大戟桂混淆：因這些都是有毒的。

已為你們測試過了！

月桂精油會使睫毛變長……為了幫你們測試，我在最喜歡的睫毛膏裡加 1 滴精油……在整天受夠了這種帶有烹飪的異味後，就將整瓶睫毛膏丟掉了。而且使用這種「芳香」睫毛膏，讓我的眼睛周圍感到很大的刺痛感……一旦停用後，刺痛感就立即消失了！因此要避免這樣使用！

已證實了！

- **自信：**月桂精油具有抗感染、溶解黏液、祛痰及增加自信的特性，均已通過科學研究證明。
- **糖尿病：**一項體外研究顯示，月桂精油能抑制 α-葡萄糖苷酶的活性，因此可加入烹飪以調節糖尿病。

穗花薰衣草
Lavande aspic

Lavandula latifolia
唇形科｜開花之全株藥草
產地｜西班牙、法國、英國南部
價格｜€

給誰用？

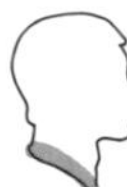

成人：無特殊禁忌

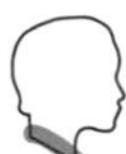

兒童：6 歲以上

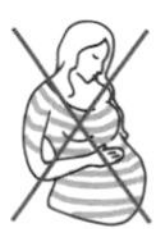
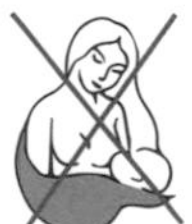

孕婦和哺乳母親：禁用

如何用？

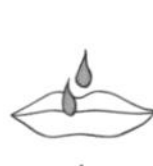

成人：1 滴／次，每日 3 回，持續 7 天
12 歲以上小孩：1 滴／次，每日 2 回，持續 7 天

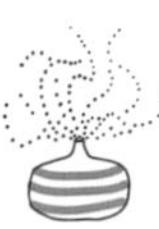

低劑量使用：請見使用注意事項

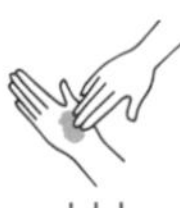

稀釋 10％在植物油使用，而無損其功效，也可以純精油局部塗抹在各式各樣叮咬的患部

抗菌
抗真菌
消炎
促進癒合
祛痰、溶解黏液

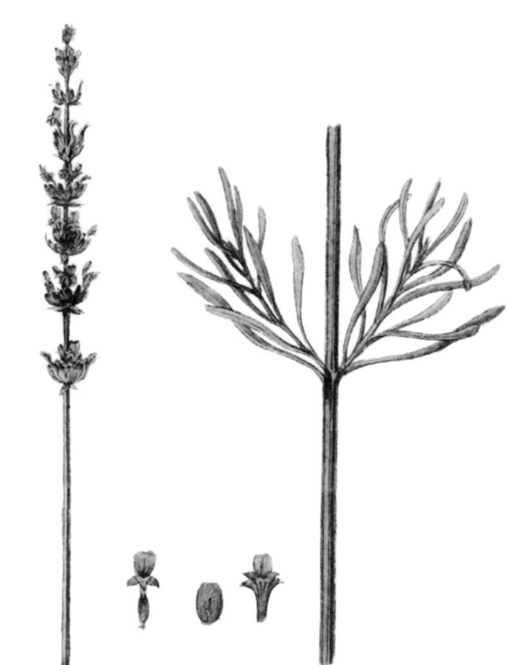

物化性質
- 密度：0.894～0.917
- 顏色：透明到淡黃色
- 氣味：花香調、清新而帶有樟腦味
- 萃取率：100kg 花朵萃取 0.6～1kg 精油

成分
有機優質穗花薰衣草精油的分子包含：
- 30～45％沉香醇
- 20～35％1,8-桉油醇
- 8～20％樟腦
- 其他微量分子

蚊蟲叮咬或嚴重燒傷所不可或缺的精油。

一點點歷史

它的法文名字「aspic」（毒蛇）來自其毒液以治療叮咬而聞名。它來自波斯，在西元一世紀時，老普林尼博物學家和迪奧斯克理德斯醫師暨植物學家，他們都曾在作品中提及「穗花」薰衣草和「頭狀」薰衣草。迪奧斯克理德斯將它們歸類為珍貴植物。「薰衣草」一詞起源於中世紀，但埃及人、希臘人和羅馬人已開始使用這種植物來為泡澡添加香氣並維護他們的衣服。

凱爾特人製作一種以薰衣草精油為底的乳液，稱為「凱爾特穗甘松」，添加於藥物和香水。我們指的是新約聖經中的穗甘松，在痲瘋病人西門的家中，罪人馬利亞用穗甘松油膏（真哪噠香膏）擦拭耶穌的腳。

穗花薰衣草生長在低海拔土壤（海拔 0～600 米之間）的石頭區和石灰岩。看起來像真正薰衣草，但有大的三叉花梗，而真正薰衣草只有一個花梗。它產於西班牙、法國和英國南部，喜歡地中海氣候的小山區，以及庇里牛斯山或瓦倫西亞省與阿拉貢和加泰羅尼亞之間的山脈。這種薰衣草很少使用在香水，但卻是虎標萬金油的成分之一。

主要適應症

穗花薰衣草的主要適應症與呼吸系統疾病有關：

支氣管炎

鼻竇炎

中耳炎

- 在一碗熱水中，加入 10 滴精油和 1 茶匙 90% 酒精，然後吸聞 5～10 分鐘，早、晚各一次。
- 用杏桃核油稀釋 10%，按摩胸部和足弓。

其他適應症

燒傷

- 在瓊崖海棠油稀釋 10%，並塗抹燒傷的患部。它比真正薰衣草更有效，但必須稀釋，並且留意其禁忌症。

傷口、黴菌感染皮膚

在聖約翰草浸泡油稀釋 10% 塗抹患部。

婦科的黴菌感染

- 在聖約翰草浸泡油稀釋 3% 塗抹患部。塗抹生殖器部位的稀釋濃度要很低，它的鎮定效果比真正薰衣草更好。請留意其禁忌症。

叮咬傷

- 每 30 分鐘塗在被叮咬處。可以破例使用純精油，但需留意其禁忌症；是上山必帶的精油。

毒性

急性毒性：低。

特定的風險：

與樟腦存在有關的潛在神經毒性風險：因穗花薰衣草含有抗痙攣作用的沉香醇，故其神經毒性是相對低的。所以請遵循以下的使用注意事項：

使用注意事項

- 有癲癇病史或痙攣史者禁用。
- 氣喘或乾眼症患者：擴香和吸聞時要小心。

用於小兒科

- 禁用於 3 歲以下兒童。
- 不建議 6 歲以下兒童使用（對於 6 歲以下兒童的皮膚狀況，最好以真正薰衣草取代穗花薰衣草）。

請留意！

- 據報導，有 4 歲以下兒童不當使用鼻噴劑後，發生了 1,8-桉油醇中毒的病例。
- 已發生過樟腦引起癲癇發作，尤其是兒童。
- 6 歲以下兒童，禁止在臉，脖子使用穗花薰衣草，也不建議使用在胸部以上的部位。

已證實了！

各種研究已證明穗花薰衣草的抗菌和祛痰特性。

你們知道嗎？

以前當蛇咬到獵人的狗時，獵人曾用穗花薰衣草來中和蛇的毒液。

真正薰衣草
Lavande officianle (lavande vraie)

Lavandula angustifolia,Lavandula vera, Lavandulae aetheroleum

其他名稱｜細緻薰衣草

唇形科｜開花之全株藥草

產地｜法國普羅旺斯

價格｜€€～€€€（產於上普羅旺斯，又稱為原產地名稱保護 AOP[1] 精油）

給誰用？

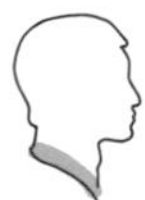

成人：無特殊禁忌

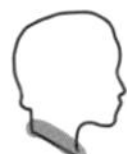

兒童：6kg 以上，需稀釋

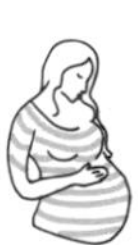
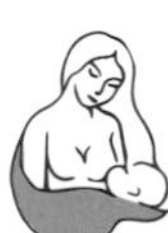

孕婦或哺乳母親：懷孕滿 3 個月後可以皮膚途徑使用，並遵守劑量（請見〈懷孕／哺乳〉P.336 和〈嬰幼兒（0～6 歲）〉P.344 的章節）

如何用？

成人：2 滴／次，每日 3 回
12～18 歲青少年：1 滴／次，每日 3 回
6～12 歲兒童：1 滴／次，每日 2 回

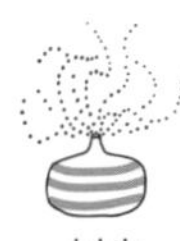

成人：每小時擴香 15 分鐘
6 歲以上兒童：每小時擴香 5 分鐘
6 歲以下兒童：當孩子不在場時，每小時預先擴香 5 分鐘

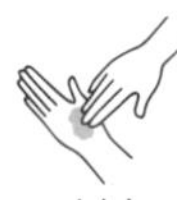

成人：2～5 滴，純精油或稀釋在植物油，每日塗抹 3 次
6 歲以上兒童：1～2 滴，純精油或稀釋在植物油，每日塗抹 3 次
30 個月以上兒童：除非有抽搐的病史，可稀釋 50% 在植物油裡使用

安撫
放鬆肌肉和抗痙攣
促進傷口癒合

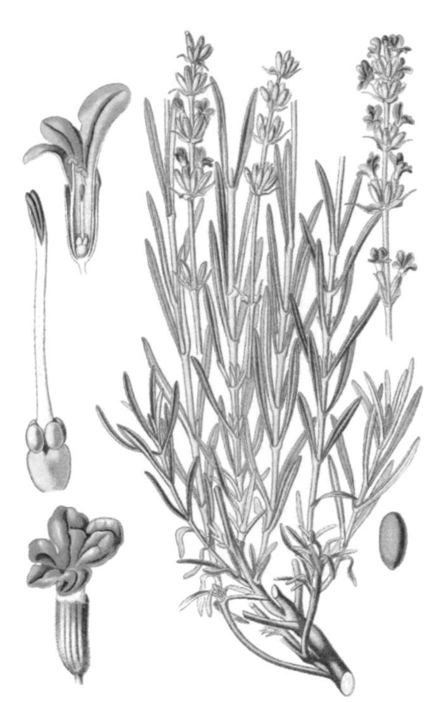

物化性質

- 密度：0.879～0.900
- 顏色：清澈、無色或淡黃色
- 氣味：很細緻、豐富且讓人聯想到乙酸沉香酯
- 萃取率：100kg 開花的全株藥草萃取 500～850g 精油

成分

有機優質真正薰衣草精油的分子包含：

- 20～45%沉香醇
- 25～47%乙酸沉香酯
- 0.1～8%萜品烯-4-醇
- 最多 1%檸檬烯
- 最多 2.5%1,8-桉油醇
- 0.1～5%3-辛酮
- 最多 1.2%樟腦
- 最多 0.2%乙酸薰衣草酯
- 最多 0.1%薰衣草醇
- 最多 2%α-萜品醇

這種精油受益於《藥典》專論，也就是說，若要成為藥物，它必須滿足書中列出的標準。我們需要檢驗樟腦的含量要越低越好，以及讓薰衣草發揮許多特性的沉香醇和乙酸沉香酯分子。

耐受性很高的精油，所以很適合全家使用（包括嬰兒、孕婦、氣喘病患者……），但前提是要選擇品質無可挑剔的或 AOP[1] 真正薰衣草。

一點點歷史

「薰衣草」一詞來自拉丁語 *lavare*，意為「洗滌」：以前的洗衣婦或洗衣業會用薰衣草讓乾淨的衣服散發香味。

法國化學家蓋特佛塞在實驗室爆炸後受傷，發現了薰衣草精油的抗感染性、促進皮膚癒合和安撫的作用：其驚人的癒合速度快速且無後遺症，因而促使他奉獻一生來探索精油的許多特性。

薰衣草在歷史上一直被當藥用，當時因它極細膩的香氣而受到最偉大的調香師追捧，因此被暱稱為普羅旺斯的「藍色黃金」，而製造商稱它為「細緻薰衣草」。在好的年分，一公頃的薰衣草園可以生產多達 25 公升精油。

主要適應症

壓力、失眠、廣泛性焦慮、注意力缺乏、血壓升高、心悸

- 以 2 滴精油輕輕按摩手腕或太陽神經叢，也可以將數滴精油滴在手帕或枕頭。如果神經過度緊張，也可以擴香、泡芳香浴或按摩（稀釋在牛奶或凝膠）。

抗痙攣和放鬆肌肉

- 對於嬰兒、在月經期的年輕女孩或婦女，可以每天至少 3 次以純精油或稀釋來塗抹局部。適合年輕女性塗抹在手腕或太陽神經叢，嬰兒則塗抹在腳底。

燒傷、曬傷、傷口、皮膚過敏

- 盡快在燒傷或皮膚患部用 1～3 滴純精油，再上等量的植物油如瓊崖海棠油或曬後用的油膏，防過敏的乳霜，甚至用促進癒合的乳霜，視情況每日塗抹 3～4 次。請勿曝曬在太陽底下，或使用 SPF50+ 指數的防曬霜。

其他適應症

鎮痛和消炎

- 以純精油每天塗抹 3 次；局部塗抹治療剖腹產後疼痛特別有用且安全。

一般防腐滅菌

- 其殺菌力大於或等於優碘（而必達淨是一種含碘的殺菌劑）。此外，由於其消炎和促進癒合特性，可廣泛應用該精油於未感染的傷口護理。倒 5 滴在敷料上使用。

對抗情緒困擾和壓力的生理表現

- 吸入後，可以改善情緒和使心情放鬆。比較不會感到昏昏欲睡並減輕壓力，心跳和呼吸頻率以及體溫和血壓下降。

對注意力不集中的積極作用

- 以純精油或稀釋，無論是透過擴香、吸聞或按摩或口服途徑，該精油可使人更快入睡，睡的更沉更安眠。在醫院使用時，可讓患者白天更能專心、集中注意力並較不會感到昏昏欲睡。我們甚至觀察到年長者跌倒的機率減少了（降低幅度超過 50%），這是因為提高他們的警覺性和降低他們的恐懼感有關。

防蝨

- 作為預防措施：上學前，在孩子衣服的領子、帽子或圍巾上沾 1 滴精油；在 200ml 中性洗髮精加 30 滴精油（在傳染期間應全家一起使用），或者在每次洗淨頭髮後以 2～3 滴精油擦頭髮和梳頭。
- 作為治療方法：添加 2～3 滴真正薰衣草精油（可再加 2～3 滴茶樹精油）在洗髮精，洗淨受感染的頭髮，以濕毛巾做頭巾並在沖洗前揉擦頭 5 分鐘。

中耳炎（等待醫師諮詢前）

- 將 1 滴真正薰衣草精油塗抹在耳後患部（1 歲以上），每天 3 次。除了這支精油，可以再加 1 滴沉香醇百里香精油和 1 滴茶樹。除了對抗療法外，這個複方精油可以當成補充療法來輔助使用。（注意不要將精油滴入耳內！）。

1 譯註：作者在上一頁已提過，產於上普羅旺斯的精油，可以稱 AOP。在下一頁會解釋更多。

毒性

急性毒性：低至極低。

特定的風險：

真正薰衣草沒有特定的風險。但因富含沉香醇，必須注意其儲存條件，以減少氧化作用和第二個致敏化合物（尤其是氫過氧化物）的出現。

我們列出了其他兩種少量的過敏原：乙酸 1-辛烯-3-醇酯和乙酸牻牛兒酯。

好好選擇

薰衣草生長的海拔越高，品質越好！上普羅旺斯有一個用於真正薰衣草的原產地名稱保護（AOP：Appellation d'origine protégée），必須是蒸餾真正薰衣草（複製的品種除外）的開花之整株植物獲得精油。該 AOP 認證必須符合來自四個省（德龍省、沃克呂茲省、上普羅旺斯阿爾卑斯省和上阿爾卑斯省），最低海拔高度為 800 公尺。

不幸的是，真正薰衣草病了！法國以前是薰衣草及其精油的主要生產國，但自 2010～2011 年以來，換保加利亞獲得了這個頭銜（但品質要低得多）。因為這種重病威脅而大大影響真正薰衣草和醒目薰衣草的可持續性生產。這種疾病是由某種葉蟬（昆蟲）傳播的一種植原體（細菌性植物病菌）引起的。一旦侵入薰衣草園裡，它就會阻塞植物體內汁液的流通，而使植物變得衰弱。我們觀察到植物停止生長，葉片和莖變黃，結果植物就枯萎了。後果很嚴重，結果十年來全球精油的產量降了 50%，導致價格漲了 30%。自 2005 年以來，生長在法國的薰衣草產量幾乎只剩三成：本來每年有 85 公噸薰衣草精油，現在產量降到了 30 公噸。最慘的是，還沒有辦法或很少有方法可以對抗這種疾病。

已證實了！

真正薰衣草是科學研究裡最有幫助的精油之一，在這裡集結成一篇小精選集！

• 特別對「不寧腿症」很有用

在 2015 年對 70 位患者進行一項研究實驗，分為兩組：一組用常規治療，另一組用真正薰衣草以按撫法按摩腳底到膝蓋。每天 10 分鐘，持續 3 週。在接受精油照護的小組觀察到真正的改善。

• 鎮定、放鬆效果

- 吸聞真正薰衣草精油對神經系統有影響，可以幫助患者感覺較不會懶洋洋並減低壓力，他們的心跳和呼吸頻率、體溫、收縮壓和舒張壓均明顯降低。α 波較活躍，而這是清醒時閉著眼睛並保持放鬆狀態的特徵。
- 一項老年醫學研究顯示，當白天讓他們嗅聞真正薰衣草精油激勵其嗅覺，老年人跌倒的機率降低 50% 以上。該精油可使他們更快入睡，睡的更沉更安穩。可使患者白天更能專心、集中注意力並較不會感到昏昏欲睡。因此，當他們走路移動時就會更加小心。此外，這種精油可抗焦慮，因而能減低擔心可能跌倒的憂慮。

• 抗焦慮和對睡眠問題的影響

在一項雙盲，安慰劑對照的臨床研究顯示，每天口服 80mg 或約 2 滴真正薰衣草精油後，焦慮感顯著降低，也觀察到睡眠品質的改善。

在另一項臨床研究中，比較了樂耐平（Lorazepam）對一般焦慮的影響。真正薰衣草精油已顯示出與苯二氮平類（benzodiaepines）一樣有效。睡眠品質、入睡時間和睡眠時間顯著增加、據說睡眠更穩定，質量更好，與苯二氮平類藥物治療一樣，而且隔天沒有出現副作用。

• 抗痙攣作用

對於嬰兒腹絞痛，真正薰衣草精油（以 1 滴稀釋在 20ml 甜杏仁油，按摩腹部 5～15 分鐘）可顯著減少消化道痙攣引起的哭鬧。

這些抗痙攣特性也可用於經痛（與月經有關的疼痛）：使用稀釋 2% 真正薰衣草精油進行 15 分鐘的按摩即有效緩解疼痛。

・**消炎和促進癒合作用**

兩項研究顯示這對產後會陰切開手術的影響。泡澡時加入真正薰衣草精油（5～7 滴調合於 2 湯匙脫脂牛奶或奶粉，或中性基質）可顯著減少發紅、浮腫、瘀傷和血腫。在 5 公升水裡泡澡，每天 2 次，持續 10 天。其結果就像使用優碘這樣的殺菌劑一樣。因此，建議在未感染的傷口使用真正薰衣草精油。

・**鎮痛作用**

- 真正薰衣草精油用於加護病房、姑息治療和慢性疼痛病例中顯示其緩解疼痛的能力，已在乳房切除術後疼痛進行了臨床評估：將 50 名患者分為兩組，一組透過精油嗅覺喚醒（加 2 滴稀釋 2%的精油在氧氣面罩），另一組則沒有。在這兩種情況下，均可要求提供口服和嗎啡止痛藥。「薰衣草」組的疼痛較輕，並且在恢復室中的婦女比沒有精油組的要求較少止痛藥。
- 另一項針對 200 名女性的單盲研究，目的是評估剖腹產後的疼痛控制（持續時間少於 90 分鐘且無併發症）。這些婦女被均分為兩組。薰衣草組有 3 分鐘的嗅聞（加 2 滴稀釋 2%精油在氧氣面罩），重複該過程 3 次，每次嗅聞後 30 分鐘評估疼痛的強度。對照組中的過程相同，但未在氧氣面罩中添加精油。

從第一次測量開始，在每組中觀察到疼痛隨著時間的推移而減少，尤其在薰衣草組中發現疼痛減弱的程度更加明顯。值得注意的是，在研究過程中並沒有發生不良作用，證實了這種芳療運用類型的簡單性和無害性。

・**抗菌作用**

另一項研究評估真正薰衣草精油在復發性潰瘍瘡中的抗菌力，促進癒合和止痛效果，同時驗證其使用安全性和毒性。將 115 名平均年齡 38 歲患有口腔潰瘍的男女分為兩組。每次將 2 滴真正薰衣草精油或甘油直接塗在潰瘍患部 3 次，直至完全癒合。在治療前和治療後每天對所研究的參數進行評估：發炎指數、紅斑、水腫、潰瘍面積大小、癒合時間、疼痛強度的減輕程度。還記錄條件、耐受性和副作用的任何變化。

兩組之間的紅斑、水腫和疼痛減少有顯著差異：在薰衣草組中，它們減少的速度更快。在使用後 5 分鐘開始，鎮痛作用可減輕疼痛，並在 20 分鐘內完全消失。另外，從第二天起，發炎和潰瘍症狀顯著改善。在薰衣草組中，治療 4 天後潰瘍瘡 100%完全癒合，而在對照組中，潰瘍瘡使用 6 天後才開始癒合，並減輕疼痛。

我的建議

它是生活中時時刻刻的完美伴侶，當面對考驗時（疾病、喪親、沮喪……），建議將它與其他精油一起使用。因此，日後嗅覺記憶不會將真正薰衣草精油和痛苦的事件連結在一起。

不可不知

請記住，因被燒傷的化學家蓋特佛塞發現這支精油，而催生了現代的芳香療法（請見 P.17）。但要留意，不同種類的薰衣草植物，其精油成分也有所不同。
我們必須區分真正薰衣草和穗花薰衣草，頭狀薰衣草和醒目薰衣草。
為了簡化起見，我們在此篇幅將真正薰衣草、真實薰衣草和細緻薰衣草放在一起，即便它們本身也有所不同。有些是栽種的，有些是（半）野生的。

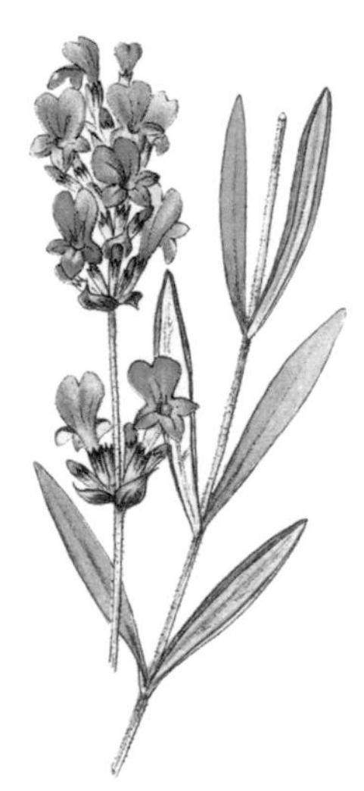

超級醒目薰衣草
Lavandin super

Lavandula burnatii super,Lavandula x super

脣形科｜開花之全株藥草

產地｜法國、西班牙

價格｜€

給誰用？

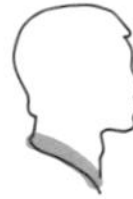

成人：無特殊禁忌

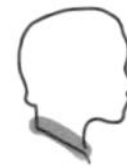

兒童：7 歲以上

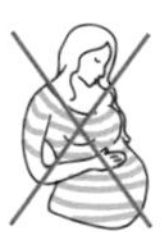
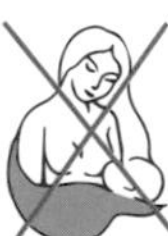

孕婦或哺乳母親：禁用

如何用？

成人：1～2 滴／次，每日 3 回

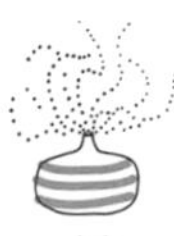

低劑量與其他精油一同使用，當孩子（3 歲以上）不在時擴香

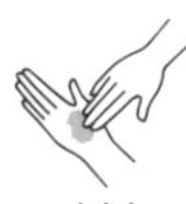

成人：2～6 滴稀釋在植物油

7 歲以上小孩：1～2 滴最高稀釋 20%於植物油

鎮痛
消炎
放鬆肌肉
促進皮膚癒合
抗感染
放鬆
防蝨、驅蚊

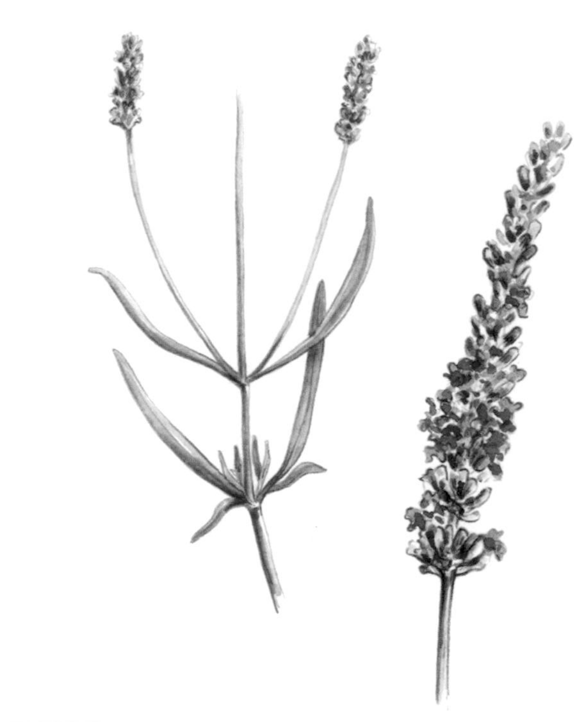

物化性質

- 密度：0.875～0.912
- 顏色：淡黃到黃色
- 氣味：樟腦味、清涼、溫和
- 萃取率：大約100kg開花的全株植物萃取1.2kg精油

分子

有機優質超級醒目薰衣草精油的分子包含：

- 28～41%乙酸沉香酯
- 33～40%沉香醇
- 4～7%樟腦
- 3～7%1,8-桉油醇
- 2～5%β-水茴香萜

真正薰衣草的替代精油……但 7 歲以上才能使用！

一點點歷史

醒目薰衣草是真正薰衣草（雌珠，在高海拔地區生長）和穗花薰衣草（雄珠，在低海拔地區生長）的雜交（天然或雜交複製）。醒目薰衣草有四個雜交種：葛羅索、亞碧拉、雷多萬和超級，而最後一種與真正薰衣草關係最密切。超級醒目薰衣草的氣味與真正薰衣草非常相似，儘管它的香氣較不細緻，樟腦成分更高，而調香師非常的愛用。醒目薰衣草的萃取率比真正薰衣草高得多，得以用較低的價格獲得具有相似特性的精油。

主要適應症

超級醒目薰衣草的主要適應症和以下有關：

疼痛、發炎、肌肉攣縮、痙攣、抽筋

- 2～6 滴稀釋在些許瓊崖海棠油（或 20%瓊崖海棠油和 80%山金車浸泡油），每天按摩疼痛部位 1～3 次。

疤痕，燒傷，皮膚感染

- 1 滴稀釋於金盞菊浸泡油，每天按摩患部 3～5 次，直至完全復原。

青春痘

- 1 滴稀釋在些許荷荷芭油，就寢前塗抹患部。

其他適應症

放鬆、舒緩

- 2 或 3 滴稀釋於甜杏仁油，很焦慮時每天使用 2～3 次或就寢前使用，配合深呼吸和／或在足弓或手腕上按摩。

驅蚊

- 防蝨：針對 7 歲以上小孩，每天早晨在他們的頭髮上倒 1～2 滴。
- 防昆蟲（蟎蟲、跳蚤……）：在雪松木加 2～3 滴，再放入櫥櫃。

中耳炎

- 針對 7 歲以上小孩，以 1～2 滴稀釋在些許黑種草油，每天按摩耳周 2～3 次。

毒性

急性毒性：低至極低。

特地的風險：

醒目薰衣草精油和真正薰衣草的成分相似，不應用於孕婦或哺乳期婦女，7 歲以下兒童以及氣喘或癲癇患者。

請注意！

醒目薰衣草精油中所含的樟腦，使它限制了有些族群（癲癇患者、孕婦、哺乳期婦女、6 歲以下兒童）的使用。

已證實了！

不同的醒目薰衣草精油引起許多研究人員的探究。最近一些研究證實了葛羅索醒目薰衣草精油的一些特性：抗痛覺感受、保護胃、抗血小板和抗血栓形成，因其成分與超級醒目薰衣草非常相似。

綠桔
Mandarine verte

Citrus reticulata

芸香科｜果皮

產地｜巴西、中國、西班牙、日本、美國、摩洛哥、西西里島、義大利、突尼西亞、阿爾及利亞和法國（科西嘉島）

價格｜€

給誰用？

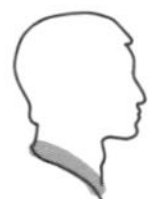

成人：無特殊禁忌

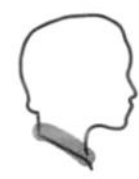

兒童：3 個月以上

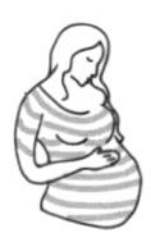
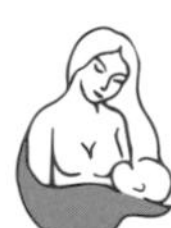

懷孕滿 3 個月的孕婦和哺乳母親：或許可以使用

如何用？

+++

成人：2 滴／次，與中性載體一起服用，每日 3 回，一週 5 天

6 歲以上兒童：1 滴／次，與中性載體一起服用，每日 3 回，一週 5 天

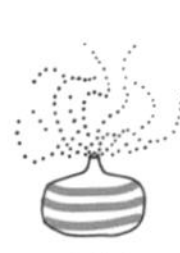
+++

成人：每小時擴香 20 分鐘

6 歲以上兒童：當孩子在場時，每小時擴香 5 分鐘

3 個月～6 歲兒童：當孩子不在場時，每小時預先擴香 5 分鐘

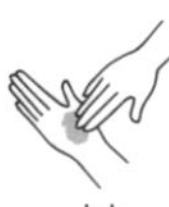
++

以植物油稀釋 10%；在暴露於陽光或紫外線的 3 小時之前塗抹，因為綠桔精油有光敏性

安撫（交感神經系統）
溫和的瀉藥
放鬆和鎮靜
補強消化系統

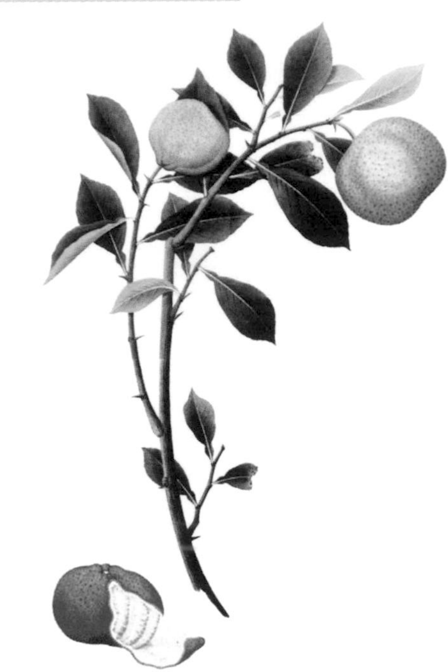

物化性質

- 密度：0.848～0.855
- 顏色：綠色
- 氣味：桔子的特色、非常的溫暖又甜美
- 萃取率：1 公噸果皮可壓榨獲得 7kg 精油

分子

有機優質綠桔精油的分子包含：

- 65～75%檸檬烯
- 15～25% γ-萜品烯
- 1～5% α-松油萜
- 1～5%月桂烯
- 0.2～2%鄰氨基苯甲酸甲酯
- 其他微量分子

請留意：有數種不同類型的桔子。在安地列斯群島或留尼旺島的桔子是綠色的，因其果皮含有較高的鄰氨基苯甲酸甲酯而被優先選用（即使其濃度不如桔葉>50%）。

抗焦慮和放鬆的好精油。

一點點歷史

桔（橘）的名字源於它的色彩讓人聯想到古代中國官府的絲綢服裝。這種已經種植了三千年的水果來自遠東（中國、越南和日本）。在中國春節期間，每個家庭和公司都會有一棵桔樹，結滿了果實以供人隨時取用，並在樹上掛著裝有小禮物的袋子以供人挑選。比甜橙晚了四百年，桔樹約在 1800 年時才被葡萄牙人引進歐洲，特別是普羅旺斯。從 1850 年開始，紅桔在阿爾及利亞開始大規模種植。

主要適應症

綠桔的主要適應症與神經疾病有關：

焦慮

失眠

緊張情緒

壓力

- 以杏桃核油稀釋 10%，按摩腹部、足弓和脊椎或簡單地塗抹在手腕並深深吸聞。因綠桔有光敏性，所以建議在晚上使用。
- 神經失調時，倒 1 滴混合中性載體服用，每日 6 回。

其他適應症

腹脹、便秘

- 不舒服時，倒2滴混合中性載體服用，每日至多3回。

胃腸和消化道問題、打嗝

- 不舒服時，倒2滴混合中性載體服用，每日至多3回。

美容，健康與家居

這支精油聞起來很舒服……加在護唇膏裡，它的氣味讓人感到愉悅！倒 2 滴在枕頭下或擴香儀，以度過一個甜美的夜晚。

可讓衣服熏香：在敷料上倒 10 滴精油（千萬不要用卸妝棉或棉花球，否則衣物會沾到棉絮！），放在已烘乾的衣服。如此一來，衣物將吸收這種美麗的陽光氣味！

用於烹飪，特別可以搭配生魚韃靼。若是甜品，這種甜美的香氣會喚醒味蕾，可避免放過多的糖。

毒性

急性毒性：低至極低。

特定的風險：

- 不建議長時間使用。最好是短期療程，若需要，建議每個月使用 3 週停 1 週的頻率。
- 光敏性：塗抹後 3 小時內，請勿在陽光下曝曬。
- 可能的致敏風險（風險低，但氧化後的精油風險較高）：請妥善存放精油，必要時在調合油中添加抗氧化劑，也可以將精油存放於冰箱。
- 低刺激性：勿用純精油，請稀釋。

不可不知

綠桔的鎮靜和驅風特性已在多家醫院和嬰兒中被運用。在法國電視五台（France 5）節目的報導中，我解釋如何調味嬰兒的牛奶，以使嬰兒睡得更好、更沉，並在喝完奶後不會打嗝：在 1 公升嬰兒牛奶裡加入 1 滴精油。

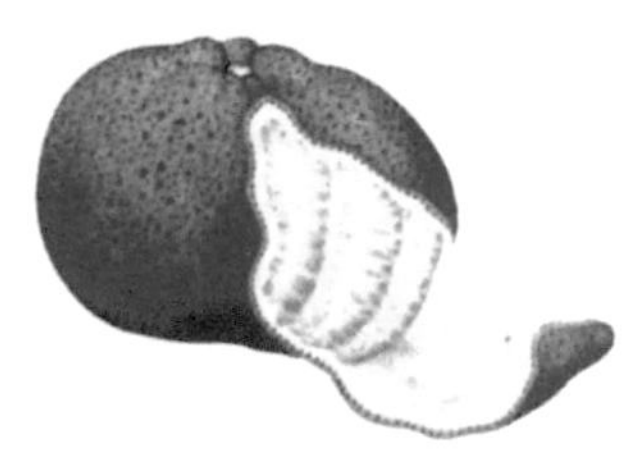

甜馬鬱蘭
Marjolaine à coquilles

***Origanum majorana* L.**

其他名稱｜花園的馬鬱蘭、甜牛至、東方馬鬱蘭

唇形科｜開花之全株藥草

產地｜埃及、法國南部、北非、德國、波蘭

價格｜€€

給誰用？

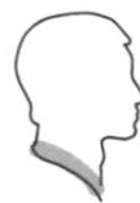

成人：無特殊禁忌

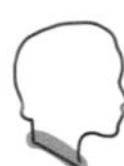

兒童：6 歲以上

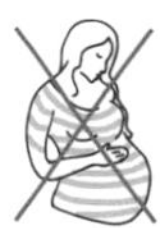
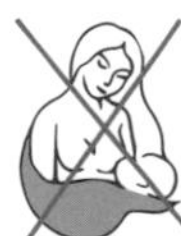

孕婦或哺乳母親：不建議

如何用？

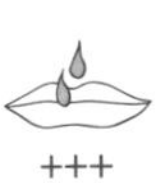
+++

成人：2 滴／次，每日 3 回
7～12 歲兒童：1 滴／次，每日 3 回（12 歲以下不建議舌下口服）
6 歲以上兒童：1 滴／次，每日 2 回

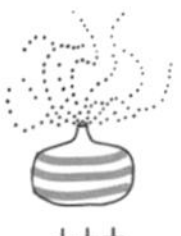
+++

成人：每小時擴香 20 分鐘
6 歲以上兒童：當孩子在場時，每小時擴香 5 分鐘

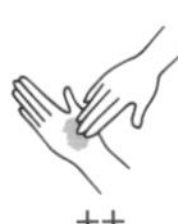
++

稀釋在植物油裡使用

消除疲勞
抗感染
抗氧化
防腐
補強消化系統
降血壓
調節神經

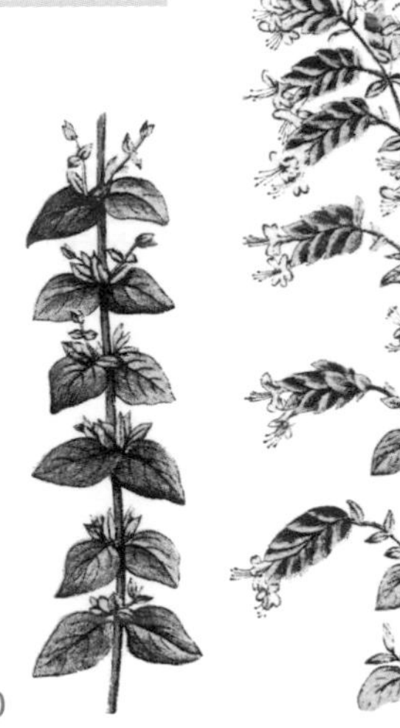

物化性質

- 密度：0.890～0.900
- 顏色：淡黃、淡琥珀色
- 氣味：溫暖、辛香味、安撫、細緻
- 萃取率：低，0.3～0.4%，或說 300～400kg 植物萃取 1 公升精油。開花前，約在七到八月時採收

成分

有機優質甜馬鬱蘭精油的成分包含：

- 1.5% α -松油萜
- 0.2～2.5% β -松油萜
- 2.5～10%月桂烯
- 6～8% α -萜品烯
- 14～20% γ -萜品烯
- 5.5%對傘花烴
- 1～7%萜品醇烯
- α -水茴香萜
- 2% β -水茴香萜
- 2.5～3% β -丁香油烴
- 0.1% α -葎草烯
- 2～5%沉香醇
- 14～22%萜品烯-4-醇
- 0.3%萜品烯-3-醇
- 3～6% α -萜品醇
- 4～13%順式-4-側柏醇
- 1～5%反式-4-側柏醇
- 1%乙酸沉香酯
- 乙酸萜品烯酯
- 2%乙酸牻牛兒酯
- 0.5%反式洋茴香腦

處理因壓力而引起的身體狀況和發炎感染的重要精油。

一點點歷史

該植物起源於地中海東部，包含塞浦路斯、西西里島，還有土耳其。自古以來就種植在整個歐洲，特別是在與女神阿芙洛黛特（Aphrodite）有連結的希臘。在中世紀，運用在烹飪以幫助消化，也可以保存肉品。路易十四的御醫用來緩解他牙齒的問題。

主要適應症

疲勞、過勞、沮喪

這精油具有平衡的分子，同時有提振和鎮定的特性。

- 倒 2 滴在手腕上嗅聞，每週使用 5 天。

具有使人愉悅的效果以遠離不適，進而重新平衡所有過度的情緒

- 嗅聞（處理過度抽菸、喝酒、憤怒、沮喪等）。

其他適應症

滋補：喚醒行動的慾望，給人做事的衝動

- 在手腕上倒 2 滴嗅聞。
- 更強的用法：將 2 滴甜馬鬱蘭加 2 滴黑雲杉與些許植物油調合後塗抹腎上腺部位。選擇其中一種方式，每週使用 5 天。

支氣管炎、鼻竇炎、鼻咽炎、喉炎（擴香或按摩）

- 稀釋 2 滴塗抹患部或單獨擴香或與其他適用於冬天的精油（桉油醇樟、綠花白千層等）調合使用。

消化系統：消化道痙攣、吞氣症、消化不良、腸胃脹氣、胃炎（口服）

- 1 滴和載體一起服用，每日 1～3 回，持續 3 天。

心血管疾病：高血壓、心悸、心臟早期收縮[1]

- 嗅覺或按摩（稀釋於植物油）。

感染性膀胱炎

- 口服，特別用於預防或膀胱開始發炎時。早、午、晚各服用 2 滴，持續 5 天。

減低性慾

- 每次服用 2 滴，每日 3 回，為期 3～5 天。
- 甚至可以用來平息狗狗發情時氾濫的性慾……以 3 滴甜馬鬱蘭加 3 滴快樂鼠尾草精油按摩胸部。

美容，健康與家居

這支精油用於保養品以「鎮定」皮膚，尤其是臉部；一些大品牌保養品也使用到它。

請留意

- 它也是一支會讓人變和善的精油！會摔門的青少年、不斷抱怨的伴侶，團圓或家庭聚會可能引起的不愉快，心情不好……是時候用這種溫和且宜人的精油擴香了，讓人有愉快而令人安心的效果。
- 和柑橘類精油一起使用有助於緩解戒菸的壓力。
- 但請注意它會減低性慾的作用。

毒性

急性毒性：低。

特定的風險：

甜馬鬱蘭沒有特定的風險。因其成分約含 50% 單萜烯類，但使用在小孩身上時還是要謹慎一點，請稀釋使用。α-萜品醇在體外測試顯示有微弱的抗雌激素特性，但使用在皮膚上不太可能產生這個作用。

不要混淆

- 注意不要將甜馬鬱蘭和野馬鬱蘭混為一談，後者含有酚類和香荊芥酚的濃度，使得它們的用途和毒性是迥然不同的。
- 請勿將甜馬鬱蘭與側柏醇馬鬱蘭混淆，後者（效果較不佳）比較接近側柏醇百里香。

1 如果心臟出現不規則跳動，就稱為「早期收縮」，會出現心悸、胸口不舒服的症狀，是心律不整的症狀之一。

胡椒薄荷
Menthe poivrée

Mentha x piperita

其他名稱｜歐薄荷

唇形科｜開花之全株藥草

產地｜法國、美國、印度

價格｜€

給誰用？

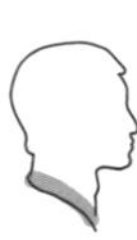

成人：無論是塗抹在鼻孔，擦在胸前還是在口服，都禁止用在患有癲癇或氣喘的人。它富含薄荷腦，可能會引起聲門痙攣，並有窒息的風險

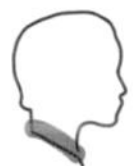

兒童：7 歲以上

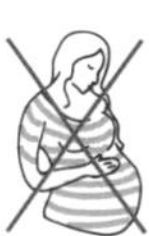
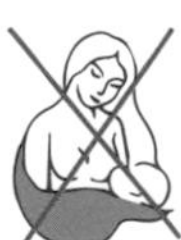

孕婦或哺乳母親：禁止

如何用？

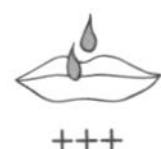

成人：1 滴／次，每日 3 回，為期 1 週

7～12 兒童：1 滴／次，每日 1～3 回，為期 1 週

這種精油有現成的腸溶膠囊，從而提高胃的耐受性

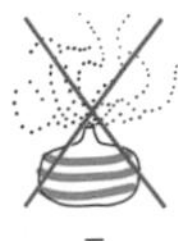

不建議

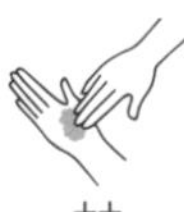

成人：2～3 滴純精油或稀釋，每日 3 次

7～12 歲兒童：1 滴稀釋最高 10% 於植物油，每日 3 次

鎮痛
消炎
止癢
緩解充血和使呼吸道順暢
助消化
滋補身心

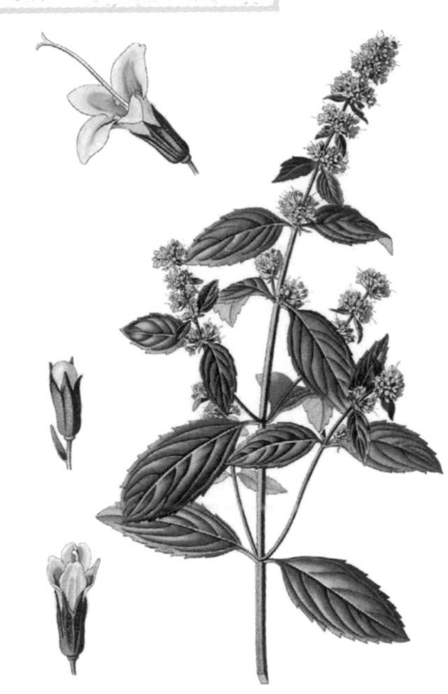

物化性質

- 密度：0.901～0.916
- 顏色：無色、淡黃或黃綠色
- 氣味：薄荷、清涼的風味
- 萃取率：100kg 藥草植物萃取 200g～2kg 精油

成分

有機優質胡椒薄荷精油的成分包含：

- 30～55%薄荷腦
- 14～32%薄荷酮
- 1.5～10%異薄荷酮
- 1～8%薄荷呋喃
- 2.8～10%乙酸薄荷酯
- 3.5～8%1,8-桉油醇
- 1～3.5%檸檬烯
- 最多3%胡薄荷酮，0.2%異胡薄荷醇和1%藏茴香酮

很常用的滋補和助消化的精油，但應謹慎少量使用。

一點點歷史

巴比倫，埃及和希臘羅馬古人都知道並使用不同的薄荷品種作為藥物。

約 17 世紀末引入英國，它的名字是薄荷，以其清涼和辛辣的味道而聞名，它的典型標本被保存在倫敦大英博物館植物標本室。這種薄荷香料的栽種和貿易始於英國的米徹姆（Mitcham），並傳到全世界。

在 1753 年現代命名法開始時，林奈辨識胡椒薄荷（*Mentha x piperita*）是一種具有強烈刺激味道的薄荷，並將它歸類為薄荷屬。在 19 世紀初，被用作開胃酒、紓解暢通、利尿；也可以通經（刺激骨盆部位的血液流動），尤其是抗痙攣。

主要適應症

噁心、嘔吐、暈車

- 1 滴和中性載體一起服用。若必要，可以在 30 分鐘後再服用一次。可以與薑精油等比例調合一起使用。
- 嗅聞也很有效：依據需求可以直接聞精油瓶或帶精油吸聞棒。

頭痛、頭暈

- 1 滴稀釋 10%，按摩太陽穴兩側和前額，請小心避免沾到眼睛。

感冒

- 稀釋 1～2%（例如在 100 滴植物油加 1 滴精油），單獨或調合使用以溶解黏液和減緩充血。

關節疼痛、風濕病、搔癢和蕁麻疹

- 稀釋 1～5%於植物油，局部塗抹以達麻醉和消炎作用。若是關節痛，可以添加 5%冬青白珠精油。若是皮膚問題，則可以添加 5%德國洋甘菊精油。

其他適應症

腸躁症

- 1～2 滴和中性載體一起服用，每日最多 3 回（已有腸溶研究，也就是說可減少胃酸）。

膽汁和膽囊

- 1～2 滴／次，每日 3 回，為期 2 週（和中性載體一起服用），是肝臟排毒劑！

痙攣、消化不良

- 6～12 滴（取決於體重），將它稀釋在手中少量的乳霜或植物基底油，分數次塗抹並按摩肚子（請參見薄荷醇的功效！）。

呼吸道感染

- 1～2 滴稀釋於植物油再塗抹前胸，每天 3 次，最多為期 4～5 天。

疲勞

- 直接嗅聞精油瓶或吸聞棒，每天最多 5 次。為了「啟動」效果，請以調合油：胡椒薄荷精油（1 滴）和歐洲赤松精油（1 滴）以及 2 滴杏桃核油，在起床時按摩腎上腺部位（腎臟上方），持續數日會有所改善。

美容，健康與家居

- 這支精油很少用於保養品（除了用於止癢外）或家用，由於它的毒性關係，請以低濃度與其他精油調合。
- 用於烹飪，由於它非常強大的「冰塊」效果，也請少量精簡使用！

在清潔用品中，由於它氣味和「冰塊」效應，請勿在清洗液使用超過 2%濃度。

已證實了！

- 歐洲委員會、世衛組織和歐洲植物療法科學合作社（ESCOP）見識到以皮膚外用的方式不僅可以緩解頭痛和感冒，還可以減緩某些皮膚的刺激、肌肉疼痛、神經或風濕性疼痛：胡椒薄荷的高含量薄荷腦，可激勵冷受體（TRPM8），並通過鈣離子通道來模擬冷卻（「冰塊效應」是由於皮膚溫度下降

2～4°C）。因此局部使用的鎮痛作用可藉由降溫來減緩急性或發炎的疼痛，並有止癢作用。
• 已經進行了兩項以安慰劑對照的雙盲臨床試驗，以驗證它在緩解神經性頭痛的有效性。

毒性

胡椒薄荷是最商業化的精油之一，但其毒性是不容忽視的。在遵守規定劑量的情況下，請務必謹慎使用，若有疑問，請立即與醫師或芳療藥師聯繫。

急性毒性：低。一旦有品質確認並遵守劑量使用，胡椒薄荷精油是相對無毒的。
- 吸入過量的薄荷腦會引起噁心、胃灼熱、心臟問題（心跳過緩）、肌肉顫動和神經系統疾病（運動失調）。胡椒薄荷的致敏性低，但在吸收精油後，有時會出現過敏反應，因此薄荷腦被認為是一種弱性過敏原。
- 在眼睛附近塗抹純精油會暫時刺激眼睛。由於它可能灼傷皮膚，建議外用塗抹後需徹底洗手，並避免使用在敏感性肌膚。
- 不建議擴香。
- 禁止以未稀釋的精油使用在 7 歲以下兒童，無論是塗抹在鼻孔，擦在胸前還是在口服，它富含薄荷腦，可能會引起聲門痙攣，並有窒息的風險。

一般禁忌症
- 對神經敏感：例如癲癇（與酮類有關的神經毒性），有抽搐病史（發燒或不發燒）的兒童。
- G6PD（葡萄糖-6-磷酸脫氫酶）缺乏症。
- 荷爾蒙依賴性疾病（預防用）。心臟疾病或高血壓高峰期（預防用）。
- 氣喘。

特定的風險：

口服
- 膽管發炎或阻塞（膽管照護精油）。
- 吞嚥障礙：可能引起喉咽痙攣。

對胡椒薄荷或薄荷腦有口服過敏的人：可能引起口腔發炎或潰瘍。
- 肝功能衰竭。
- 小心患有胃或消化系統疾病的人，例如胃灼熱、胃食道逆流、消化道潰瘍、橫隔膜疝氣。若症狀加劇，請停止口服胡椒薄荷精油。

透過皮膚途徑
- 從未有透過皮膚使用過量的情況。
- 禁用於對胡椒薄荷或薄荷腦過敏的皮膚。
- 請勿用於易受刺激或受傷的皮膚。
- 禁用於 6 歲以下兒童。
- 請勿塗抹在 7 歲以下兒童的臉、頸部或前胸。若是 7 歲以上兒童，請稀釋使用。
- 避免身體大面積使用：薄荷腦可能造成失溫（預防原則）。

藥物交互作用

透過皮膚途徑

富含薄荷腦的局部用藥可促進消炎（如吲哚美辛）或麻醉（如利多卡因）的經皮滲透。

口服

與抗酸劑、抗潰瘍劑（以及食物）並用可能會導致含有胡椒薄荷的錠片或膠囊過早在胃裡溶解，而非在腸道溶解。因此，應在飯前至少 30 分鐘，服藥後或之前至少 2 小時服用錠片。

與磷酸可待因、戊巴比妥和導美睡的藥物交互作用已有文獻報導。胡椒薄荷精油確實可以抑制細胞色素 CYP3A4，這將導致該酶代謝的藥物劑量增加。因此，如果你服用以下治療指數狹窄的藥物，請當心：
- 拜瑞妥膜衣錠、艾必克凝膜衣錠
- 酪氨酸激酶抑製劑
- 杜鬱錠
- 免疫抑制劑（環孢靈、普樂可復、斥消靈錠、癌伏妥錠、特癌適濃縮注射劑）
- 威而鋼、犀利士、樂威壯
- 易克痛、二氫麥角鹼
- 臟得樂、心達寧

- 導美睡、贊安諾、樂必眠、安保舒眠
- 諾脂替、立普妥
- 細胞毒性印加生物鹼、好克癌汁射劑

服用多種藥物和／或服用可能降低癲癇發作臨界點藥物的老年人應謹慎使用胡椒薄荷精油。

若有疑問，最好諮詢藥師或芳療顧問。

被證實了！

對胡椒薄荷精油進行了許多研究。

- **在消化方面**：針對腸躁症已成功進行 16 項研究（甚至在醫學期刊 *Prescrire* 中引用該研究），針對腸痙攣以及消化不良（即反覆發作的消化道問題）的 9 項研究，單獨使用胡椒薄荷或與藏茴香精油一起使用：參與這項研究 95％的人感到緩解（注意，藏茴香精油禁用於癌症患者）。最後，針對術後或化療後的噁心狀況，也有成功的研究。
- **在呼吸道方面**：由於薄荷腦的「冰塊效應」激勵了鼻腔內的熱接受器，因此它能幫助溶解支氣管的黏液，並緩解鼻中充血的症狀。

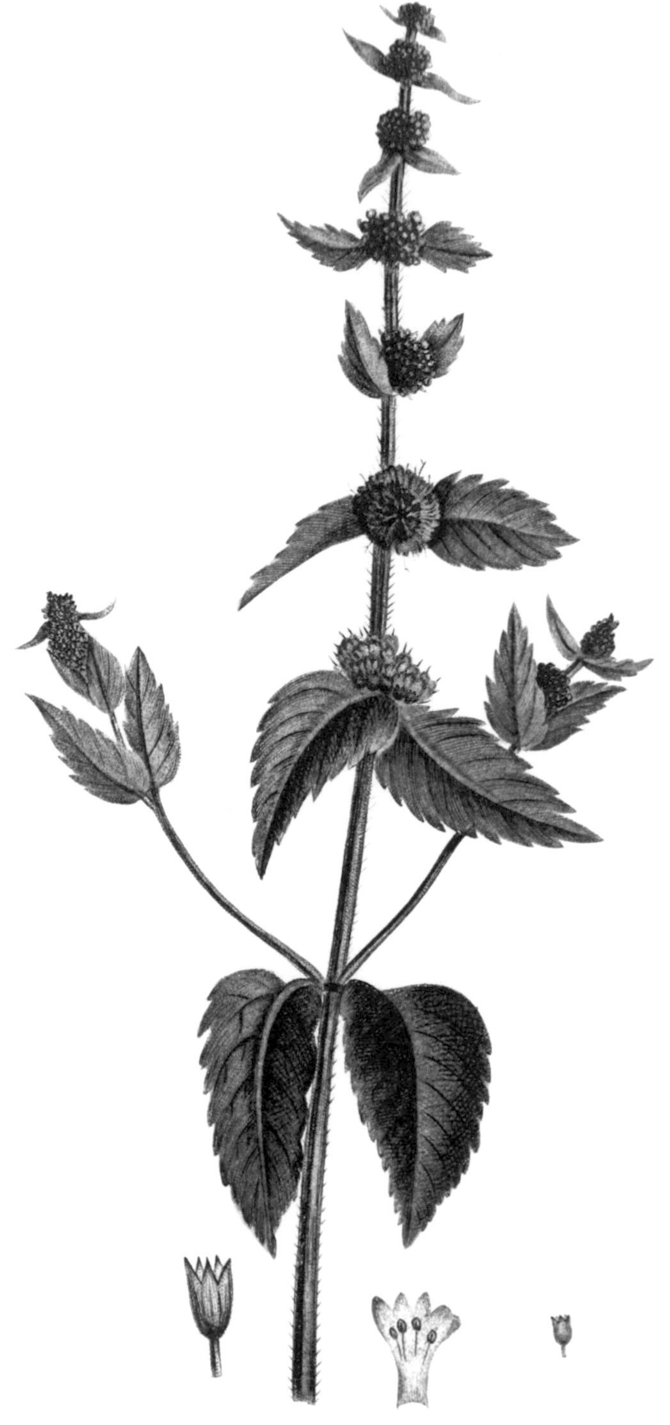

橙花
Néroli

Citrus aurantium var. amara

芸香科｜花朵

產地｜巴拉圭、地中海沿岸（摩洛哥、西班牙）

價格｜€€€

抗菌
抗痙攣
抗憂鬱和抗焦慮
抗真菌
降血壓
強化靜脈
滋補消化系統

給誰用？

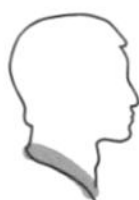

成人：無特殊禁忌

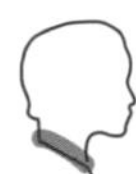

兒童：3 個月以上

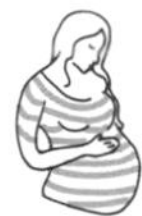

孕婦：懷孕未滿 3 個月不建議使用，每日口服不超過 1 滴

如何用？

+++

成人：1～2 滴／次，每日 3 回

7～12 歲兒童：1 滴／次，每日 1～3 回

6～12 歲兒童：1 滴／次，每日 1～2 回（12 歲以下請勿使用舌下途徑）

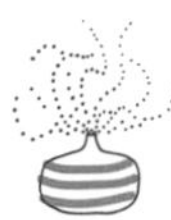

+++

擴香或嗅聞（可使用較少的量以降低成本）

成人：每小時擴香 20 分鐘

6 歲以上兒童：當孩子在場時，每小時擴香 5 分鐘

6 歲以下兒童：當孩子不在場時，每小時預先擴香 5 分鐘

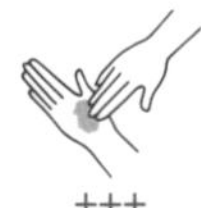

+++

稀釋在植物油裡按摩

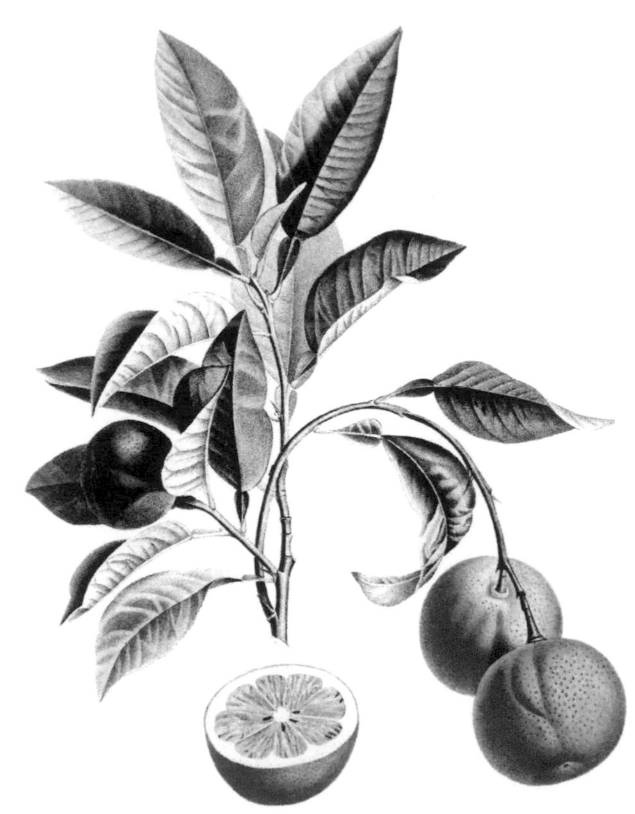

物化性質

- **密度**：0.864～0.873
- **顏色**：黃色
- **氣味**：別緻的、花香、微酸
- **萃取率**：很低，1 公噸花朵萃取 1kg 精油（這說明了它價格昂貴）

成分

橙花精油聞起來有濃濃的花香，像這樣厲害的精油需要無可挑剔的品質，有機優質橙花精油的成分包含：

- 43.7～54.3%沉香醇
- 6～10.2%檸檬烯
- 3.5～8.6%乙酸沉香酯
- 4.6～5.8%反式-β-羅勒烯
- 3.9～5.8%α-萜品醇
- 3.5～5.3%β-松油萜
- 3.4～4.1%乙酸牻牛兒酯
- 1.3～4%反式-橙花叔醇
- 2.8～3.6%牻牛兒醇
- 1.6～3.2%反式-金合歡醇
- 1.7～2.1%乙酸橙花酯
- 1.1～1.3%橙花醇
- 0.4～1.6%檜烯
- 0～1%順式-β-羅勒烯

帶來甜蜜、好心情和快樂生活的精油！

一點點歷史

1680 年左右，安妮・瑪麗・奧西尼（Anne-Marie Orsini），布拉恰諾（Bracciano）公爵夫人和內羅拉（Nerola）公主（也被稱為於爾桑（Ursins）公主），使用橙花精油為手套和沐浴增添香氣，使其成為一種時尚。從那時起，橙花的名字被拿來形容為具有催情作用的精油。

主要適應症

橙花的主要適應症包括：焦慮、壓力、失眠

- 以 10 滴與 3 滴羅馬洋甘菊精油和 5 滴真正薰衣草精油一起擴香。

過度情緒化

- 在手腕內側倒 1 滴以嗅聞或塗抹在太陽神經叢。

其他適應症

心悸、高血壓（精油無法取代藥物治療）

- 倒2滴在手腕內側深深呼聞，必要時每天嗅聞3次。

心情低落

- 倒 2 滴在手腕內側深深呼聞，必要時每天嗅聞 3 次。最好是與另一種精油結合使用（請見 P.370 以及後續專門討論壓力的章節中建議的精油），以使嗅覺記憶不會將這種氣味與生活的艱難時光聯結在一起。

神經疲勞

- 取 1 滴塗抹手腕和頸部，每週使用 5 天。

消化慢

- 取 2 滴按摩肚子，但遺憾的是，橙花精油的價格不菲：針對這個適應症最好用紅桔精油或苦橙葉精油，其效果幾乎相同但價格卻便宜了 5 倍！

毒性

急性毒性：低至極低。

特定的風險：

光敏性：無。

橙花精油沒有特定風險：但由於它富含沉香醇，請注意保存條件，以減少氧化作用和次級致敏化合物（尤其是氫過氧化物）的出現。不要猶豫，請將它存儲在冰箱。

不可不知

- 請勿混淆來自同一棵樹的苦橙葉（葉）精油和苦橙（果皮）精油。
- 許多食品中都隱藏著這種童年的氣味，使你沒有意識的上癮。例如原始的可口可樂含有橙花和錫蘭肉桂精油，你們很可能認識只想喝這種可樂的人，現在知道為什麼了吧！

已證實了！

- 橙花是嗅覺治療的絕佳精油之一。近期一項研究顯示，橙花精油對緩解更年期症狀有幫助，可增加性慾，降低血壓，改善內分泌系統並減輕壓力。對於停經後婦女，我們建議每次嗅聞幾分鐘，每天 2 次，每週 5 天。但這個使用方法會因其價格高而受限。
- 橙花的氣味能增強父母與孩子之間的聯結。在醫院有時會建議父母使用這支精油在嬰兒保溫箱，以與孩子建立嗅覺聯結。對於父母來說，可以聞到孩子穿的衣服，反之，孩子可以隨身帶著一個有父母氣味的小布偶。這對從出生開始要建立一種家庭依戀的嗅覺神經元非常重要。用橙花純露或 1 滴橙花精油可以非常有效地增強這樣的聯結。我們可以應用這種效果在收養的孩子身上，以便在第一次見到新父母（反之亦然）時建立聯結。

臨床軼聞

我的一名女客戶告訴我，她在某天的凌晨 12 點半接到電話，得知母親的死訊。接下來的十年，她都在差不多的時間嚇醒，然後失眠一整晚。

於是，我給她裝有 10 滴橙花精油和 10ml 荷荷芭油的滾珠，在就寢前和醒來後，塗抹手腕和太陽神經叢以嗅聞和按摩。兩天後，這位婦女從午夜開始可以入睡，並不會再半夜驚醒了，但她之前試遍了所有對抗療法和植物療法藥物都沒有改善。

這對於一個在半夜因做惡夢而將你吵醒的孩子或針對他想「和你睡在一起」的哭鬧也非常有效。隔天為避免再度發生，可以在孩子的枕頭沾 1 滴橙花精油。當孩子再度醒來時，會聞到那種安撫他的氣味，讓他可以再入睡而不會吵醒你，真是神奇啊！

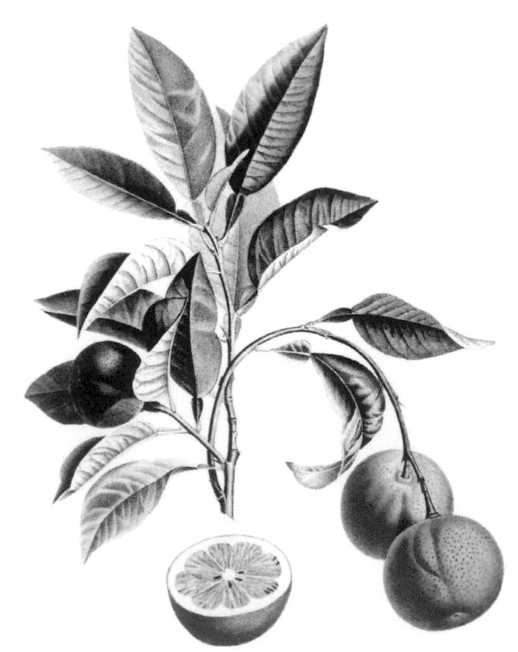

綠花白千層
Niaouli

Melaleuca viridiflora

桃金孃科｜葉片

產地｜澳洲、新喀里多尼亞、馬達加斯加、巴布亞紐幾內亞

價格｜€

退燒
促進癒合
強力抗病毒
輕度抗菌

給誰用？

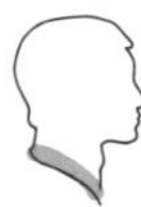

成人：禁用在癌症患者

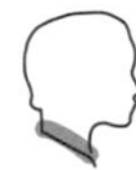

兒童：不建議用在 30 個月以下

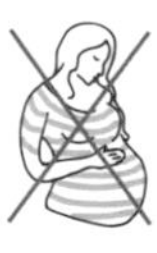
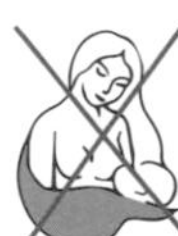

孕婦或哺乳母親：禁用

如何用？

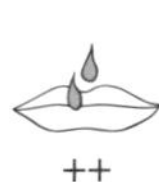
++

成人：2 滴／次，每日 3 回
7 歲以上兒童：2 滴／次，每日 3 回，請稀釋於植物油

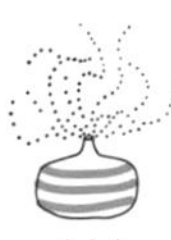
+++

成人：每小時擴香 20 分鐘
6 歲以上兒童：當孩子在場時，每小時擴香 5 分鐘

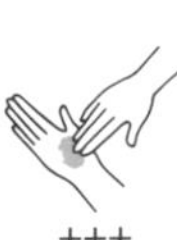
+++

成人：2～5 滴純精油或稀釋，每日 3 次
6 歲以上兒童：2 滴稀釋於植物油，每日 3 次

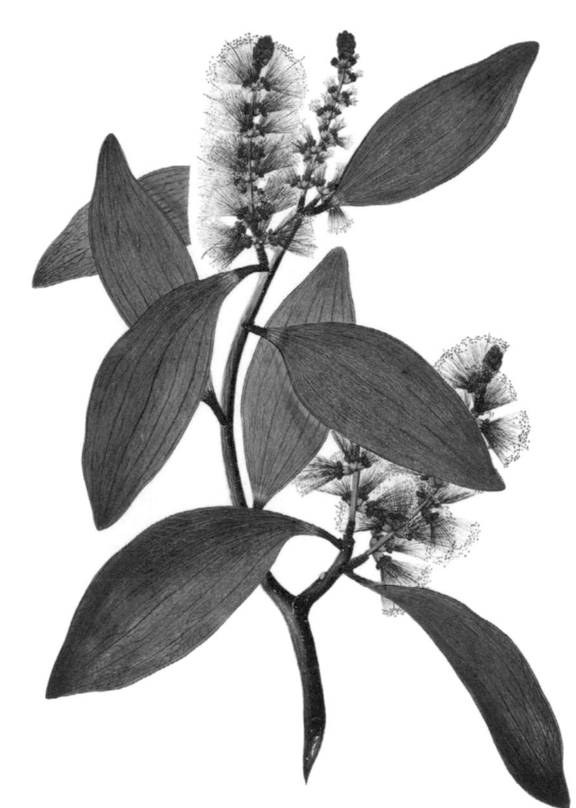

物化性質

- 密度：0.904～0.925
- 顏色：無色到淡黃色
- 氣味：清涼而帶有桉油醇的味道，不是很好聞，但它是家庭保健箱裡不可或缺的精油，可以抗流感、皰疹、帶狀皰疹或水痘的病毒，並在呼吸道和耳鼻喉（中耳炎、鼻竇炎、鼻咽炎、支氣管炎、感冒……）感染期間支持免疫系統
- 萃取率：100kg 葉片萃取 0.2～1.5kg 精油

成分

- 綠花白千層精油和果美諾嫣（Goménol®）即使很接近但並不具有完全相同的特性，因為果美諾嫣是一種移除醛類的綠花白千層精油。除此之外，綠花白千層精油的特性也容易受到產地不同而變化。因此它化學類型的變化取決於植物是來自新喀里多尼亞、澳洲還是馬達加斯加。甚至在馬達加斯加，仍然存在三個不同的亞種（化學類型）。通常，我們指的是第一種類型，它富含 1,8-桉油醇，對抗病毒尤其重要

有機優質馬達加斯加綠花白千層精油的分子包含：

- 45～65%1,8 桉油醇
- 5～15%α 和 β-松油萜
- 5～10%檸檬烯
- 2～10%綠花醇
- 3～8%α-萜品醇
- 其他微量分子

抗感染和促進循環必備的精油。

一點點歷史

南太平洋的居民，特別是新喀里多尼亞和澳洲原住民，已經在傳統醫學中使用它來治療支氣管、尿道並促進皮膚癒合。

綠花白千層與尤加利屬同一科，高達 20～30 公尺的大樹，也是新喀里多尼亞大草原的典型景觀。它的樹皮厚達 10～20 層，可以抵禦火災，而卡納克人傳統建築使用「綠花白千層樹皮」來覆蓋小屋的屋頂和牆壁。在過去，新生兒被包裹在樹皮中以賜予力量和保護！自 19 世紀末以來，從樹葉中萃取精油，其藥用特性得到認可。

一位法國實業家觀察到，當地的咖啡採摘者透過咀嚼綠花白千層葉子來治療傷口，然後將這種膏藥塗在傷口以避免感染。回到法國後，他分析綠花白千層精油，發現它促進癒合、抗感染和麻醉的特性，從而發展以「果美諾嫣」（gomenol）為商標的製藥專業，該商標是參考新喀里多尼亞的戈門村（Gomen）而來，並於 1893 年註冊。甚至在 1900 年世界博覽會的非競賽區展示從綠花白千層萃取的產品（請見 P.151）。綠花白千層在 19 世紀末被進口到馬達加斯加，在當地被用於退燒（樹葉的水煎劑）或按摩（精油）以減緩流感的不適。

主要適應症

與綠花白千層的主要適應症相關的是：

皮膚病變、傷口、濕疹、牛皮癬、放射療法的燒傷

- 稀釋 10%於瓊崖海棠油，再按摩皮膚病變患部。

其他適應症

呼吸道和病毒感染、流感

- 2 滴綠花白千層精油與中性載體一起服用，每日 3 回，每週 5 天。
- 或稀釋 10%於好吸收的杏桃核油，再按摩手腕、太陽神經叢和足弓。
- 或與其他精油一起擴香或嗅吸。

預防耳鼻喉感染

扮演「守門員」的角色以阻止病毒進入。

- 在有流感的季節，可以單獨使用或與其他抗病毒精油（桉油醇樟、澳洲尤加利等）調合以在家裡擴香，使用純精油或稀釋於植物油後按摩手腕。

水痘、疱疹

- 稀釋 10%於好吸收的杏桃核油，再塗抹每個患部。
- 或用 1 滴塗抹在開始有刺痛感的皮膚。

帶狀疱疹

與其他精油（如桉油醇樟）調合，它對抗疼痛和弱化這種病毒非常有效。

中耳炎

- 在耳朵周圍塗抹數滴（絕不能用在耳朵裡面！）。

鼻竇炎

- 倒數滴在熱水裡嗅吸。
- 或在鼻翼上沾 1 滴。

婦科感染（念珠菌病、乳突病毒、生殖器疱疹……）

💧 依處方箋使用，絕不能用純精油。

單核細胞增多

💧 1 滴與 1 匙蜂蜜一起服用，每日 5 回，持續 2 天（以平息喉嚨的灼熱感）。

毒性

急性毒性：低（可能非常低）。

依據綠花白千層精油主要組成分子的已知值和它富含 1,8-桉油醇的類推，它是一種耐受性很好的精油。

特定的風險：

- 有荷爾蒙依賴症的病史或家族史：禁止口服。
- 謹慎用於皮膚，請諮詢芳療顧問。
- 氣喘或乾眼症患者：不建議擴香和嗅吸。

用於小兒科

- 據報導，4 歲以下兒童不當使用鼻噴劑後，發生了 1,8-桉油醇中毒的病例。
- 提醒一下，對於 6 歲以下兒童，禁用富含 1,8-桉油醇的精油，也禁用於他們的臉、頸部以及不建議使用在前胸。兒童禁用滴鼻劑。
- 不建議 30 個月以下兒童使用。
- 禁用於 30 個月以上有癲癇或痙攣病史的兒童。
- 禁止兒童長期使用。

以綠花白千層萃取的產品

帶有果美諾嫣（Gomenol®）名稱的第一個配方的溶劑是通過氣霧療法來紓解上呼吸道充血。隨之而來還有許多其他運用：果美諾嫣油（2 和 5%）和果美諾嫣凡士林，專門用於創傷後硬皮鼻炎和術後鼻內護理，專用於導尿管果美諾嫣潤滑劑和內窺鏡儀器。

時至今日，仍然可以在藥局買到以綠花白千層精油為基礎的古老藥方（果美諾嫣油、果美諾嫣凡士林……），在冬天感染、傷口或燒傷的情況下很有用。

已證實了！

- 綠花白千層的抗菌、抗病毒和促進皮膚癒合的特性已在多項研究中得到證實。
- 一些研究還顯示，它具有增強免疫力或抵抗有些「難纏的」病毒或細菌（如金黃色葡萄球菌、大腸桿菌或乳突病毒）或抵抗真菌感染，如念珠菌病（白色念珠菌）。

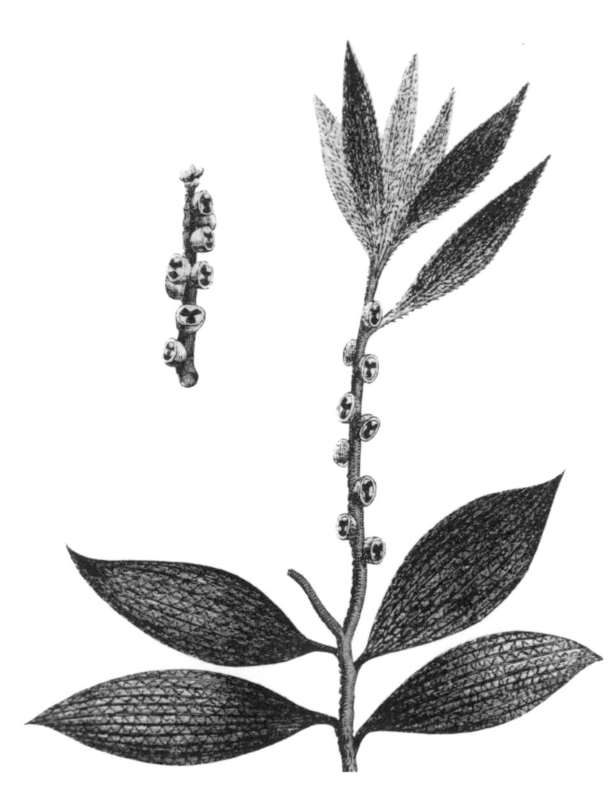

甜橙
Orange douce

Citrus sinensis

芸香科｜果皮

產地｜墨西哥、巴西、西班牙

價格｜€

給誰用？

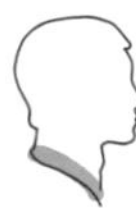

成人：無特殊禁忌

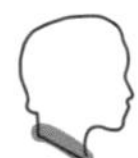

兒童：不建議 3 歲以前使用，3～6 歲請謹慎使用

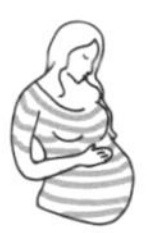
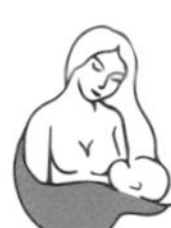

孕婦和哺乳母親：懷孕滿 3 個月再使用

如何用？

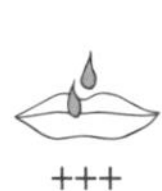

成人：2 滴／次，每日 3 回
12～18 歲青少年：1 滴／次，每日 1～3 回
6～12 歲兒童：1 滴／次，每日 1 回
（12 歲以下勿使用舌下途徑）

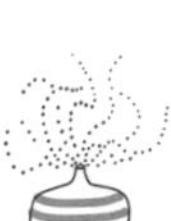

成人：每小時擴香 20 分鐘
6 歲以上兒童：當孩子在場時，每小時擴香 5 分鐘
6 歲以下兒童：當孩子不在場時，每小時預先擴香 5 分鐘

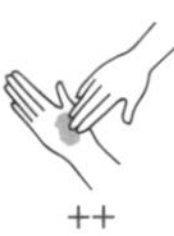

例如在保養乳霜裡稀釋 1％，即 0.5ml 或 15 滴精油加入 50ml 植物油，使用這種精油後 6 小時內，請避免曝曬於陽光

淨化環境
抗痙攣
安撫
促進消化
鎮靜

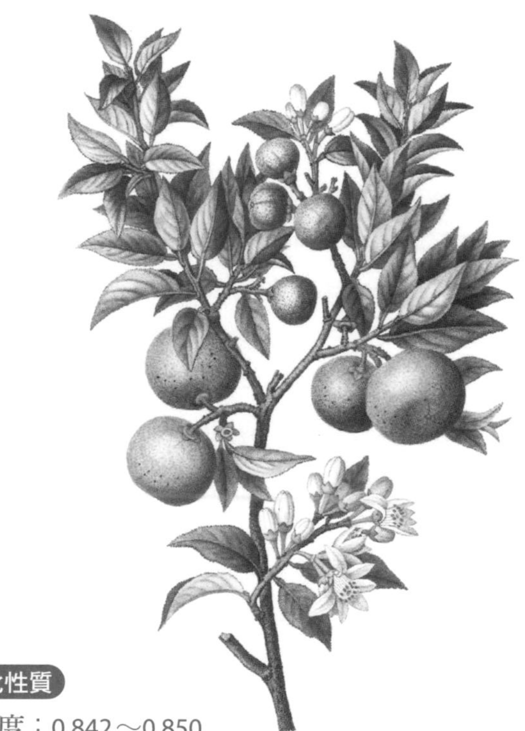

物化性質

- 密度：0.842～0.850
- 顏色：黃色到橘色
- 氣味：甜美、果香和果皮香
- 萃取率：1 公噸果皮可壓榨 5～8kg 精油

成分

有機優質甜橙精油的成分包含：

- 95.20％檸檬烯
- 1.98％月桂烯
- 0.56％α-松油萜
- 0.37％沉香醇
- 0.30％辛醛
- 0.28％β-水茴香萜
- 0.27％檜烯
- 0.22％癸醛
- 0.10％牻牛兒醛
- 0.08％δ-3-蒈烯
- 0.03％肉豆蔻酸
- 0.03％棕櫚酸
- <0.01％牻牛兒醇
- 其他微量分子（單萜烯類、萜烯醛類、單萜醇類）

讓每個人，甚至最敏感的人聞了都會開心的精油。

一點點歷史

甜橙最初來自中國，被用來促進消化和鎮定，後來傳到印度，阿拉伯穆斯林世界的地中海地區，13 世紀時到法國王室，最後在 15 世紀到了美洲。

主要適應症

甜橙營造出愉悅輕鬆的氛圍，為生活帶來歡樂。可以使孩子和成人分開睡時，夜裡和惡夢醒來時感到安心。

消化問題

- 飯後用 15ml 昆士蘭堅果油加 3 滴甜橙精油，在肚子上按摩。

焦慮

- 在嗅吸棒裡與薰衣草精油一起加入，視需求可以嗅聞數次。

神經緊張

- 與真正薰衣草或佛手柑精油一起擴香。

其他適應症

失眠

- 睡前 15 分鐘與真正薰衣草精油一起擴香。
- 在晚上以植物油調合甜橙精油後按摩太陽神經叢。

淨化環境

- 擴香：20 滴甜橙精油和 10 滴其他精油一起，例如山雞椒或檸檬。

毒性

急性毒性：低至極低。

特定的風險：

- 可能的致敏作用（風險低，但氧化後的風險較高）：請謹慎存放精油，必要時在調合油裡添加抗氧化劑。
- 低刺激性，但依據測試不同樣品而異：請勿使用純精油，務必稀釋使用。
- 為預防措施，請避免長時間口服。
- 小心甲狀腺或血糖異常的人（高劑量甜橙精油確實顯示出有甲狀腺功能減退，降血糖和激勵胰島素的特性。這表示未來具有用於治療甲狀腺亢進和糖尿病的重要潛力。）

不可不知

請注意，甜橙（*Citrus sinensis*）不應與苦橙（*Citrus aurantium*）混淆。

已證實了！

- 甜橙精油對焦慮症有效。因此，在牙科診所的候診室中擴香甜橙精油可以顯著降低患者的焦慮感，改善患者的情緒，患者會更加鎮定。
- 這支精油在養老院、療養院和老年疾病中是最常用的擴香，它能帶來好心情、舒緩感和陽光（當外面沒有陽光時！）。
- 在貝塞列夫（Besselièvre）博士和馬丁（Martin）的激勵下，昂傑的聖尼古拉醫院走廊每隔 100 公尺用甜橙精油擴香開始了芳香療法，這為他們贏得了許多版面和獎項，包括 2014 年的蓋特佛塞基金會獎，這使他們得以多方推廣精油的運用，為患者帶來福祉。

野馬鬱蘭
Origan compact

Origanum compactum
唇形科｜開花之全株藥草
產地｜摩洛哥、北非、西班牙
價格｜€€

廣效（抗菌、抗病毒、抗真菌和抗寄生蟲）而強大的抗感染性
激勵補身
提升免疫力

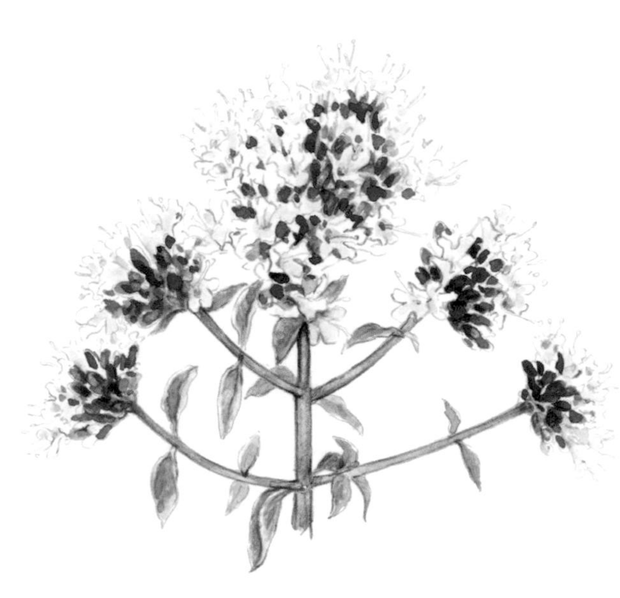

給誰用？

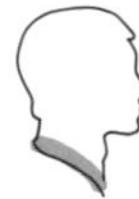
成人：無特殊禁忌

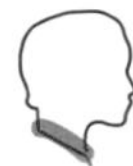
兒童：12 歲以上

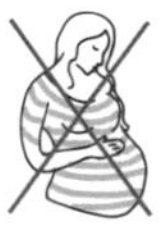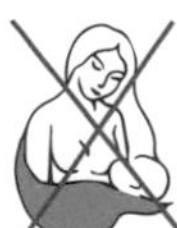
孕婦或哺乳母親：禁用

如何用？

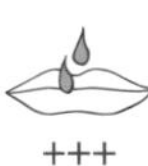
成人和 12 歲以上小孩：1 滴／次，與護肝精油一起服用，每日 3 回

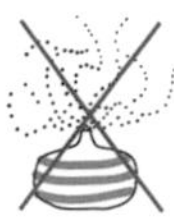
不宜擴香

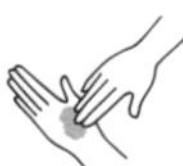
最高稀釋 5%在植物油裡使用，在專業人員陪伴下每天使用 1～2 次

物化性質
- **密度**：0.905～0.950
- **顏色**：淡黃到棕色
- **氣味**：強烈、酚類（讓人想到香荊芥酚）、辛辣
- **萃取率**：100kg新鮮開花之全株藥草萃取100ml精油

成分
有機優質野馬鬱蘭精油的成分包含：
- 21～67%香荊芥酚
- 7.5～29%百里酚
- 7～20%對傘花烴
- 8～27% γ -萜品烯

需謹慎使用的強力抗感染精油。

一點點歷史

自古以來用作調味或用於治療，這種多年生亞灌木可以長到 80 公分，特別喜歡乾燥、高溫、石灰岩和低海拔的土壤。它四邊形莖是紅色的，葉子對生，葉片又小，花是紫粉紅的傘花序。它的氣味並不陌生，因為它被用作比薩的調味。它的精油具有非常廣效的抗感染作用。

主要適應症

若是可能，最好服用這支精油的現成膠囊（或依處方請藥局製作）。

野馬鬱蘭的主要適應症是嚴重的感染疾病。

它的抗感染力很廣效，作用很強，我們一定會和護肝精油一起使用。

耳鼻喉和呼吸道感染：鼻炎、鼻竇炎、支氣管炎、鼻咽炎、氣管炎

- 1 滴野馬鬱蘭精油和 2 滴檸檬精油倒在中性錠片或植物油裡服用，最好是加入腸道酵母菌膠囊，每日 3 回，為期 5 天。

感染性腹瀉、旅行水土不服、胃腸炎（細菌性或病毒性）、小腸結腸炎、感染性念珠菌

- 1 滴野馬鬱蘭精油、1 滴胡椒薄荷精油和 1 滴月桂精油加在中性錠片、植物油或腸道酵母菌膠囊服用，每日 3 回，持續 5 天作為治療。若是預防用，在國外旅行期間，每週 5 天，每日 1 回服用上述配方。

其他適應症

膀胱炎、腎炎、陰道黴菌感染

- 1 滴野馬鬱蘭和 2 滴檸檬精油和中性錠片服用，每日 4 回，持續 5 天。

青春痘

- 服用 1 滴野馬鬱蘭和 2 滴檸檬精油，每日 3 回，每個月服用 15 天，必要時最多為期 2 個月。

皮膚感染（疣、疥瘡、黴菌感染）

- 將此精油以最高 5%稀釋於植物油，以非常局部的方式塗抹患處，並請有受過芳香療法培訓的專業人員陪伴追蹤。

滋補身心、激勵免疫力

- 1 滴野馬鬱蘭和 2 滴檸檬精油與中性錠片在早上服用，每 15 天服用 5 天。

你們知道嗎？

幸好有香荊芥酚和百里酚，野馬鬱蘭精油在許多對傳統抗生素具有抗藥性的細菌特別有效，包括難以穿透的組織。

毒性

急性毒性：低（像是胃灼熱和消化道不適，可逆的肝腎損害）

特定的風險：

- 這支精油富含酚類分子使它對皮膚有燒灼的影響。切勿使用純精油在皮膚以免灼傷。萬一灼傷或意外被噴到，包括不小心噴到眼睛，請用植物油沖洗，並加強集中沖洗結膜囊。此精油使用在皮膚的稀釋濃度最高為 5%，並在有芳香療法培訓的專業人員追蹤下使用。療程不應超過 5 天。
- 只要療程超過 5 天，就必須將這支精油與護肝精油（例如檸檬精油）一起使用。為了保護肝臟，可以在治療後用甜心[1]（*Desmodium adscendens*）藥草做肝臟排毒。
- 為預防起見，若在接受抗凝血治療或口服血液稀釋劑時請避免使用。因為該精油會抑制血小板聚集。

禁忌症：

- 癲癇或氣喘患者。
- 胃腸道不適，例如胃炎、胃潰瘍、胃食道逆流。
- 虛弱、肝衰竭或肝硬化。

1 Sweetheart 稱為甜心的藥草，用來幫肝排毒的藥草，法國藥局有賣現成的膠囊。

請小心！

- 請勿將這支純精油塗抹在手指上，因為它會引起皮膚灼熱，也可能導致灼傷！
- 注意，切勿直接口服純精油。

不要混淆

野馬鬱蘭有很多品種而容易造成混淆。請留意：野馬鬱蘭、希臘野馬鬱蘭、西班牙野馬鬱蘭和通用野馬鬱蘭都具有很高的抗感染性，因為它們富含酚類化學分子，應小心使用。也不要將野馬鬱蘭和甜馬鬱蘭搞混，雖然它們同是牛至屬。請注意看一下精油的完整學名。P.446-462 的比較表將能幫助你區分它們的差異。

已證實了！

- 野馬鬱蘭精油具有顯著的抗感染特性。它的殺菌作用已被證明對多種細菌（大部分的鏈球菌、大腸桿菌、綠膿桿菌、幽門螺桿菌等），某些真菌（包括念珠菌）和一些寄生蟲都有很好的殺菌作用，也證實了它對抗生素具有多重耐藥性細菌的作用。香荊芥酚是一種小化學分子，可以穿透到連對抗療法的抗生素都難以滲透的組織或生物膜。
- 野馬鬱蘭精油富含香荊芥酚和百里酚，使它具有抗氧化性。

玫瑰草
Palmarosa

Cymbopogon martinii var. motia

其他名稱｜印度天竺葵

禾本科｜葉片

產地｜印度、瓜地馬拉、越南、尼泊爾

價格｜€

給誰用？

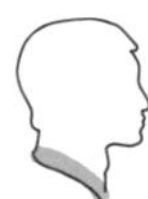

成人：無特殊禁忌

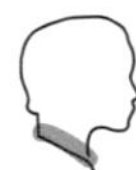

兒童：6 歲以上

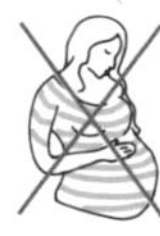 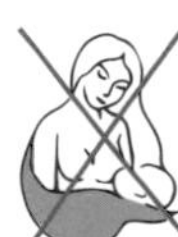

孕婦或哺乳母親：禁用

如何用？

+++

成人：2 滴／次，每日 3 回

12～18 歲青少年：1 滴／次，每日 3 回

6～12 歲兒童：1 滴／次，每日 2 回

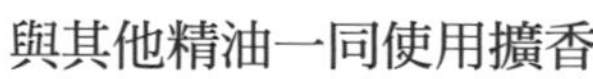

與其他精油一同使用擴香

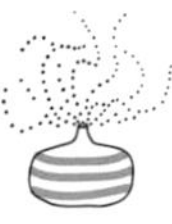

++

成人：每小時擴香 20 分鐘

6 歲以上兒童：當孩子在場時，每小時擴香 5 分鐘

6 歲以下兒童：當孩子不在場時，每小時預先擴香 5 分鐘

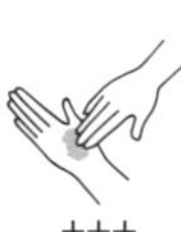

+++

成人：最多 6 滴純精油或稀釋 50% 於植物油，每日 3 次

6 歲以上兒童：1～2 滴稀釋 50% 在植物油裡使用

溫和抗感染（抗菌、抗真菌、抗病毒、抗寄生蟲）
促進皮膚癒合
消炎和調節免疫力
抗痙攣

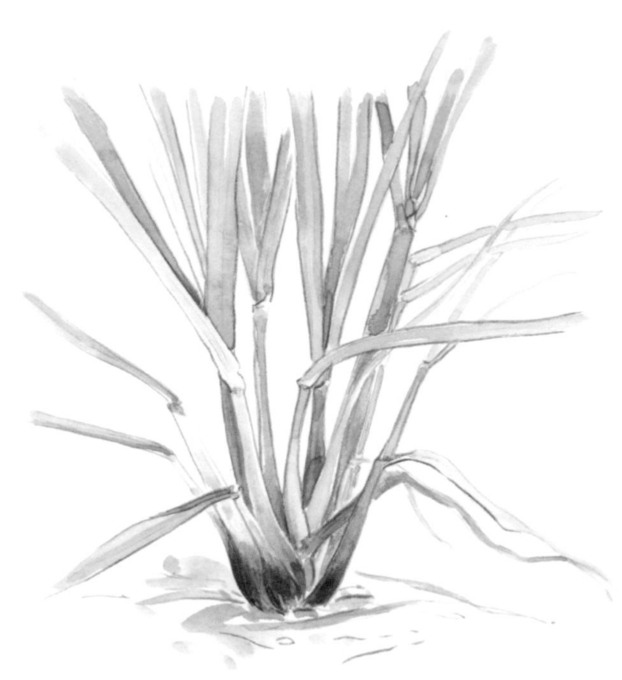

物化性質

- 密度：0.881～0.894
- 顏色：淡黃
- 氣味：甜美、玫瑰味、木質調
- 萃取率：大約 100kg 葉片萃取 850g 精油

成分

有機優質玫瑰草精油的成分包含：

- 65～85% 牻牛兒醇
- 7～15% 乙酸牻牛兒酯

玫瑰草精油是針對皮膚或廣用型抗感染的好精油。

一點點歷史

它是一種大型多年生植物，高達 3 米高，在熱帶地區像一簇草一樣繁衍生息，它的葉子狹窄、披針形，特別是在成熟時開紅色花朵而非常芬芳。這種氣味類似於玫瑰天竺葵和大馬士革玫瑰，使它備受調香師的推崇和追捧，尤其在土耳其，調香師用它來混摻價格高很多的玫瑰精油。

主要適應症

促進再生、消炎和抗感染，玫瑰草精油的適應症主要和感染性皮膚問題的治療有關。

青春痘、調節皮脂

- 20 滴精油稀釋於 50ml 荷荷芭油，每晚在梳洗後的臉上少量塗抹。

皮膚黴菌感染、傷口感染（不適用於開放傷口）

- 視要處理的患部大小：1～6 滴稀釋在些許荷荷芭油，每日塗抹患部 1～3 次，每週 5 天直到痊癒。這種照護可用於預防新的感染（例如運動員），每週使用 1～2 次。若是為了治療陰道黴菌感染，將它稀釋於 50g 陰道黴菌感染乳膏（藥局有售）或稀釋於因汗液引起皮膚黴菌感染乳膏：在明礬石上點 2 滴以上調合乳膏，每天塗抹患部 3 次，每週 5 天。因它協同增效的作用，有時比一般的抗真菌藥更有效。

指甲黴菌感染

- 100 滴稀釋於 50ml 荷荷芭油。每晚以棉花棒沾 1～2 滴塗抹指甲患部。

脂漏性濕疹

- 6 歲以上，以 1～6 滴稀釋於些許黑種草油，每日塗抹 3 次，為期 5～8 天。

唇皰疹

- 以棉花棒沾 1 滴，每天塗抹患部 5 次，直到痊癒。

其他適應症

泌尿道和婦科感染、尿道炎、陰道炎

- 2 滴和中性錠片服用，剛開始有症狀時每天服用 3～4 次，為期 10 天。可以將 2 滴玫瑰草精油加入私密處清潔液，每天梳洗 2 次作為治療用（除了口服治療外）或每週 2 次（作為預防性治療）。事實證明，這支精油在對抗引起大多數泌尿道感染的大腸桿菌非常有效。

口腔、消化或腸道黴菌感染

- 2 滴和中性錠片服用，每天服用 3～4 次，持續 10 天；也可以將這 2 滴精油稀釋在少量黑種草油，並每天塗抹患部 2 次。

耳鼻喉和呼吸道感染：扁桃腺炎、鼻竇炎、支氣管炎、氣管炎

- 2 滴和一匙蜂蜜服用，每日 3 回，為期 7 天。

兒童腸胃炎

- 針對 6 歲以上兒童，稀釋 50％於杏桃核油，取 5 滴按摩下腹，每日 3 次。

出汗過多

- 倒 2 滴在濕的明礬石或蘆薈凝膠，每天塗抹 1～3 次腋下或腳（洗淨而擦乾的）。

調節神經系統、過勞、焦慮、神經質

- 這支精油對神經平衡很有幫助：在早晨有激勵作用，並在一天結束時可以減少壓力和焦慮達到舒緩。若有需要，每天以 2 滴塗抹手腕 2～3 次。

淨化擴香

- 在擴香儀倒入 5～10 滴，每小時擴香 15～20 分鐘，每天 2～3 次。

毒性

急性毒性：低至極低。

特定的風險：

- 作為預防措施，在接受乳癌治療的患者應避免使用。
- 該精油所含牻牛兒醇與某些通過 CYT2B6 代謝的藥物（必博寧、艾立莎膜衣錠、諾瓦得士等）之間存在藥物交互作用的潛在風險。若有接受藥物治療，請諮詢芳香療法醫生或藥師的建議。
- 富含牻牛兒醇，在整個懷孕期間不建議使用，因它有促進子宮收縮的特性。

已證實了！

玫瑰草精油是一種溫和但卻擁有強大的全方位抗感染力。這些抗菌特性已得到證實，包括在「生物膜」的部位，該部位的細菌會存留並對傳統抗生素具有抗藥性。該特性可用於環境擴香以淨化空氣。

2014 年，一組巴西研究人員證明了該精油的調節免疫和消炎特性。因此，結合這兩種特性可用於減少冬天復發性感染，包括幼兒。

你們知道嗎？

印度小組於 2003 年發布了它對引起瘧疾的雌性瘧蚊的驅避作用，這是用玫瑰草的近親薑草做的研究。此外，也確定它對跳蚤、壁蝨和蟎蟲的驅避效果。

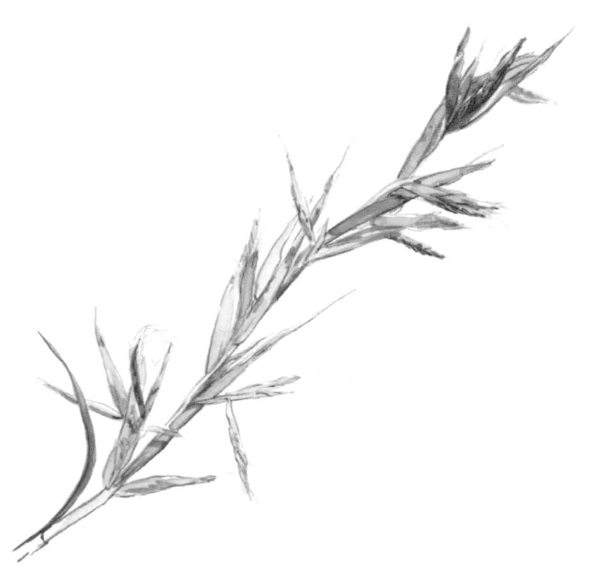

葡萄柚
Pamplemousse

Citrus paradisii
芸香科｜果皮
產地｜以色列、美國、古巴、墨西哥、阿根廷
價格｜€

舒緩
抑制食慾和消解脂肪
淨化空氣
指甲黴菌感染

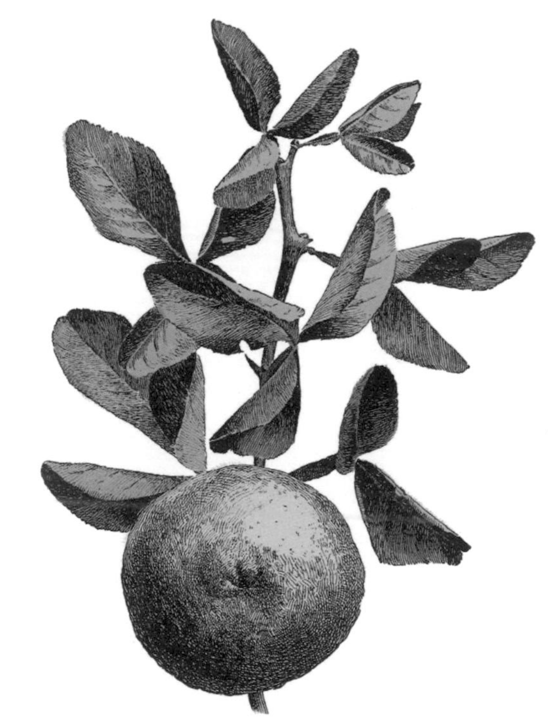

給誰用？

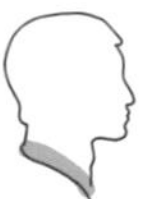
成人：無特殊禁忌

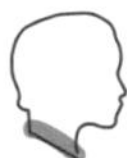
兒童：3 歲以上

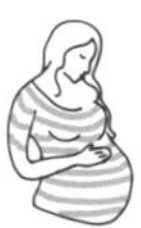 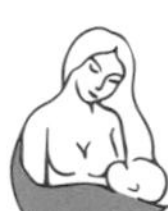
懷孕滿三個月和哺乳母親：或許可以使用

如何用？

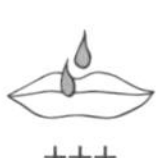
+++
成人：2 滴／次，每日 3 回
6 歲以上兒童：1 滴／次，每日 3 回

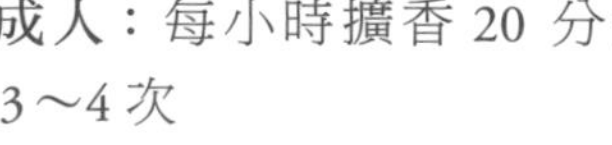

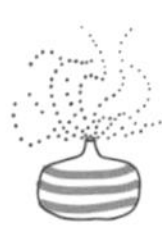
+++
成人：每小時擴香 20 分鐘，每日 3～4 次
6 歲以上兒童：當孩子在場時，每小時擴香 5 分鐘
6 歲以下兒童：當孩子不在場時，每小時預先擴香 5 分鐘

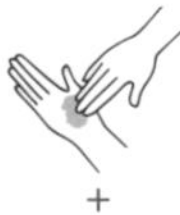
+
稀釋 10%在植物油裡使用

物化性質
- 密度：0.840～0.860
- 顏色：透明到橘黃色
- 氣味：果香、微酸、甜美
- 萃取率：大約 250kg 果皮萃取 1kg 精油

成分
有機優質葡萄柚精油的成分包含：
- 90～97%檸檬烯
- 低於 6%的月桂烯、α-松油萜

淨化、放鬆和充滿新鮮感的精油！

一點點歷史

葡萄柚原產於東南亞，多數種植在世界各地溫暖的地區。它的樹皮很厚，其葉子堅硬、橢圓形和強韌，其果實具有黃色、粉紅色或淡色的果皮。它是香水界很受歡迎的精油，是用脂吸法從花朵萃取的精油。

主要適應症

淨化空氣

- 以 10 滴擴香，每次 15～20 分鐘，每日 3～5 次。

調整情緒

- 與檸檬和佛手柑一起使用效果更好。與紅桔或玫瑰天竺葵使用令人放鬆。單獨擴香（或與上述精油等比例調合），或稀釋後塗抹在太陽神經叢或手腕內側深深呼聞。塗抹皮膚後 6 個小時內不得曝曬於陽光下。

消化不良、大快朵頤、肝排毒和養肝（利膽）、噁心

- 2 滴和一匙蜂蜜服用，為期 15 天。

其他適應症

抑制食慾

吸聞精油瓶或將 2 滴精油滴在嗅吸棒的蕊芯，並連續深深吸聞數次。該精油還有助於對抗強迫性的渴望……比如吃零食！

橘皮組織

- 具有促進循環和消解脂肪的作用：將 2 滴精油稀釋於些許瓊崖海棠油，每晚塗抹橘皮組織處，每週使用 5 天。

調節頭皮皮脂分泌

- 在 100ml 溫和洗髮精中加入 30 滴葡萄柚精油，第一次使用前應充分搖勻，每週使用該特製洗髮精 2～3 次。

淨化和強化擴香

- 以 10 滴擴香，每日 2～3 次。

烹飪用

許多食譜都可以使用此精油，尤其是甜食，包括蛋糕或蛋白霜。在〈以精油烹飪〉P.421 中，會有一些建議。

毒性

急性毒性：非常低。

特定的風險：

- 避免肝膽功能不全或膽結石者使用。
- 果皮中的呋喃香豆素具有光毒性（光敏性）風險。塗抹皮膚後 6 小時內請勿曝曬於陽光下。
- 不要混淆葡萄柚精油和會抑制細胞色素 P450 代謝酵素的葡萄柚籽萃取液，後者透過提高血液的濃度，可以改變治療指數狹窄藥物（諾脂、免疫抑制劑、希塞菩等）的新陳代謝。
- 請留意一下精油萃取的方式，是來自整顆水果的離心分離（品質較低），或是壓榨果皮（品質較高）。應該考慮到葡萄柚的果皮（白色果皮）存在一些呋喃香豆素是腸道細胞色素 3A4（酶）和腸道外排轉運蛋白（PGP）的不可逆抑制劑。與這些酶或轉運蛋白交互作用的任何分子（特別是藥物）都將提高其血液濃度。

檸檬烯是一種潛在的蛋白質醣基化抑制劑，可與氨基胍聯合使用，有助於改善糖尿病的併發症。

不可不知

像其他柑橘類水果一樣，你一定要選擇有機精油，以儘量減少殘留在果皮上的農藥。另外，能夠消解脂肪的分子存在於精油！

已證實了！

此精油的抗氧化性與檸檬烯有關，甚至檸檬烯可以長期用於某些癌症或神經退化性疾病。越來越多人談論該分子，如同新興的腫瘤治療劑。

苦橙葉
Petitgrain bigaradier

Citrus aurantium amara
芸香科｜葉片
產地｜巴拉圭、摩洛哥、西班牙
價格｜€

給誰用？

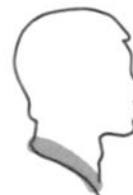
成人：無特殊禁忌

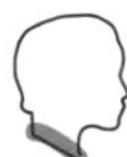
兒童：3 個月以上（稀釋）

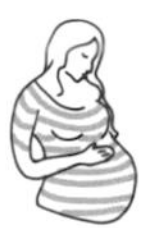
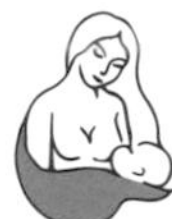
孕婦或哺乳母親：可使用

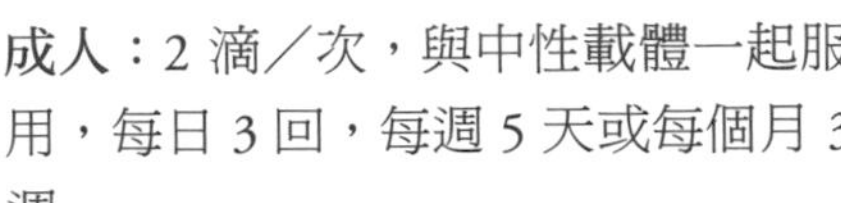

如何用？

++

成人：2 滴／次，與中性載體一起服用，每日 3 回，每週 5 天或每個月 3 週
6 歲以上兒童：1 滴／次，與中性載體一起服用，每日 1～3 回，每週 5 天或每個月 3 週

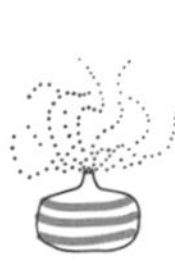
+++

成人：每小時擴香 20 分鐘
6 歲以上兒童：當孩子在場時，每小時擴香 5 分鐘
3 個月～6 歲兒童：當孩子不在場時，每小時預先擴香 5 分鐘

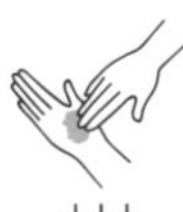
+++

稀釋 10%在植物油裡使用

消炎
抗憂鬱
抗痙攣
促進皮膚癒合與再生
調節神經平衡
放鬆、鎮靜

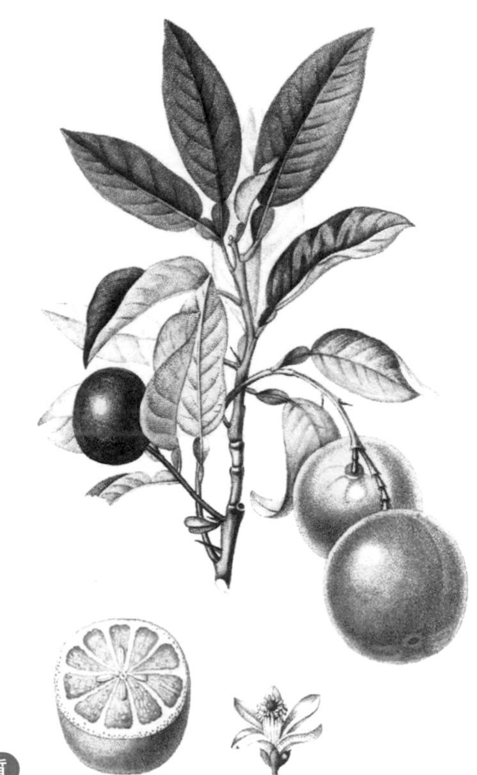

物化性質
- **密度**：0.882～0.894
- **顏色**：淡黃到棕黃色
- **氣味**：清新、花香帶綠意
- **萃取率**：100kg 葉片萃取 200～400g 精油

成分
有機優質苦橙葉精油的成分包含：
- 35～60%乙酸沉香酯
- 15～35%沉香醇
- 3～10% α-萜品醇
- 2～6%雙環大根老鸛草烯、乙酸牻牛兒酯
- 其他微量分子

適合新手媽媽和嬰兒的溫和精油。

一點點歷史

幾千年前在亞洲出現的苦橙樹，在十字軍東征後被引入歐洲。它最初是葡萄柚和紅桔原始植物的雜交。在 13 世紀的一本食譜列出它消化和利尿特性，並對「受寒有益」。是西班牙人將它引入佛羅里達州，並使它散播到新世界。

主要適應症

苦橙葉的主要適應症與神經疾病有關：

憂心

焦慮

沮喪

精神疲勞

失眠

心悸

壓力

- 稀釋 10％於杏桃核油，再按摩腹部、足弓和整個脊椎或僅僅塗抹手腕並深深吸聞。
- 或在神經失調時，以 1 滴和中性載體一起服用，每日 6 回。

其他適應症

青春痘、傷口

- 在聖約翰草浸泡油將苦橙葉稀釋 10％再塗抹。請注意，塗抹後 3 小時內請勿將自己曝曬於陽光，因為聖約翰草浸泡油具有光敏性。

肌肉、消化系統和婦科的痙攣

- 發生痙攣時，將 2 滴和中性載體一起服用，每日最多 3 回。
- 或以杏桃核油稀釋 10％按摩腹部。

毒性

急性毒性：低至極低。

特定的風險：

- 無光敏風險。
- 苦橙葉精油沒有特別的風險，但因沉香醇的關係，必須注意其儲存條件，以減少氧化和次級致敏化合物（特別是氫過氧化物）的出現。

你們知道嗎？

苦橙葉是苦橙葉子而不是你們平常吃的甜橙葉子。這款精油在貓咪群裡非常受歡迎，可以在自己心愛的貓咪附近擴香，不但沒有風險，還會讓貓咪上癮而且會非常的淡定！

已證實了！

尤其在姑息治療期間，苦橙葉精油在塗抹皮膚和擴香的鎮靜特性已在許多醫院部門的多項臨床中得到證實。對於不喜歡真正薰衣草精油氣味的人，可以用苦橙葉精油替代。

加拿大鐵杉
Pruche

Tsuga canadensis

松科｜枝幹和針葉

產地｜加拿大

價格｜€€

抗憂鬱
抗感染
抗菌
調節神經平衡
激勵免疫力
溶解黏液

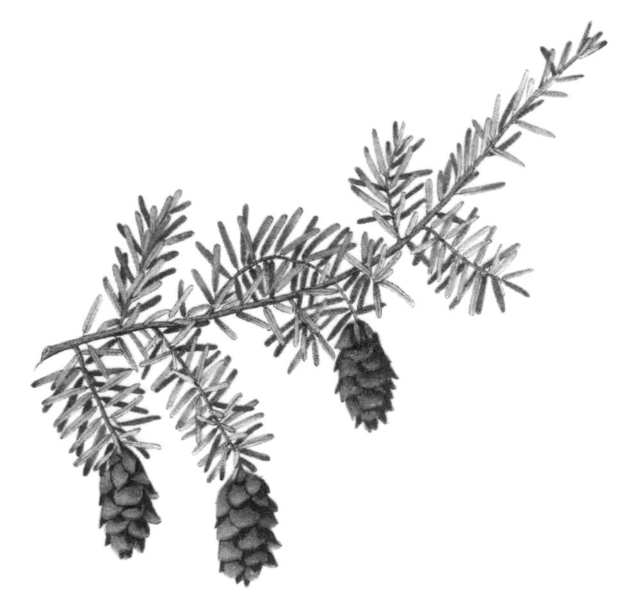

給誰用？

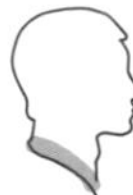

成人：無特殊禁忌

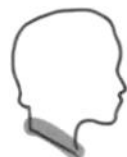

兒童：12 歲以上（皮膚途徑）

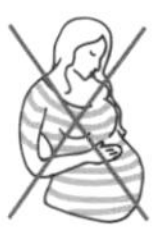 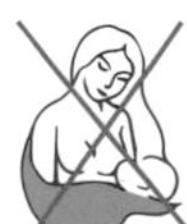

孕婦或哺乳母親：禁用

如何用？

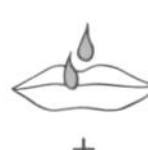

成人：1～2 滴，與 1 匙蜂蜜一起服用，每日 3 回，為期 7 天

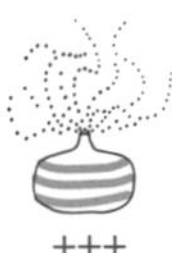

成人：每小時擴香 15 分鐘

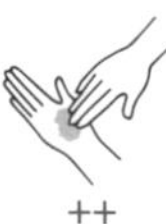

稀釋 20％在植物油裡使用

物化性質

- 密度：0.908～0.918
- 顏色：淡黃色
- 氣味：微酸、典型的針葉樹
- 萃取率：100kg 枝葉萃取 100～800g 精油

成分

有機優質加拿大鐵杉精油的成分包含：

- 21～23％ α-松油萜
- 2～3％ β-松油萜
- 15～17％樟烯
- 6～7％三環烯
- 2～3％ β-月桂烯
- 3～4％檸檬烯
- 27～30％乙酸龍腦酯

帶有純淨香氣的靈性精油，適合用於過渡期。

一點點歷史

「鐵杉」（pruche）一詞可能源自「Prusse」或「Pérusse」，在魁北克是雲杉的通用稱呼。

在北美當地人用枝葉茂密的樹枝來泡茶和洗蒸氣浴。它還因其藥用特性而被用來退燒、預防感冒、處理消化問題以及用於延緩出血的藥膏。然而，這支鮮為人知的精油卻因它卓越的心理治療特性而被醫院和嗅覺治療師廣泛使用，使它成為很重要的精油。

主要適應症

加拿大鐵杉的主要適應症與神經系統疾病有關：

輕度鎮靜

焦慮

調節神經平衡

放手

- 稀釋 20% 並局部塗抹手腕，在焦慮期每天塗抹 2 次。
- 或用嗅吸法。將數十滴精油倒在嗅吸棒的蕊芯，以整天隨意嗅聞。

其他適應症

風濕病、關節炎、關節痛

- 單獨使用或與其他緩解疼痛的精油（例如冬青白珠）調合使用，以 5% 濃度，即 2.5ml 或 75 滴精油加入 50ml 植物油以按摩。

循環系統問題：靜脈曲張、痔瘡、雙腿沉重

- 單獨使用或與其他促進循環的精油（例如絲柏）調合使用，以 5% 濃度，即 2.5ml 或 75 滴精油加入 50ml 植物油以按摩。

毒性

急性毒性：低至極低（其 LD50 指數是基於其他松科類精油，單萜烯類和乙酸異龍腦酯的值）。

特定的風險：

- 不建議長時間使用，最好是短期治療，若有必要，是 4 週內使用 3 週。不建議腎功能不全的人使用。
- 可能會引起過敏（風險低，但氧化後的精油風險較高）：務必將精油儲存好，必要時在調合油中添加抗氧化劑。
- 具有輕度至中度刺激的風險：請勿使用純精油，須稀釋。
- 吸聞：對敏感的人要小心，可能會刺激呼吸道。

一種「過渡」的精油

是嗅覺療法的重要精油，具有強大的調節神經平衡特性，可促進釋放和消除焦慮、憂鬱的狀態。適合用於陪伴患有重病或臨終病患。在布魯塞爾（比利時）的聖讓診所，在姑息治療服務中使用的「過渡精油」：調合穗甘松（0.2ml）、加拿大鐵杉（0.3ml）和植物油（15ml），在生命末期取 4 滴按摩腳，早、晚各一次。

桉油醇樟（羅文莎葉）
Ravintsara

Cinnamomum camphora

樟科｜葉片

產地｜馬達加斯加

價格｜€

給誰用？

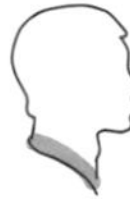

成人：無特殊禁忌

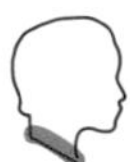

兒童：不建議3歲以前使用

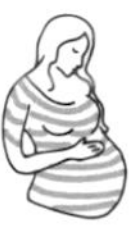
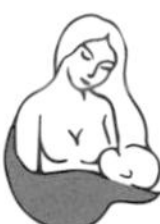

孕婦或哺乳母親：懷孕未滿三個月和哺乳期間禁止直接用純精油（但可使用已稀釋調合過的油）

如何用？

++

12歲以上到成人：2滴／次，每日3回

兒童：通常不建議兒童口服富含1,8-桉油醇的精油

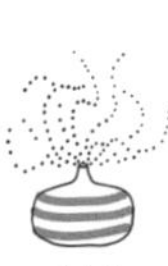

+++

成人：每小時擴香10～20分鐘

6歲以上兒童：當孩子在場時，每小時擴香5分鐘

3歲以上兒童：當孩子不在場時，每小時預先擴香5分鐘

+++

12歲以上到成人：2～5滴純精油或稀釋在植物油，每日塗抹3次

6歲以上兒童：2滴稀釋於植物油，每日塗抹3次

3歲以上兒童：1～2滴最少稀釋50%於植物油，每日塗抹2次

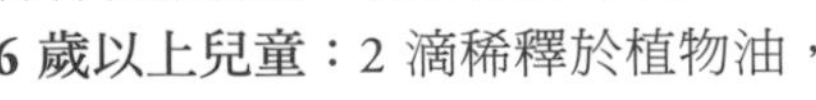

出色的抗感染特性（抗菌、抗病毒和抗真菌）

消炎和抗氧化

激勵免疫力

祛痰

滋補神經和恢復神經平衡

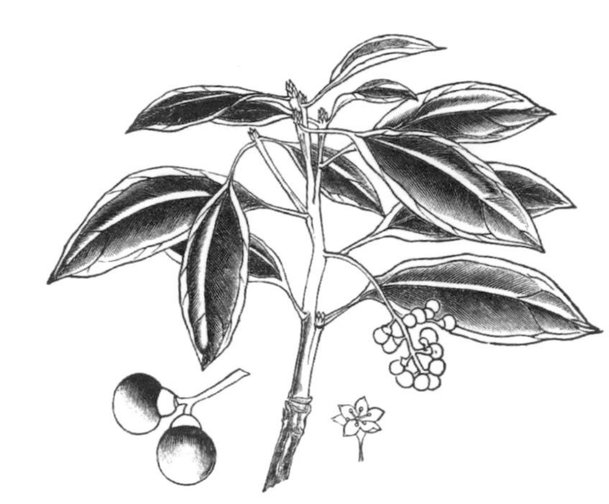

物化性質

- 密度：0.900～0.920
- 顏色：淡黃到無色
- 氣味：有特色的、提振、清涼而帶有香脂味
- 萃取率：0.7～1%，或100kg植物萃取7～10公升精油

成分

有機優質桉油醇樟精油的成分包含：

- 50～65%1,8-桉油醇
- 8～16%檜烯
- 4% α-松油萜
- 4% β-松油萜
- 對傘花烴

單萜醇：

- 5～11% α-萜品醇
- 沉香醇
- 龍腦
- 側柏醇
- 萜品烯-4-醇

酯類：

- α-乙酸萜品烯酯
- 乙酸沉香酯（非常均衡）

C15倍半萜烯（3～6%）

- β-丁香油烴

醚類：

- 些微的甲基醚丁香酚

處理上呼吸道問題很好用的精油。

一點點歷史

桉油醇樟是起源於亞洲的一種樟樹，在馬達加斯加種植已逾 250 年，具有很多重要的特性。在馬達加斯加語中，*ravintsara* 意思是「美好的葉子」。它氣味濃郁的葉子可浸泡用來抗感染並增強免疫系統，馬達加斯加人認為桉油醇樟可以治療身心所有的疾病，還用它來增添蘭姆酒的香氣。中國人在 19 世紀中葉於該國獨立期間抵達，想要將桉油醇樟引入馬達加斯加；它的起源在幾個世紀前就在中國以「芳樟」的名稱出現和在越南以「樟樹」的名稱為人所知。

近二十年來，桉油醇樟精油已成為冬天不可或缺的必需品。由於它獨特的成分，不含樟腦但富含桉油醇：主要活性成分在病毒感染和耳鼻喉不舒服時，起了很重要的作用。

主要適應症

從各個角度來看，它都是一支很出色的精油，兼具功效、安全性和耐受性，其抗病毒特性非常重要，是家庭急救箱必備的精油！

流感

- 2 滴和中性錠片一起服用，每日 3 回。也可與茶樹精油（各 1 滴與中性錠片一起服用，每日 3 回）一起使用，以增強抗病毒功效，但也可以擴香（數滴）或擦在手腕上：各 3 滴。

開始畏寒時

- 以數滴塗抹手腕或足弓，每日 5 次。

疱疹、帶狀疱疹

- 稀釋 1～2 滴，塗抹患部（眼睛除外），每日 5 次。

唇疱疹

- 剛開始刺痛時就用 1 滴塗抹患部（若身邊沒有綠花白千層精油）。

其他適應症

呼吸、消化和生殖器感染

- 2 滴與中性錠片一起服用，每日 3 回，持續 5～7 天。

祛痰

- 1 勺蜂蜜與 2 滴精油一起服用，每日 3 回，持續 5～7 天，以鬆動支氣管分泌物並排出。

乏力、疲憊、身體和肌肉疲勞

- 以 5 滴桉油醇樟稀釋於 5ml 植物油，並沿著脊椎塗抹，每日 1～2 次，為期 3～5 天。

壓力、失眠、憂鬱

正是單萜烯類和倍半萜烯類的組合賦予這支精油以滋補神經、激勵和恢復神經平衡，這就解釋了為什麼有時也用它來解決睡眠問題。

- 整天隨意地嗅吸。
- 稀釋後塗抹太陽神經叢或脊椎兩側，每週 5 天，為期 2 週。

在冬天如同一把的多功能「瑞士刀」！

桉油醇樟精油已成為數十項研究的主題，這些研究顯示其許多特性，包括抗病毒。不僅可阻止病毒複製，還能抑制它們從細胞向外傳遞，這使病毒在某個程度上「無法運作」！因此，在流感期間或若患有疱疹，請在出現症狀初期就用桉油醇樟精油，以防止病毒繁殖。即使是單核細胞增多症，這種具有強大的抗病毒精油可以是個有力的支援。

除了具有抗病毒特性外，桉油醇樟精油還可以緩解鼻塞或支氣管充血，並保護細胞免於氧化以提振免疫防禦力，從而使免疫力更加活躍。

這支精油在冬天有如瑞士刀對身體的入侵者具有廣泛的作用，它抗曲霉菌或念珠菌的效用甚至比傳統的抗真菌藥更有效！

應該注意的是，在商業生產中，口服途徑有現成的產品。對於兒童，每日服用 2～3 次的攝入量相當於稀釋或協同作用的桉油醇樟精油，從 1/4（7～10 歲）到 1/2 滴（10～12 歲）不等。若有疑問，請諮詢藥師或芳療師。

毒性

急性毒性：低（可能非常低）。依據桉油醇樟精油主要成分的已知值得出的估計，以及來自尤加利屬精油已知值的類推。它是一種耐受性良好的精油。

特定的風險：

無，請注意以下使用注意事項：

- 不建議 3 歲以下兒童使用。
- 禁用在有癲癇或痙攣病史的 3 歲以上兒童。
- 氣喘或乾眼症患者：不建議擴香和嗅吸。
- 注意使用免疫抑制劑的患者。

在小兒科的運用：

應優先使用桉油醇樟精油，例如產於馬達加斯加的桉油醇樟就不含黃樟素和甲基醚丁香酚。

據報導，對 4 歲以下兒童不當使用鼻噴劑會引起 1,8-桉油醇中毒。

提醒一下，6 歲以下兒童禁用富含 1,8-桉油醇精油在臉、脖子，及不建議用於前胸。兒童禁用滴鼻劑。

法國國家藥品安全管理局（ANSM）發布了針對保養品的建議：用於保養品的桉油醇樟主成分 1,8-桉油醇的含量必須要低：建議在保養品中的含量，針對 36 個月以下兒童不宜超過 0.1%，而 36 個月至 6 歲兒童則不宜超過 1.12%（請見下表，等同於桉油醇樟精油的滴數）。

年齡	保養品裡建議最高的 1,8-桉油醇含量	每 1 滴桉油醇樟精油就含有約 65%的 1,8-桉油醇
3 歲前	0.1%	1 滴桉油醇樟精油稀釋於 20ml 植物油
3～6 歲	1.12%	10 滴桉油醇樟精油稀釋於 20ml 植物油

請勿將桉油醇樟精油和下列精油混淆

- 芳樟精油，其拉丁學名非常接近（*Cinnamomum camphora CT. linalol*）。儘管同屬樟科家族，但它更接近花梨木精油，具有較溫和的抗感染特性（適合幼兒），特別是針對皮膚問題。
- 樟樹精油，原產於亞洲，並具有相似的拉丁學名（*Cinnamomum camphora CT. camphora*），具有非常不同的特性（特別是消炎），幾乎不含桉油醇但富含樟腦，使用起來需更留意（通常不建議用於幼兒、口服等）。
- 芳香羅文莎葉（*Ravensara aromatica*）：請見下文「一些細節」。

一些細節

人們通常將桉油醇樟（*Cinnamomum camphora*）精油與同樣來自馬達加斯加的芳香羅文莎葉（*Ravensara aromatica*）精油混為一談。但這兩種精油是很不同的：

- 這裡提到的桉油醇樟（*Cinnamomum camphora*）精油是從桉油醇樟的葉片萃取精油，主要含有 1,8-桉油醇，具有抗病毒作用，必須與亞洲樟樹（日本或台灣）有所區別，因為後者含有多達 50%的樟腦，因此具有很高的神經毒性。
- 學名 *Ravensara aromatica* 可能是以下兩種精油：
  - 芳香羅文莎葉（*Ravensara aromatica*）是萃取葉片的精油。主要含有檸檬烯、檜烯、月桂烯和沉香醇，具有抗病毒、舒緩和提振作用。
  - 洋茴香羅文莎葉 *Ravensara anisata*（Havozo）萃取自樹皮。主要含有甲基醚蔞葉酚，具有八角氣味，非常鎮定、放鬆和舒緩，甚至具有催眠作用。

已證實了！

- **抗病毒和激勵免疫力**：桉油醇樟精油可增強免疫力。由於在 2003 年和 2004 年有幾個團隊證明了這支精油能激勵免疫力，因此許多醫院團隊和許多患者一樣，都使用它來避免冬天生病。
  - 研究證明桉油醇樟精油在抑制病毒核酸（去氧核糖核酸 DNA 和核糖核酸 RNA）形成以及抑制病毒複製方面的作用。
  - 其他作者得出相同的結論，同時還發現桉油醇樟精油能活化過氧化物歧化酶，從而保護細胞免受氧化的壓力。

請記住

- 如果從秋天到春天只能選擇一種精油陪你，那就是桉油醇樟了，它具有卓越的抗病毒特性！將它放在家裡、辦公室隨手可及之處，或旅途中隨身攜帶，可免於多次感染流感和呼吸道感染。
- 檢查手上桉油醇樟精油的產地是否為馬達加斯加！

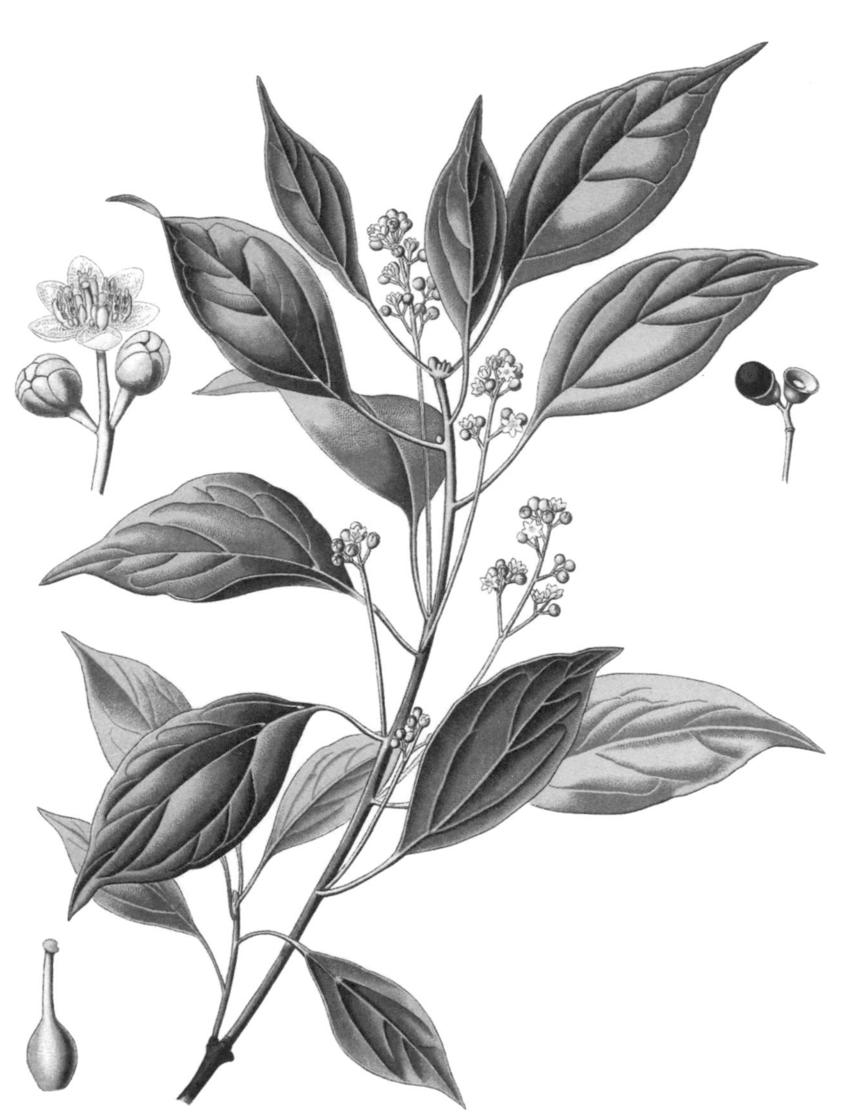

馬鞭草酮迷迭香
Romarin ABV (acétate de bornyle et verbénone)

Rosmarinus officinalis verbenoniferum

唇形科｜開花之全株藥草

產地｜法國（科西嘉島）

價格｜€€

肝膽排毒
養肝
溶解黏液
輕度抗感染

給誰用？

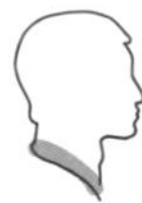

成人：無特殊禁忌

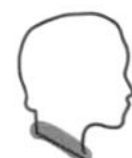

兒童：12 歲以上

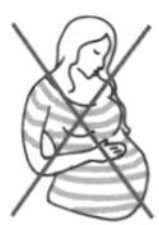
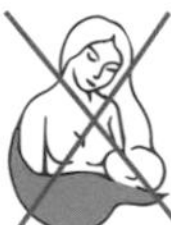

孕婦和哺乳母親：禁用

如何用？

成人：1 滴／次，每日 3 回，為期 7 天

12 歲以上兒童：1 滴／次，每日 2 回，為期 7 天

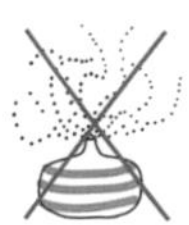

不要擴香

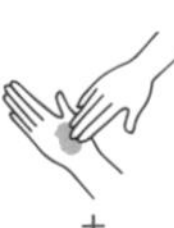

成人：1～2 滴稀釋於植物油，每日 3 次，為期 7 天

12 歲以上兒童：1 滴稀釋於植物油，每日 3 次，為期 7 天

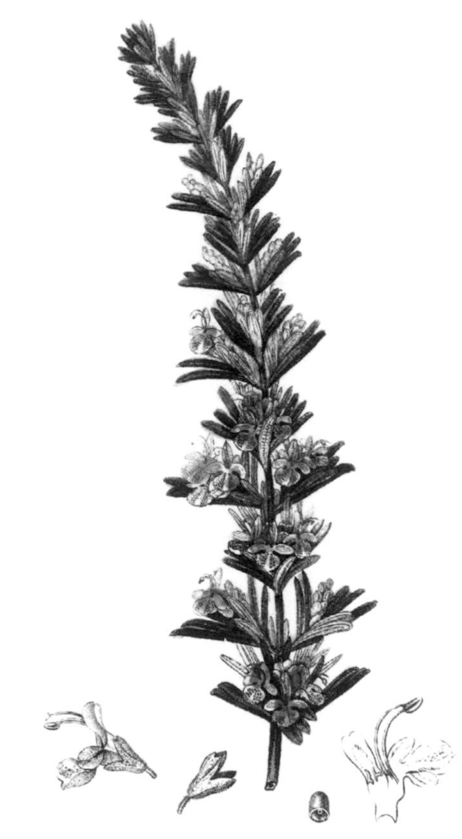

物化性質

- 密度：0.900～0.927
- 顏色：清澈、無色到淡黃色
- 氣味：花香、甜美
- 萃取率：0.3%

成分

有機優質馬鞭草酮迷迭香精油的成分包含：

- 16.8% α-松油萜
- 5.8%樟烯
- 1.73% β-松油萜
- 13%1,8-桉油醇
- 1.5～4% β-月桂烯
- 3.1～4.2%檸檬烯
- 1.1～1.9%對傘花烴
- 7%樟腦
- 0～5% α-萜品醇
- 4.99%龍腦
- 6～24%馬鞭草酮
- 10.5%乙酸龍腦酯

這支珍貴的精油可幫助肝臟排毒，同時降低血脂，包括降膽固醇。

迷迭香有 150 多個變種，其產地來源通常有所不同。接下來會介紹三種主要的迷迭香，以供安全選用。在書末的附錄會有不同的迷迭香精油比較表供參考。

一點點歷史

迷迭香是地中海地區的一種小灌木，生長在灌木叢或陽光充足的石灰岩土壤。長期以來一直被認為是神聖的藥草。希臘人已用它來加強記憶力：最近的科學出版物證實了它在這個領域的有效性。

請留意！

有三種迷迭香，分別來自不同的風土以及具有不同的特性：

- 馬鞭草酮迷迭香精油產於科西嘉島，可保護肝臟並作用於包括膽固醇在內的血脂。
- 樟腦迷迭香精油，顧名思義它富含樟腦，因此可作為運動員的肌肉鬆弛劑，產於普羅旺斯和西班牙。
- 產於摩洛哥的桉油醇迷迭香精油，富含桉油醇（1,8-桉油醇）特別推薦用於強化記憶及呼吸道，還可以護髮。

在選擇迷迭香精油時，要格外小心。請務必遵循書上的說明並參考附錄中列出的化學類型。

主要適應症

肝臟引流、排毒、肝膽功能不全

- 1 滴與中性錠片一起服用，每日 3 回，為期 7 天。

其他適應症

溶解黏液

- 1 滴與中性錠片或一湯匙止咳糖漿一起服用，每日 2 回。

抗痙攣

- 1 滴稀釋於植物油，每日塗抹患部 2 次。

毒性

急性毒性：低至極低。

馬鞭草酮迷迭香精油具有很高的耐受性，但要嚴格遵守以下的使用注意事項。

特定的風險：

神經毒性

- 禁用於 4 歲以下兒童
- 不建議使用在 6 歲以下兒童
- 不建議有痙攣病史的 6 歲以上兒童或成年人使用
- 12 歲以下兒童不建議自行使用

口服途徑：

- 在肝膽或胰管阻塞或發炎的情況下禁用。

不可不知

迷迭香是食品工業中常被使用，廣泛消費的香料。迄今為止，沒有文獻記載迷迭香精油有中毒的危險。然而，迷迭香的神經毒性風險比較顯著的是樟腦迷迭香，它的風險比其他兩種迷迭香高。

樟腦迷迭香
Romarin camphré

Rosmarinus officinalis camphoriferum

其他名稱｜海洋之露

唇形科｜開花之全株藥草

產地｜葡萄牙、西班牙、法國（普羅旺斯）

價格｜€

鎮痛
肌肉和關節消炎
肌肉放鬆

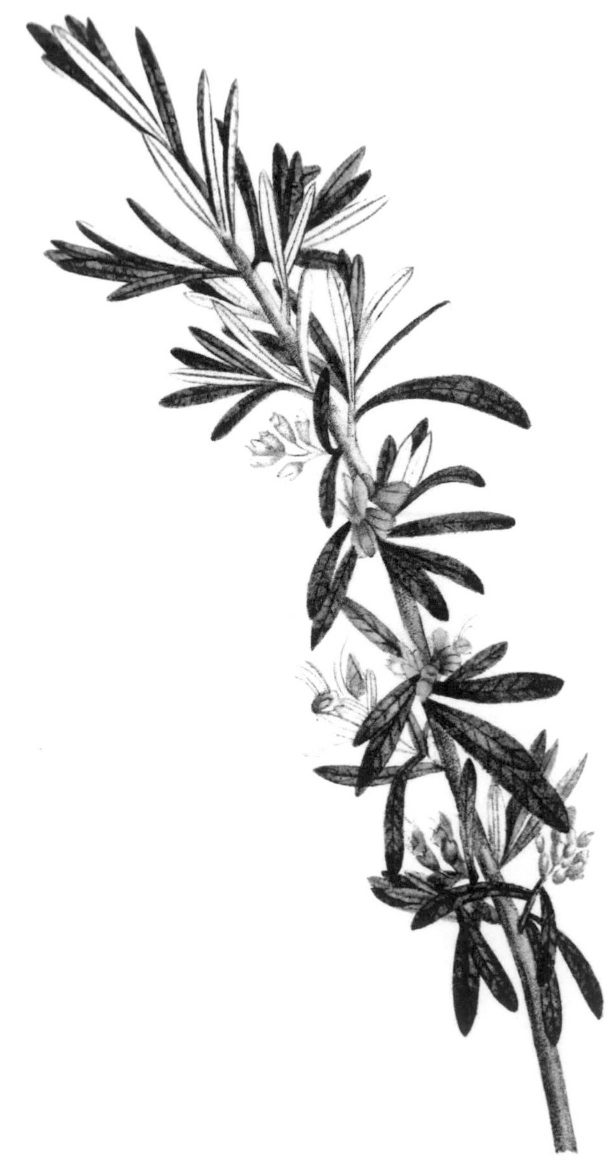

給誰用？

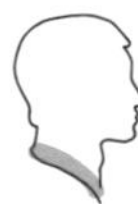

成人：無特殊禁忌

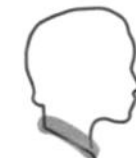

兒童：12 歲以上

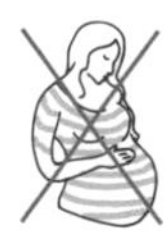
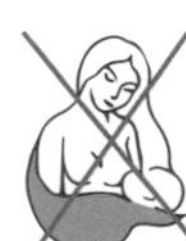

孕婦和哺乳母親：禁用

如何用？

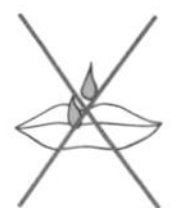

不建議

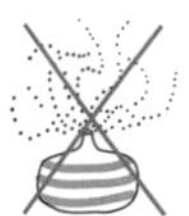

不要擴香

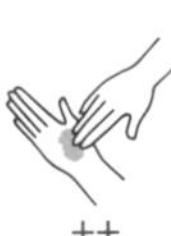

成人：2～3 滴稀釋於植物油，每日 3 次

12 歲以上兒童：1 滴稀釋於植物油，每日 3 次

物化性質

- 密度：0.895～0.905
- 顏色：清澈、無色到淡黃色
- 氣味：強烈、樟腦味
- 萃取率：0.3%

成分

有機優質樟腦迷迭香精油的成分含有：

- 18～26% α-松油萜
- 8～12%樟烯
- 2～6% β-松油萜
- 16～25%1,8-桉油醇
- 2～5% β-月桂烯
- 3～5%檸檬烯
- 1～2%對傘花烴
- 13～33%樟腦
- 1～2% α-萜品醇
- 2.5～5%龍腦
- 0.4～2.5%馬鞭草酮
- 0.5～2.5%乙酸龍腦酯

由於含有大量的樟腦，因此在用這支精油處理鎮痛和消炎時應特別謹慎。

主要適應症

肌肉放鬆、身體疼痛、痙攣

🌢 2～3 滴稀釋於些許植物油，每日塗抹 2 次。

毒性

急性毒性：低至極低。

特定的風險：

- **因樟腦堆積在髓鞘上而引起的神經毒性。**
- 禁用於 6 歲以下兒童。
- 不建議 12 歲以下兒童使用。
- 不建議有痙攣史的人使用。

已證實了！

許多研究顯示樟腦迷迭香具有消炎作用。

桉油醇迷迭香
Romarin à cinéole

Rosmarinus officinalis cineoliferum
唇形科｜開花之全株藥草
產地｜突尼西亞、摩洛哥
價格｜€

給誰用？

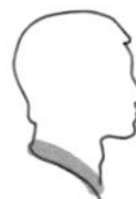
成人：無特殊禁忌

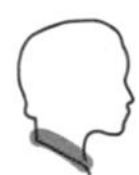
兒童：6 歲以上

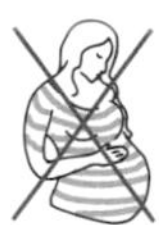 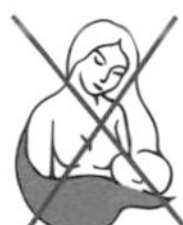
孕婦或哺乳母親：禁用

如何用？

+

成人：1～2 滴／次，每日 3 回，為期 7 天
12 歲以上兒童：1 滴／次，每日 3 回，為期 7 天

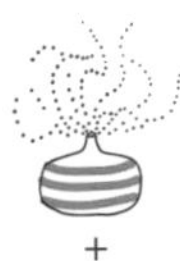
+

很少用於**擴香**

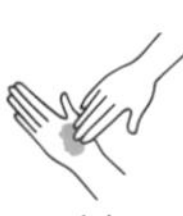
++

成人：2～5 滴純精油或稀釋，每日 3 次
12 歲以上兒童：2～3 滴，要稀釋使用，每日 3 次
6 歲以上兒童：1 滴，最高稀釋 10%，每日 3 次

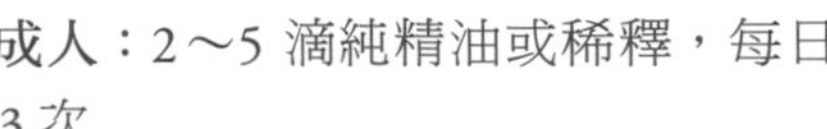

抗呼吸道感染
消炎
溶解黏液
護髮
利腦
養肝

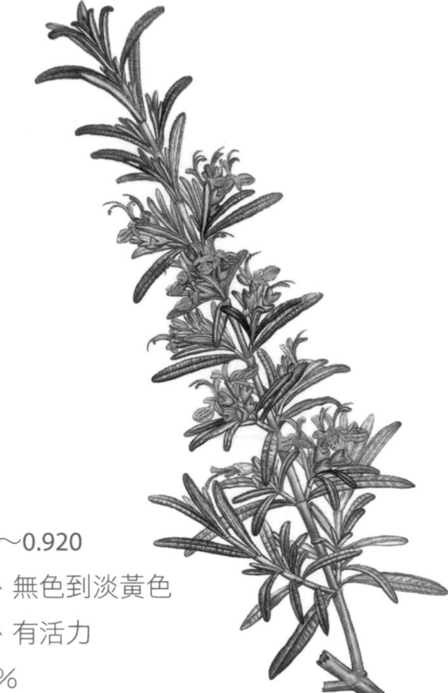

物化性質
- 密度：0.907～0.920
- 顏色：清澈、無色到淡黃色
- 氣味：清涼、有活力
- 萃取率：0.3%

成分
- 9～14% α-松油萜
- 2.5～6%樟烯
- 4～9% β-松油萜
- 38～55%1,8-桉油醇
- 1～2% β-月桂烯
- 0.8～2.2%對傘花烴
- 1.8～4%檸檬烯
- 5～15%樟腦
- 1～2.6% α-萜品醇
- 1.5～5%龍腦
- 0～0.4%馬鞭草酮
- 0.1～1.6%乙酸龍腦酯

> 治療耳鼻喉科和多數因冬天疾病造成的呼吸道問題，該精油還能強化記憶！

主要適應症

鼻竇炎、中耳炎、支氣管炎、有痰濕咳、流感

- 口服 2 滴／次，每日 3 回，為期 7 天。

其他適應症

心理支持、恢復神經平衡

- 口服 2 滴／次，每日 3 回，為期 7 天，或在專心做數學習題時以數滴嗅聞。

護髮和潔淨髮絲

- 在極溫和的洗髮精裡外加 3 滴精油，以清潔油膩又帶頭皮屑的頭皮，並能促進頭髮生長。

毒性

急性毒性：低至極低。

特定的風險：

神經毒性

- 禁用於 4 歲以下兒童。
- 不建議 6 歲以下兒童使用。
- 有痙攣史的 6 歲以上兒童或成人，不建議使用。
- 切勿使用在兒童的臉上或靠近臉的部位。
- 不建議對氣喘患者施用擴香和嗅吸。

藥物交互作用

研究顯示，桉油醇迷迭香精油和止痛藥（可待因、普拿疼）之間可能有協同作用，然而取決於劑量，這些作用可能會被逆轉，特別是由於這些鎮痛藥被肝臟清除所致（由 1,8-桉油醇引發）。在獲得關於該主題更多資訊前，最好將服用止痛藥和口服桉油醇迷迭香精油的時間至少間隔 2 小時，並諮詢藥師，若有化學療法或服用治療指數狹窄的藥物時，請諮詢醫師。

已證實了！

已證實桉油醇迷迭香對數學記憶有影響（高於 70%）；頭髮再生方面也非常有效（改善率 42%，對比安慰劑改善率 18%）。

西洋棋（和數學！）

在西洋棋比賽的實例，我要讚揚一下桉油醇迷迭香在提升記憶力的強項：我兒子的西洋棋俱樂部會長「吸聞」了滴入 20 幾滴桉油醇迷迭香的嗅吸棒……是這個原因嗎？結果他每一場都贏！

大馬士革玫瑰
Rose de Damas

Rosa damascena

薔薇科｜花朵

產地｜保加利亞、土耳其、敘利亞、伊朗、摩洛哥

價格｜€€€

給誰用？

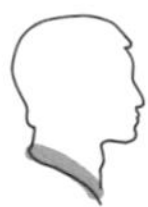

成人：無特殊禁忌

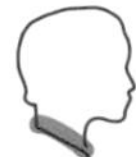

兒童：3 歲以上

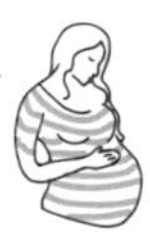
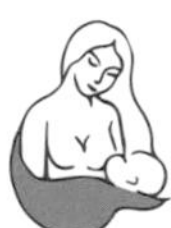

孕婦或哺乳母親：懷孕滿 3 個月僅透過嗅聞

如何用？

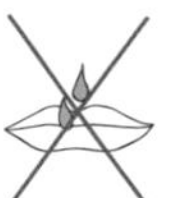

不要口服

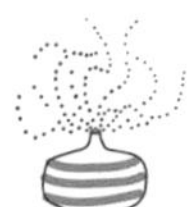
+++

可直接嗅聞精油瓶、用聞香紙或與其他精油調合以降低成本

成人：每小時擴香 20 分鐘

6 歲以上兒童：當孩子在場時，每小時擴香 5 分鐘

6 歲以下兒童：當孩子不在場時，每小時預先擴香 5 分鐘

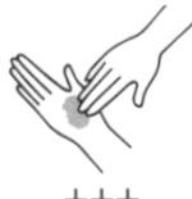
+++

成人和 3 歲以上兒童：1 滴稀釋於植物油，每日 2～3 次

促進癒合，止血和收斂
安撫
協調中樞神經系統
抗痙攣
催情

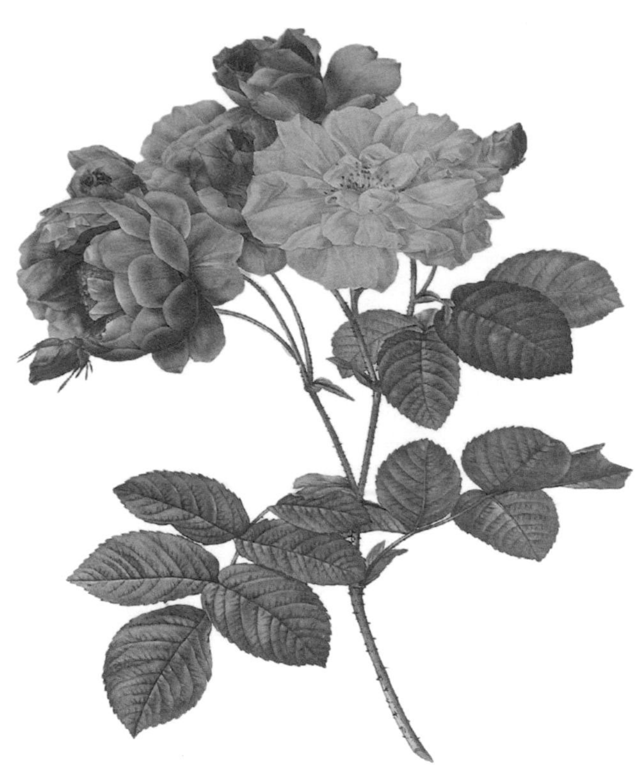

物化性質

- **密度**：0.848～0.872
- **顏色**：淡黃到橙黃色
- **氣味**：果香、花香、微酸、甜美和有特色
- **萃取率**：4000～5000kg 玫瑰花萃取 1kg 精油

成分

有機優質大馬士革玫瑰精油的成分包含：

- 10～35%香茅醇
- 5～8%牻牛兒醇
- 2～14%橙花醇
- 至多 16%十九烷

無條件的愛之精油。

一點點歷史

大馬士革玫瑰是法國玫瑰與突尼西亞玫瑰或麝香玫瑰雜交的結果。大馬士革玫瑰傳入法國要歸功於羅伯・德布里（Robert de Brie）騎士，1254 年第七次十字軍東征結束時，他從波斯帶到普羅旺斯，爾後從那裡出口到歐洲其他地區。香水業是大馬士革玫瑰精油的主要消費者，即使他們越來越喜歡用玫瑰原精，而且萃取率也更高（800kg 玫瑰花萃取 1kg 玫瑰原精）。

它是一種美麗的精油，其純露已經有數百年歷史（蒸餾器是由阿比西納開發，用以捕捉玫瑰的精緻香氣）。它不僅用於保養品，還是嗅覺治療用的主要精油，即無條件的愛之精油。

自古以來，玫瑰就具有近乎神祕的氣味，在靈修和宗教裡無所不在，既用於榮耀眾神，也擦在自己身上。出現在兩千年前，神聖香氣奇斐（Kyphi）是一種含有玫瑰的埃及固態香水，它的用途是雙重的，同時用於眾神和人，這要歸功於它安撫的特性。

不可不知

我們長期以來一直認為大馬士革玫瑰精油具有最多分子，然而根據 2016 年的一項研究顯示，相對於迷迭香 505 個分子，它被辨識出 440 個化學分子。

主要適應症

大馬士革玫瑰的主要適應症與整個皮膚有關：

傷疤

- 1 滴稀釋於瓊崖海棠油，每天按摩傷疤處 1～2 次。

抗皺

- 1 滴稀釋於玫瑰籽油，若是治療用就每個月使用 1 週。

支氣管和腸道痙攣

- 2 滴稀釋於植物油，每天按摩患部 3 次。

壓力、焦慮、情緒波動、受到驚嚇

- 在手腕點 1 滴，輕輕按摩直至吸收，再將手腕放在鼻前深深吸聞 3 回合（若有胸悶，在太陽神經叢加 1 滴使用）。

女性性冷感

- 單用 1 滴或最好加 1 滴依蘭精油稀釋於杏桃核油，並按摩於腰部。

其他適應症

生產陪伴

- 生產前，在 30ml 深色玻璃瓶加入 15 滴精油，並用植物油（例如杏桃核油）裝滿。每隔 20 分鐘，請爸爸或助產師用幾滴稀釋油按摩頸椎。

喪親陪伴

- 大馬士革玫瑰是一種過渡精油，它會陪伴臨終的人及其身邊陪伴的人：加 5 滴在嗅吸棒的蕊芯或或嗅聞精油瓶。

請記住

大馬士革玫瑰精油在 20°C 左右會凍結。若是凍結，則只需將瓶子放在雙手間滾動加溫就可以使用了。

毒性

急性毒性：非常低。

特定的風險：

可能會刺激皮膚，請務必在使用前稀釋於植物油。

已證實了！

一項 2017 年的研究表明，大馬士革玫瑰精油稀釋 2% 後按摩頸部可降低焦慮感和分娩疼痛。

沉香醇百里香
Thym à linalol

Thymus vulgaris linalooliferum

唇形科｜開花之全株藥草

產地｜法國（普羅旺斯）

價格｜€

強力殺菌防腐
抗病毒
抗菌
抗真菌
驅蟲
補身

給誰用？

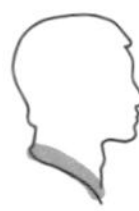

成人：無特殊禁忌

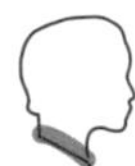

兒童：3 歲以上，請稀釋

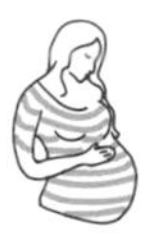
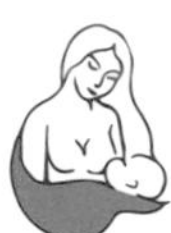

孕婦：不建議在懷孕未滿 3 個月使用

如何用？

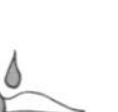

++

成人：2 滴／次，每日 3 回，持續 7 天

12 歲以上兒童：1 滴／次，每日 3 回，持續 7 天

6 歲以上兒童：1 滴／次，每日 2 回，持續 7 天

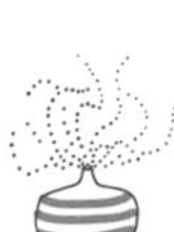

++

成人：每小時擴香 10 分鐘

6 歲以上兒童：當孩子在場時，每小時擴香 5 分鐘

3 歲以上兒童：當孩子不在場時，每小時預先擴香 5 分鐘

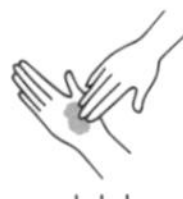

+++

成人：5 滴純精油或稀釋，每日 3 次

3～12 歲兒童：2 滴稀釋在植物油，每日塗抹 3 次

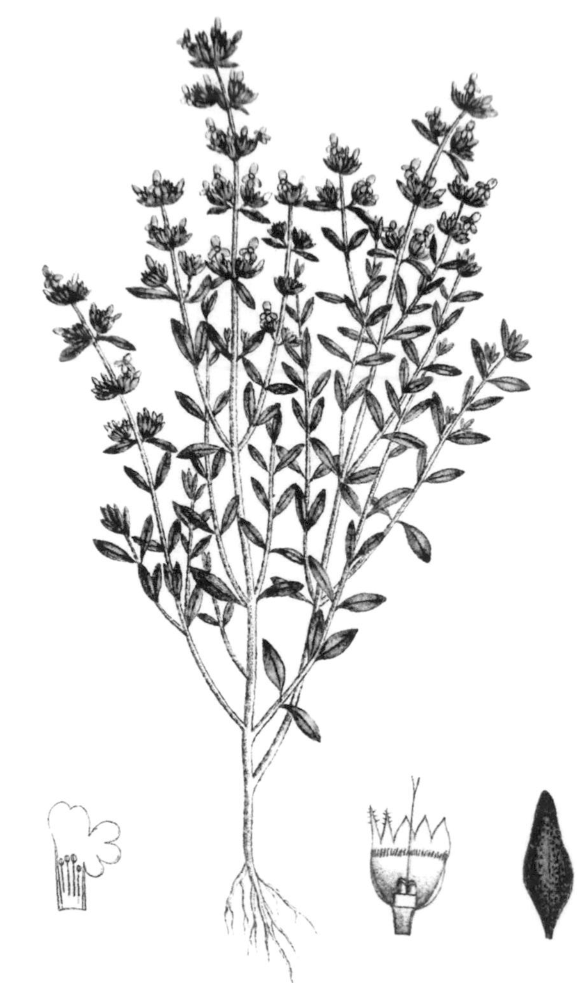

物化性質

- 密度：0.872～0.885
- 顏色：透明到淡黃到橙色
- 氣味：怡人、甜美、沉香醇味
- 萃取率：150～1000kg（依據不同年分）萃取 1 公升精油

成分

有機優質沉香醇百里香精油的成分包含：

- 75～80%沉香醇
- 0.3%龍腦
- 2%百里酚
- 4～5%β-丁香油烴
- 9～10%乙酸沉香酯

溫和的精油卻有很強的抗感染力，還可以緩解疼痛，連兒童也適用。

百里香種類繁多，依據產地位置及生長的高度而具有不同的特性。接下來會介紹三種主要的百里香，以供安全選用。在書末附錄有依據化學類型而列出不同的百里香精油比較表以供參考。

一點點歷史

如灌木叢生長在岩石和乾燥土壤的小灌木，自古以來沉香醇百里香就具有一種獨特的氣味，以恢復勇氣而聞名。

如今在烹飪中少不了它，其氣味將使食物或食用油增添風味。百里香通常在冬天用於浸泡香草茶，可淨化最脆弱的呼吸道。然而請留意不要用精油代替新鮮或乾燥的植物，不同種類的百里香，可能會發生口腔或食道灼傷。

主要適應症

沉香醇百里香的主要適應症與呼吸系統疾病有關，尤其是兒童：病毒性或細菌性的扁桃腺炎

支氣管炎

流感

鼻咽炎（成人）

- 2 滴和一湯匙蜂蜜服用，每日 3 回，為期 7 天。
- 特別是對於扁桃腺炎，若有必要，將 1 滴純精油滴在手掌，再直接塗抹喉嚨當成局部止痛和抗感染！

其他適應症

激勵免疫、滋補神經和一般補身

在恢復期：

- 成人：以 2 滴純精油塗抹手腕或腳底，每週 5 天，每個月 15 天。
- 針對兒童，將 1 滴稀釋於些許杏桃核油，同以上成人的使用頻率，但建議塗抹在足弓。

請留意！

人們常常弄錯不同的百里香。請花點時間確認完整的拉丁學名和化學類型，以了解你們購買的百里香。

已證實了！

可惜的是，百里香精油有時在沒有確定化學類型的情況下進行測試，而導致與殺菌防腐效果的研究相互矛盾。然而，百里香所有的精油都有殺菌防腐特性，甚至有些具有抗生素作用。

毒性

常規劑量並無特殊毒性。

側柏醇百里香
Thym à thujanol

Thymus vulgaris thujanoliferum
唇形科｜開花之全株藥草
產地｜法國（普羅旺斯）
價格｜€€

給誰用？

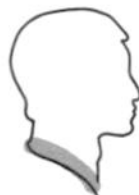
成人：無特殊禁忌

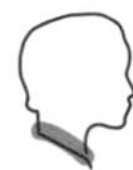
兒童：3 歲以上

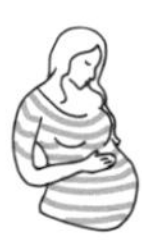
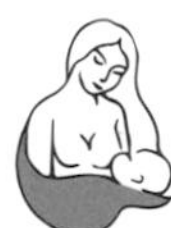
孕婦：不建議在懷孕未滿 3 個月使用

如何用？

+++
成人：2 滴／次，每日 3 回
12 歲以上兒童：1 滴／次，每日 3 回，持續 7 天
6 歲以上兒童：1 滴／次，每日 2 回，持續 7 天

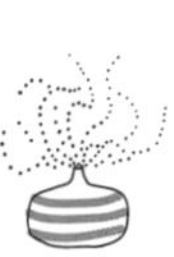
+++
成人：每小時擴香 10 分鐘
6 歲以上兒童：當孩子在場時，每小時擴香 5 分鐘
3 歲以上兒童：當孩子不在場時，每小時預先擴香 5 分鐘

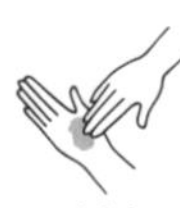
+++
成人：2 滴純精油或稀釋，每日 3 次
3～12 歲兒童：2 滴稀釋於植物油，每日 3 次

抗真菌
抗病毒和抗菌
促進循環
激勵免疫系統
激勵和促進肝臟再生

物化性質

- 密度：0.892～0.915
- 顏色：淡黃到橙色
- 氣味：甜美
- 萃取率：1 公升精油從 150～1000kg 植物中萃取（依據不同年分）

成分

有機優質側柏醇百里香精油的成分包含：

- 4～7.5% γ-萜品烯
- 2～10%月桂烯
- 1～3.5% α-萜品烯
- 2.5～3.1%檸檬烯
- 1.5～2%檜烯
- 1.5～2% α-松油萜
- 22～42%反式側柏醇
- 2～10%順式側柏醇
- 6.5～8.7%沉香醇
- 5～13%月桂烯-8-醇
- 3～3.5% α-萜品醇
- 5%乙酸月桂-8-烯酯

側柏醇百里香甚至比沉香醇百里香精油更溫和，還能使肝臟再生並促進循環，很難買得到，如果買不到，可以用沉香醇百里香精油替代。

主要適應症

輕度抗感染

- 成人：將 2 滴精油與一匙蜂蜜服用，每日 3 回，持續 7 天。

流行性感冒、鼻竇炎、支氣管炎

扁桃腺炎：2 天之內即有驚人的效果，包括口服純精油。

其他適應症

肝臟再生

- 2 滴和中性錠片一起服用，每日 3 回，為期 15 天。

雷諾氏病

- 將 1 或 2 滴精油沾在四肢（手指、腳）或舌下，其暖和效果令人驚訝！

毒性

常規劑量則無特殊毒性。

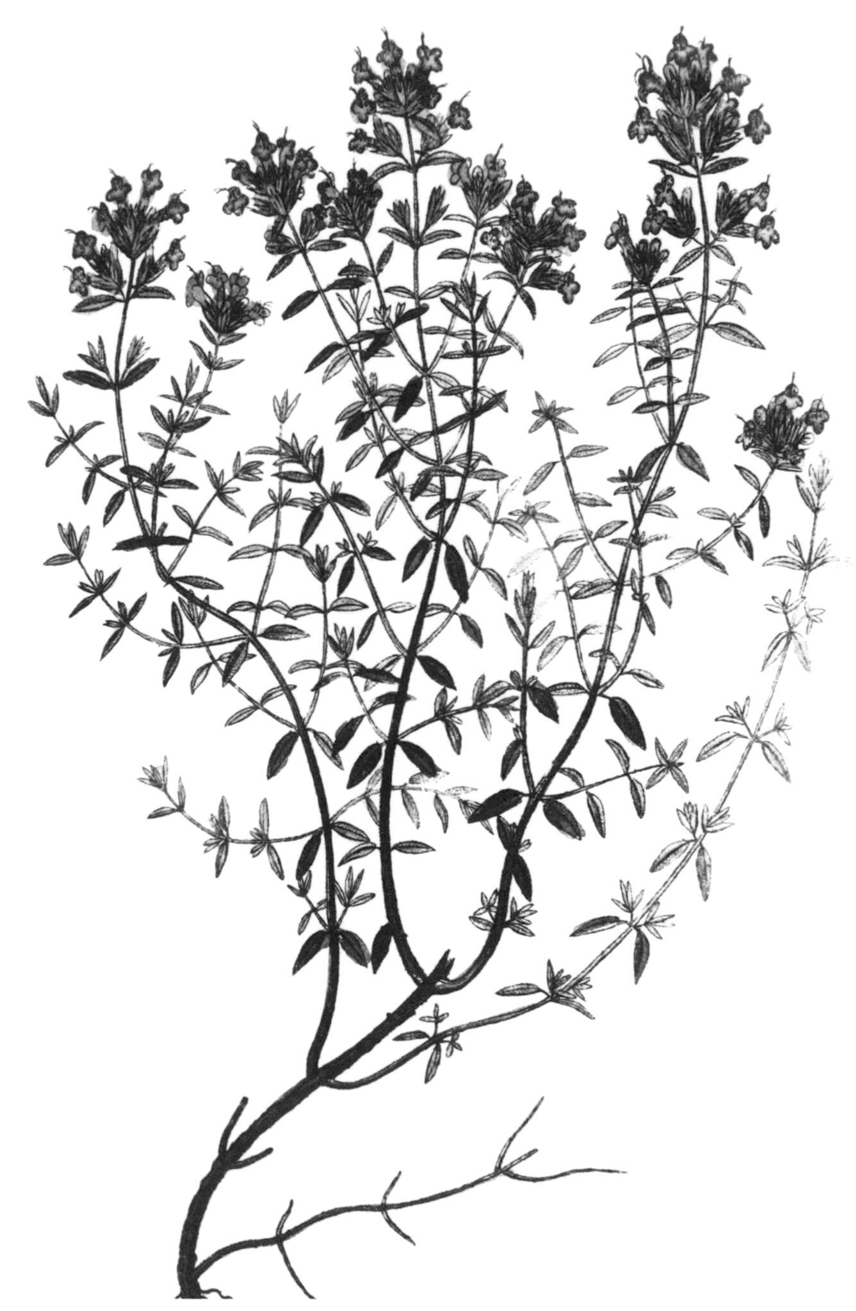

百里酚百里香
Thym à thymol

Thymus vulgaris thymoliferum
唇形科｜開花之全株藥草
產地｜法國、西班牙
價格｜€

抗病毒
廣效抗菌
抗寄生蟲
強力殺菌防腐
激勵免疫系統

給誰用？

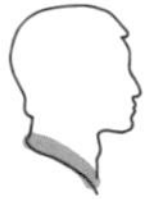
成人：無特殊禁忌

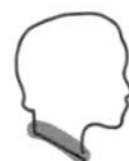
兒童：12 歲以上

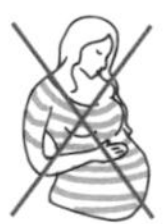
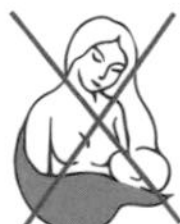
孕婦或哺乳母親：禁用

如何用？

++
成人：1 滴，加 1 滴檸檬精油一起服用，每日 3 回，持續 7 天
12 歲以上小孩：1 滴，加 1 滴檸檬精油一起服用，每日 2 回，持續 7 天

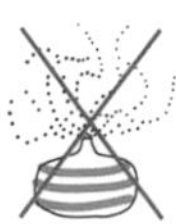
–
不要擴香

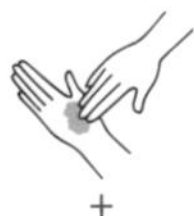
+
不建議以純精油塗抹，因會灼傷皮膚請謹慎使用，要稀釋 5%於植物油

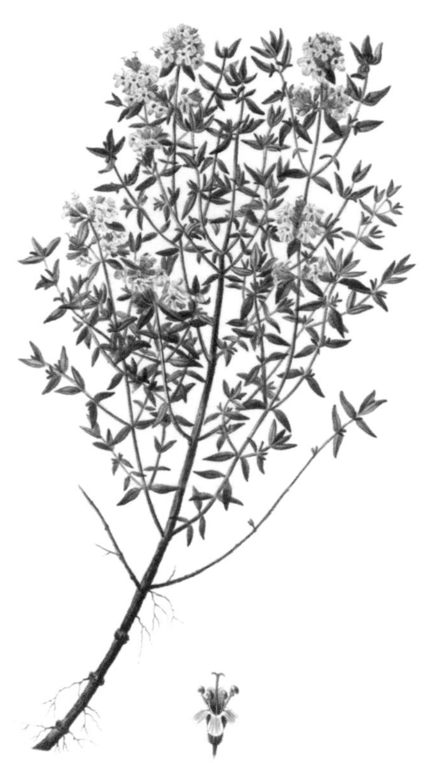

物化性質

- 密度：0.895～0.925
- 顏色：黃色到淡棕色
- 萃取率：3～4%

成分

有機優質百里酚百里香精油的成分包含：

- 48～62.5%百里酚
- 2.5～14%香荊芥酚
- 1.5～2.7%沉香醇
- 7.2～20%對傘花烴
- 5.5～8% γ-萜品烯
- 1.5～4% β-丁香油烴

有強大的抗感染特性，主要用於口服但需配合注意事項。

一點點歷史

Thymus 的意思是「散發香氣」。這就是為什麼用它在埃及和伊特拉斯坎死者身上的原因。據說正是在特洛伊戰爭期間，美麗的海倫，她的眼淚才催生了這種香氣。羅馬人用它做保養品，也將它放在床上，置於枕頭下可促進睡眠。希臘人在神靈的祭壇前和富人家門前焚燒它。中世紀的婦女以百里香為即將出發到十字軍東征戰役的騎士繡上蜜蜂徽章，以提升他們的勇氣。

你們知道嗎？

- 有近三百種百里香被列舉出來。
- 在法國南部也被稱為「百里香淡香水」（「farigoule」）。

主要適應症

強大的廣效抗感染性

成人的冬天疾病（流感、鼻竇炎、支氣管炎、中耳炎……）

腸道感染

- 1 滴百里酚百里香加 2 滴檸檬精油和一匙蜂蜜服用，每日 3 回，持續 5 天。

此精油特別能保護我們的腐生菌群（生活在我們體內的非病原菌）。

其他適應症

鎮痛

- 以 5% 稀釋於瓊崖海棠油以局部塗抹。

毒性

由於百里酚的分子是酚類，尤其要注意不要用於 12 歲以下兒童、孕婦或哺乳母親、癲癇或氣喘患者。

以及龍腦百里香精油？

這支精油起源於香葉百里香也稱為龍腦百里香（*Thymus satureioides*），具有強大的廣效抗感染性。適用於所有冬天疾病（流感、鼻竇炎、支氣管炎、中耳炎……），也適用於腸道疾病的鎮痛（僅用於成人，稀釋 10% 於瓊崖海棠油以局部塗抹）。

這也是一種極好而普遍的身體補品（1 滴加 2 滴檸檬精油和一匙蜂蜜服用，每天早上服用，每週 5 天，每個月 1 週）。

有些產品的酚類分子（百里酚和香荊芥酚）的濃度可以高達 20%，所以不建議使用在 12 歲以下兒童、孕婦或哺乳母親、癲癇、氣喘或服用抗凝血藥患者。

依蘭
Ylang-ylang

Cananga odorata Hook

番荔枝科｜花朵

產地｜馬達加斯加、馬約特島、葛摩、哥倫比亞、中南半島、哥倫比亞、哥斯大黎加

價格｜€～€€

給誰用？

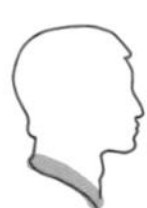

成人：無特殊禁忌

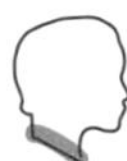

兒童：3 個月以上，與其他精油一同擴香

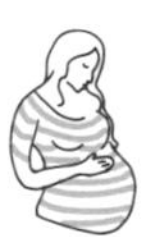
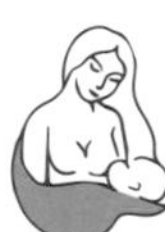

孕婦或哺乳母親：可以

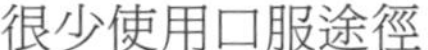

如何用？

–

很少使用口服途徑

成人：2 滴／次，每日 3 回，為期 5～7 天

7 歲以上兒童：1 滴／次，每日 3 回，為期 5～7 天

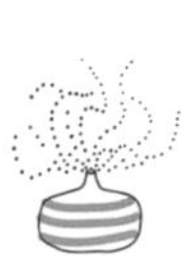

++

成人：每小時擴香 15 分鐘

6 歲以上兒童：每小時擴香 5 分鐘

6 歲以下兒童：當孩子不在場時，每小時預先擴香 5 分鐘

最好和其他精油稀釋 10% 使用

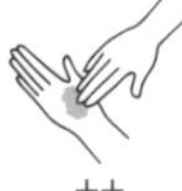

++

因有刺激皮膚的風險，請在植物油裡稀釋 20%。過度使用和濃度過高可能會引起頭痛

抗痙攣
安撫、放鬆
催情
降血壓
抗菌
消炎

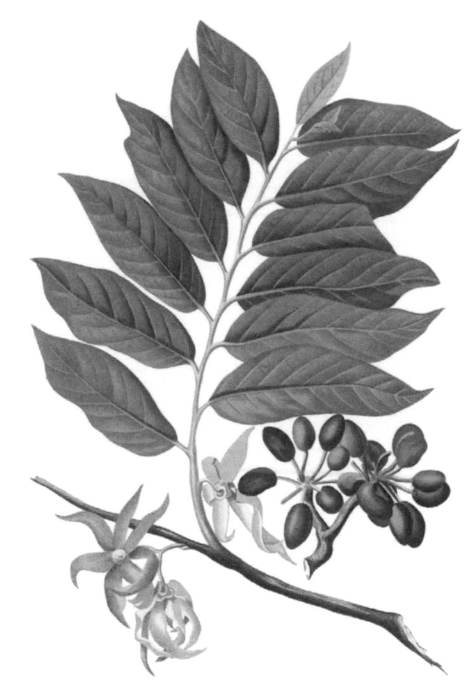

物化性質

- 密度：0.923～0.975
- 顏色：淡黃到深黃色
- 氣味：花香而帶有茉莉味
- 萃取率：100kg 花朵大約萃取 1～1.5 公升精油

成分

有機優質依蘭精油的成分包含：

- 15～30% 大根老鸛草烯 D
- 15～20% β-丁香油烴
- 10～15% α-金合歡烯
- 苯甲酸甲酯
- 8% 苯甲酸苄酯
- 乙酸苄酯
- 乙酸牻牛兒酯
- 水楊酸苄酯
- 8% 以上的沉香醇
- 牻牛兒醇
- 對甲酚
- 松油萜
- 對甲酚甲醚
- 含氮化合物

尤其受到女性的喜愛，是處理心悸或血壓升高引起焦慮的精油。

一點點歷史

在菲律賓有一個傳說，父母生了一個女孩，眾神給她起了一個叫依蘭的名字，並要求任何人都不能碰她。然而依蘭瘋狂愛上了一個年輕人，他為了送她一束鮮花而碰觸到她，結果他們的手指接觸後，依蘭變成了美麗的灌木，上面開滿了芬芳的花朵。據說從那天起，戀人就大聲喊著自己心上人的名字：依蘭，依蘭！

依蘭原產於印度、印尼、馬來西亞和菲律賓的潮濕熱帶地區，在二十世紀初法國殖民者將依蘭引入到太平洋和印度洋的熱帶島嶼，特別是馬約特島；在馬達加斯加是花中之花。一種很棒的催情精油，它有吸引男人過來的「力量」！

一年四季都開花，尤其在旱季（六月至十月）是採收的高峰期，因在此期間的花朵含水量較低，所以精油的萃取率更高。

依蘭精油有五種分餾階段而具有不同的物化性質：超特級依蘭、一級依蘭、二級依蘭、三級依蘭和完全依蘭。超特級依蘭是最香的（請見下文）。

是調香師最喜歡的精油之一，它大而美麗的花朵被視為「愛之花」。在日出時完成採收，而其鮮切花的蒸餾時間是數一數二的長。

不可不知

依蘭精油是蒸餾鮮花而獲得的。精油蒸餾過程是 5 次連續的分餾，大約可持續 10～20 小時（蒸餾時間非常長）。以下的分餾結果：

- 超特級依蘭：蒸餾 1 小時後獲得。
- 特級依蘭：蒸餾 2 小時後獲得。
- 一級依蘭：蒸餾 6 小時後獲得。
- 二級依蘭：蒸餾 8 小時後獲得。
- 三級依蘭：蒸餾 12～20 小時後獲得。

若我們結合所有這五個分餾，將得到一個「全部」。完全依蘭或「全部」依蘭精油是芳療師的最愛。其藥用特性確實優於其他各自的分餾。依蘭精油的混摻現象非常普遍，其摻假的主要方法是：

- 添加礦物油、植物油或較便宜的精油以增加容量。這很容易檢測，但卻很常見。
- 添加椰子油。這也很容易被檢測出來。
- 在特級依蘭或一級依蘭裡加入三級依蘭。

主要適應症

焦慮、放手

- 以手帕或嗅吸棒深深吸聞。

抗痙攣

- 以 5 滴稀釋在植物油來按摩腹部。

鎮痛

- 與其他止痛精油一起使用，稀釋 5%，即 2.5ml（75 滴）精油調合入 50ml 植物油。

其他適應症

高血壓、心搏過速、疏通心肺神經叢

- 每天用 3 滴依蘭精油按摩心臟部位或深深吸聞。
- 對血壓不平衡的人要謹慎：有降血壓的風險。

催情

- 以數滴純精油塗抹女性的後腰。

護髮

- 每 100ml 洗髮精裡加入 30 滴精油。

滋養皮膚

- 稀釋 1%，即在 50ml 乳霜或保養植物油裡加入 15 滴精油。

毒性

急性毒性：低至極低。

特定的風險：

- 刺激性：中度到高風險，即使是剛開瓶的精油也要注意。請稀釋。
- 列出過敏原：包含苯甲酸苄酯、水楊酸苄酯、金合歡醇、牻牛兒醇、苄醇，丁香酚和異丁香酚。

- 據報導，先前報告過有依蘭接觸性皮膚炎的人會出現色素過度沉澱。秘魯香脂可能會引起交叉過敏。
- 其中水楊酸苄酯被列入保養品過敏原清單，特別是日本人對此成分比西方人更敏感。
- 有過敏體質、異位性皮膚或有易過敏膚質的人：請注意，一定要做皮膚測試，在調合油裡的依蘭精油最好不要超過 0.5～1%（即 1 滴精油對 5 ml 植物油）。

口服途徑的注意事項：從芳香療法的角度來看，口服途徑不一定是依蘭的首選途徑，但是，此用法並無任何特殊禁忌，例如以依蘭精油低劑量用作食品添加劑。然而，應優先考慮使用的依蘭精油，是不含或具有極少量的甲基醚蔞葉酚、黃樟素、甲基醚丁香酚。

已證實了！

依蘭是女性的精油。它對於治療焦慮症非常有用，尤其是與心臟相關的症狀（心悸、血壓升高）。除了鎮靜作用外，依蘭還可以明顯降低血壓和心率。由於它對自主神經系統的抑制作用，可以降低警覺和注意力的臨界點，最後讓壓力過大和過動的人更容易放下，進而放鬆下來。

依蘭精油的最大消費者是香水行業。可可・香奈兒（Coco Chanel）以她的傳奇香水島嶼森林（Bois des îles）和著名的香奈兒 5 號（Chanel No.5）使依蘭精油廣受歡迎。其他知名香水，如巴杜（Patou）的 Joy、伊夫・聖羅蘭（Yves Saint Laurent）的鴉片（Opium）或嬌蘭（Guerlain）的 Paris 香水裡都有依蘭的香調。而嬌蘭的調香師則是這種花的情人。

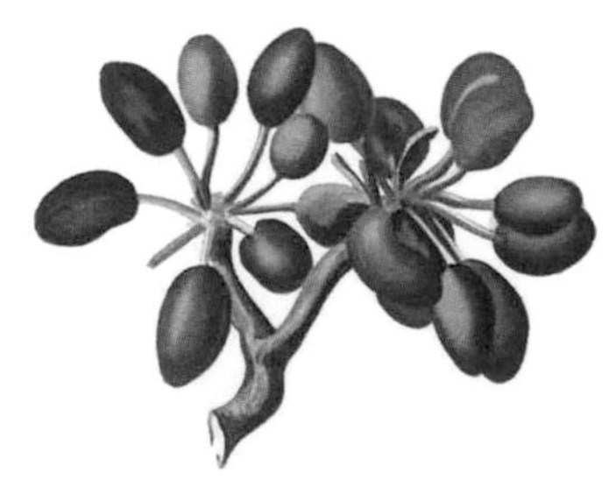

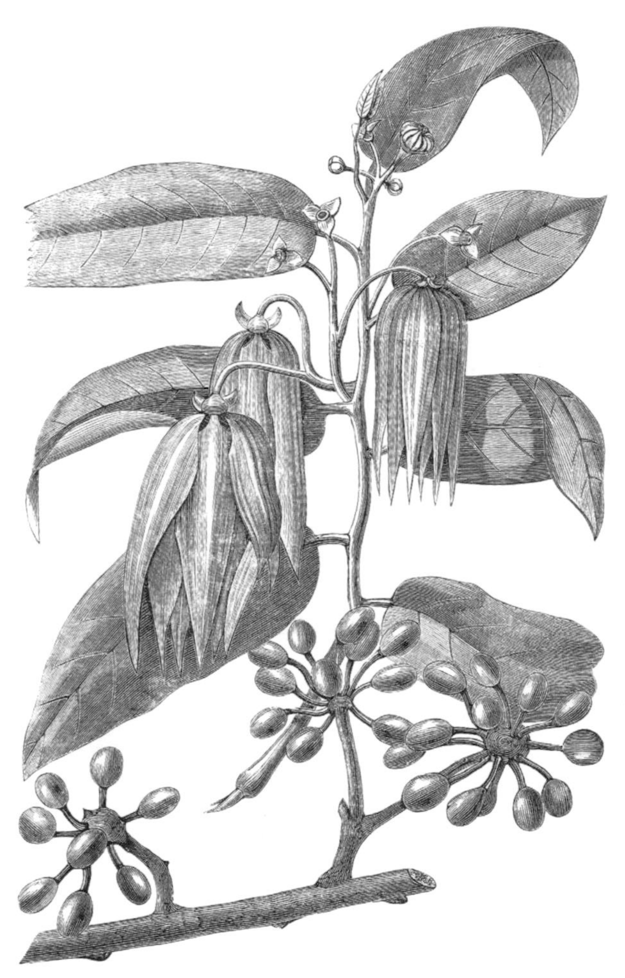

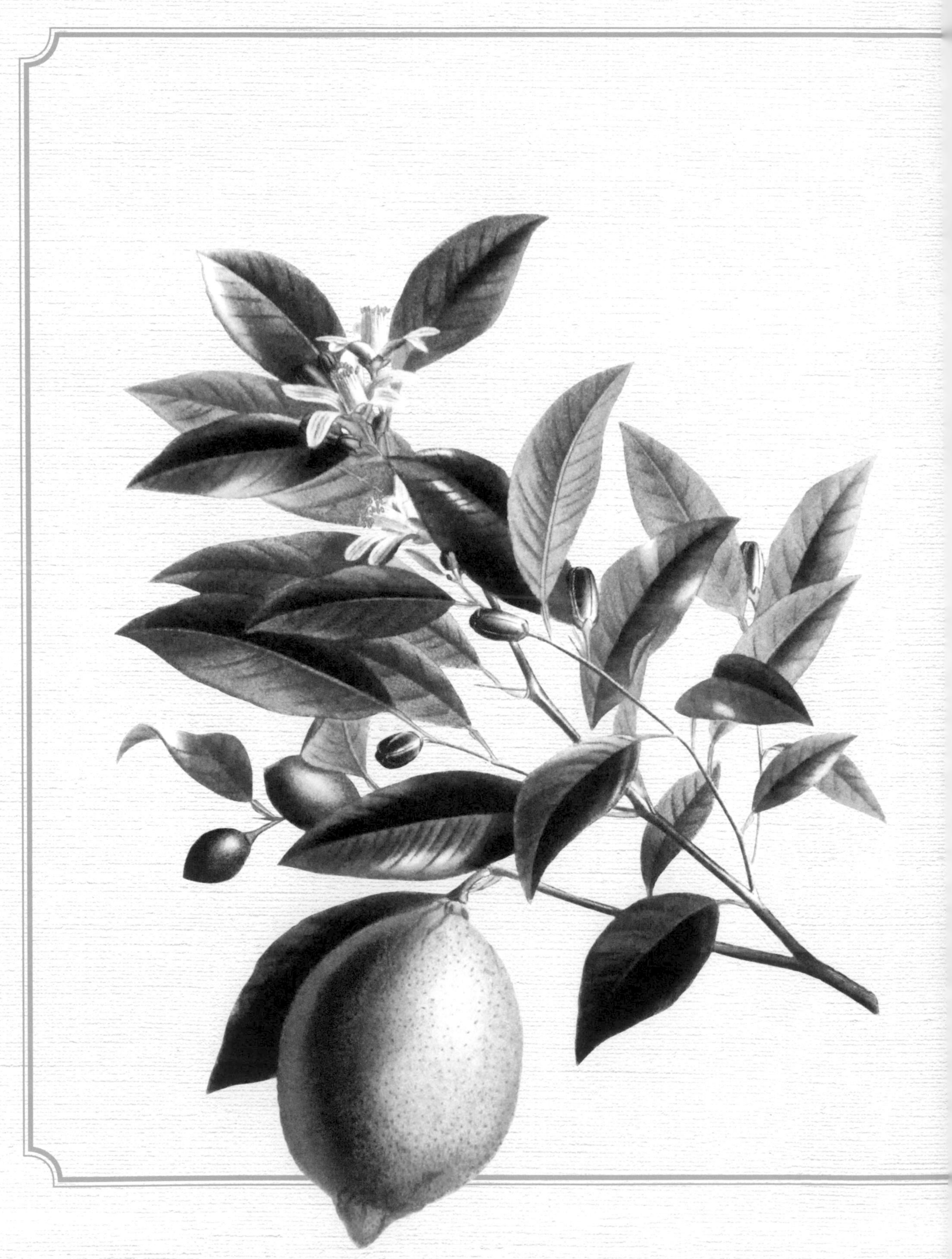

Part 3

待發掘的 91 種精油

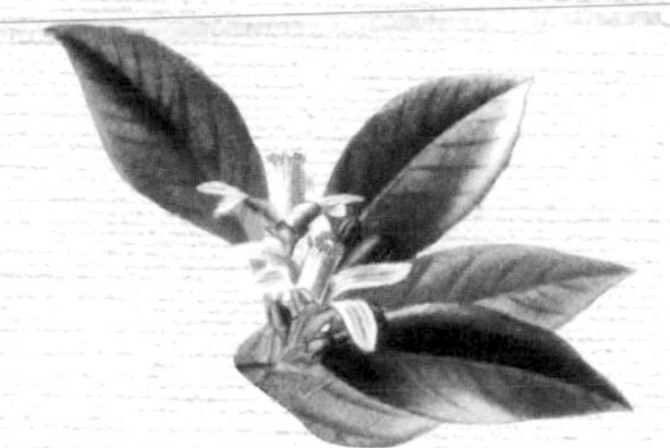

西洋蓍草 Achillée Millefeuille

其他名稱｜割傷的草、軍用的草、聖約翰的草、千葉蓍、鼻血草、金星眉
拉丁學名｜*Achillea millefolium (chémotype chamazulène)*
植物科名｜菊科
萃取部位｜開花之全株藥草
產　　地｜法國和其他歐洲國家
顏　　色｜深藍色
氣　　味｜清新、木質、草本和樟腦味
價　　格｜€€€

主要化學成分

檜烯（26.2％）、母菊天藍烴（19.7％）、β-月桂烯（7％）、大根老鸛草烯D（6.2％）、β-松油萜（4.6％）、樟腦（3.3％）、樟烯（3.2％）、β-丁香油烴（2.5％）、β-水茴香萜（2％）、α-松油萜（2％）、龍腦（1.9％）、β-側柏酮（1.8％）、乙酸龍腦酯（1.7％）、γ-萜品烯（1.7％）、1,8-桉油醇（1.5％）、檸檬烯（1％）

密度：0.90

一點點歷史

西洋蓍草原產於中國，兩千年來被用來做占卜練習。西元一世紀時，希臘醫生已用它來治療傷口和潰瘍。據說希臘勇士阿基里斯在特洛伊戰爭期間使用了它，並為其命名。

特性

- 具有止血、促進癒合、收斂和治療傷口的特性，因此可以止血並有效治療傷口、皮膚龜裂和靜脈潰瘍。
- 在經痛或少經時也起了有效作用。
- 消炎和緩解腫脹充血，可以處理男性攝護腺充血和感染以及女性骨盆充血的問題。
- 在關節和肌肉疼痛（尤其是勞損和扭傷）的情況下，還可以處理神經發炎和神經痛。
- 還強調在皮膚護理方面的舒緩和恢復特性（刮鬍子割傷、青春痘，濕疹和皺紋）。
- 在心理方面可以調節情緒。

使用方法

外用途徑

- 局部塗抹或按摩，稀釋後在患部或肌肉上使用。也可以加入保養品。

可能的結合

加岩玫瑰精油以處理皮膚龜裂，或加胡蘿蔔籽精油以緩解乾裂，若是抗老化的護理則可與義大利永久花精油一起使用。

使用注意事項

- 西洋蓍草的成分依據其產地來源而變化很大。樟腦、側柏酮和1,8-桉油醇的含量差異會很大。
- 高劑量使用西洋蓍草可能會引起神經方面的風險。因此禁用於孕婦或哺乳母親、兒童和癲癇患者。

藥物相互作用

因含有母菊天藍烴，口服這支精油對細胞色素CYP1A2、CYP3A4 和 CYP2D6 產生抑制作用。因此，在多藥物（同時服用多種藥物）或用治療指數狹窄的藥物時要謹慎小心，請諮詢醫師或藥師。

不要將它與科西嘉島的近親利古蓍草：*Achillea ligustica* 混淆，它具有更大的流產和神經毒性風險。

大蒜 Ail

其他名稱｜窮人的藥、闇雞
拉丁學名｜*Allium sativum*
植物科名｜百合科
萃取部位｜鱗莖
產　　地｜中國、歐洲、墨西哥、留尼旺島、馬達加斯加
顏　　色｜淡黃色
氣　　味｜新鮮大蒜味
價　　格｜€

主要化學成分

亞硫酸鹽：二烯丙基二硫（48～50%）、二烯丙基三硫（19～23%）、二烯丙基四硫（5～7%）、二烯丙基一硫（4.5～6.5%）、甲基烯丙基三硫（1～3.5%）、甲基烯丙基二硫（2～6%）

密度：1.080～1.950

一點點歷史

自古以來大蒜就廣為人知，很多人已用它來治療心臟和血管疾病。

特性

- 對心血管系統的保護作用是眾所皆知。一方面減少血小板聚集和血液凝結；另一方面增加好膽固醇（HDL）濃度，同時降低壞膽固醇（LDL）濃度。不但使血糖降低，同時也降低脂肪含量，因此它在預防和治療動脈粥樣硬化、膽固醇、高血壓，糖尿病和血栓形成有很重要的作用。
- 它也是一種天然抗生素：研究顯示這支精油在對抗金黃色葡萄球菌方面特別重要，金黃色葡萄球菌是醫院感染（即在醫院裡的感染）的罪魁禍首。
- 抗菌：對尿道感染（膀胱炎、尿道炎）和肺部感染（感冒、流感、支氣管炎……）有重要的作用。
- 對消化器官具有滅菌和抗痙攣作用，可有效緩解腹瀉。
- 大蒜精油還是出色的驅蟲劑（對抗蛔蟲、絳蟲……），也是對抗皮膚寄生蟲（例如癬和疥瘡）的利器。
- 外用，有助於治療疣和雞眼。
- 近期的一項研究顯示，是表現最佳的抗氧化精油，特別是對抗細胞氧化問題，防止自然分子或化學分子腐爛或氧化，大蒜精油更勝於丁香花苞和肉桂葉精油。
- 在獸醫保健中的用途以馬為主，飼養員和培訓師所熟知，因可抗爛瘡、夏季皮膚炎和蒼蠅，以及根除蚊子的繁殖基地。
- 在家裡，是一種強大的殺蟲劑和殺幼蟲劑。
- 當然可以用來調製點綴菜餚和沙拉的調味油，還可以不用剝大蒜（1 公升橄欖油加 15 滴大蒜精油）。

幼蟲的殺手！

留尼旺島的蒸餾者和 Run'Essence 公司的總經理香塔勒．維特（Chantal Vitry）向我們解釋，她全部的精油都幾乎被旅館業者搶購一空，以殺死當地的蚊子幼蟲。用在旅館附近有水設備的地方，以避免顧客被可能攜帶基孔肯雅熱的蚊蟲叮咬。

使用方法

常用於口服，也可稀釋外用以處理疣和雞眼。

若用於烹飪，通常只需一滴即可調味整道菜。由於它氣味很強，建議以稀釋的調味油形式來使用（2%就夠了）。

可能的結合

- 胡蘿蔔籽精油，可排出糖尿病患者治療中的體內殘留物質。
- 馬鞭草酮迷迭香精油可降低膽固醇。
- 羅馬洋甘菊精油和／或苦橙葉精油和／或依蘭精油和／或真正薰衣草精油可降低血壓。

使用注意事項

內服：接受抗凝血治療或凝血功能異常者禁用，

請小心低血壓。

外用：大蒜精油具有使皮膚灼熱的作用；不建議在沒有醫師或芳療藥師追蹤的情況下外用。

當將精油調合入保養品時，大蒜精油含有某些天然化合物可能對一些特別敏感的人引起過敏。建議使用前在手肘彎曲處進行皮膚測試。

你們知道嗎？

- 為了防止口臭，建議你們餐後含著生蠶豆或幾粒洋茴香或咖啡豆來治療。
- 為了保持精油的氣味不會污染環境，最好將它儲存在原始的精油瓶裡，再放入密封塑膠袋或鋁盒。

印度藏茴香 Ajowan

其他名稱	印度百里香
拉丁學名	*Trachyspermum ammi*
植物科名	繖形科
萃取部位	種子
產　　地	印度半島，因此又名印度百里香。除了印度，在尼泊爾和阿富汗的高山氣候相當惡劣的地區也有產印度藏茴香。
顏　　色	清澈到棕色
氣　　味	百里香味
價　　格	€

主要化學成分

- 單萜烯類：對傘花烴（10～13.5％）、γ-萜品烯（30～37％）、β-松油萜（2～2.5％）、α-松油萜（0.15～0.20％）
- 酚類：百里酚（39～45％）、香荊芥酚（0.15～0.20％）

密度：0.920～0.938

一點點歷史

幾個世紀以來，在印度阿育吠陀藥草醫學中，因使用印度藏茴香精油而產生的能量特性（能量、力量、勇氣和意志力）而被列入。

你們知道嗎？

它容易結晶，因此使用時需要稍微溫熱其精油瓶。

特性

- 具有很強的抗菌力，印度藏茴香類似小茴香和藏茴香，可以預防流感和感冒；多用於治療感染，例如尿道或腸道感染。
- 滋補健身和提振活力，同時具有抗病毒、激勵免疫系統和抗寄生蟲的功效。抗所有寄生蟲感染（阿米巴性痢疾、蛔蟲、絳蟲、疥瘡、癬）、病毒、消化道微生物（傳染性結腸炎、腹瀉）以及皮膚、指甲和婦科的黴菌感染。也能有效治療耳鼻喉感染。
- 用於緩解關節和肌肉風濕病。
- 印度藏茴香精油還以催情和補身而聞名。

使用方法

內服（最常見）

- 1～2 滴，每日 3 回，為期 7 天。

外用：

- 務必在植物油裡稀釋 10%或 20%。

使用注意事項

- **外用**：這種精油對皮膚和黏膜具有極強的侵蝕性，絕對不能以純精油塗抹或泡澡。
- **內服**：其內服途徑必須由醫師或藥師陪伴追蹤，而且療程不得超過一週。
- 注意抗凝血治療、胃十二指腸潰瘍、接近手術期間（在手術前 15 天停用及手術後服用抗凝血劑結束後的 15 天開始用）或患有出血性疾病。
- 在懷孕和母乳餵養期間以及 6 歲以下兒童禁用。

阿米香樹 Amyris

其他名稱｜燭木、西印度檀香、海地檀香
拉丁學名｜*Amyris balsamifera*
植物科名｜芸香科
萃取部位｜木材
產　　地｜原產於海地以及中美洲
顏　　色｜淡黃色
氣　　味｜木質調、溫暖、淡雅、麝香味、樹脂和甜美感
價　　格｜€€

主要化學成分

倍半萜醇類：纈草萘烯醇（33～41%）、7-表-α-桉葉醇（11～17%）、欖香醇（11～14%）、10-表-γ-桉葉醇（8～12%）、γ-桉葉醇（6～7%）

密度：0.940～0.980

一點點歷史

因為精油萃取率高，阿米香樹也被稱為「蠟燭木」。在晚上，海地的漁民、當地居民和旅行者將它用作火炬，因為阿米香樹很容易點燃並可以持續燃燒很久。

你們知道嗎？

阿米香樹是柑橘家族之一，更具體地說是芸香科。請注意不要將它與檀香（*Santalum album*）混淆，後者原產於印度，屬於檀香科。

特性

- 具有紓解靜脈和淋巴腫脹充血的特性，阿米香樹精油是解決循環系統問題的重要療法，適用於靜脈曲張和痔瘡，也是治療虛弱和心臟乏力的強心劑。
- 在心理方面，可以擴香以舒緩放鬆。
- 用於香水可做木質基調，及運用於保養品和淡香水。

使用方法

外用

- 用植物油稀釋 20%以按摩。
- 擴香。

使用注意事項

不建議將阿米香樹精油用於孕婦或哺乳母親和 6 歲以下兒童。

苦杏仁 Amande amère

拉丁學名｜*Prunus armeniaca*
植物科名｜薔薇科
萃取部位｜杏仁
產　　地｜摩洛哥
顏　　色｜無色
氣　　味｜散發淡淡的杏仁香、香脂、帶有香草的甜美讓人聯想到大麥糖漿
價　　格｜€€

主要化學成分

- 芳香醛類：苯甲醛（約 99%）
- 芳香酸類：安息香酸（微量）

密度：1.040

一點點歷史

杏仁樹在古希臘世界中象徵女性特質和富饒，以及在基督教世界以其聖潔與聖母瑪利亞聯結。在十六世紀被引入法國，而後征服了整個歐洲溫帶地區。

特性

- 苦杏仁精油沒有因其藥用特性而聞名，反倒以它滋養、緊緻和強化皮膚特性而聞名。
- 這支精油可用於烹飪和香水製作，很多大品牌的香水都有使用，例如迪奧（Dior）、凱卓（Kenzo）、

阿莎露（Azzaro）、妮娜・麗姿（Nina Ricci）等。

使用方法

- 帶有許多芳香成分，含有粉味和迷人的香氣，是東方調香水的理想之選，它為女性和男性香水營造一種帶有香草味的花香調、甜美感和香脂感。
- 苦杏仁精油可完全溶於 90％乙醇和脂質（液態和固態植物油），但像其他精油一樣，它不溶於水。若要製作香水，必須將苦杏仁精油直接滴入製劑。也可以加入牛奶、護理產品和日霜以及護髮膏。
- 用於烹飪，加 1～2 滴足以調味杏仁蛋糕和杏仁塔、熔岩巧克力蛋糕、果醬、米布丁或自製冰淇淋等。苦杏仁精油還可用於製作馬卡龍和杏仁脆餅，杏仁奶油和巧克力風味的國王派。

可能的結合

用於香水，在男性東方調香水中，苦杏仁精油可以搭配檸檬、欖香脂和薑精油。若為女性東方調香水，則適合與佛手柑和紅桔精油調合。

使用注意事項

- 國際香料公司（IFRA）已發布有關這支精油在香精和淡香水的建議用量為 0.27％，因它有致敏風險。
- 用於唇部的商品（口紅、護唇膏）和體香劑，建議用量為 0.02％；鬍後水和乳霜的含量為 0.09％；護手霜 0.14％；其他化妝水和乳霜為 0.27％；漱口液 0.43％；私密處濕巾為 0.05％以及護髮產品 2.5％。
- 由於苦杏仁精油會對敏感體質者造成過敏，因此需在使用前 48 小時先在手肘彎曲處測試。
- 苦杏仁精油容易氧化，因此建議將它保存於冰箱。

蒔蘿 Aneth herbe

其他名稱｜土茴香、野茴香
拉丁學名｜*Anethum graveolens*
植物科名｜繖形科
萃取部位｜全株藥草
產　　地｜巴爾幹半島
顏　　色｜無色
氣　　味｜接近新鮮蒔蘿葉的洋茴香味
價　　格｜€€

主要化學成分

- 酮類：藏茴香酮（約 35％）
- 單萜烯類：檸檬烯（約 38％）

密度：0.897

一點點歷史

它的名字來自希臘語 *anethon*，意即「快速的生長」。古代埃及人和希臘人已經使用過它，這兩個偉大的文明都知道它抗痙攣和鎮靜作用。阿育吠陀醫學也體認到它促進消化的特性。在中世紀時民眾普遍認為蒔蘿可以祛除邪眼[1]。

特性

- 蒔蘿精油激勵消化系統並利於膽汁和膽囊，透過促進膽汁分泌和膽管排空，對肝臟有特別重要的作用。
- 可緩解飯後的脹氣或胃部不適。
- 具有很好的祛痰和溶解黏液作用，透過鬆動分泌物，蒔蘿可以排清支氣管，因此，強烈建議在支氣管炎的情況下使用。它具有適度的抗凝血作用，可促進血液循環並舒解經痛。

1 mauvais œil 邪眼，也稱「邪視」，是一些民間文化中存在的一種迷信力量：由他人的妒忌或厭惡而生，可帶來噩運或者傷病。因為它的力量強大，所以在地中海和中東各地有著不同的祛除和保護方法。最為著名的即是土耳其的邪眼護身符。

・蒔蘿精油因帶有洋茴香的氣味和促進消化特性而被用於烹飪。通常一滴就足以供給一道多人享用的大菜調味，但別太常使用。

使用方法

內服

- 1 滴與小麵包球或其他載體服用，每日 2 回，最多 1 週。
- 用於烹飪，加在脂質裡稀釋，有利於在食物中釋放其香氣。

外用

- 必須在植物油稀釋 20%，再按摩要處理的部位。

可能的結合

可與苦橙葉、藏茴香和其他幫助消化的精油一起使用。

使用注意事項

・蒔蘿精油富含藏茴香酮，不像其他某些酮類精油那樣具有很大的神經毒性風險。可能含有極少比例的芹菜腦（<1%）。

・用於烹飪要精細謹慎地使用。

・作為預防措施，年長者應謹慎使用，不建議使用於 6 歲以下兒童、孕婦和癲癇患者。若需內服治療請諮詢藥師或醫師的建議。

・最後，建議不要使用蒔蘿精油在有肝臟問題、膽發炎、胃酸不足（胃酸生成不足或缺乏），膽結石和任何其他膽疾病。

・注意混淆的風險：

- 不要與富含芹菜腦的印度蒔蘿精油（*Anethum sowa*）混為一談，它具有很大的神經毒性、腎毒性和流產風險；
- 也有單單萃取種子的蒔蘿（*Anethum gravolens*）精油，其藏茴香酮含量更高。這裡列出的蒔蘿是從整株藥草萃取的精油，聞起來較「溫和」。

使用注意事項

癌患應避免使用這種精油。

歐白芷 Angélique

其他名稱	大天使、花園當歸、天使藥草、聖靈藥草、波西米亞當歸
拉丁學名	*Angelica archangelica var. sativa, Angelica officinalis*
植物科名	繖形科
萃取部位	根部（舒緩、重新平衡）、種子（促進消化）
產　　地	法國、德國、荷蘭、匈牙利
顏　　色	根部：淡黃到棕色；種子：無色
氣　　味	草本、藥草、溫暖
價　　格	€€

主要化學成分

- 單萜烯類（73～91%）：α 和 β-松油萜、檸檬烯、α 和 β-水茴香萜、δ-3-蒈烯、檜烯、月桂烯……
- 香豆素（2%）
- 倍半萜烯類、倍半萜醇類（1%）
- 單萜醇類（1%）
- 酯類（根部）

密度：0.850～0.920

一點點歷史

據說大天使加百列（Archangel Gabriel）向人類解釋這種植物的優點。古人認為這是奇蹟以及可以延年益壽。如今科學證明它有促進消化的作用。

你們知道嗎？

歐白芷根可當成調味料用於烘焙，尤其是在製作非常著名的消化利口酒，例如班尼狄克丁香甜酒、夏翠絲香甜酒，某些琴酒和苦艾酒。

特性

- 顧名思義，這是「天使」精油：在中世紀以驅離鬼怪，而現在運用在情緒管理，對心理問題特別有用，因為它的特性非常協調，鎮靜和安撫神經（焦慮、心理衝擊），尤其在處理成癮方面的症狀特別有用，是相當罕見的精油。
- 激勵唾液、胃、胰臟、腸道和膽汁的酶促分泌，以及促進胃的流動性，進而幫助消化，它促進消化的特性是無與倫比的！
- 抗痙攣和驅風可幫助腸道排出氣體。
- 具有抗氧化、抗感染作用以緩解咳嗽。
- 這支精油有稀釋血液作用。

使用方法

內服

可以口服以處理消化問題，但只能在治療師的建議下服用。

外用

- 消除疲勞、過度勞累和壓力，最高稀釋 5%按摩腎上腺部位（下背）。
- 用於處理消化系統疾病的按摩，可以單方精油稀釋 2%或與其他促進消化和抗感染精油（例如月桂、小茴香、胡椒薄荷等）稀釋使用。
- 藉由擴香可以對抗成癮、壓力和緊張情緒，深深吸聞時可以讓思想平衡以到達放手的效果。

使用注意事項

- 孕婦或哺乳期婦女以及 6 歲以下兒童應避免使用歐白芷根；建議避免使用後在陽光下曝曬（有光敏風險）。
- 容易出血、患有血友病或接受抗凝血治療的人請勿使用歐白芷根。
- 避免用於癌患。

八角茴香 Anis étoilé (badiane)

其他名稱	西伯利亞茴香、八角、花之氣、小柴
拉丁學名	*Illicium verum*
植物科名	五味子科
萃取部位	帶種子的果實，成熟後摘下並等它乾燥後蒸餾
產　　地	常見在遠東地區，現已擴展至歐洲
顏　　色	無色
氣　　味	洋茴香、洋甘草和胡椒味
價　　格	€€

主要化學成分

- 甲基醚、單萜烯類、酚類
- 八角茴香精油包含近 95%反式洋茴香腦和 5%檸檬烯，含有這些化學分子應格外小心（尤其是前者；請參見下文），這就是為什麼需要嚴格控制精油的使用。其香氣主要來自於莽草酸、沉香醇、萜品醇、多醣、甲基醚蔞葉酚、黃酮類化合物、黃樟素和洋茴香腦
- **密度**：0.920

一點點歷史

來自遠東，以八角茴香的名稱而聞名，是一種具有星形形狀的芳香果實，因此獲得了「星形」茴香的稱號。八角茴香是一種灌木，原產於中國或越南，高達 8 公尺。八角茴香記載於傳統亞洲醫學的原始藥典，廣泛存在於中國南部和越南北部，被用於湯劑或精油以治療腸道和呼吸系統疾病。

從 17 世紀開始，八角茴香被引入歐洲並被當時的療癒者使用，從那時起它在植物療法中被普遍運用。八角茴香還因能用於烹飪的特性而成為傳統美食之一。

特性

- 八角茴香精油可幫助消化，也能促進排氣（避免並消除腸胃脹氣）。可有效防止胃痛，抑制腹脹並減少氣體（腹脹和吞氣症）。能處理消化不良和無法消化的症狀，因此八角茴香可以作為開胃酒，消化酒或甜點。
- 極低劑量使用可抗神經肌肉痙攣和補強心臟、消化和呼吸系統，可調節神經系統、心率（防止心悸和心痛）和呼吸。
- 具有類雌激素、催經和通乳作用，可激勵乳汁分泌，但不建議哺乳母親使用，因為在法國需要授權才能使用。藉由它的療癒特性，可以緩解女性荷爾蒙紊亂，更年期和停經前的不適，並有利於來經和調節月經週期。
- 提振作用：在疲勞時很有用。
- 幫助呼吸順暢和祛痰，可抗呼吸道感染和氣喘。

使用方法

內服

- 依據醫療處方，1 滴精油和中性錠片或一茶匙橄欖油服用，每日 2 回，最多 3 天。

外用

- 在植物油稀釋 20%。
- 嗅吸法：將 3 滴精油放入一碗熱開水，吸入蒸氣以處理呼吸道感染。

能喝又能吃！

在歐洲會使用這支精油，尤其是製作法國茴香酒（pastis）、烏佐酒（ouzo）或珊布卡（sambuca）之類的茴香酒，這就是為什麼它的使用會受到嚴格管制的原因。

在藥草茶、著名的「五種香料」混合包，咖哩和甜點裡會放八角茴香，因它可以讓蛋糕和薄煎餅提味。

使用注意事項

- 此精油必須遵守嚴格的法規：在法國關於可用於製造酒精飲料的精油法規，禁止賣給一般民眾（《健康法》第 L. 3322-5 條）。但基本上有些經銷商不會遵守這個法規。
- 非常強力的精油，因此可能有害，具有侵蝕性或致過敏性。它具有流產和神經毒性，完全禁用於懷孕婦女和癲癇患者。
- 特別具有肝毒性風險（肝臟）以及對兒童有潛在的神經毒性，也會增加血糖以及洋茴香腦顯示出具有類雌激素特性。此外，它包含甲基醚蔞葉酚和黃樟素。因此，該精油：
  - 禁用於 12 歲以下兒童、孕婦或哺乳母親、老年人或過敏者；
  - 禁用於有高雌激素、曾患有或現為癌患或荷爾蒙依賴性疾病的人；
  - 不建議用於接受抗凝血治療或凝血功能異常、糖尿病患、肝功能不全、多種疾病或有不良生活習慣者（酒精中毒、吸菸過度）以及有癲癇病史者。
- 這支精油會氧化：不建議使用純精油，不要忘記做塗抹測試以檢查皮膚是否對它過敏。
- 只能依據醫療處方並在醫師或芳療藥師的陪伴追蹤下使用，避免自己使用這種特定的精油。

你們知道嗎？

- 八角茴香精油對溫度變化很敏感，氣溫低時會結晶；有天然的驅蟲作用。
- 在 2002 年，世界衛生組織（WHO）和法國競爭、消費和欺詐預防總局（DGCCRF），同時發布一些八角茴香被污染的警示，例如日本。主要是針對日本莽草素或假日本莽草素類型的內酯，若這些物質在精油的含量很高，會引起痙攣和嚴重的腦損傷。若遵循使用注意事項，則只有中國八角茴香（*Illicium verum Hooker*）被認為是完全無害的。因此，強烈建議選擇有機優質的中國八角茴香精油。
- 八角茴香以其抗病毒特性而聞名。1996 年，在美國從該植物萃取發現奧司他韋磷酸化合物（Oseltamivir phosphate）。該分子通過抑制神經胺酸酶以抑制流感病毒的增殖，而神經胺酸酶是所有這些病毒共有的酶，存在於它們的表面。這再次顯示了該精油的巨大治療潛力。這種分子是著名的克流感膠囊（特敏福 Tamiflu）主要的有效成分，尤其是自歐洲 H1N1 流感流行以來，特敏福已被指定用於人類流感。

洋茴香 Anis vert

其他名稱	栽種茴香、藥用茴香、甜洋茴香、大茴香
拉丁學名	*Pimpinella anisum*
植物科名	繖形科
萃取部位	果實
產　　地	地中海地區
顏　　色	黃色
氣　　味	洋茴香味
價　　格	€

主要化學成分

- 苯甲醚類：反式-洋茴香腦（約 96%）、順式-洋茴香腦（約 0.05%）
- 倍半萜烯類：γ-喜馬雪松烯（約 1%）
- 酯類：假異丁香基 2-甲基丁酸酯（約 0.50%）

密度：0.980

一點點歷史

自古以來在埃及就有洋茴香，他們已經知道其種子的利尿特性以及舒緩消化道和牙齒相關的疼痛。另外，羅馬人也用洋茴香以製作美容面膜。

你們知道嗎？

在勃根第的弗拉維尼（Flavigny）茴香糖也是用洋茴香做的。每顆糖果都由糖衣包覆著洋茴香種子製成，在中世紀早期，由本篤會的僧侶發想創造了這種著名的糖果。

特性

- 洋茴香精油有助消化和減少腸脹氣，是胃脹氣（吞氣症）和小腸或大腸發炎的有效療法。
- 激勵雌激素並可通經，緩解經痛以及與更年期相關的症狀。可促進乳汁分泌，但不建議哺乳母親服用，因為在法國需要有授權才能使用。在非常低劑量下使用可調節神經系統、月經週期、呼吸和心率。有時建議在氣喘的情況下使用。但必須強調的是，由於其化學成分的關係，必須特別謹慎使用。
- 用於烹飪，洋茴香精油適用於甜點的提味。

使用方法

內服

- 1 滴精油與小麵包球或其他載體服用，每日 2 回，最多 3 天。

外用

- 稀釋 20%以按摩需照護的部位。

可能的結合

與芫荽籽和甜茴香精油使用，以緩解消化不良的症狀。

使用注意事項

- 此精油必須遵守嚴格的法規：在法國關於可用於製造酒精飲料的精油法規，禁止賣給一般民眾（《健康法》第 L. 3322-5 條）。但基本上有些經銷商不會遵守這個法規。
- 非常強力的精油，因此可能有害，具有侵蝕性或致過敏性。它具有流產和神經毒性，完全禁用於懷孕婦女和癲癇患者。
- 特別具有肝毒性風險（肝臟）以及對兒童有潛在的神經毒性，也會增加血糖以及洋茴香腦顯示出具有類雌激素特性。此外，它包含甲基醚蔞葉酚和黃樟素。因此，該精油：
- 禁用於 12 歲以下兒童、孕婦或哺乳母親、老年人或過敏者；
- 禁用於有高雌激素、曾患有或現為癌患或荷爾蒙依賴性疾病的人；

- 不建議用於接受抗凝血治療或凝血功能異常、糖尿病患、肝功能不全、多種疾病或有不良的生活習慣者（酒精中毒、吸菸過度）以及有癲癇病史者。
- 這支精油會氧化：不建議使用純精油，不要忘記做塗抹測試以檢查皮膚是否對它過敏。
- 只能依據醫療處方並在醫師或芳療藥師的陪伴追蹤下使用。避免自己使用這種特定的精油。

秘魯胡椒 Baie rose

其他名稱	秘魯樹、加州胡椒、軟胡椒、粉紅胡椒、巴西胡椒
拉丁學名	*Schinus molle*
植物科名	漆樹科
萃取部位	果實和樹枝
產　　地	南美
顏　　色	無色到淺黃綠色
氣　　味	木質調、辛香、胡椒味
價　　格	€€

主要化學成分

單萜烯類：δ-3-蒈烯（0.05～0.20％）、α-松油萜（3.65％）、α-水茴香萜（25～28％）、β-水茴香萜（8～11％）、檸檬烯（7～9％）、月桂烯（17～29％）

密度：0.840～0.880

一點點歷史

印加人賦予它許多特性，他們以其果實製成飲品，即以湯藥的形式，用於治療尿失禁和膀胱疾病；以水煮樹皮有助於緩解腿腫脹和腳痛；用樹脂和樹葉來護理傷口和潰瘍以促進癒合。

印加人還使用樹枝作為牙齒治療劑，取其汁液以治療眼睛，加葉子和果實在軟膏中治療關節痛。時至今日在安第斯山脈的治療者仍運用這些特性來治療。

你們知道嗎？

與胡椒不同，秘魯胡椒 *Schinus molle*（俗稱「假胡椒」）不屬於胡椒科，是屬於漆樹科的樹，原產於南美，也許是在秘魯，因而又稱為（「秘魯樹」或「秘魯胡椒」）。它的名稱是來自穆利（mulli）的印加人命名，但後來被征服者以莫勒（molle）的名字接管。

特性

- 以抗菌著稱抗大腸桿菌和金黃色葡萄球菌、抗感染、抗黏膜炎和祛痰，秘魯胡椒精油可用於感冒、流感、支氣管炎和咳嗽。若是擴香，可與其他精油調合使用，有極佳的淨化空間作用。
- 補身、保暖、消炎，可為肌肉鍛煉做準備，並在鍛鍊後釋放肌肉的壓力，能有效地緩解肌肉，關節和四肢疼痛，促進血液循環和腎臟排空。此外，它還可以加強靜脈和淋巴循環，是各種運動員的絕佳盟友。它還對消化系統疾病有重要的作用，例如腹脹、絞痛、胃部疾病和腸道感染。一般來說，秘魯胡椒精油可以消除疲勞和提振精神。
- 用於烹飪，很適合搭配許多菜餚，尤其是肉、魚和乳酪。

使用方法

外用

- 擴香以淨化空氣並增強能量。
- 按摩時，最好稀釋 20％在促進循環的植物油裡如瓊崖海棠油。

可能的結合

用於舒緩肌肉可與檸檬尤加利、冬青白珠、黑胡椒和樟腦迷迭香精油結合。

使用注意事項

- 秘魯胡椒精油中含有某些天然化合物，在一些受試者中有過敏的風險。因此，使用前請在手肘彎曲處進行皮膚測試。

- 避免使用於懷孕和哺乳母親以及 6 歲以下兒童。
- 擴香時，請勿單獨使用，而應與其他精油調合。
- 這是一種有刺激性的精油：請勿在皮膚使用純精油，並避免使用在臉部和黏膜。
- 依據其產地，這支精油可能含有類荷爾蒙物質：因此，在患有荷爾蒙依賴性疾病的人中應避免以口服途徑使用。
- 由於該精油易於氧化，必須注意使它保存良好的狀態（最好放進冰箱），必要時在調合油中添加抗氧化劑。

甜羅勒 Basilic grand vert

其他名稱	法國羅勒、熱那亞羅勒、花園迷迭香
拉丁學名	*Ocimum basilicum var. « grand vert » (chémotype linalool)*
植物科名	唇形科
萃取部位	開花之全株藥草
產　　地	亞洲
顏　　色	淡黃色
氣　　味	洋茴香、辛香
價　　格	€

主要化學成分

- 沉香醇（50～60%）、酯類、單萜烯類
- β-丁香油烴、1,8-桉油醇氧化物類
- 酚類：丁香酚（約 10%）
- 苯甲醚類：微量甲基醚蔞葉酚、甲基醚丁香酚（0% 至微量）

密度：0.880～0.920

一點點歷史

在成為廣泛用於烹飪的藥草植物之前，它是佛教（在印度、尼泊爾）的神聖植物、神奇藥草（在非洲）以及與巫術（在歐洲）相關的植物。在波斯、馬來西亞或古埃及也被用於葬禮儀式。

特性

- 抗痙攣和調節神經，甜羅勒精油對痙攣性結腸炎和自主神經功能障礙有很大的幫助。可以舒緩神經緊張、抗氣喘，減緩攝護腺充血並調節心率，也可以作為呼吸道疾病的治療方法，例如支氣管炎和咳嗽。
- 局部消炎，可針對退化性關節病和肌肉發炎。
- 在消化系統的抗感染特別有效：尤其是針對腸道和肝臟，它也具有抗病毒和抗菌作用，特別推薦用於胃腸炎。

使用方法

內服

- 1～2 滴與中性錠片、小麵包球、一匙橄欖油、龍舌蘭糖漿、楓糖漿或蜂蜜一起服用，每日 3 回，持續 5 天。若有需要，請在療程結束後停用 2 天再重新開始。

外用

- 以純精油或稀釋在植物油裡按摩。依據疾病狀況而塗抹於太陽神經叢、胸部、腹部或下腹。

使用注意事項

- 請勿使用於孕婦或哺乳母親、嬰兒和 3 歲以下兒童。6 歲以下兒童不建議口服。
- 可能會刺激皮膚並造成皮膚不適與致敏風險（尤其是丁香酚）。務必稀釋使用，並且不可省略在手肘彎曲處先做皮膚過敏的初步測試。
- 這支精油含有極佳的抗氧化、抗誘變和解毒特性，但也包含少量或微量的甲基醚蔞葉酚和甲基醚丁香酚而可能有些微的毒性反應。

神聖羅勒 Basilic sacré

其他名稱｜泰國羅勒、克里希那羅勒
拉丁學名｜*Ocimum sanctum*
植物科名｜唇形科
萃取部位｜開花之全株藥草
產　　地｜亞洲
顏　　色｜淡黃色
氣　　味｜洋茴香、藥草和辛香味
價　　格｜€€

主要化學成分

- 苯甲醚類：甲基醚蔞葉酚（10～20%）、甲基醚丁香酚
- 單萜醇類：沉香醇
- 酯類
- 單萜烯類
- β-丁香油烴（約 30%）、1,8-桉油醇氧化物類
- 酚類：丁香酚（約 65%）、香荊芥酚
- 倍半萜醇類：欖香醇

密度：0.880～0.920

一點點歷史

神聖羅勒是印度的神聖植物，在傳統的印度阿育吠陀療法中發揮了重要作用。神聖羅勒可提升精力和活力，有利於集中注意力。

你們知道嗎？

在印度，神聖羅勒是一種被尊敬的植物，是獻給毗濕奴的妻子吉祥天女。

特性

- 由於丁香酚的分子而具有強大的抗感染性，還能抗菌、抗病毒和抗真菌，非常適合腸道發炎的照護。
- 神聖羅勒精油對心血管系統有調節作用。
- 可以促進分娩，調節月經週期。
- 神聖羅勒精油也是多種呼吸道疾病（例如流感、支氣管炎和咳嗽）的治療方法。低劑量使用時，它對退化性關節病有重要的消炎作用。

使用方法

內服

- 1～2 滴與中性錠片、小麵包球、一匙橄欖油、龍舌蘭糖漿、楓糖漿或蜂蜜一起服用，每日 3 回，持續 5 天。若有需要，可在療程後休息 2 天再重新服用。

外用

- 稀釋 10%於植物油按摩。依據不同疾病而塗抹於太陽神經叢、胸部、腹部或下腹。

使用注意事項

- 含有丁香酚：
  - 不建議肝病患者使用口服途徑；
  - 不建議 6 歲以下兒童口服（作為預防措施）；
  - 請勿長時間使用：通常可以使用 5～7 天。
  - 對於口服途徑，請與可以保護黏膜和肝臟（例如檸檬）的精油調合使用。
- 刺激皮膚和黏膜：
  - 用於皮膚前，切勿省略在手肘彎曲處進行皮膚過敏的測試；
  - 不建議 6 歲以下兒童使用口服途徑；
  - 不建議 3 歲以下兒童使用皮膚途徑；
  - 最大稀釋濃度：成人 10%，三歲以上兒童 5%；
  - 洗完澡後不要直接塗抹。
- 潛在的藥物交互作用
  - 不建議使用抗凝血劑或有凝血功能障礙的人使用；
  - 不建議服用對抗療法的抗憂鬱藥，配西汀和間接作用型的擬交感神經藥物的人使用。若有疑問，請諮詢你的藥師或醫師。
- 請勿在孕婦（除了在分娩時有醫療建議）或哺乳期間使用。

古巴香脂 Baume de copahu

其他名稱｜亞馬遜香脂、苦配巴香膠
拉丁學名｜*Copaifera officinalis*
植物科名｜豆科
萃取部位｜從南美香脂樹屬之樹心萃取的樹脂
產　　地｜南美
顏　　色｜黃色到深黃色
氣　　味｜輕淡、含有淡淡的辛香味和樹脂味
價　　格｜€

主要化學成分

倍半萜烯類（約 85%）：β-丁香油烴（47～50%）、δ-大根老鸛草烯（5～9 %）、α-葎草烯（5～6.50%）、α-古巴烯（3.5～5%）、δ-杜松烯（3.50～4%）、反式-α-佛手柑烯（5.50～6%）

密度：0.890～0.950

一點點歷史

古巴香脂最早於 17 世紀初在歐洲被記載，被藥師用作強效消炎和促進傷口癒合，以及被當時的調香師採用。

特性

- 止痛和消炎，建議在受驚嚇和肌肉疼痛的情況下使用此精油，尤其是針對瘀傷、拉傷、扭傷、腳踝扭傷和血腫。
- 有效對抗關節疼痛、退化性關節病、關節炎和風濕病。
- 這是治療尿道或支氣管肺部感染的好方法。
- 也能激勵循環系統。
- 促進癒合、抗感染和滋補皮膚，是治療傷口的王牌。
- 能處理黴菌感染、雞眼和疥瘡。
- 這支精油還可以用於保養品，以製作身體和臉部的護理產品。
- 在獸醫界非常有名在北美印第安部落，藉由雨滴（rain drop）技巧在待治療動物的脊椎滴下 1 滴精油。

使用方法

外用

- 調合或稀釋 20％於植物油裡按摩，以抵抗風濕病，或在運動前和運動後使用。
- 對於小傷口，在清潔傷口後以數滴純精油，再以紗布覆蓋。每天換包紮直至癒合。

可能的結合

與黃樺和肉桂精油使用可預防膀胱炎，低濃度稀釋後再按摩。

使用注意事項

- 請勿用於懷孕或哺乳期間或 3 歲以下兒童。

秘魯香脂 Baume du Pérou

其他名稱｜印度香脂、聖薩爾瓦多香脂
拉丁學名｜*Myroxylon balsamum var. pereirae*
植物科名｜豆科／蝶形花科
萃取部位｜香脂樹的樹脂
產　　地｜南美
顏　　色｜棕色
氣　　味｜藥草的、香脂調、濃而溫暖的香草味
價　　格｜€

主要化學成分

- 酯類：苯甲酸苄酯（40～45 %）、肉桂酸苄酯（26～32%）、肉桂酸肉桂酯
- 倍半萜醇類：金合歡醇、橙花叔醇
- 香豆素
- 酸類：肉桂酸、安息香酸

密度：1.102～1.121

一點點歷史

印第安人傳統上用來治療傷口。

你們知道嗎？

就如它的近鄰吐魯香脂（原始樹屬於同一物種和植物科別）一樣，秘魯香脂來自一種香脂樹，特別生長於厄瓜多、哥倫比亞、委內瑞拉、尤其是秘魯。秘魯香脂是一種濃稠的棕色樹脂，在乾季時從它的樹皮取得。秘魯香脂現今被用在很多產品裡形同「香氣」或香水，但這並非是空穴來風（請見下文）。精油是從秘魯香脂的樹脂膠獲得的。

特性

- 秘魯香脂精油對呼吸道有強力消毒作用，能鬆動支氣管分泌物，是處理支氣管炎（甚至氣喘）、流感、有痰濕咳、鼻竇炎和非過敏性鼻炎的超級武器。
- 具有皮膚護理的特性（促進細胞更新），可以輕鬆治療所有乾燥、受損、凍傷，龜裂的皮膚問題，對於乳頭龜裂的哺乳母親也非常有用。
- 對膀胱炎有非常有效的尿道殺菌作用。
- 有抗寄生蟲特性，可抗秋蟎蟲、疥瘡、癬和蝨子。有利於促進癒合。
- 是種普遍的補品，可激勵身體和免疫系統幫助抵抗低血壓、疲勞和倦怠。
- 在心理方面，這支精油有助於放鬆和鎮定，並可緩解憂鬱和壓力。

使用方法

外用

- 由於使用注意事項提醒，稀釋而透過皮膚途徑使用幾乎是唯一的方法（請見下文）。

內用

- 針對呼吸系統問題，可以一碗熱水加 1～2 滴精油做濕式吸入。

使用注意事項

- 可能會刺激皮膚。不推薦使用純精油，因有時會引起嚴重的搔癢。一般而言，使用前應該在手肘彎曲處做皮膚過敏測試，並且不要長時間使用。吸入時要小心，它會刺激眼睛黏膜。
- 雖然秘魯香脂（樹脂）具有潛在但不可忽視的致敏性（在 1974 年，IFRA 禁止將它用於保養品），但在二十世紀卻被廣泛使用。這導致了在 1980 年對該精油的過敏率提高。2001 年，豪森（Hausen）對 2273 例的皮膚患者進行一項研究，結果顯示有 20%的人口對秘魯香脂過敏！
- 秘魯香脂精油與其樹脂本身的成分不全然相同。IFRA 已授權它使用於保養品，但限制某些可能會導致中低過敏風險的分子（苯甲酸苄酯、肉桂酸苄酯、異丁香酚、苯甲醛）。
- 許多成分用於日常消費產品：美妝品（乳霜、護唇膏、口紅、香水、肥皂、乳液、牙膏），藥品和藥物（糖漿、抗寄生蟲、潤喉糖、癒合軟膏），牙齒用的汞合金，化工產品（油脂、油漆），家用產品（通常用於香水），甚至是食品。
- 依據其生產方法，不能排除精油含有與樹脂（苯甲酸松醇酯）相同的致敏分子，因而有致敏的風險。

總之，秘魯香脂精油具有致敏性，與從中萃取的樹脂相比，它的風險較低。作為使用預防措施，請務必考慮這種致敏／過敏的風險，並避免在容易發生風險的族群使用它，特別是在出現過敏或有氣喘的體質、有皮膚炎病史、皮膚脆弱（嬰兒、老年人）。對於秘魯香脂或其中一種化合物過敏的人，絕對禁用。

吐魯香脂 Baume de tolu

其他名稱｜吐魯樹脂、美國香脂、卡塔赫納香脂、聖托馬斯香脂
拉丁學名｜*Myroxylon balsamum*
植物科名｜豆科／蝶形花科
萃取部位｜來自香脂樹的樹脂，尤其是吐魯（哥倫比亞）的聖地牙哥城附近
產　　地｜中美和南美
顏　　色｜棕色
氣　　味｜香脂調、濃郁的香草和肉桂香氣
價　　格｜€€

主要化學成分

苯甲酸苄酯（46.6％）、苯甲醇（41.8％）、肉桂酸（2.7％）、安息香酸（2.5％）、順式&反式-肉桂酸肉桂酯（1.5％）、香草素（1.4％）、肉桂酸乙酯（0.8％）

密度：0.945～1.090

一點點歷史

印第安人將它燃燒後讓有呼吸道問題的人嗅聞，偏頭痛或關節痛患者使用。

你們知道嗎？

許多人在不知情的狀況下用了吐魯香脂。的確，這種好用又易於栽種收穫的樹脂，用於多種保養品和保健品，無論是對抗療法或是順勢療法，而且還用於現代藥物，例如某些抗生素或眾所周知的止咳糖漿。在大多數糖果、口香糖和冰淇淋都有加入這種風味。在許多美妝品，香水和肥皂裡也有它的蹤跡。

特性

- 吐魯香脂精油具有殺菌防腐以及非常強大的抗真菌特性，有卓越的促進癒合能力：就像花梨木精油一樣，可用於治療燒傷的後遺症。
- 吐魯香脂精油具有許多優點，還有助於治療乾燥的皮膚、皮疹、濕疹或凍傷，以及呼吸道疾病。

使用方法

外用

- 這支精油主要用於外用，可以純精油或稀釋於植物油裡使用。但不建議長時間使用。

可能的結合

花梨木精油、茶樹精油。

使用注意事項

- 吐魯香脂樹與秘魯香脂樹（*Myroxylon balsamum*）屬於同一物種。這就是為什麼我們在吐魯香脂精油中發現某些化合物也存在於吐魯樹脂，秘魯樹脂或秘魯香脂精油。因此，用於皮膚途徑的預防措施與秘魯香脂精油相同。應該注意的是，吐魯香脂的致敏性比秘魯香脂低，但是這兩個品種之間可能存在交叉過敏。因此，若已對秘魯香脂過敏的人則要小心謹慎。

西印度月桂 Bay de Saint-Thomas

其他名稱｜印度木、月桂樹、香葉多香果、牙買加胡椒、四種香料
拉丁學名｜*Pimenta racemosa*
植物科名｜桃金孃科
萃取部位｜枝葉
產　　地｜牙買加
顏　　色｜淡黃到深棕色
氣　　味｜辛香和木質調
價　　格｜€€

主要化學成分

- 酚類：丁香酚（約50％）、蔞葉酚（約15％）、甲基醚丁香酚（約2％）

・單萜烯類：月桂烯（約 20%）

密度：0.943～0.984

一點點歷史

在加勒比島嶼，特別是在聖托馬斯島上，傳統上將葉子用蘭姆酒和水蒸餾以獲得「月桂蘭姆」身體和頭髮的保養乳。之所以稱「四種香料」，是因為乾燥和搗碎的葉子含有四種香料的氣味：肉桂、丁香、肉豆蔻和胡椒。

你們知道嗎？

西印度月桂精油萃取自印度的一種原生樹：*Pimenta racemosa*，而現在這種樹生長在許多熱帶地區，尤其是加勒比海地區，是開著小白花的小樹，長著小小的黑色漿果。

特性

・這支精油具有強大的抗感染力，因此有抗菌、抗病毒和抗真菌的活性。它特別能破壞細菌，例如幽門螺旋桿菌、李斯特菌和大腸桿菌，有助於治療消化道和耳鼻喉科問題。

・在皮膚方面，可以緩解疱疹和帶狀疱疹，並且可以對抗疥瘡和癬等寄生蟲。

・具有消炎特性，可減輕肌肉疼痛。

・強身和提振情緒和心理，建議在極度疲勞的情況下使用。

・可治療頭皮，以防止落髮和頭皮屑而聞名。

・在原產區被視為一種廣受歡迎的雄性壯陽藥。

使用方法

內服

口服途徑應該是在例外的狀況下使用，並且只能憑醫療處方，以及配合有豐富的精油經驗醫生或藥師陪伴追蹤。

♦ 作為抗感染的治療方法，1～2 滴精油和一茶匙橄欖油、蜂蜜、龍舌蘭糖漿或楓糖漿、芝麻糊、小麵包球或中性錠片一起服用。早、晚各一次，為期 5 天。若需要持續治療，請休息 2 天再重新開始。

外用

塗抹皮膚時，請務必稀釋（最高 3%，或每 50 ml 植物油加 45 滴精油），當有疼痛，皮膚病和心理問題時使用。

♦ 防止落髮、頭皮屑、頭皮刺激：在洗髮精或潤絲精中加數滴精油（最高 2%，或是每 50 ml 加 30 滴）。

使用注意事項

・在懷孕和哺乳期間或 6 歲以下兒童，請勿使用西印度月桂精油。

・對於長時間或治療性用途，請諮詢有精油培訓的醫生或藥師。

・請勿直接以純精油塗抹皮膚。

安息香 Benjoin

其他名稱	拙具羅香、楓香脂
拉丁學名	Styrax benzo
植物科名	安息香科
萃取部位	樹脂
產　　地	柬埔寨、馬來西亞、蘇門答臘
顏　　色	琥珀至紅棕色
氣　　味	香草、香脂味
價　　格	€

主要化學成分

・萜烯酸類（約 75%）

・酯類（約 5%）：苯甲酸苄酯、苯甲酸甲酯、肉桂酸肉桂酯

・芳香醛類：香草素（約 3%）

密度：0.985～1.0

一點點歷史

長久以來在天主教、佛教和印度宗教的儀式都有使用它。依據歷史學家史特拉波的說法，它在古希臘曾用作止痛藥。

你們知道嗎？

據說安息香精油是聖經裡十二種神聖香氣之一。

特性

- 這支精油具有殺菌防腐和淨化作用，因此有利於支氣管並可以處理肺部感染。
- 可用於治療皮膚損傷，例如輕度灼傷、疤痕、皮膚病、濕疹、凍傷、搔癢、牛皮癬和潰瘍等。
- 有淨化空氣和消除異味作用，可以用它來消毒病房；它也是香水和肥皂的氣味定香劑，也為保養品帶來一種美好的「藥用」氣味。
- 神經平衡，可以舒緩和鎮定神經系統，促進沉思。含有香草素帶來甜美，溫柔和童年擁抱的安適感。

使用方法

外用

- 用於按摩，以植物油稀釋約 20%，可處理皮膚問題，肺部感染（塗抹上背）並有安撫和激勵的特性。有時可以純精油塗抹皮膚。
- 用於嗅吸，將 1～2 滴精油倒入一碗熱水吸聞以治療呼吸道疾病。
- 不太適用於擴香儀。若是為了抗感染並有益於心理層面，建議與其他精油稀釋使用（請見「可能的結合」P.207）。

可能的結合

- 花梨木、檀香、玫瑰草、薰衣草精油，可用於皮膚護理。
- 乳香、天竺葵、依蘭和岩蘭草精油可緩解焦慮。

使用注意事項

- 除了嗅聞，孕婦或哺乳期婦女應避免使用安息香精油。它可用於 6 歲以上兒童，主要使用在皮膚上，最好稀釋後使用。
- 內服只能在特殊情況，並在醫生或藥師的建議下使用。

佛手柑 Bergamote

拉丁學名｜*Citrus bergamia*
植物科名｜芸香科
萃取部位｜果皮
產　　地｜地中海地區，尤其是義大利
顏　　色｜淡黃到黃綠色
氣　　味｜檸檬味、微酸和清新
價　　格｜€

主要化學成分

- 單萜烯類：檸檬烯（40～44%）、γ-萜品烯（7～7.5%）、β-松油萜（6～8%）
- 單萜醇類：沉香醇（6～9%）
- 酯類：乙酸沉香酯（28～30%）

密度：0.870～0.880

一點點歷史

歷史學家對佛手柑的起源眾說紛紜，有人說它來自東方，是由十字軍引入歐洲的。它的名字是由土耳其文 *beg armudi* 變化而來，意為「領主的梨」；相反地，有人則堅持認為是哥倫布從加那利群島帶回西班牙內陸，並以巴塞隆納北部的貝爾加市（Berga）命名，從那個時候起在這個城市開始種植。

你們知道嗎？

與歷史學家一樣，佛手柑將植物學家劃分為兩類，有人說，它是苦橙樹和萊姆樹（或綠檸檬樹）之間雜交的果實，其他人則說這是意外的檸檬樹雜交種。

如今，自義大利調香師製作 Aqua mirabilis（古龍水）以來，已在卡拉布里亞（Calabria）種植。在南希（Nancy）有很多原籍義大利人，用佛手柑幫當地有名的大麥糖添加香氣。正是佛手柑使伯爵茶聞名（這是一種古老的中國配方，在 19 世紀由中國人傳給英國王室外交大臣格雷伯爵）。

特性

- 以鎮靜和淨化特性而聞名，就像大多數柑橘類精油一樣，這支精油還用於護理油性皮膚和頭髮。可治療青春痘以及濕疹、牛皮癬和其他皮膚病。但由於它高度的光敏性，必須非常小心的使用（請見下文）。
- 研究顯示，用於擴香時，嗅聞到的人心情會變好。

它清新帶水果的香氣可緩解躁動不安、焦慮、與壓力有關的憂鬱、季節性憂鬱、難以入睡、情緒激動、神經耗損、神經疲勞、失眠、易怒、缺乏自信、緊張、壓力、注意力不集中和情緒波動。佛手柑精油因此可以發揮真正的天然抗憂鬱藥作用，並有可能避免服用具有許多副作用的抗憂鬱處方。

- 抗感染和抗菌，建議針對與絞痛和腸感染有關的消化系統疾病，還可處理便秘、消化困難，消化不良和食慾不振的症狀。
- 淨化空氣，預防細菌和病毒流感，並令人放鬆和帶來好心情。
- 佛手柑帶有檸檬和微苦的花香，可用於烹飪鹹食或甜食以及著名的伯爵茶。

使用方法

口服

- 針對某些感染性消化系統疾病，要有醫療處方和有豐富的精油經驗的醫師或藥師陪伴追蹤（即便有些人已常在喝伯爵茶和吃南希糖果[2]）。以 1～2 滴精油和一茶匙橄欖油、蜂蜜、龍舌蘭糖漿或楓糖漿、芝麻糊、小麵包球或中性錠片一起服用，為期 5 天。若要繼續療程，請停用觀察 2 天後再重新開始。
- 佛手柑精油也可以用作漱口水，它的抗菌作用加上令人愉悅的柑橘味帶來清新感，還可以消除口臭。可以在牙膏加一滴精油以增強口腔衛生。
- 用於烹飪，它可以搭配各種餅乾和蛋糕，尤其與杏仁更是絕配。讓水果泥、水果沙拉和果醬提味。與巧克力結合以獲得豐富而濃郁的風味；如同薄荷或橘子，加入巧克力慕斯真是令人驚艷。

外用

- 按摩用，因光敏作用請避免使用純精油（請見下文）。但若要作用在心理層面，可以使用在手腕：在手腕內側沾 1 滴，然後雙手合掌緩慢而深深吸聞三次（若需要可以重複嗅聞）。另一種運用是以 1 滴精油沿著逆時針方向按摩太陽神經叢。
- 不然就用植物油（橄欖油或椰子油）稀釋 20%，以按摩需治療的身體部位。稀釋約 1% 以製成乳霜、護唇膏、沐浴乳或沐浴露（每 100 ml 瓶裡加入 35 滴佛手柑精油）。
- 對於油性髮質，可以在洗髮精慣用的劑量中添加 1～2 滴精油。
- 佛手柑精油可藉由擴香和嗅覺作用而達到放鬆效果，可淨化空氣，因它具有消毒作用而可用於濕式吸入（一碗熱水裡最多加 5 滴精油）。
- 用於香水，可為其他柑橘調增添特別明亮的感覺，讓木質調（雪松、薑、松……）以及帶有強烈花香調的廣藿香或依蘭更柔美。

可能的結合

用於按摩，最好與其他對皮膚有保護性的精油如真正薰衣草和天竺葵結合使用，以平衡它的刺激性和光敏性。因其抗焦慮作用，可與其他舒緩的精油如羅馬洋甘菊、薰衣草、苦橙葉和柑橘類精油（如紅桔和檸檬）完美搭配。

使用注意事項

- 如上所述，佛手柑精油具有光敏性（即在陽光直射甚至是間接照射的情況都會有影響），可能會引起皮膚色素沉澱的斑點，這需要很長的時間才會消失。此外，它可能對皮膚有輕微刺激性，除少數例外（見上文），應稀釋後再使用。它會引起某些過敏的人皮膚刺激；使用前，別忘了在手肘彎曲處進行皮膚測試。
- 請勿自行用藥，尤其是口服。
- 用佛手柑精油按摩過的身體部位，在 12 小時內請勿曝曬。
- 最好將佛手柑精油保存於冰箱，以避免氧化的風險

2 在南希 Nancy 的這種糖果會加佛手柑。

而造成刺激性和過敏。

玉檀木 Bois de gaiac

其他名稱｜生命之木、聖木、法國木
拉丁學名｜*Guaiacum officinale*
植物科名｜蒺藜科
萃取部位｜野生採摘的木材
產　　地｜阿根廷、牙買加、墨西哥和巴拉圭
顏　　色｜米白至淺棕色
氣　　味｜含有香脂、溫暖、異國情調和木質調
價　　格｜€€

主要化學成分

倍半萜醇類：布藜醇（39～43%）、癒瘡木醇（28～33%）、α-桉葉醇（7～8%）、γ-桉葉醇（3～4%）、10-表-γ-桉葉醇（1.30～1.80%）

密度：0.960～0.980

一點點歷史

幾個世紀以來，玉檀木具有藥用特性，被用作梅毒、結核病的湯劑；其樹汁可治療關節炎。浸泡在蘭姆酒裡的玉檀木也擁有壯陽和抗風濕特性的精華成分；而現在用作許多香水的定香劑，具有異國情調、溫暖和木質的香氣。

你們知道嗎？

玉檀木的拉丁語起源名稱 *Lignum vitae*，意為「生命之木」。玉檀木是最密集的熱帶樹林之一，它有兩種不同的樹：牙買加和墨西哥原產的癒創木（guaiacum），以及阿根廷和巴拉圭森林中發現的玉檀木（bulnesia）。這些非常堅硬和紮實的木材用於製造傢俱、船用零件、木製玩具以及飾品。這類木材提供的樹脂是研究氧化酶和過氧化物酶的傳統試劑。

特性

- 可促進血液循環，因為它可紓解靜脈和淋巴的腫脹充血，還可以消除疲勞。
- 對女性骨盆充血、痔瘡和靜脈曲張能有效紓解。
- 消炎，對關節炎和風濕性疼痛以及青春痘具有治療作用。
- 對解熱退燒也有效。
- 具有利尿作用，因此對腎臟結石和痛風非常有用。
- 它甜美和木質調的香氣在香水業倍受讚譽，在香水的後調扮演重要的角色，並可當香水的定香劑。用於擴香或與另一種精油稀釋調合時，其充滿異國情調和感性的氣味可令人放鬆，同時又充滿活力。

使用方法

玉檀木精油在室溫下為固體很難倒出來，因此使用前必須將精油瓶放在熱水裡加溫或隔水加熱。有時可能需要帶刻度的小吸管以方便使用精油。

內服

- 取 1～2 滴和小麵包球或其他載體一起服用，每日 3 回，為期 5 天，必要時可停用 2 天後再重新開始療程，不要長時間使用。
- 用於按摩，應該要在植物油或古巴香脂精油稀釋 20%。

使用注意事項

- 玉檀木精油沒有明顯的急性或慢性毒性。但作為預防措施，不應使用於孕婦、哺乳母親或兒童。一般的做法是要避免長時間使用。
- 使用前不要忘記在手肘彎曲處測試，並稀釋使用。

不可不知

若是製作香水，必須將數滴玉檀木精油直接添加入香水。

芳樟 Bois de Hô

其他名稱｜香樟、中國月桂、日本月桂
拉丁學名｜*Cinnamomum camphora (chémotype linalool)*
植物科名｜樟科
萃取部位｜葉片
產　　地｜中國和台灣
顏　　色｜無色
氣　　味｜甜美、花香，接近花梨木的香氣
價　　格｜€

主要化學成分

・單萜醇類：沉香醇（98～99%）
・單萜烯氧化物（少量）：順式-沉香醇氧化物（0.09%）、反式-沉香醇氧化物（0.07%）

密度：0.850～0.875

一點點歷史

在中國的使用被馬可・波羅記錄在他的遊記。

你們知道嗎？

芳樟（或稱香樟）精油是通過蒸餾原生在中國的樟樹（*Cinnamomum camphora*）樹皮而獲得。

不要將同一種樹（拉丁學名相同）但生長在世界其他地方的精油混淆，這些精油的化學類型和特性有很大的差異；該樹在馬達加斯加被稱為桉油醇樟，在越南則被稱為樟樹。

這支精油非常好用而且對皮膚的耐受性很好，其特性與花梨木精油（受到嚴格管制，因為需要砍伐樹木才能蒸餾木材）相似，所以芳樟是花梨木完美替代精油的選擇。在永續發展的原則上，更明智的做法是從葉片（可再生）而非從樹皮萃取蒸餾精油，而這支精油是可以從芳樟的葉子萃取。

特性

・該精油非常接近花梨木的化學類型，對皮膚具有相同的再生和淨化特性。可用於對抗皮膚衰老、皺紋和皮膚問題（青春痘、濕疹和黴菌感染），並且對皮膚的耐受性非常好。
・這支出色的抗感染，抗病毒和抗菌功能強大的精油，特別適用於泌尿和婦科感染的治療：膀胱炎、白帶和黴菌感染。它對於處理感冒、流感和支氣管炎也非常有用，並且可以激勵免疫系統，也有很好的驅蟲特性。
・在心理方面，可抗憂鬱；對神經疲勞、憂鬱狀態和過度勞累具有滋補作用。也可以使人放鬆，甚至以它擴香具有催情的作用。

使用方法

內服

♦ 取 1～2 滴和小麵包球或其他載體一起服用，每日 3 回，為期 5 天，必要時可停用 2 天後再重新開始療程。

外用

♦ 可以使用純精油，因為它對皮膚沒有傷害，也可以在植物油，如：智利的玫瑰籽油稀釋 20% 使用。
♦ 用於環境擴香，可以藉由擴香儀、水氧機或帶風扇的擴香機。
♦ 也可以與保養品調合使用。

可能的結合

義大利永久花精油、玫瑰天竺葵精油以及玫瑰籽油，都具有促進皮膚再生的特性。

使用注意事項

・富含沉香醇使它容易氧化。請確保妥善保存（最好是放入冰箱）。
・依據不同的產地，可能含有更多的 1,8-桉油醇和其他會降低氧化風險的抗氧化化合物。

花梨木 Bois de rose

其他名稱｜印度紫檀、藍花楹、玫瑰木
拉丁學名｜*Aniba rosaeodora var. amazonica*
植物科名｜樟科
萃取部位｜心材和樹皮
產　　地｜南美（亞馬遜）
顏　　色｜無色到淡黃色
氣　　味｜細緻、甜美、令人耳目一新、如花似錦和略帶木質調
價　　格｜€€€

主要化學成分

- 單萜醇類：沉香醇（約 78%）、牻牛兒醇（約 2.40%）
- 倍半萜烯類：α-古巴烯（約 0.75%）
- 氧化物類：順式-沉香醇氧化物（約 1%）

密度：0.890

一點點歷史

數千年來，亞馬遜印第安人使用花梨木來治療創傷和傷口。據說花梨木是植物學家於 1925 年在巴西發現的，他的研究顯示，其富含沉香醇的精油，因而被大量使用於香水。為了滿足香水工業的大量需求而過度開發，數年後花梨木幾乎瀕臨絕種了，直到化學工業成功合成沉香醇才解除這個危機。

你們知道嗎？

它的名字來自其木材的顏色（從粉紅到微紅的粉紅色調）。在鑲嵌裝飾傢具或繪畫等方面，是廣泛使用的木材之一。除了櫥櫃製作，也可以使用在醫療和香水。鑑於它的工業開發，特別是用來萃取沉香醇，這種珍貴的樹木已經變得非常稀有了，所以現在被列為受保護的植物，因此，目前不建議使用它。在法屬亞馬遜（法屬圭亞那）已啟動了造林計畫（若砍伐 1 棵樹，則需重新種植 10 棵）。當這個程序上軌道時，可能可以（很高的價格）買的到；但可考慮將芳樟精油（萃自葉子）作為更環保的替代品。

特性

- 這支精油以強大的皮膚再生和回春而聞名，可以療癒青春痘和斑點，被用於促進皮膚癒合（針對疤痕、褥瘡和妊娠紋）和抗衰老（針對皺紋）。
- 以抗感染、抗菌、抗病毒和激勵免疫系統而聞名，具有重要的預防特性和處理耳鼻喉科感染（中耳炎、鼻竇炎……），支氣管炎（細支氣管炎）、流感、泌尿道和婦科感染以及皮膚、婦科和指甲的黴菌感染。
- 其香氣能舒緩神經和焦慮感，減輕神經疲勞和過度勞累，並有些微的催情作用。

使用方法

內服

- 取 2 滴與一塊麵包或中性錠片，一茶匙橄欖油或楓糖漿一起服用，每日 3 回，為期 5 天。休息 2 天後可以重新一次療程。

外用

- 以純精油塗抹在太陽神經叢，可緩解壓力和疲勞，塗抹在腎臟部位以壯陽。稀釋在荷荷芭油、昆士蘭堅果油裡使用，可治療皮膚疾病。
- 若發生陰道感染（僅適用 12 歲以上），請在睡前施用一顆含 120 mg（約 4 滴）花梨木精油的陰道栓劑，最多 5 天。若需繼續治療，請觀察兩天後視情況再重複療程。
- 與護理乳霜或臉部護理精華液調合。
- 以擴香來提升免疫和心理方面的能量。

可能的結合

- 雪松、玫瑰天竺葵、薰衣草和松科精油以擴香。
- 玫瑰天竺葵和義大利永久花精油以及酪梨油、荷荷芭油和玫瑰籽油，可用於臉部護理。
- 山雞椒、甜馬鬱蘭和苦橙葉精油，以防過度勞累和疲勞。

使用注意事項

・像芳樟精油一樣，富含沉香醇使它容易氧化。請留意妥善保存這類精油，最好存放於冰箱。

・非常溫和的精油，稀釋後甚至可以透過皮膚途徑使用在嬰兒（三個月以上）或孕婦（懷孕滿三個月）或哺乳母親身上，使用時請諮詢醫師或芳療藥師。

暹羅木 Bois de Siam

其他名稱｜福建絲柏、福建柏、柏木
拉丁學名｜*Fokienia hodginsii*
植物科名｜柏科
萃取部位｜木質
產　　地｜中國和越南
顏　　色｜黃色
氣　　味｜微酸、木質而清新
價　　格｜€

主要化學成分

倍半萜醇類：福建醇（約 38%）、反式-橙花叔醇（約 31 %）、β-桉葉醇（約 4.50 %）、欖香醇（約 2.50%）、γ-桉葉醇（約 2%）

密度：0.892～0.912

一點點歷史

鑑於它具有提振精神的特性，幾千年來越南人用於恢復期的患者。

你們知道嗎？

暹羅木是一種類似側柏的針葉樹，可以長到 25 公尺高。由於大量被開發，依據國際自然保護聯盟（IUCN：International Union for Conservation of Nature）的標準，該樹種被歸類為「易危」。目前它在有些亞洲自然保護區受到非常嚴格的保護。

特性

・具有滋補神經和提振特性，暹羅木精油是很好的補品、充滿活力與精力，是一般疲勞的解方。男人讚賞它強大的壯陽能力，確實，它可以力抗不舉和性疲勞，並刺激他們的性慾。它是女性依蘭精油的男性對應精油。此外，它能紓解攝護腺充血。

・暹羅木精油因其溫暖、木質的香氣而倍受香水界調香師的青睞。

使用方法

外用

- 用於按摩，由於其壯陽功效和清新的木質香氣，很適合與植物油（芝麻油或榛果油）調合，或加入男士護理乳霜都非常受歡迎。可沿著脊柱，還有下腹和太陽神經叢按摩。
- 在手帕沾數滴精油或直接聞精油瓶，或與其他精油調合以擴香。

內服

- 取 1～2 滴和中性錠片、小麵包球、一茶匙橄欖油、龍舌蘭糖漿或楓糖漿一起服用，每日 3 回，為期 5 天。

可能的結合

中國肉桂、薑或胡椒薄荷精油，以提升性慾。

使用注意事項

・特別建議男性使用，但女性禁用。

・若是口服請要求醫療處方，並在治療期間由醫師或藥師陪伴追蹤。

・外用最好是在植物油稀釋 20%，並記得在手肘彎曲處做皮膚測試。

黃樺 Bouleau jaune

拉丁學名｜*Betula alleghaniensis*
植物科名｜樺木科
萃取部位｜樹皮
產　　地｜北美
顏　　色｜淡黃色
氣　　味｜溫暖的水楊酸和俄羅斯皮革的樟腦味
價　　格｜€

主要化學成分

接近冬青白珠，黃樺精油的主要化合物：水楊酸甲酯，占總成分的 97～99%。

密度：1.170

一點點歷史

北美印第安部落將它樹皮的汁液用於多種醫學用途和淨化血液。在英國佔領期間，它被用來發酵製造啤酒。

你們知道嗎？

樺木（*Betula lenta*）和水樺（*Betula nigra*）也有非常相似的精油。

黃樺原產於美國東北部和加拿大，可以活到 150 歲，樹幹直徑為 30 公分，上面覆蓋著一層金灰色至古銅色的樹皮，爾後會掉落成很細的碎片，就是這些碎片被收集萃取成精油。

其堅硬的木材從金黃色至微紅，廣泛用於製造傢俱的櫥櫃。它的樹液在開始增加時（早春）會被收集起來當作飲品。

特性

- 這支精油針對肌肉、關節、膝蓋或手肘的肌腱，和肩膀疼痛具有非常有效的消炎和鎮痛作用。
- 還具有抗風濕，可用於肌肉暖身，避免抽筋和痙攣，也是運動員的精油之一。
- 能抗頭痛。
- 可以鎮咳。
- 輕度激勵肝臟。
- 可以抗黴菌感染和蠕蟲。
- 它的特殊香氣可用於香水以添加皮革的香調。

使用方法

內服

- 在取得處方後必須在短時間內謹慎使用，並配合醫師或藥師的陪伴追蹤。

外用

- 主要用於外用，在植物油稀釋 10%左右。若在腿部或手臂出現肌肉或風濕性疼痛，可與檸檬尤加利精油（最多 5 滴）調合；在按摩前，先將這兩種精油調合在一湯匙植物油。

可能的結合

- 與肉桂和古巴香脂精油可治療膀胱炎。
- 與古巴香脂、檸檬尤加利和卡塔菲精油，可用於提振和暖身按摩。

使用注意事項

- 不建議口服，除非有醫療建議和後續追蹤。
- 禁用於孕婦或哺乳母親以及 12 歲以下兒童。
- 高濃度使用可能導致敏感者的皮膚刺激，甚至灼傷。使用前不要忘記進行皮膚測試。
- 若對阿斯匹靈或水楊酸衍生物過敏，請不要使用，與抗凝血藥合用和血友病患也要小心。
- 更多詳細的訊息，請見冬青白珠精油的注意事項，因它們的成分幾乎相同（水楊酸甲酯的比例大於 95%）且毒性相同。由於生態的因素，我們偏愛更普及的冬青白珠精油。

刺檜木[3] Cade

其他名稱｜刺檜、刺雪松、刺柏、野生杜松、小雪松
拉丁學名｜*Juniperus oxycedrus*
植物科名｜柏科
萃取部位｜枝幹
產　　地｜法國
顏　　色｜淡黃色
氣　　味｜木質和煙燻調
價　　格｜€€€

主要化學成分

- 倍半萜烯類：δ-杜松烯（42～44％）、柔拿烯（1.50～2.50％）、杜松烯-1（6）,4-二烯（6.50～8.50％）、β-丁香油烴（7～9%）
- 倍半萜醇：1-表-華澄茄油烯醇（3～4.50%）

密度：0.940

一點點歷史

野生杜松，普羅旺斯方言稱為「刺檜」（cade），自然生長在灌木叢。牧羊人知道如何萃取刺檜木，並用這珍貴的油來保護他們經年累月遭受風吹日曬的臉和手。他們砍下樹枝並點燃大火以獲得一種從木頭滲出具有保護和強化特性的濃稠焦油。這種焦油也用於治療動物的皮膚問題。傳統上，這種乾餾法與飼養綿羊和山羊的日常是形影不離的。

特性

- 這支油以殺寄生蟲而聞名，可處理皮膚問題，例如濕疹、牛皮癬以及對抗秋蟎蟲、疥瘡和癬。它也被廣泛用於頭髮和頭皮護理，能使頭髮強韌，有光澤而且能去頭皮屑。
- 可用於根除腸道蠕蟲。它的驅寄生蟲作用也適用於家畜（狗、貓、馬）。

使用方法

外用

- 刺檜木精油幾乎只限外用，與植物油（如蓖麻油或瓊崖海棠油）稀釋 20％。
- 可以直接加入洗髮精或護髮液。
- 在農產品工業中，它展現了煙燻的香氣。

可能的結合

與玫瑰天竺葵、月桂、綠花白千層、玫瑰草、快樂鼠尾草、茶樹和沉香醇百里香精油使用，有去頭皮屑的功用。

使用注意事項

- 不建議懷孕未滿三個月使用。
- 請勿內服。
- 因有致過敏的風險，使用前應在手肘彎曲部進行皮膚測試。
- 最好選擇透過蒸氣蒸餾而不是乾餾（也就是像過去那樣，直接燃燒枝幹）萃得的刺檜木精油。這種以蒸氣蒸餾的精油不含來自燃燒枝幹的有毒化合物。

白千層 Cajeput

其他名稱｜剝皮樹
拉丁學名｜*Melaleuca cajuputi*
植物科名｜桃金孃科
萃取部位｜葉片
產　　地｜越南
顏　　色｜黃色到淡綠色
氣　　味｜清涼的香氣
價　　格｜€

3　刺檜木是因為萃取自枝幹，若萃取自果實就是刺檜漿果。

主要化學成分

- 萜烯氧化物類：1,8-桉油醇（60～65%）
- 單萜醇類：α-萜品醇（8～10%）、沉香醇（2.50～3%）
- 單萜烯類：檸檬烯（5.50～5.75%）、月桂烯（微量）、α-松油萜（1.45～1.85%）

密度：0.910

一點點歷史

白千層精油是 18 世紀從亞洲傳入歐洲，幾世紀以來，亞洲國家已了解它具有許多治療特性。中國人用它來緩解牙痛、絞痛和風濕病，也有人用於處理連奎寧都降不下來的高燒、霍亂或治療各種神經疾病。

你們知道嗎？

它是「紅虎膏」（來自中國藥典的藥膏）成分之一，用於緩解肌肉攣縮和其他疼痛。

特性

- 淨化：白千層精油以抗呼吸道感染的功效而聞名，可按摩前胸。針對支氣管炎，咽喉炎和肺結核，有強大的抗感染力。
- 對膀胱炎、尿道炎也很有效，對抗關節和風濕性疼痛以及身體疼痛、坐骨神經痛和痛風。
- 白千層精油有利於牙齒和耳朵神經痛的治療。
- 因具有紓解靜脈腫脹充血的特性，它還可以根除生殖器疱疹、緩解靜脈曲張和痔瘡。
- 滋補皮膚，非常適合處理青春痘和牛皮癬的皮膚問題，和緩解放射線治療後的傷害。也可用於疱疹。
- 溶解黏液：用於呼吸道感染。

使用方法

外用

- 為防止放療引起的皮膚灼傷：在放療後，用瓊崖海棠油稀釋並按摩放療的部位。隔天清洗該部位，以清除所有的精油和植物油。

可能的結合

- 與綠花白千層和松科精油使用，可以抗支氣管炎、喉炎和咽炎。
- 與玫瑰天竺葵和穗花薰衣草精油使用，可以處理牛皮癬。

使用注意事項

- 不建議孕婦使用，對某些人可能會出現過敏風險。
- 不建議 30 個月以下兒童使用。禁用於 30 個月以上有癲癇或痙攣病史的兒童。
- 有 4 歲以下兒童因不當使用鼻噴劑，而導致 1,8-桉油醇中毒的案例。6 歲以下兒童，若要使用富含 1,8-桉油醇的精油，則禁用於臉部、頸部，而且不建議用於前胸。兒童禁用滴鼻劑。
- 患有氣喘或角膜乾燥的患者：不建議擴香和吸入。
- 使用免疫抑制劑或用治療指數狹窄的藥物治療患者，要謹慎小心。

德國洋甘菊 Camomille allemande

其他名稱｜洋甘菊
拉丁學名｜*Matricaria recutita*
植物科名｜菊科
萃取部位｜花朵
產　　地｜埃及
顏　　色｜靛藍
氣　　味｜草本的、蜂蜜感，輕微的果香調
價　　格｜€€€

主要化學成分

- 倍半萜烯類：反式-β-金合歡烯（18～25%）、母菊天藍烴（2～4%）
- 倍半萜氧化物類：α-沒藥醇氧化物 A（39～46%）、α-沒藥醇氧化物 B（5～7%）、α-沒藥酮氧化物（4～6%）

密度：0.900～0.970

一點點歷史

源於歐洲和西亞的一種小草本植物，在路邊和田野很常見，德國洋甘菊的名稱是中歐人給它命名的。實際上，在日耳曼和北歐神話中，它是天空之神奧丁（Odin）給人類的九種神聖植物之一。

它的另一個名稱 matricaire 來自拉丁語 *matri*，意為「母親」，因為它主要用於治療所謂的「女性疾病」。埃及人將它用於退燒。

特性

該精油以它消炎、緩解疼痛和抗痙攣而聞名，可透過摩擦法按摩來緩解腹部疼痛、肌肉疼痛以及緩解皮膚刺激。

使用方法

外用

- 將德國洋甘菊精油稀釋於瓊崖海棠油或榛果油，以塗抹皮膚。

可能的結合

真正薰衣草精油。

使用注意事項

- 不建議孕婦或哺乳母親和 7 歲以下兒童使用。
- 請勿用在對德國洋甘菊或菊科有過敏史的人。
- 只能在醫療建議下口服，並有醫護人員陪伴追蹤。
- 按摩前，請務必至少在 48 小時之前於手肘彎曲處做皮膚測試。
- 藥物的交互作用：德國洋甘菊精油的化合物（金合歡烯、沒藥醇和沒藥醇氧化物）可能會抑制細胞色素 CYP1A2、2C9 和 3A4，與某些藥物相互作用的酶（請諮詢藥師）。作為預防措施，若有以下狀況則不建議使用這種精油：

- 服用治療指數狹窄的藥物時；
- 接受密集或長期治療（化學療法、抗排斥療法）的患者口服和／或長期使用，和服用多種藥物的人。

不可不知

這支精油與它的近親羅馬洋甘菊非常不同，不論是成分，性質以及其深藍色！它含有沒藥醇，該分子因其柔嫩效果而受到美妝業的好評。這個化合物僅僅出現在小燭樹蠟、佛手柑、尤其是德國洋甘菊。原來它價格貴是有道理的，而且還真的很好用！

樟樹 Camphrier (bois)

其他名稱	樟腦樹
拉丁學名	*Cinnamomum camphora*
植物科名	樟科
萃取部位	樹皮
產　　地	越南
顏　　色	無色到淡黃色
氣　　味	藥草、田園、辛香而溫暖
價　　格	€

主要化學成分

- 酮類：樟腦 40～50%
- 萜烯氧化物類：1,8-桉油醇（20～30%）

密度：0.870～0.880

一點點歷史

在中國，天然樟腦被視為一種藥物已有兩千年的歷史。以前製作箱子的人會用這種防蟲蛀的木材做木箱，用來運輸毛皮。日本廣島原子彈爆炸後，樟樹是最早長出來的樹木之一。

有用的小提醒

讓我們再叮嚀一下 *Cinnamomum camphora*（樟樹）的幾個可能性：

- 樟樹精油：原產於越南或日本，富含樟腦（芳香酮類）。有時可以移除樟腦成分，但我們不會這麼做，因為在本書我們只探討完全未經修正的純精油。

- 桉油醇樟精油：產於馬達加斯加的樟樹，富含 1,8-桉油醇（芳香氧化物類）。
- 芳樟精油：產於中國的樟樹，富含沉香醇（芳香醇類）。

這些精油具有不同的化學成分：因此它們有不同的特性，以及處理不同的治療適應症。重點是不要將它們混淆。為此，請仔細查看每種樹的起源，也要仔細看一下每種精油並檢查它化學類型的分子（請見本書「化學類型表」）。

特性

- 樟樹精油激勵腎上腺。有助於消除疲勞和精疲力盡。它使人充滿能量，恢復力氣和活力，並激勵免疫系統。
- 提升呼吸道的抗感染力和紓解腫脹充血，是治療支氣管炎、流感、感冒和咳嗽的好方法。強效鎮痛和止痛，尤其對頭痛特別有效。

使用方法

僅外用

♦ 與植物油，例如山金車浸泡油調合。若是呼吸系統問題就按摩後背和前胸，或塗抹疼痛的部位如關節、肌肉以及促進血液循環。

使用注意事項

- 請勿將樟樹精油與其他精油混淆（請見「有用的小提醒」）。
- 請務必小心使用，因為它可能會引起神經毒性。
- 禁止孕婦或哺乳母親，6 歲以下兒童患有癲癇的人使用。在某些劑量下會引起抽搐；禁止口服。

中國肉桂 Cannelle de Chine

其他名稱	肉桂
拉丁學名	*Cinnamomum cassia (C. aromaticum)*
植物科名	樟科
萃取部位	樹皮
產　　地	中國、越南、馬達加斯加
顏　　色	棕色
氣　　味	辛香、甜
價　　格	€

主要的化學成分

- 反式-肉桂醛（77～79%）、順式-肉桂醛（0.40～0.60%）、苯甲醛（0.50～0.90%）、反式-2-甲氧基肉桂醛（9～10.50%）
- 酯類：乙酸肉桂酯（2.90～3.10%）

密度：1.060～1.070

一點點歷史

四千年來，肉桂是從東方出口的香料之一。它以強身和淨化特性而聞名，在三千年前已多次被中國傳統藥典引用。在聖經裡肉桂是「神聖香脂」的成分；而依據道教的說法，它能讓人找到永生之路。

特性

- 以其抗感染特性而聞名，可以對抗細菌、真菌和寄生蟲以及病毒，從而成為有效的抗感染方法，針對各種類型的感染：口腔和皮膚（青春痘、疥瘡、黴菌感染、癬）、胃腸道（腹瀉）、婦科問題（子宮炎、陰道炎）、泌尿系統（膀胱炎）、呼吸道（支氣管炎、流感）以及寄生蟲（阿米巴蟲、蛔蟲、蟯蟲……）。
- 對痢疾、斑疹傷寒等熱帶疾病和發燒也有效，這作用和錫蘭肉桂精油相似，甚至更好。
- 有陽萎問題的男性用作壯陽藥。
- 在心理方面，肉桂精油非常強大，就像大自然裡的

「陽」，能激勵神經中樞並使人精神煥發。因此，它可有效對抗疲乏、勞累、憂鬱狀態、倦怠和壓力。

使用方法

內服

- 必須先在可食用植物油裡稀釋 10%，再和中性錠片、小麵包球或一茶匙橄欖油、龍舌蘭糖漿、楓糖或蜂蜜一起服用。最好是結合具有保護肝和胃的精油一起服用。
- 用於烹飪可幫菜餚和甜食添加溫暖和辛香調的香氣。味道非常強烈，必須謹慎使用（一滴足矣），而且必須先稀釋在脂質或糖漿載體。它因使用在以下食物和飲料而聞名：酥餅、薑餅、糕點、水果沙拉、糖漿、蘭姆酒漬。

外用

- 按摩時，用植物油（例如甜杏仁、杏桃核油或榛果油）稀釋 5%，再塗抹患部。
- 應以稀釋濃度很低的方式用於感官催情的按摩。
- 用於香水，它被用作辛香和東方調的香水成分。

可能的結合

- 與丁香花苞、野馬鬱蘭和冬季香薄荷精油結合以抗感染。
- 與丁香花苞精油結合以抗皮膚的寄生蟲。
- 與大蒜精油結合以防疣。
- 與佛手柑、薑黃、肉豆蔻和甜橙精油結合以調香。

使用注意事項

- 請勿用於孕婦或哺乳母親、12 歲以下嬰幼兒以及過敏症患者或皮膚敏感的人。
- 避免使用抗凝血劑的人，因為它含有稀釋血液的化合物。
- 中國肉桂精油的肉桂醛含量比錫蘭肉桂精油高得多。因此必須更加小心，切勿在皮膚上使用純精油，不然會提高致敏的風險。必須與其他精油稀釋（甚至是處理疣），最好是將這複方精油在植物油裡再稀釋 50%。
- 即使已經稀釋了，也不要忘記在手肘彎曲處做皮膚測試。
- 建議口服前應事先諮詢精油專科醫生的意見；治療之後應該有醫護人員或精油專業藥師陪伴追蹤。
- 不建議僅僅用中國肉桂單方精油擴香，因為它會刺激呼吸道，也不建議用在泡澡、黏膜處或吸入使用。更多的詳細訊息，請見錫蘭肉桂精油的介紹。

豆蔻 Cardamome

其他名稱	天使的種子
拉丁學名	*Elettaria cardamomum*
植物科名	薑科
萃取部位	人工栽種植物的種子
產　　地	印度、斯里蘭卡
顏　　色	淡黃至橙黃色
氣　　味	香脂、溫暖，辛香而帶有樟腦和檸檬的香氣
價　　格	€€€

主要化學成分

- 單萜烯類：檜烯（3.50～4.50%）
- 單萜醇類：沉香醇（3～4%）
- 萜烯氧化物類：1,8-桉油醇（34～37%）
- 萜烯酯類：α-乙酸萜品烯酯（38～42%）、乙酸沉香酯（5.50%）

密度：0.920～0.940

一點點歷史

經過幾個世紀和宗教信仰，天使的種子（豆蔻）通常被用來淨化提供給神靈和女神的某些食物。在印度和巴基斯坦，在宗教節日期間向當地眾神提供豆蔻種子仍然很受歡迎。

你們知道嗎？

豆蔻在眾多香料中以其藥用和壯陽特性而廣為人知；並能為許多菜餚增添風味而用於烹飪。

特性

- 以助消化而聞名並可刺激食慾，也具有抗痙攣和驅風作用，並能減少腸道氣體。它能促進消化並減少腸道發酵。
- 也以驅蟲功能而聞名。
- 具有祛痰，鬆動支氣管黏液的功用，能有效處理支氣管炎。
- 消炎和鎮痛，對婦科痙攣、泌尿系統和膀胱炎非常有效。
- 在心理方面則有利於鎮靜。

使用方法

外用

- 豆蔻精油可用於環境擴香，以淨化空氣並對抗呼吸道感染（或後者可用吸入途徑）。
- 用於按摩，通常與甜杏仁油調合（例如在支氣管炎的情況下，可以按摩前胸或後背）。
- 它與身體和臉部護理產品、香水或洗髮精調合使用，是很怡人的。

內服

- 建議使用**口服**，劑量為 1～2 滴，每日 2～3 回，為期 5 天。依據醫療建議，若有需要，請停 2 天後再重複療程。

用於烹飪

- 它用於烹飪的鹹食或甜食；由於它強烈的風味，應小量使用即可。還可以用它來調味蜂蜜或食用油。

可能的結合

- 與澳洲尤加利、桉油醇樟、松科和冷杉類精油結合，以按摩方式來處理呼吸系統疾病。
- 可與檸檬尤加利和松科精油結合，以擴香來淨化空氣。

使用注意事項

- 避免在懷孕期間的前 4 個月使用。
- 口服前最好先諮詢醫師建議。治療期間必須有醫師或藥師陪伴追蹤，還應該注意使用的時間。在某些個案有過敏反應的風險。因此，有必要事先進行手肘彎曲處的皮膚測試。
- 因含有 1,8-桉油醇，豆蔻精油為：
- 4 歲以下兒童禁用；
- 不建議 6 歲以下兒童使用；
- 不建議 6 歲以上兒童或有癲癇病史的成年人使用。
- 切勿在兒童臉部或靠近臉的附近使用。不建議在氣喘患者使用擴香和吸入。進行化療或服用治療指數狹窄的藥物時要小心。

藏茴香 Carvi

其他名稱	佛日茴香、草地茴香
拉丁學名	*Carum carvi*
植物科名	繖形科
萃取部位	種子
產　　地	歐洲
顏　　色	淡黃色
氣　　味	洋茴香味、辛香而溫暖
價　　格	€€

主要化學成分

- 萜烯酮類：藏茴香酮（53～54%）、順式-雙氫藏茴香酮（0.40～0.70%）
- 單萜烯類：檸檬烯（44～45%）、月桂烯（0.10～0.15%）

密度：0.900～0.920

一點點歷史

藏茴香的種子是小茴香的近親，可能是歐洲大陸使用過最古老的種子，正如史前人類的發現足以證明。埃及人將它們放入墳墓，以驅逐惡魔。在中世紀，這種香料被用來製作愛情靈藥。

你們知道嗎？

藏茴香具有使許多食物更容易消化和美味的特點，因而被廣泛用於食品工業。

特性

- 這支精油以溶解黏液而著名，被廣泛用於治療卡他性支氣管炎。
- 促進消化、驅風和開胃：有利於幫助消化，消除腸胃脹氣，吞氣症和胃痙攣。
- 利膽汁和膽囊，可激勵膽汁的分泌以及從肝臟排出到腸道。也可以驅腸道寄生蟲。
- 特別是它的洋茴香味，用於烹飪也很受歡迎。

使用方法

藏茴香精油以外用方式處理胃和腹部的消化問題，也可以在植物油稀釋 20%塗抹患部。

內用：

- 1 滴／次，每日 2～3 回，最多 5 天。為了使支氣管暢通，必須每次使用 1 滴嗅聞吸入，且不得超過 3 天。
- 可以加入調味油和水果泥以入菜。

可能的結合

- 結合芫荽籽、小茴香和肉豆蔻精油以解決消化問題。
- 在烹飪方面，可以與洋茴香、小茴香和甜茴香精油一起使用。

使用注意事項

- 藏茴香精油富含藏茴香酮，對神經毒性的風險不像有些其他酮類精油那麼高。
- 據我們所知，唯一發生驚厥的案例在 1857 年，是一隻一個月大的小兔子使用了 60 滴藏茴香精油……由於年代久遠，已無法考察其確切日期，無法檢驗事件的真實性，但所使用的劑量很明顯的已超出目前建議的治療劑量。
- 藏茴香精油可少量使用於烹飪。不建議長時間使用。最好遵守療程週期：每週使用 5 天。
- 作為預防措施，老年人慎用，不建議 6 歲以下兒童，孕婦和癲癇患者使用。治療性的口服需要有藥師或醫師建議。
- 為了減少皮膚過敏的風險，請務必妥善儲存易氧化的精油。對於容易患皮膚炎的人，請自己控制稀釋濃度為 1～2%。
- 請記得事先進行皮膚測試，檢查皮膚的敏感程度。
- 若已知對繖形科植物過敏（甜茴香、洋茴香、芹菜籽、芫荽籽），請避免使用這類精油。
- 癌患禁止使用藏茴香精油。
- 不建議使用在患有肝臟疾病、膽發炎、胃酸缺乏症（缺乏胃酸產生或不足），膽結石和任何其他膽疾病。

芹菜籽 Céleri

其他名稱	水芹、香芹、水歐芹
拉丁學名	*Apium graveolens*
植物科名	繖形科
萃取部位	主要是種子，有時是葉片和根部
產　　地	歐洲
顏　　色	無色到黃色
氣　　味	溫暖、辛香、泥土調的香氣
價　　格	€€

主要化學成分

- 單萜烯類：檸檬烯（65%～71%）
- 倍半萜烯類：β-蛇床烯（11～13%）、α-蛇床烯（1.75～2.50%）
- 苯酞類：4,5-雙氫-3-丁基苯酞（2～7%）、丁基苯酞（1.5～3%）

密度：0.890

一點點歷史

自古以來就以利尿特性和獨特的香氣而聞名。原生於歐洲，剛開始是自然野生的，在整個歐陸沿海和沼澤地區都有它的蹤跡。直到 16 世紀，才栽種在菜園裡，並用於湯和其他菜餚。

特性

- 芹菜籽精油有利於肝臟和腎臟，尤其是在食物或藥物中毒的情況下，可以激勵肝腎、排毒和紓解腫脹充血。
- 也因促進消化和強身而聞名，也是一種很好的尿道抗感染劑。
- 紓解靜脈的腫脹充血，對處理痔瘡和靜脈曲張很有幫助。
- 鎮靜安神，可對抗不安、焦慮、乏力、憂鬱、疲勞、失眠和壓力。
- 對皮膚斑點、老年斑和葡萄酒色斑的淡色效果，可用於提亮和淨化膚色。

使用方法

內服

- 1～2 滴與一茶匙橄欖油、蜂蜜、龍舌蘭糖漿或楓糖漿、芝麻糊、中性錠片或小麵包球一起服用，每日 2 回，為期 5 天。若需要繼續療程，請休息 2 天後再重新開始。

外用

- 用於按摩，以植物油（如甜杏仁油）稀釋，也可以結合精華液和乳液使用。

使用注意事項

- 孕婦、哺乳母親以及 3 歲以下兒童應避免使用芹菜葉精油。另外，若要長時間使用，請諮詢醫師或芳療藥師。
- 芹菜植物多少含有大量的呋喃香豆素，其含量隨著生長期炎熱季節的強度而變化。採摘芹菜的人有皮膚光敏是司空見慣的。通過蒸餾萃取的芹菜籽精油，幾乎沒有大量的呋喃香豆素，因此致光敏的風險不高，而且經過精油的色譜分析反映該精油的成分，更解除我們的疑慮。但在沒有色譜分析的情況下，為了避免任何光敏風險，使用後應注意不要讓自己在陽光下曝曬或人造紫外線的照射。
- 也要注意過敏風險，並預先在手肘彎曲處進行皮膚測試。若已知對繖形科（甜茴香、洋茴香、芹菜籽、芫荽籽）過敏，請避免使用這類精油。

海茴香 Christe marine

其他名稱	石海蓬子、海甜茴香、岩巖海菜
拉丁學名	*Crithmum maritimum*
植物科名	繖形科
萃取部位	開花之全株藥草
產　　地	科西嘉島
顏　　色	無色到淡黃色
氣　　味	略帶檸檬味，碘的鹹味和味道濃烈
價　　格	€€

主要化學成分

單萜烯類：γ-萜品烯（約 50%）、β-水茴香萜（約 15%）、對傘花烴（約 6%）和醚類：地苯二酚（約 10%）、甲基醚百里酚

密度：0.910

一點點歷史

海茴香富含礦物質鹽、維生素 C 和 β-胡蘿蔔素，具有公認的利尿特性。自古以來就被水手使用：為了長途跋涉，他們將它裝在袋子裡以保護自己免受壞血病的侵害。

你們知道嗎？

海茴香是一種海洋植物，讓人聯想起甜茴香——因此

有時也稱為海甜茴香——它具有能夠在海浪帶來的鹽分和乾燥的海風中存活下來的特殊性。其拉丁學名 *Crithmum maritimum*（來自希臘語 *crithé*，意為「大麥」）取自其果實的形狀，長的像大麥穀粒，並具有在海上漂浮的能力。

特性

- 這支精油以排乾和瘦身作用而聞名，是處理橘皮組織特別受歡迎的治療方法。
- 有助於消解脂肪和排除水分滯留。
- 抗自由基、緊緻和再生，也可用於抗衰老的臉部護理。
- 也有驅蟲作用。
- 在嗅覺的心理作用上帶來放鬆，舒緩和自在。

使用方法

內服

- 建議以此途徑用作驅蟲藥。

外用

- 針對橘皮組織，可結合大西洋雪松或檸檬精油（在這種情況要留意光敏問題），稀釋在瓊崖海棠油。首先以輕柔的手法按摩，再進行動感活力的按摩，四肢從手腳開始，背部則從下至上按摩。
- 按摩在腹部也可用來對抗寄生蟲。
- 在保養品方面，可在乳霜或精華液中加入 1 滴精油。

可能的結合

最好與大西洋雪松、檸檬、鼠尾草精油結合使用，以處理橘皮組織。

使用注意事項

- 不建議在懷孕和哺乳母親以及 3 歲以下兒童中使用海茴香精油。
- 若要瘦身，必須短時間使用。
- 為了保護可能的過敏者，請記得進行皮膚測試。

巨香茅 Citronnelle de Madagascar

其他名稱｜馬達加斯加香茅
拉丁學名｜*Cymbopogon giganteus*
植物科名｜禾本科
萃取部位｜葉片和有時帶莖
產　　地｜馬達加斯加和非洲
顏　　色｜檸檬黃
氣　　味｜它的香氣與其他香茅的香氣截然不同，它散發著新鮮味、辛香、胡椒和略帶草本與薄荷腦的香氣
價　　格｜€€€

主要化學成分

單萜醇類（順式和反式-對-1,7-薄荷-8,9-二烯-2-醇、順式-對薄荷-2,8-二烯-1-醇），單萜烯類（檸檬烯、對傘花烴、γ-松油萜），酮類（藏茴香酮）和醛類（微量）

密度：0.890

一點點歷史

在傳統醫學中，用巨香茅的根來治療牙痛和牙齦炎。

特性

- 具有抗真菌特性，因此可治療和預防皮膚或指甲的黴菌感染。
- 抗菌、抗病毒和抗感染性，對舌頭和陰道皰疹、青春痘和其他粉刺有很強的治療作用。
- 收斂皮膚，促進毛孔緊緻。
- 增強免疫力。
- 在心理方面，有助於增強自信並使自己擺脫恐懼、焦慮和壓力。

使用方法

外用

- 皮膚和指甲的黴菌感染：1 滴稀釋於乳霜或植物油。
- 嘴唇和陰道疱疹：1 滴稀釋於護唇膏以塗抹口腔，或 1 滴稀釋於婦科軟膏，儘可能每天塗抹 5 次。
- 青春痘、其他粉刺：1 滴稀釋於中性乳霜，每晚塗抹。

可能的結合

- 與玫瑰天竺葵、月桂，玫瑰草和茶樹精油結合，以抗黴菌感染。
- 與甜羅勒、松紅梅、玫瑰草、馬鞭草酮迷迭香和茶樹精油結合，以處理青春痘。
- 與甜羅勒、岩玫瑰、黑雲杉和桉油醇樟精油結合，以增強免疫系統。

使用注意事項

- 當將精油加入保養品時，該精油含的某些天然化合物可能會導致敏感體質的人出現過敏的風險。使用前請在手肘彎曲處做皮膚測試。
- 避免接觸眼睛。
- 請放在兒童接觸不到的地方。
- 避免使用於懷孕和哺乳母親以及 6 歲以下兒童。

克萊蒙橙 Clémentine

拉丁學名	*Citrus reticulata var. clementine*
植物科名	芸香科
萃取部位	冷壓榨果皮
產　　地	南歐、中美洲
顏　　色	無色到橙黃色
氣　　味	克萊蒙橙皮的甜美、蜂蜜的香氣
價　　格	€€

主要化學成分

單萜烯類：檸檬烯（約 95%）和 β-月桂烯（約 2%）

密度：0.860

一點點歷史

克萊蒙橙的名字源於聖靈會的克萊蒙弟兄，他是米塞爾根孤兒院（阿爾及利亞奧蘭省附近）的文化負責人。在 1892 年，克萊蒙弟兄與法國植物學家路易・查理・特布（Louis Charles Trabut）將紅桔樹與甜橙樹嫁接，這正突顯了它的味道，而呋喃香豆素含量更低。

你們知道嗎？

克萊蒙橙被認為是紅桔和甜橙的混合種，它的果香和甜味使它的精油使用起來更怡人，特別是製作肥皂和保養乳霜。

特性

- 滋補、驅風、保護和激勵肝臟排毒，有利於消化以對抗呑氣症、胃灼熱、慢性便秘，難以消化的脂肪和處理噁心的狀況。
- 抗痙攣，可處理打嗝、腹脹氣和腸痙攣。
- 有益於靜脈和淋巴循環的特性可以處理橘皮組織、雙腿沉重、水分滯留和靜脈曲張的問題。
- 能保護皮膚免於有橘皮組織、青春痘、粉刺、脂漏性皮膚、皺紋和妊娠紋以及過油的頭髮。
- 具有鎮定和平衡中樞神經系統的特性，有助於睡眠和放鬆，可為兒童和成人處理不安、焦慮和躁動的問題。
- 也是一種解決失眠、季節性憂鬱、慢性疲勞、神經緊張和壓力的方法。

使用方法

內服

- 治療胃灼熱和胃痛、慢性便秘、消化不良、無法消化、腹脹、腸痙攣、噁心、腹脹氣和打嗝。需要 1～2 滴克萊蒙橙精油和中性錠片、小麵包球、一茶匙橄欖油、龍舌蘭糖漿或楓糖漿一起服用，每日 3 回，為期 5 天。若需要繼續療程，可停用 2 天再重新開始。請詢問醫療保健專業人員的建議。

- 克萊蒙橙精油可用於烹飪，請注意用量（1～2 滴），並在烹飪完成後再加入。

外用

- 經皮膚使用途徑（見下文）應謹慎。克萊蒙橙精油應與植物油（如甜杏仁油）調合後再用於按摩。針對皮膚和頭髮，可以加入洗髮精或護理乳霜裡調合使用，但由於有光敏性，因此必須小心。它非常適合用來泡澡，可以先與中性基質或奶粉調合後再加入泡澡水，但一樣要謹慎使用。
- 它還可用於擴香以淨化空氣並令人更放鬆。
- 它舒緩的作用可透過手帕沾精油再放到枕頭邊，以利舒緩睡眠。

使用注意事項

- 克萊蒙橙精油幾乎沒有毒性。請存放在適當的儲存條件，它有很好的耐受性。
- 作為預防措施，仍應避免在懷孕未滿三個月使用。
- 純精油使用會引起皮膚刺激，最好稀釋使用，並在使用前先在手肘彎曲處做皮膚測試。
- 這支精油的呋喃香豆素含量低，因此引起的光敏風險也非常低。請見克萊蒙橙精油的色譜圖（分析結果反映化學成分）將有助於解除我們的疑慮。但若沒有色譜圖，為了避免光敏的任何風險，作為預防措施的作法是不要在使用後將自己曝曬於陽光下或人造紫外線的照射。
- 可能的刺激性（低風險，但氧化後的風險較高）：請留意將精油妥善存放，必要時在調合油中添加抗氧化劑，而最好將克萊蒙橙精油存放於冰箱。
- 依據測試樣品的不同，有不同的刺激風險：請勿使用純精油，須稀釋。
- 建議短期療程使用，若需要長期使用，請依照建議的使用頻率：每個月只用 3 週。

泰國青檸（果皮）和泰國青檸葉
Combava (zeste) et petit grain combava

其他名稱	箭葉橙、泰國檸檬、卡菲爾萊姆、馬蜂橙
拉丁學名	*Citrus hystrix*
植物科名	芸香科
萃取部位	冷壓榨果皮以萃取泰國青檸精油；以蒸氣蒸餾葉片以萃取泰國青檸葉精油
產　　地	印尼、馬達加斯加、南歐、中美洲
顏　　色	兩者均為極易流動的液態、透明、無色
氣　　味	泰國青檸精油有微酸、清新、薑和綠色調香氣，而泰國青檸葉精油則多了馬鞭草和香茅的香氣
價　　格	€€€

主要化學成分

泰國青檸精油：

- 檸檬烯（5.3～13.8 %）、萜品烯-4-醇（0.4～3.8%）、香茅醇（2.9%）、α-松油萜（2～2.6%）、α-萜品醇（1.7～2.1%）、沉香醇（1.8～1.9%）、乙酸香茅酯（0.5～1.5%）、乙酸牻牛兒酯（1%）、β-月桂烯（0～1.3%）

泰國青檸葉精油：

- 香茅醛（57～83%）、乙酸香茅酯（0.9～5.1%）、異胡薄荷醇（0.3～4.9%）、檜烯（1.6～4.8%）、沉香醇（2.9～4.7%）、β-松油萜（0.2～1.5%）、β-月桂烯（0.4～1.4%）、γ-萜品烯（0.1～1.1%）

密度：0.860～0.880

一點點歷史

泰國青檸原產於印尼，由皮耶・波維（Pierre Poivre）在 18 世紀後期引入印度洋諸島。它的名字來自古代海洋地圖，依據這個地圖，位於峇里島東邊的印尼小島，在馬魯古海的巽他群島，被稱為「松巴哇島」（Sumbawa）。

你們知道嗎？

來自芸香科（柑橘類）的泰國青檸具有凹凸不平的外觀。它的顏色讓人聯想到綠檸檬，但不要混淆了，實際上，泰國青檸比綠檸檬更有香氣和風味。它常常使用在馬達加斯加和留尼旺島的美食——利用葉子或果皮為菜餚提味。

特性

- 紓解肝臟的腫脹充血，泰國青檸精油在消化不良時會緩解肝臟和膽囊不適。
- 具有極佳的防腐滅菌和抗菌特性，也能補腦和補身。
- 泰國青檸葉精油被稱為消炎和抗風濕藥，可用於關節炎或風濕病。也是知名的神經鎮靜劑，有助於對抗躁動、焦慮、失眠和壓力。

使用方法

內服

- 1～2 滴／次，每日 2 回，為期 5 天。療程有時必須要重複進行，請停用 2 天後再重新開始。

外用

- 用於按摩，純精油或在植物油稀釋 20%（如山金車浸泡油），再按摩太陽神經叢、手腕或整條脊椎，以對抗焦慮症，失眠和壓力。若是風濕性疼痛、關節炎和消化系統疾病的情況，可直接塗抹患部。
- 以泰國青檸葉精油擴香處理失眠和壓力問題；或用泰國青檸精油以激勵身體和心理。

使用注意事項

- 不建議在懷孕期間的前幾個月使用這兩種精油。
- 泰國青檸精油具有光敏性，因此塗抹後請勿曝曬於陽光。
- 因有致敏的風險，使用前請必須進行皮膚測試。

芫荽籽 Coriandre

拉丁學名	*Coriandrum sativum*
植物科名	繖形科
萃取部位	種子，有時還包括葉片
產　　地	地中海國家
顏　　色	黃色
氣　　味	帶辛香的甜味、非常有特色的氣味
價　　格	€€€

主要化學成分

- 單萜醇類：沉香醇（65～70%）
- 單萜烯類：α-松油萜（7～10%）、γ-萜品烯（5～6%）、檸檬烯（3～5%）
- 萜烯酮類：樟腦（4～5%）
- 萜烯酯類：乙酸牻牛兒酯（1.25～2.50%）

密度：0.860～0.880

一點點歷史

因長久以來在全球很多地方都可以看到芫荽，所以無法確定它的發源地。芫荽有些是野生的，像在東歐和南歐；但有些是栽種的。在以色列的納哈爾・赫馬爾洞穴中發現一些乾的芫荽果實，這可能是最早的芫荽考古紀錄（約在西元前 6000 年）。在法國，自古代以來，考古發掘也證實芫荽的存在。

在埃及，最早使用芫荽的證據是在莎草紙裡記錄藥用植物，可追溯到西元前 1550 年。我們還在圖坦卡門墳墓裡發現它的果實，在古埃及的墳墓裡很常見。目前在埃及已經沒有野生的芫荽，這個發現證明了它在埃及是種植的。至少從西元前兩千年以來，芫荽似乎已在古希臘種植。最後，它是查理曼大帝（九世紀初）在皇家領土裡推薦種植的植物之一。

特性

- 極具激勵性，這支精油可用作提升記憶力，處理身心疲勞的問題。

・是促進消化和處理腹痛的妙方。
・抗菌和抗病毒特性，可處理尿道（膀胱炎）、消化道（結腸炎）和肺部的各種感染。
・也具有抗風濕性，有利於處理退化性關節病和肌肉疼痛。
・在身體護理中用作補身。
・在烹飪方面則有多種用途。

使用方法

內服

- 取 1～2 滴，每日 2 回，持續 5 天；若有需求，可停用 2 天後再重複療程。

外用

- 在植物油（如甜杏仁油或山金車浸泡油）裡稀釋以按摩，可緩解疼痛；塗抹腹部則可處理消化道感染。
- 用這種調合油按摩手腕或整個脊椎以消除疲勞。

使用注意事項

・不建議在懷孕後的前幾個月使用。有時會刺激腎臟，引起光敏和麻醉感。

用芫荽籽精油入菜

在烹飪方面，這支精油被廣泛使用，像傳統上會融入印度美食，馬格里布和中東美食的芫荽種子一樣，為各種菜餚增添風味：肉、咖哩、塔吉鍋……可以讓肉或魚提味，並為蔬菜佳餚帶來東方風味。特別是搭配小扁豆、茄子、番茄、櫛瓜、甜椒、馬鈴薯、根莖類蔬菜、鄉村蔬菜（例如歐洲防風草）和蘑菇。

蓋伊巴豆[4] Croton

拉丁學名｜*Croton geayi*
植物科名｜大戟科
萃取部位｜枝幹
產　　地｜馬達加斯加
顏　　色｜無色到淡黃色
氣　　味｜非常怡人的木質和花香調
價　　格｜€€

主要化學成分

・單萜醇類：沉香醇（約 20%）、萜品烯-4-醇（約 5%）
・單萜烯環醚氧化物類：1,8-桉油醇、β-水茴香萜（約 10%）
・單萜烯類：α-松油萜、檜烯、β-松油萜、對傘花烴、檸檬烯
・倍半萜烯類：反式-β-丁香油烴（約 3%）

密度：0.893～0.927

一點點歷史

幾個世紀以來，蓋伊巴豆已經被馬達加斯加人用作藥物湯劑和按摩，以止咳和處理肌肉痛。

特性

・蓋伊巴豆精油對處理呼吸道的乾咳和痙攣性咳嗽有很好的效果。
・出色的肌肉鬆弛劑，可緩解神經痛和消化道疼痛。
・在心理方面，有防止過度煩躁和沮喪的特性。
・有助於增加注意力並激勵大腦，是一種很好的抗焦慮和調節情緒的精油。

4 譯者：第一次命名，目前看到把Croton翻成巴豆或馬達加斯加巴豆，但有很多不同的巴豆，若只譯巴豆，不夠精確。在法蘭貢的《藥用精油學》都沒翻譯，只留原文。在此採用英文音譯 geayi 蓋伊。

使用方法

外用

- 這支精油對皮膚不太刺激，非常適合在疼痛部位按摩。可以將純精油用於不太敏感的皮膚，但為預防起見，使用前請在手肘彎曲處進行皮膚測試。
- 可以擴香以處理心理層面的問題。

可能的結合

與卡塔菲精油結合可以處理疼痛問題。

使用注意事項

- 不建議孕婦或哺乳期婦女以及 6 歲以下兒童食用蓋伊巴豆精油。

日本柳杉 Cryptoméria

其他名稱	日本雪松、日本絲柏、杉
拉丁學名	*Cryptomeria japonica*
植物科名	柏科
萃取部位	採摘的樹枝
產　　地	亞洲
顏　　色	淡黃色
氣　　味	木質、辛香的香氣，帶有清新和果香調
價　　格	€€

主要化學成分

- 單萜烯類：α-松油萜（約 12％）、檜烯（約 11％）
- 一種單萜醇類：萜品烯-4-醇（5％）
- 兩種倍半萜醇類：欖香醇（11％）和 β-桉葉醇（約 3％）
- 雙萜烯類：貝殼杉烯（約 17％）

密度：0.890

你們知道嗎？

日本柳杉被認為是日本的國樹，是遠東地區的一種針葉樹，接近落羽杉。它是一種高貴的大樹，出現在許多寺廟附近，並懷有禪宗的哲學。有時可以代替聖誕樹；有時以盆栽的樣貌呈現。該物種也出現在中國、韓國和留尼旺島。它帶有香氣的玫瑰紅木具有防腐和抗分解的特性，是極好的建築木材。它的精油可以淨化空氣和對抗幼蟲和昆蟲，還具有一些藥用特性。

特性

- 這支精油對昆蟲和幼蟲有非常強的驅避作用，也是對付蝨子和白蟻的武器。
- 止痛和解痙，可處理身體疼痛、偏頭痛、關節和風濕病以及肌腱炎和斜頸。
- 抗菌，有利於淨化空氣並處理細菌感染的疾病。

使用方法

外用

- 為緩解疼痛的按摩，可結合冬青白珠精油以稀釋在植物油裡使用。
- 為了防止蝨子，請在洗髮精裡加入 2～3 滴精油就非常足夠。
- 擴香以淨化空氣，也是很普遍的使用方法。

使用注意事項

- 請謹慎並短期使用。
- 有些化合物可能會對一些人造成過敏，因此最好先在手肘彎曲處進行皮膚測試。

華澄茄 Cubèbe

其他名稱｜基西胡椒、尾胡椒、爪哇胡椒
拉丁學名｜*Piper cubeba*
植物科名｜胡椒科
萃取部位｜果實
產　　地｜爪哇
顏　　色｜黃色到淡綠色
氣　　味｜木質調、淡淡的樟腦味
價　　格｜€€€

主要化學成分

約 50%檜烯和 15%華澄茄烯

密度：0.901～0.933

一點點歷史

自古以來，中國人就用華澄茄為藥用植物照護呼吸道疾病以及用於烹飪。

你們知道嗎？

華澄茄是一種胡椒，與其他品種的區別在於帶有小尾巴，因而得了名副其實的尾胡椒之名。

近期，華澄茄精油已在食品工業中用作天然香精，用於生產口香糖、果汁、冰沙、飲料、牙膏、糖果……的確，華澄茄醇（華澄茄精油裡倍半萜醇類的一種化合物）有一種類似薄荷腦的作用，但更加清涼有勁。

特性

- 華澄茄精油對消化系統有滋補作用，以及對消化不良和肝臟、胰臟功能不全的情況很有幫助。
- 是促進淋巴血液循環的極品，處理水分滯留很有效。
- 也有鎮痛作用，在發燒、風濕和關節炎疼痛，偏頭痛和牙齒痛時有幫助。
- 可用於驅除異味和昆蟲。
- 它的滋補功能在失去體力和暫時性疲勞的情況下也很有用。

使用方法

外用

- 特別是用於按摩，用植物油稀釋 10%再按摩需治療的部位。但請注意其光敏風險。
- 擴香以防異味和昆蟲。

使用注意事項

- 孕婦或哺乳期婦女以及 6 歲以下兒童禁用。
- 請勿在陽光直射皮膚之前使用，因為該精油含有呋喃香豆素。因此它有光敏風險。

小茴香 Cumin

拉丁學名｜*Cuminum cyminum*
植物科名｜繖形科
萃取部位｜種子
產　　地｜北非
顏　　色｜無色到淡黃色
氣　　味｜藥草味、洋茴香、辛香而強烈
價　　格｜€€

主要化學成分

萜烯醛類：α-萜品烯 7-醛（約 5%）和 γ-萜品烯-7-醛（3%），芳香醛類：小茴香醛（約 33%）

- 單萜烯類：γ-萜品烯（約 20%）、β-松油萜（約 13%）
- 對傘花烴（約 20%）

密度：0.895～0.916

一點點歷史

小茴香首次出現是在尼羅河谷和小亞細亞。大約五千年前，考古學家在埃及發現它的蹤跡。

自古以來埃及人就運用其藥性，有些法老王的墳

墓就佈滿了小茴香。希臘醫生在許多藥水裡也使用到它。長期以來在猶太教堂裡，希伯來人將它用作什一奉獻。在聖經裡也有提到小茴香。羅馬人在床上掛一包小茴香，以防止做惡夢，也會用小茴香做一種抹醬塗抹在麵包上。

在中世紀，農奴將它作為一種貨幣來擺脫自己的主人。在查理曼大帝的規章制度書籍裡，是皇家莊園中推薦種植的植物之一。若隨身攜帶一小袋種子可以保護自己免於厄運和女巫的侵害。當代的探險家也一直在尋找這種香料，以帶回奉獻給資助他們旅行的國王和王后。印度的後宮佳麗在抽菸時，是吸食小茴香的綠色種子。

你們知道嗎？

在義大利，婦女會依據習俗將小茴香藏在求婚者的衣服中，使他們墜入愛河。在德國，這是對未婚夫忠誠的保證和象徵。在世界各國都用它來為食物增添風味，特別是魚類。在馬格里布國家，將小茴香粉加入水裡飲用以緩解消化系統問題，包括胃灼熱。

特性

- 憑藉它開胃、抗痙攣、驅風和促進消化的特性，該精油以處理吞氣症、腹脹、便秘、消化不良和結腸炎等疾病的功效而廣為人知。
- 具有消炎和止痛特性，可舒緩風濕病、關節炎和骨關節疼痛。
- 用於鎮靜中樞神經系統，特別是在不安、焦慮、壓力或失眠的情況下。
- 用於使人放鬆的泡澡和洗髮精。
- 成為烹飪調理的一部分。

使用方法

內服

- 取 1 滴精油和中性錠片、小麵包球或一匙橄欖油一起服用，僅適用短期療程，頂多 3～5 天，並需在醫師或藥師的陪伴追蹤下使用。
- 在烹飪方面，它可以調理各種佳餚（每次最多只能用 1～2 滴，因為它的味道非常強烈）。加入調味油、蔬菜或肉類佳餚（尤其是雞肉）中增添東方風味，都是備受青睞的用法。

外用

- 摩擦按摩腹部以舒緩消化不良，按摩太陽神經叢以鎮靜神經系統，例外地可以使用純精油或與植物油調合（例如甜杏仁油或山金車浸泡油）。
- 針對運動員的疼痛緩解按摩，可與精油（例如檸檬尤加利和冬青白珠）和植物油（例如瓊崖海棠油）結合使用。

使用注意事項

- 內服必須有醫療管控。
- 別忘了高劑量使用這種精油會有令人迷茫的風險。
- 避免大量密集的外用及用在敏感或過敏性皮膚。
- 務必進行皮膚耐受性的測試。
- 有光敏性，塗抹後不要曝曬於陽光下。

薑黃 Curcuma

其他名稱	印度番紅花、鄉村番紅花
拉丁學名	*Curcuma longa*
植物科名	薑科
萃取部位	栽種植物的乾燥根莖；若蒸餾新鮮的根莖所獲得的精油更強大
產　　地	印度、馬達加斯加
顏　　色	黃色
氣　　味	木質、溫和、辛香，麝香味和新鮮的
價　　格	€€€

主要化學成分

單萜烯類：α-水茴香萜（約 6%）

- 酮類：芳-薑黃酮（約 17%）、β-薑黃酮（約 38%）、α-薑黃酮（約 17%）
- 倍半萜烯類：芳-薑黃烯（約 1.5%）和薑烯（約 4%）

密度：0.922～0.935

一點點歷史

薑黃是一種與薑同科的根莖植物，自古以來在印度就開始種植，用它做金黃色的染料。它所含的薑黃素使薑黃粉呈金黃色，並帶來療癒特性。薑黃被認為是極佳的食品保存劑，這也是為什麼在許多傳統印度菜裡中都可以看到薑黃的原因。

它在印度傳統醫學中也很常見，在阿育吠陀醫學中的應用是多元的：淨化、強身、皮膚護理。年輕的印度新娘用做敷泥，使皮膚更健康，更容光煥發，因此在護膚領域很重要。在梵文文獻中曾多次被提及，它代表印度半島一種真正的社會文化現象。

自古以來，中國、泰國和日本的傳統藥物也使用它。因為它與香料之路有關，在歐洲中世紀以來就廣為人知，在 18 世紀由貿易公司大量進口入歐洲。

你們知道嗎？

它已成為當今全球眾多科學研究的主題，目的是要更理解和利用它在食品和醫學相關的特性（尤其是預防癌症的作用）。

特性

- 薑黃的根莖精油以其抗菌特性而聞名，因為它對革蘭氏陽性菌具有抑制作用，特別是對金黃色葡萄球菌和李斯特菌。
- 具有促進消化、抗寄生蟲和驅蟲特性。因此不僅能促進排出腸氣體，同時也減少氣體產生，並激勵膽汁分泌。因此它對抗吞氣症、結腸炎、肝膽功能不全和結腸發炎都很有用。
- 對處理由毛癬菌引起的癬和某些疱疹非常有效。
- 抗蛔蟲和蟯蟲。
- 傑出的消炎作用和鎮痛特性，能舒緩關節、肌肉和風濕性疼痛。
- 富含薑黃酮而具有強大的抗氧化功效，是一支怡人又好用的精油，既能為在家自製的保養品添加抗衰老的活性，又能增添一種粉粉的香氣。
- 能有效預防青春痘、濕疹和頭皮屑。
- 薑黃精油令人提振精神，象徵著及時行樂，使人有樂觀的視野，使生活更加愉悅和增加自信。
- 對於尋求東方風味的廚師而言，只需數滴薑黃精油就能辦到。

使用方法

內服

- 取 1～2 滴精油與中性錠片、小麵包球或一匙橄欖油、蜂蜜或楓糖漿一起服用，療程不超過 5 天。
- 在烹飪方面，由於薑黃精油帶有辛香和木質的香氣，在印度（尤其是咖哩）、非洲和東方美食中必不可少，它也可以調理以魚類、海鮮、肉類和蔬菜為基礎的歐洲佳餚，更不用說湯和沙拉了。如果你喜歡它的味道，可以加入一些果醬（特別是杏桃）和一些如米布丁之類的甜點，會讓你很開心的，也可以愉快地將它加入沙拉。由於它氣味強烈，每道菜只能使用 1 滴或 2 滴。

外用

- 對於消化系統疾病，可以直接塗抹純精油在皮膚，但要嚴格控制劑量（每天最多 3 滴）。也可以將它稀釋於甜杏仁油等植物油，加入抗衰老的保養品或洗髮精裡使用。
- 因其提振精神的特性而可以用來擴香。
- 若要泡澡放鬆，請先將數滴薑黃精油倒入一勺奶粉裡調合再使用。

可能的結合

- 薑黃精油與促進消化的精油（蒔蘿、薑、薄荷……）一起使用，可處理消化系統疾病。結合花梨木和側柏醇百里香精油使用，可以處理泌尿系統感染。
- 與茶樹和松紅梅精油一起可對抗金黃色葡萄球菌，與大蒜和側柏醇百里香精油一起可對抗腸道蠕蟲。以上的結合具有完美的協同作用。
- 與芳香白珠、卡塔菲和黑胡椒精油結合使用，對消炎和緩解疼痛非常有益。
- 與花梨木、芳樟和乳香精油一起使用，具有抗衰老的作用。

使用注意事項

- 因含有大量的薑黃酮，故不建議孕婦或哺乳母親使用。若劑量太高或長期使用，可能會導致流產並有神經毒性。禁止 3 歲以下兒童以及患有癲癇的人服用。
- 必須留意致敏風險並先進行皮膚測試。
- 請了解你購買的精油是否萃取自新鮮的根莖，因為在這種情況下，精油的功能更強大，而必須以不同的方式進行劑量分配（減少使用量）。
- 藥物交互作用：如果你正在接受糖尿病治療，請多加留意。請向你的醫師或藥師諮詢（薑黃精油已顯示有抑制葡萄糖苷酶的特性）。

欖香脂 Elémi

拉丁學名	*Canarium luzonicum*
植物科名	橄欖科
萃取部位	樹脂
產　　地	亞洲、南美
顏　　色	無色到淡黃色
氣　　味	甜美、清新、松脂、略帶檸檬和辛香味
價　　格	€€

主要化學成分

- 單萜烯類：檸檬烯（約 50%）、α-水茴香萜（約 15%）、檜烯（約 5%）
- 倍半萜醇類：欖香醇（5～10%）
- 苯丙烷類：欖香素（5～10%）
- 苯甲醚類：甲基醚丁香酚（0.30～0.40%）

密度：0.850～0.910

一點點歷史

幾千年來在古埃及時期，人們用欖香脂樹脂塗抹在死者身上以增強防腐效果。西元 7 世紀在中國用它為宗教儀式的焚香。在中世紀，它以促進癒合的特性聞名，而被當成香脂油膏來使用。

由於麥哲倫在 1521 年發現菲律賓，馬尼拉的欖香脂已因其藥用特性和氣味而聞名，而被引入歐洲和中東。它的名字可以追溯到那個時候，並且是來自阿拉伯語 *El-lemi*。

你們知道嗎？

欖香脂是一種帶有白色樹幹的大樹，在野外被發現，但在菲律賓也有種植，因它快瀕臨滅絕了。它會流出一種看起來像蜂蜜的樹脂，這種天然樹脂出現在葉子開始生長時，然後與空氣接觸時固化（以樹膠的形式）；當葉子掉光時，就不再有樹脂產生。

特性

- 可幫助癒合，用於膿腫、疤痕、皮膚發炎、傷口，潰瘍或靜脈潰瘍。
- 有利於激勵胃分泌和促進消化，可處理結腸炎、腹瀉和腸道發酵。
- 欖香脂有肌肉消炎特性；此精油還能治療呼吸道感染，尤其是支氣管炎。
- 使人放鬆和強身。
- 用於處理頸部疼痛和駝背的情況。

使用方法

內服

- 將 2～3 滴精油與中性錠片、一塊麵包、一茶匙植物油、蜂蜜或楓糖漿一起服用。

外用

- 與甜杏仁油或金盞菊浸泡油調合使用，按摩腹部以解決腸道問題。
- 稀釋在植物基底油，沿著脊椎和頸部按摩，以拉直脊椎並緩解頸部不適。
- 加入貼布或藥膏裡使用以促進癒合（例如鬍後膏）。
- 可擴香以利於放鬆。

使用注意事項

- 最好在懷孕期間的前幾個月避免使用。
- 此精油包含有些天然化合物可能會對一些敏感體質的人造成致敏的風險。請務必在手肘彎曲處先進行皮膚測試。

藍雲杉 Épinette bleue

其他名稱｜科羅拉多藍雲杉
拉丁學名｜*Picea pungens*
植物科名｜松科
萃取部位｜針葉
產　　地｜加拿大、美國東北部
顏　　色｜無色到淡黃色
氣　　味｜木質和辛香，帶有細緻甜美和怡人的氣味
價　　格｜€€€

主要化學成分

- 單萜烯類（約 45%）：樟烯、α-松油萜、δ-3-蒈烯
- 酯類：約 50%（乙酸龍腦酯和乙酸異龍腦酯）

藍雲杉比黑雲杉含有更多的酯類

密度：0.825～0.905

一點點歷史

北美印第安人傳統上使用藍雲杉來治療呼吸系統疾病。

你們知道嗎？

就特性而言，藍雲杉精油與黑雲杉精油非常相似，然而藍雲杉具有更細緻和更令人愉悅的嗅覺氣味，也更能強身。

特性

- 在嚴重疲勞、精疲力竭、倦怠或康復期間，藍雲杉精油有強大滋補神經的特性。
- 透過它壓力荷爾蒙作用激勵免疫防禦和腎上腺。因此在有甲狀腺疾病的情況，它會支持腎上腺皮質腺體，以消除疲勞。
- 運用它抗感染和殺菌防腐特性以處理支氣管炎、卡他性鼻炎、鼻竇炎等呼吸系統疾病。在皮膚方面，可以治療青春痘、濕疹、黴菌感染和牛皮癬。
- 抗寄生蟲，可有效對抗腸道寄生蟲，如鉤蟲、念珠菌感染……。
- 具有消炎和鎮痛作用，可緩解退化性關節病、肌肉痙攣、關節痛和前列腺炎。
- 具有抗痙攣作用，可以緩解被阻塞的太陽神經叢和胃痙攣。

使用方法

外用

- 若是非常疲勞，可在植物油稀釋 10%，並按摩腎上腺部位。若是呼吸道感染，也可以相同的稀釋濃度塗抹上半身和背部。
- 對於皮膚問題（青春痘、濕疹、黴菌感染、牛皮癬），可稀釋 2%在保養品裡使用。

使用注意事項

- 請勿用於孕婦或哺乳期婦女以及 6 歲以下兒童。
- 避免內服。
- 按摩有敏感性肌膚的人要小心。使用前務必進行手肘彎曲處的皮膚測試。
- 這支精油具有「類可體松」作用，會激勵腎上腺、甲狀腺和影響腦下垂體。若有相關的疾病，請諮詢醫生。

龍艾 Estragon

拉丁學名｜*Artemisia dracunculus*
植物科名｜菊科
萃取部位｜開花之全株藥草
產　　地｜法國
顏　　色｜無色到黃色
氣　　味｜很濃的洋茴香味，很特別的氣味
價　　格｜€€€

主要化學成分

- 苯甲醚類：甲基醚蔞葉酚（78～80%）、甲基醚丁香酚（0.15～0.20%）
- 單萜烯類：順式-β-羅勒烯（6.5～7.5%）、反式-β-羅勒烯（7～8%）、檸檬烯（4～4.5%）

密度：0.920～0.940

一點點歷史

在波斯哲學家、化學家和醫師阿比西納的努力下，自中世紀起，龍艾以開胃、促進消化和抗痙攣的特性在歐洲聞名，同一時期的阿拉伯醫生也廣泛地使用它。即使是現在，它的葉子也被用作調味品，並由於其鎮靜作用而加入花草茶。

特性

- 這支精油在治療痙攣性疾病（痙攣和抽筋）非常有用，並可處理打嗝問題。
- 以它促進消化的特性著稱，可用於吞氣症、腹脹、結腸炎或消化不良（消化緩慢或困難）的情況。
- 還能調節自律神經系統，並能解決便祕、腹瀉和腸痙攣方面的問題。
- 也可處理因暈車引起的噁心和嘔吐，經前疼痛和經痛。
- 消炎作用，能緩解痙攣、坐骨神經痛和神經發炎以及腰痛。
- 可抗過敏，特別是對花粉症和花粉誘發的氣喘。
- 在心理層面，龍艾精油代表一種精神補品，具有放鬆和抗焦慮的作用，可用於慢性疲勞、神經質或壓力的情況。
- 可以防止許多昆蟲。
- 可以令人愉快地調理許多佳餚。

使用方法

外用

- 用於按摩，最好不要使用純精油，應稀釋於植物油。

內用

- 若是要治療過敏，最好避免以擴香或吸入的途徑使用龍艾精油。我們更推薦使用德國洋甘菊。
- 在烹飪方面，可以加 1 滴入調味料、油醋或調味油。

使用注意事項

- 不推薦龍艾精油用於孕婦或哺乳母親和嬰兒。
- 此精油不能使用純精油，應在植物油裡稀釋，最高 20%。
- 請記得在使用前進行皮膚測試；必須將精油放在兒童接觸不到的地方。
- 甲基醚蔞葉酚是具有高毒性潛力的分子。在高劑量或長時間使用下，它具有肝毒性（肝癌風險取決於使用劑量）。
- 龍艾精油的其他成分可能會降低甲基醚蔞葉酚的毒性。但在獲得其他數據之前，使用甲基醚蔞葉酚含量高的產品，請遵守相關的使用預防措施：
  - 短期服用龍艾精油（最長 7 天）；
  - 建議低濃度稀釋（1～2%，最高 5%）；
  - 不建議兒童、重度吸菸者和肝病患者使用；
  - 不建議在接受抗凝血治療或凝血功能異常的情況下使用。

請注意！

儘管甲基醚蔞葉酚具有潛在的毒性，然而歐洲當局並未排除其治療用途，但建議將它使用量限制為每天 0.5 mg，約 0.7%精油（相當於攝入約 1 滴稀釋 1.5%的龍艾精油）。

可能的結合

龍艾精油與羅勒、胡椒薄荷和歐白芷根精油結合使用，以解決消化問題。

薄荷尤加利 Eucalyptus mentholé

拉丁學名｜*Eucalyptus dives*
植物科名｜桃金孃科
萃取部位｜葉片
產　　地｜澳洲、南非
顏　　色｜淡黃色到透明
氣　　味｜清涼和薄荷味
價　　格｜€

主要化學成分

胡椒酮（43～51%）、α-水茴香萜（17～28%）、萜品烯-4-醇（4.23～7.87%）、對傘花烴（3～7%）、α-側柏烯（2～4%）、1,8-桉油醇（1.99～4.12%）

密度：0.884～0.900

一點點歷史

這種小樹最初來自於澳洲，現在生長在南非，以及被廣泛開發，獲取使用在各種工業（農業食品、保養美妝品等）的薄荷腦。當我們搓揉葉子時，會散發出典型的薄荷味。它是現有 500 種尤加利樹之一，但由於它薄荷酮含量高，其精油需要確切的預防措施。

特性

- 由於具有抗感染和鬆動黏液作用，可以處理有黏液的傳染性呼吸道疾病，例如鼻竇炎、支氣管炎和有痰咳嗽。
- 對陰道炎和膀胱炎也有效。
- 消解脂肪，該精油用於減少橘皮組織。
- 促進肝腎引流排毒。

你們知道嗎？

已經證實對革蘭氏陽性細菌（例如金黃色葡萄球菌）和革蘭氏陰性細菌（例如綠膿桿菌）的抗感染能力。這很重要，因為這些細菌通常是導致醫院爆發感染的原因。

使用方法

外用

薄荷尤加利精油主要用於按摩。

- 針對鼻竇炎、支氣管炎和有痰咳嗽，以 1～2 滴加入些許黑種草油，塗抹上半身和背部，每天 1～2 次，為期 5 天。
- 針對陰道炎和膀胱炎，以 2 滴精油稀釋於些許荷荷芭油按摩下腹，每天 3 次持續 5 天。這不需要醫療諮詢。
- 處理橘皮組織，以 2 滴精油加入些許瓊崖海棠油，每晚好好按摩需處理的部位，每週使用 5 天。

使用注意事項

- 考慮到該精油富含胡椒酮，透過大量攝入或逐漸積累使用的小劑量可能會有神經毒性的風險。因此必須限制使用劑量，以及不要用於長期療程。
- 禁止用於孕婦或哺乳期婦女，癲癇和氣喘患者以及 15 歲以下的孩子。
- 不得用於擴香。
- 最好由經過芳香療法培訓的醫療保健專業人員陪伴進行治療。

法蒙蒂菊[5] Famonty

其他名稱｜fanazava（改善視力的植物）
拉丁學名｜*Pluchea grevei*
植物科名｜菊科
萃取部位｜全株藥草
產　　地｜馬達加斯加
顏　　色｜黃色
氣　　味｜木質調
價　　格｜€€

主要化學成分

- 單萜醇類：順式-菊烯醇（約 55%）
- 倍半萜烯類：反式-β-丁香油烴（約 7%）
- 單萜烯類：α-松油萜（約 6.5%）
- 倍半萜醇類：反式-菊烯醇（約 3.5%）
- 氧化物類：丁香油烴氧化物（約 2%）
- 酮類：菊烯酮（約 1.5%）

密度：0.940～0.950

一點點歷史

灌木叢有互生而細長的葉子，長久以來一直被馬達加斯加人當作藥用植物。

特性

- 法蒙蒂菊精油能以整體或局部加強促進循環系統，是靜脈和淋巴循環的得力助手。因此它可以有效緩解和減少腿部沉重的症狀，並減少靜脈曲張發作。使四肢的靜脈循環恢復活力，並治療淋巴循環不良的相關問題，尤其是水腫。
- 構成真正的保護膜，可用於防止外界對容易過敏的皮膚侵害並降低皮膚乾燥的狀況。這是燒傷、瘀傷和皮膚過敏的珍貴妙方。在放射治療的情況下，它具有相當的保護作用。
- 在心理層面，這支精油有利於意識和思想的澄清。

使用方法

外用

- 按摩時，以純精油塗抹手腕（心理問題），或稀釋於植物後塗抹需修護的部位，尤其是皮膚太乾或灼傷的情況。
- 用於嗅覺，透過手帕、調香師的聞香紙，長時間吸聞該精油，甚至透過擴香的嗅吸都能帶來思慮清晰的功效。

內服

法蒙蒂菊精油很少用於口服，在這種情況下，應有處方並由醫生緊密的陪伴追蹤。

可能的結合

結合卡塔菲精油，為治療肌肉和關節疼痛的有效方法。

使用注意事項

- 強烈不建議孕婦、哺乳期婦女及 3 歲以下兒童使用。
- 若雌激素分泌旺盛，患有癌症或有荷爾蒙依賴性癌症病史，則應禁止使用。

甜茴香 Fenouil doux

其他名稱｜甜蒔蘿
拉丁學名｜*Fœniculum vulgare var. dulce*
植物科名｜繖形科
萃取部位｜果實和開花之全株藥草
產　　地｜中歐、阿爾巴尼亞、匈牙利
顏　　色｜透明、流動性高、淡黃色或甚至是深黃色
氣　　味｜很有特色的洋茴香味
價　　格｜€€

5 又稱法蒙菊、闊苞菊。

主要化學成分

苯甲醚類：反式-洋茴香腦（約 72%）、甲基醚蔞葉酚（約 3%）

- 單萜烯類：α-松油萜（約 10%）、檸檬烯（約 11%）
- 酮類：茴香酮（約 3%）

密度：0.960

一點點歷史

自古以來甜茴香就被使用。它在亞洲和埃及被稱為藥用植物，用於治療眼睛問題。在希臘，參加奧運會的運動員很盛行使用；在古羅馬，宴會後用來幫助消化。

凱爾特人將甜茴香當成是一種神聖藥草，可用於德魯伊的淨化儀式。基督徒的出現取代異教徒後，該植物在中世紀被傳入歐洲，當時在修道院花園被當成蔬菜種植。漸漸地，它促進消化和催乳的特性已被接生婆廣泛使用。

你們知道嗎？

- 在法國，只能透過醫療處方獲得這種精油，洋茴香、八角茴香、牛膝草精油也是如此，因為它們的洋茴香腦含量很高。在沒有處方箋下，使用合成或天然洋茴香腦的專賣權，是給予法國東南部的茴香酒製造公司。

不要混淆富含酮類的苦茴香（*F. vulgare var. vulgare*）和最常用的甜茴香（*F. vulgare var. dulce*）。

特性

- 這支精油具有顯著的雌激素活性，可調節月經、減緩經痛、促進乳汁分泌，並有利於處理前更年期和更年期相關的問題。
- 對消化系統、心血管系統和呼吸系統具有出色的抗痙攣作用；能有效解決吞氣症、消化問題、結腸炎、腸胃脹氣、心悸、氣喘、氣喘性支氣管炎和肺充血。
- 這支精油有利膽囊和膽道，可激勵肝臟和膽汁。對腸道菌群具有抗感染和驅蟲作用。
- 它對抗橘皮組織也特別有效。
- 在心理方面，可使人放鬆和鎮靜，甚至是激勵，但劑量要很低。
- 可運用在食物料理中，喜歡洋茴香氣味的人會很開心，也可用於個人護理產品。

使用方法

外用

- 稀釋在植物油裡再輕輕按摩，以防止抽筋、四肢疼痛、痙攣和處理橘皮組織。
- 對於更年期、前更年期和經痛，應按摩下腹，若是針對消化問題就按摩腹部。
- 以嗅聞、擴香或吸入處理不安和焦慮。對於壓力，則以嗅聞或泡澡（5 滴與中性基質或奶粉調合）的方式，而單純嗅聞可緩解過度勞累之感。耳鼻喉和呼吸系統疾病可用擴香、吸入和嗅聞的方式。

內服

若需內服（特別是針對消化問題），則必須嚴格遵守指定的劑量；使用者須在醫療的陪伴追蹤下進行。

可能的結合

- 與洋茴香、芫荽籽和肉豆蔻精油可用於消化不良。
- 與檸檬、杜松漿果和天竺葵精油協同作用，可以減重。

使用注意事項

- 依據法國可用於製造酒精飲料的法規（《公共衛生法典》第 L. 3322-5 條），禁止向民眾出售這種非常強大且可能有害，具有侵蝕性或致敏性的精油。但基本上有些經銷商並沒有遵守這項法規。
- 對於兒童而言，它尤其具有肝毒性（肝臟）和潛在的神經毒性風險。
- 可以導致血液中葡萄糖增加。洋茴香腦顯示出類雌激素的作用。它還可能含有甲基醚蔞葉酚和黃樟素。因此，該精油是：

- 12 歲以下兒童、孕婦或哺乳母親、老年人或過敏者禁用；
- 禁用於患有高雌激素症、曾經患有或目前是癌患或有荷爾蒙依賴性疾病的人；

- 不建議用於接受抗凝血治療或凝血功能異常、糖尿病、肝功能不全，服用多種藥物或生活習慣不良（酗酒、過度吸菸）的人以及有癲癇病史。
- 這支精油會氧化：不建議純精油使用。重要的是在使用前不要忘記做皮膚的過敏測試。
- 只能在有醫師（或芳療藥師）處方並有他們追蹤下使用。避免自行以這種特定的精油進行治療。

芳枸葉 Fragonia

拉丁學名	*Agonis fragrans*
植物科名	桃金孃科
萃取部位	枝葉
產　　地	澳洲、塔斯馬尼亞州
顏　　色	無色到淡黃色
氣　　味	清新、帶有很強的花香和果香調
價　　格	€€€

主要化學成分

- 單萜烯類（約 25%）
- 單萜醇類：α-萜品醇（約 6.50%）、沉香醇（約 11%）、萜品烯-4-醇（約 3%）、牻牛兒醇（約 1.75%）
- 氧化物類：1,8-桉油醇（29.08%）

密度：0.850～0.900

一點點歷史

芳枸葉是源自大洋洲的植物，尤其是來自澳洲西部和塔斯馬尼亞州。原住民知道這種灌木帶有花香並可應用在醫療以處理咳嗽和疼痛。

上個世紀末對這種植物進行的測試，使現代科學家能夠開發出一種具有多種有益健康特性的精油。此外，芳療專家潘威爾醫師強調芳枸葉的價值，他將此精油與昆士亞結合一起使用，他說芳枸葉與陰連結，而昆士亞與陽連結：依據中國哲學，陰象徵內在的女性特質，而陽則是男性特質。

特性

- 強大的抗感染和抗菌作用，對細菌感染的作用與茶樹、檸檬香茅和野馬鬱蘭的精油不分軒輊，而且氣味更怡人、細緻而有花香調。芳枸葉對鮑氏不動桿菌、大腸桿菌、綠膿桿菌、萎垂桿菌、金黃色葡萄球菌和表皮葡萄球菌的菌株特別有效，因此，它可有效處理敗血症、傳染性肺炎、嬰兒胃腸炎、某些醫院感染、膿疱瘡、指溝炎、麥粒腫、胸膜炎、泌尿和鼻腔感染（特別是鼻竇炎）。它也可以有效對抗某些引起疱疹、帶狀疱疹和真菌增生的病毒或引起念珠菌病和黴菌感染的酵母菌。
- 芳枸葉可平衡免疫系統，並預防耳鼻喉感染，例如扁桃腺炎、支氣管炎、流感、耳部感染、感冒和鼻竇炎。它還對肌肉和關節痛（關節炎、退化性關節病）具有顯著的消炎和鎮痛作用。
- 芳枸葉精油還具有除臭和淨化特性，可清潔皮膚的表皮層以及抗油性肌膚和青春痘。
- 依據潘威爾醫師的說法，從生理和心理來看，它與女性能量（陰）有關，並且具有調節女性荷爾蒙系統的優勢（停經或經痛、熱潮紅）。這種與女性特質連結又充滿活力的精油，能夠重新創造自己和與他人關係的和平與和諧。
- 令人放鬆而有效對抗失眠、不安、焦慮和壓力。也有助於對抗時差的影響。
- 除了潘威爾醫師，很少人在研究這種精油。即使它似乎是「萬能的靈丹妙藥」，也應注意其特性。

使用方法

內服

- 取 1 滴和中性錠片、小麵包球、一茶匙橄欖油、蜂蜜或龍舌蘭糖漿或楓糖漿一起服用，以處理消化系統和泌尿道感染。首先必須諮詢熟悉精油的醫師或藥師。

外用

- 可用純精油或稀釋於植物油按摩患部。
- 泡澡可將 1 滴精油與一湯匙奶粉調合使用。
- 以嗅吸方式對感冒或鼻竇炎有效。
- 擴香以淨化空氣並創造「禪」的氛圍。

可能的結合

- 與丁香花苞、野馬鬱蘭、冬季香薄荷或百里酚百里香精油一起使用，具有抗菌性。
- 與黃樺、義大利永久花和冬青白珠精油結合，對消炎，關節和肌肉疼痛有完美的協同作用。
- 與神聖羅勒、岩玫瑰和桉油醇樟精油結合，可增強免疫系統。
- 與昆士亞精油調合使用以減少時差症狀。

使用注意事項

- 作為預防措施，不建議在懷孕期間使用。
- 檸檬烯和松油萜易氧化而會出現致敏風險。所以請確實儲存好該精油（1,8-桉油醇的抗氧化性可能會減低這種氧化現象）。
- 請稀釋後再使用於皮膚。
- 請留意 1,8-桉油醇的成分，尤其是對於小孩。不建議 6 歲以下兒童、6 歲以上兒童或有癲癇病史的成年人使用芳枸葉精油。切勿塗抹在兒童臉部附近或臉上。
- 不建議氣喘患者用來擴香和吸入。
- 進行化療或服用治療指數狹窄的藥物時要小心。

白松香 Galbanum

其他名稱	阿魏脂
拉丁學名	*Ferula gummosa, F. galbaniflua*
植物科名	繖形科
萃取部位	透過切割獲得的樹脂
產　　地	伊朗
顏　　色	無色到金黃色
氣　　味	苦苦的、香脂和土壤味、綠色調，帶有松針的氣味
價　　格	€€€

主要化學成分

單萜烯類：β-松油萜（56～58%）、δ-3-蒈烯（10～10.5%）、α-松油萜（7.5～8.5%）、月桂烯（1.5～2%）

密度：0.867～0.890

一點點歷史

白松香是伊朗特有種，是「軟白松香」的唯一真正來源。阿魏屬的許多其他物種也會產樹膠，但其質量卻大不相同。在所有偉大的古文明中被引用的白松香，被賦予神祕和治療的特性。依據《出埃及記》，這是上帝向摩西指示為神聖祭品的「香氣」之一。埃及人和希臘人都知道將它用做止痛藥。

白松香生長在亞洲的許多國家。白松香精油的獨特香氣使它成為當今香水和保養品行業的基本原料，其香氣含括了綠意調、柑苔調和草本調而備受歡迎。在許多香水都會加入它，尤其是花香木質、木質藥草或柑橘藥草類型的香水。

你們知道嗎？

白松香精油是從含黃色花朵的繖形科植物的油性樹脂，以蒸氣蒸餾萃取而來。

特性

- 白松香精油可緩解肌肉和關節疼痛，因它可有效消炎和抗痙攣，也可緩解關節炎、退化性關節病和肌肉痙攣。
- 具皮膚的消毒和促進癒合的特性，也能治癒膿腫或疔瘡。
- 可調節月經週期，並改善更年期婦女的身體狀況。
- 可照護黏膜發炎，使呼吸道暢通以緩解氣喘、支氣管炎和有痰濕咳。
- 在心理方面，它能令人放鬆並充滿活力，並充分消除疲勞和壓力。

使用方法

白松香精油很少或甚至不用於口服。相反地，經常以外用途徑處理各式各樣的不舒服狀態。

外用

- 為了緩解疲勞及補氣，我們喜歡以純精油塗抹在太陽神經叢、後頸、耳後或手腕內側。
- 針對月經相關問題，應輕輕按摩下腹和腎臟部位。
- 對於皮膚和呼吸道感染，必須塗抹在患部。若是按摩用，請將白松香精油稀釋於植物油，例如甜杏仁油或聖約翰草浸泡油（要小心後者有光敏性）。
- 若要調理皮膚，可以加入數滴精油至平常使用的保養乳霜裡，若泡澡可與牛奶、奶油或中性基質調合後放入浴缸。
- 若是要發揮它放鬆和激勵的特性，建議與其他精油結合使用以泡澡和做環境擴香。

使用注意事項

- 具有極低毒性的精油，但有很高的氧化風險，因此也很容易引起過敏。所以建議將該精油保存在避光和陰涼處（最好放入冰箱），並在調合油裡加入抗氧化劑（例如 α-生育酚）。
- 不建議使用白松香精油在懷孕未滿三個月和幼童。
- 使用純精油對某些人會刺激皮膚，若長時間使用，請用植物油稀釋使用。當然，在按摩之前，務必先在手肘彎曲處進行皮膚測試。
- 所有的內服途徑都必須遵循醫療或服藥的建議。
- 應優先考慮定時照護或短期護理，若需要長時間使用，請遵循療程週期：每個月用 3 週休息 1 週。

維吉尼亞雪松 Genévrier de Virginie

其他名稱	紅雪松、德州雪松、維吉尼亞杜松
拉丁學名	*Juniperus virginiana*
植物科名	柏科
萃取部位	木屑
產　　地	北美
顏　　色	無色到淡黃色
氣　　味	香脂、木質、甜美、典型的雪松味
價　　格	€

主要化學成分

- 倍半萜烯類：α-雪松烯＋β-柏木烯（25～29%）、羅漢柏烯（20～24%）、花側柏烯（1.5～4%）
- 倍半萜醇類：雪松醇（約 25.5%）

密度：0.950

一點點歷史

在 1917 年之前，維吉尼亞雪松主要用於製造鉛筆，收集其木屑殘留物以蒸餾精油。但到了 1910 年，鉛筆的生產開始下滑，而蒸餾廠轉而從櫥櫃製造廠採購維吉尼亞雪松的木屑和刨花。

你們知道嗎？

維吉尼亞雪松是一種小型針葉樹，因其木材顏色而稱為紅雪松。原產於美國，生長在北美東部以及法國西南部。這種樹是加拿大珍稀蝴蝶——杜松毛線蟲的棲息地和食物。

特性

- 紓解靜脈和淋巴的腫脹充血，這支精油可促進血液循環，尤其對血液循環不良或雙腿沉重特別有效。

- 紓解淋巴的腫脹充血，可促進淋巴排毒並消除脂質的滯留，以消除贅肉和橘皮組織。
- 生殖器和泌尿道的抗感染特性，通常用於私密處清潔，可以在膀胱炎或淋病時起作用。
- 具腎臟排毒特性，但請謹慎使用。
- 對於落髮、頭皮屑、油性頭髮、皮膚病、頭皮的黴菌和油性肌膚特別有效。
- 能緩解肌肉痛、關節痛和風濕病。
- 在心理層面則有激勵性，可緩解焦慮、沮喪、疲勞和悲傷。

使用方法

內服（尤其是生殖器和泌尿道感染）

- 取 1 滴和中性錠片、少許麵包、一匙橄欖油、蜂蜜、龍舌蘭糖漿或楓糖漿一起服用，每日 2～3 回，最多 5 天。

外用

- 若是按摩用，最好與植物油稀釋使用。例如甜杏仁油、昆士蘭堅果油、聖約翰草浸泡油（請留意：聖約翰草精油具有光敏性）。將調合油塗抹在要處理的部位，以雕塑曲線，幫助排水或治療腿部循環問題。加入洗髮精或面膜，塗在頭髮上按摩頭皮以解決所有頭髮問題。
- 以維吉尼亞雪松精油泡澡可以減重，請將精油與乳化劑、中性基質或全脂牛奶調合後倒入浴缸。
- 作用於心理層面，則可透過吸入、嗅聞或擴香的方式。

使用注意事項

- 請勿使用於孕婦或哺乳母親以及 3 歲以下兒童。不要長時間口服，並且僅在有經驗的醫師建議下服用，以及熟悉精油的藥師陪伴追蹤。
- 警告：可能會刺激腎臟，請避免使用在腎衰竭患者。
- 有過敏風險，有過敏體質或皮膚炎病患者應注意。
- 因含有雪松醇，這支精油具有類荷爾蒙作用；因此禁用於乳腺增生或荷爾蒙依賴性疾病的患者。目前唯一期刊的毒理學數據並不支持這些禁用的規範。但芳療師和臨床醫師在類荷爾蒙作用方面的現場經驗也不容忽視。所以在獲得其他科學數據前，原則上作為預防措施：
  - 應避免長時間使用；
  - 應該對患有荷爾蒙依賴性疾病的人或兒童保持謹慎態度，但不是完全禁用。
- 若有疑問，請諮詢芳療專業醫師或藥師。
- 請勿將此精油與大西洋雪松精油混淆，請確定它們的拉丁學名。

野薑花 Gingembre papillon

其他名稱	蝴蝶花、蝴蝶薑、白野薑花、百合薑、grand longozo、longozabe[6]
拉丁學名	*Hedychium coronarium*
植物科名	薑科
萃取部位	葉子和花朵
產　　地	馬達加斯加
顏　　色	白色到淡黃色
氣　　味	木質調、甜美、帶有土壤的辛香和樹脂味
價　　格	€€

主要化學成分

- 單萜烯類：檸檬烯（1～3％）、α-松油萜（約 20%）、β-松油萜（50～60%）、月桂烯（0.50～2%），γ-萜品烯（1.5～4.5%）
- 倍半萜烯類：α-丁香油烴（5～10%）

密度：0.862～0.890

一點點歷史

該植物是近期發現的，其精油萃取率極低而使它成為稀有珍貴的精油，在芳香療法中仍然鮮為人知。

6 馬達加斯加語

你們知道嗎？

別名蝴蝶薑與薑和薑黃一樣來自同一家族，這個別名源於它花朵形狀讓人聯想起蝴蝶。是古巴的國花，也被稱為蝴蝶花（*flor de mariposa*）。跟薑（*Zingiber officinale roscoe*）不一樣，它的根莖不能食用。

特性

有補身作用，可用於治療焦慮症、憂鬱症、神經疲勞、缺乏自信、神經質、壓力和成癮困擾。

使用方法

外用

- 用於按摩，通常稀釋 20%於植物油。因其舒緩效果，可以塗抹在太陽神經叢或手腕內側，若以純精油塗抹要格外謹慎。

擴香

- 具有心理鎮定和淨化空氣的作用。
- 在嗅覺療法中，可以使沮喪，略帶憂鬱或悲傷的人感到舒坦，使那些過於擔心日常生活的人得到解放，並有助於提升自信以肯定自己。我們可以拿調香師用的聞香紙或倒數滴精油在手帕上嗅聞，最好是在早晨或午休後嗅吸以恢復動能。
- 可以使用這支精油製作抑制抽菸的滾珠瓶，隨身攜帶使用。

可能的結合

- 可以與真正薰衣草、紅桔、甜馬鬱蘭、苦橙葉和依蘭精油混合使用，消除壓力和神經緊張。
- 也可以與月桂精油搭配使用以增加自信。

使用注意事項

- 注意不要與從根莖萃取的薑精油混淆。
- 請勿使用在孕婦或哺乳期婦女以及 6 歲以下兒童。
- 除上述的特殊情況外，一般不用純精油塗抹皮膚。

國王草[7] Herbe des rois®

其他名稱	亞里安德羅（Ariandro）
拉丁學名	*Pterocaulon decurrens*
植物科名	菊科
萃取部位	全株藥草
產　　地	馬達加斯加
顏　　色	無色
氣　　味	強烈、深沉、溫暖和香脂、略帶草本味
價　　格	€€€€€

主要化學成分

- 單萜烯類：壬烯（2.11%）、月桂烯（15.03%）、α-水茴香萜（15.49%）、對傘花烴（5.32%）、檸檬烯（6.65%）、順式-β-羅勒烯（2.50%）、反式-β-羅勒烯（5.74%）
- 倍半萜烯類：反式-β-丁香油烴（21.48%）、α-葎草烯（3.01%）

密度：0.890

一點點歷史

國王草以 ariandro（「除厄運」）的名稱為人所知，自古以來在馬達加斯加中央高原的治療師就將它視為神聖植物。

你們知道嗎？

國王草與玫瑰精油都屬於較昂貴的精油，因為它的萃取率極低，這也是為什麼我們經常使用它的純露。

特性

- 國王草精油能有效恢復神經平衡，它帶來極大的放鬆，有利於專注當下達到放鬆的效果，可處理壓力和過度勞累。

7　屬於新興精油，台灣首次譯名。

・適合冥想。
・一些研究認為它可以處理萊姆病的神經系統損害。

使用方法

外用

♦ 這支精油主要用於長時間的嗅聞。在嗅吸棒上倒 10 滴精油，或低劑量稀釋（5%於植物油），最好在早晨或中午按摩手腕或太陽神經叢。

國王草純露

為了讓你有舒服的感覺，請在 50 ml 水中加入半茶匙國王草純露稀釋，然後噴在身上。

使用注意事項

・避免使用於孕婦或哺乳期婦女以及 6 歲以下兒童。
・不建議口服該精油。

高地牛膝草 Hysope couchée

其他名稱	斜臥牛膝草、臥式牛膝草、高山牛膝草
拉丁學名	*Hyssopus officinalis var. montana*
植物科名	唇形科
萃取部位	開花之全株藥草
產　　地	法國、西班牙
顏　　色	無色到淡黃色
氣　　味	有特色、清涼
價　　格	€€

主要化學成分

・單萜烯類：松油萜、檸檬烯、檜烯、樟烯和月桂烯（20～55%）
・氧化物類：1,8-桉油醇（42～55%）
・倍半萜烯類（3～8%）
・酮類（2～10%）

密度：0.870～0.880

一點點歷史

希伯來人自古以來就知道高地牛膝草，認為它是神聖植物。

在中世紀，聖赫德嘉修道院女院長已意識到它的好處，特別是在治療肝臟和咳嗽方面。這個植物因為被加入夏翠絲香甜酒或班尼狄克丁香甜酒而聞名，而它也能萃取出非常有用的精油。

特性

・耳鼻喉科及呼吸道的抗感染，溶解黏液和祛痰，高地牛膝草精油可以有效處理支氣管炎、細支氣管炎、流行性感冒、鼻炎和鼻咽炎。
・抗氣喘，可減輕支氣管黏膜的發炎反應，並確保為有痰的氣喘患者提供很好的支氣管引流。
・一般的激勵和滋補神經，可抗痛苦、焦慮、身心疲勞、沮喪、精神不集中、神經質、壓迫和壓力。
・這支精油還有利於皮膚癒合。

很重要！

高地牛膝草不應與牛膝草（*Hyssopus officinalis var. officinalis*）混淆，後者極具神經毒性和導致流產，禁止公開販售。

若你確定自己使用的是**高地**牛膝草，那麼它對於所有支氣管疾病都是很棒的，甚至可以栓劑的形式用於有細支氣管炎的嬰兒。

使用方法

外用

♦ 高地牛膝草精油用於按摩，在植物油稀釋約 20%，即 1 滴精油加 4 滴植物油，每天 3 次塗抹後背和腳底以處理鼻炎和鼻咽炎，還可以按摩前胸以處理呼吸道感染。
♦ 對於痛苦、焦慮、疲勞和所有的不適，請用稀釋 20%的調合油按摩脊椎和腳底。
♦ 若有中耳炎，請在耳後（記住，不是在耳道內！）用 1 滴純精油。

- 可用吸入法治療整個耳鼻喉感染和所有的不適，滴在手帕嗅聞以對抗痛苦、焦慮、壓迫、憂鬱和壓力。對於後面幾個症狀，也可以與其他精油協同擴香。

內服

- 適用於支氣管炎或有痰氣喘，但僅在醫生處方下並在受過精油培訓的醫護人員陪伴追蹤下進行。

可能的結合

它與土木香精油完美結合，可預防呼吸道充血。

使用注意事項

避免使用在孕婦或哺乳期婦女以及 6 歲以下兒童，除非有芳療專家的建議。

雅麗菊 Iary

其他名稱	丁加丁加（意指一步一步邁出）、艾寧德佐（意指好爸爸的味道）
拉丁學名	*Psiadia altissima*
植物科名	菊科
萃取部位	開花之全株藥草
產　　地	馬達加斯加
顏　　色	無色到淡黃色
氣　　味	木質、樹脂質、萜烯味，不太好聞
價　　格	€€

主要化學成分

- 單萜烯類：β-松油萜（55～60%）、檸檬烯（5～7.50%）、反式-β-羅勒烯（5～6.50%）
- 倍半萜烯類：大根老鸛草烯-D 1.50～2.50%

密度：0.880

一點點歷史

在馬達加斯加，傳統上使用雅麗菊來悼念死者並驅趕蚊子，其先民已知道用它來治療皮膚疾病、牙痛、肌肉痛以及與月經相關的痛。

你們知道嗎？

雅麗菊是在馬達加斯加高原發現的當地灌木叢，可以長到 5 公尺高。

特性

- 雅麗菊精油對呼吸系統非常好，因為它能紓解充血、祛痰，同時又很溫和，這對敏感體質的人是很重要的。因此建議在氣喘、支氣管炎、流感、鼻咽炎和鼻竇炎的情況下使用。
- 其成分還具有消炎特性，可減輕皮膚的疼痛和刺激感（濕疹、牛皮癬）。
- 促進循環和淋巴流動，可減少水腫現象，促進血液循環並緩解雙腿沉重和靜脈曲張。
- 可養精蓄銳，消除肌肉和關節疼痛（關節炎、退化性關節病、風濕病）。
- 依據有些人的使用經驗，雅麗菊精油有助於恢復身心活力。
- 由於它抗菌特性，可淨化屋內環境，同時還可以驅蚊。

使用方法

內服

- 不常用，要依循重要的預防措施（請見下文）。

外用

- 可用於按摩，以植物油稀釋約 20%，可緩解關節和肌肉疼痛以及循環和呼吸系統問題。
- 經由嗅聞途徑以處理心理方面的問題。
- 擴香以驅離蚊子和其他昆蟲；可淨化生活空間。

可能的結合

若用於按摩，這支精油可與檸檬尤加利精油、冬青白珠精油結合，以有效處理發炎的疼痛，尤其是關節痛。

就循環問題而言，可與絲柏精油和熏陸香精油結合使用。

使用注意事項

- 關於這支精油的毒理學資料還很少。
- 由於它的組成分子，應留意以下幾點注意事項：
- 在懷孕期間的前三個月應避免服用；
- 所有的口服使用均需要有醫療處方，並由開藥醫師或芳療藥師進行落實的陪伴追蹤；
- 為避免過敏的風險，必須在按摩前進行皮膚測試；
- 不建議長時間使用（最好是用於短期療程，若有必要，請用 3 週停 1 週）；
- 不推薦用於腎衰竭患者；
- 可能的致敏性（低風險，但氧化後的精油風險較高）：請將精油妥善存放，必要時在調合油中添加抗氧化劑；
- 輕度至中度刺激的風險：不要使用純精油，請稀釋使用。

馬達加斯加鹽膚木 Issa

拉丁學名	*Rhus taratana*
植物科名	漆樹科
萃取部位	葉片
產　　地	馬達加斯加
顏　　色	黃色
氣　　味	松脂、萜烯類的香氣
價　　格	€€

主要化學成分

- 單萜烯類（超過所有成分的 90%）：月桂烯（約 20%）、檸檬烯（約 20%）、β-水茴香萜（約 15%）
- α-松油萜（約 15%）

密度：0.980～0.990

一點點歷史

馬達加斯加的古人在自然藥典中使用馬達加斯加鹽膚木，並用於抵禦咒語。

你們知道嗎？

馬達加斯加鹽膚木是在馬達加斯加發現的 10,000 種本土藥用植物和芳香植物之一，盛產於大島高地的東部，被視為一種神奇的保護性植物。

馬達加斯加鹽膚木的作用可以與熏陸香相提並論，這兩種植物皆屬於漆樹科植物，並且具有非常相似的特性。馬達加斯加鹽膚木似乎更柔美、更細緻，是日常使用的理想選擇。

特性

- 儘管馬達加斯加鹽膚木精油的氣味奇特，但卻非常有效，以促進循環和消除疲勞特性而聞名，能有效緩解沉重的腿和靜脈循環問題。
- 有助於紓解伴隨水腫和靜脈曲張的淋巴充血。
- 提升生命活力，有助於抵抗慢性疲勞。
- 然而矛盾的是，它也可以鎮靜神經系統。

使用方法

外用

- 用於按摩，最好稀釋 20%（即 1 滴精油加 4 滴植物油），塗抹在腿上和整個脊椎以達到同時激勵和鎮靜的作用。

可能的結合

用於塗抹皮膚，請稀釋於瓊崖海棠油，馬達加斯加鹽膚木精油與法蒙蒂菊精油形成良好的協同作用，可預防靜脈曲張。

使用注意事項

- 禁止用於孕婦或哺乳期婦女，6 歲以下兒童和患有癲癇症或過敏患者。

卡塔菲 Katrafay

其他名稱｜卡塔發
拉丁學名｜*Cedrelopsis grevei*
植物科名｜芸香科
萃取部位｜樹皮
產　　地｜馬達加斯加
顏　　色｜淡黃到橘黃色
氣　　味｜香脂和木質調，有泥炭味
價　　格｜€€

主要化學成分

倍半萜烯類：苡四環烷（26～28％）、α-古巴烯（8～9％）、δ-杜松烯（0.40～2.5％）、α-蛇床烯（2～3.5％）、β-丁香油烴（0.5～0.9％）

密度：0.940

一點點歷史

幾個世紀以來，馬達加斯加的治療師已使用卡塔菲來處理頭痛以及因為撞擊和骨折引起的疼痛。至於精油的蒸餾萃取和運用則是近十幾年的事。

你們知道嗎？

卡塔菲是馬達加斯加特有植物，主要生長在該島南部和西南部的乾燥森林。於 2008 年國際農業研究發展合作中心進行的一項研究，強調該精油的化學成分視不同地區的採收和蒸餾而有很大的差異。因此在馬達加斯加已為這同一植物鑑定出四種不同的化學類型。

特性

- 健身和激勵，這支精油在疲倦時可以使用，因為它激勵腎上腺。它能有效處理乏力、筋疲力竭和疲勞，並且在康復期間有所幫助。
- 著名的消炎和鎮痛作用，適用於關節炎、退化性關節病、肌腱炎、多發性關節炎、風濕病以及背痛、頭痛和喉嚨痛。
- 對淋巴和靜脈系統也有紓解充血的作用。
- 針對兒童，睡前可用卡塔菲按摩下腹，解決尿床問題。
- 在皮膚護理方面，可以保護乾燥肌膚，並處理青春痘和輕度灼傷。

使用方法

外用

- 最好是採用這種方法，尤其是用於按摩，先在植物油（甜杏仁油、山金車浸泡油、榛果油、芝麻油、瓊崖海棠油……）稀釋約 20％，再沿著脊椎按摩或塗抹患部。
- 可與乳霜或香膏調合使用，照護乾性肌膚、身體和臉部護理。
- 擴香，因它具有提振精神的作用，也可以處理頭痛的問題。

可能的結合

卡塔菲精油與古巴香脂、檸檬尤加利和冬青白珠精油完美結合，可以消炎。

使用注意事項

- 請勿使用於孕婦或哺乳母親以及 6 歲以下兒童。
- 請留意某些化學類型的精油會灼傷皮膚。避免用在過敏體質的人與長期使用。
- 務必在手肘彎曲處做皮膚耐受性測試。

阿密茴 Khella

其他名稱｜阿密、牙籤草、努卡
拉丁學名｜*Ammi visnaga* 或 *Visnaga daucoides*
植物科名｜繖形科
萃取部位｜種子
產　　地｜北非
顏　　色｜無色到深黃色
氣　　味｜刺鼻、洋茴香味、綠意調
價　　格｜€€€

主要化學成分

- 單萜烯類：反式-β-羅勒烯（5.6～6%）
- 單萜醇類：沉香醇（22～28%）
- 脂肪族酯、萜烯酯和芳族酯類：2-異丁酸-甲基丁酯（9～10%）、2-甲基丁酸-2-甲基丁酯（17～20%）、異戊酸戊酯（7～9%）、甲基丁酸異丁酯（3～3.50%）

密度：0.860～0.870

一點點歷史

在古代，埃及用於治療氣喘和腎結石以及牛皮癬。在西班牙，安達盧西亞人用種子洗牙。在摩洛哥傳統上採用阿密茴湯劑，治療口腔和牙痛以及糖尿病和心悸。

你們知道嗎？

阿密茴原產於北非，野生於地中海地區，也長在澳洲和南美。它既可用來裝飾也可用於醫療。種子被包裹在微小的果實中，在夏末完全成熟之前移植。新鮮種子在夏末採收，然後曬乾。

特性

- 被稱為強大的抗痙攣精油特別適用於氣喘發作、支氣管炎、細支氣管炎和痙攣性咳嗽。它可擴張支氣管，並使呼吸更順暢。
- 也因其抗凝血特性而聞名，並可用於處理動脈粥狀硬化和預防心絞痛。
- 很好的解痙藥，可治療肝絞痛、腎絞痛，痙攣性結腸炎和子宮痙攣。
- 在心理方面有放鬆作用，對緩解躁動、不安、焦慮、痙攣和壓力也很有用。

使用方法

內服

- 取 1 滴與中性錠片、一茶匙橄欖油、蜂蜜、龍舌蘭糖漿或楓糖漿、芝麻糊一起服用，為期 5 天。若有需要，請遵循以下指示的預防措施，停用 2 天後再重新開始 5 天療程。

外用

- 按摩用，最好以植物油稀釋並遵守某些預防措施。若是處理氣喘，可輕柔塗抹前胸，但由於具光敏作用，而應避免透過按摩途徑（參見下文）。在這種情況下，最好是通過嗅聞的方式使用。
- 在清新的薰苔調裡，阿密茴精油在香水組合的前調以原始的藥草氣味入香，具有強烈的樹脂反差和微妙的細緻感，可以帶出一種獨特的香氣。

可能的結合

- 與熱帶羅勒、格陵蘭喇叭茶和苦橙葉精油結合，對肝、腎和痙攣性的絞痛有幫助。
- 與羅馬洋甘菊、龍艾和摩洛哥藍艾菊精油結合，可抗過敏性氣喘。

使用注意事項

- 不建議孕婦或哺乳母親和 3 歲以下兒童使用。
- 具有強烈的光敏性，重點是在使用後 48 小時內不要曝曬於陽光下。此外，它還可能對體質敏感的人造成過敏。在任何外用前務必做手肘彎曲處的皮膚測試，並避免任何純精油的外用。
- 肝臟患者應禁止內服。
- 警告：長時間使用阿密茴精油會導致失眠、偏頭痛和噁心。

・在使用這支精油時，禁止所有的自我藥物治療並需有專攻精油的醫師或藥師陪伴追蹤。

昆士亞 Kunzea

其他名稱｜白昆士亞
拉丁學名｜*Kunzea ambigua*
植物科名｜桃金孃科
萃取部位｜枝葉
產　　地｜澳洲
顏　　色｜無色
氣　　味｜甜美、花香
價　　格｜€€

主要化學成分

- 單萜烯類：α-松油萜（45～47%）
- 倍半萜烯類：雙環大根老鸛草烯（5～6%）、菖蒲烯（0.50～1%）
- 倍半萜醇類：藍膠醇（4～5%）、綠花醇（4～5%）
- 氧化物類：1,8-桉油醇（16～17%）

密度：0.907

一點點歷史

這是新興精油，因它是在 21 世紀初通過蒸餾昆士亞的枝葉而萃取的精油，生長在塔斯馬尼亞州東北部（澳洲）和紐西蘭的野生灌木。在那裡，遊客將這種樹與松紅梅混淆了。

特性

- 昆士亞精油以疏通呼吸系統而聞名。
- 具有很強的抗病毒活性，尤其是對呼吸道感染和耳鼻喉科相關的病毒。紓解呼吸道的充血和祛痰，促進排出支氣管的分泌物；可以清潔、暢通並淨化呼吸道。它對流感，喉嚨痛、中耳炎和鼻咽炎也有效。可用於淨化空氣。
- 由於含有倍半萜醇具有消炎作用，因此被廣泛用於治療慢性發炎，例如克隆氏病和多發性類風濕性關節炎引起的發炎。
- 昆士亞精油對金黃色葡萄球菌、綠膿桿菌和大腸桿菌具有有效的抗菌活性；還對流感和其他冬天病毒，單核球增多症和帶狀皰疹具有抗病毒作用。
- 排毒，激勵肝臟和腎臟。
- 建議用於防止皮膚感染，例如輕度燒傷、蟲咬、異位性濕疹、疱疹，皮膚潰瘍以及黴菌感染的皮膚和指甲。
- 依據一些與男性相關的特質，這支精油使人精力充沛、補腦，可提供能量和力氣來應對痛苦的處境、身體和心理狀況、季節性憂鬱、疲勞、壓抑、拖延症和缺乏自信。

使用方法

內服

- 取 1 滴，與中性錠片、小麵包球、一茶匙蜂蜜、橄欖油，芝麻糊、楓糖漿或龍舌蘭糖漿一起服用，每日 2～3 回，持續 5 天。若有需要，停用 2 天後再重新開始 5 天的療程。

外用

- 1 滴純精油塗抹在頭骨後方或胸骨頂部，會在心理層面產生作用。在植物油裡稀釋至少 20%，以按摩患部。
- 漱口用，可處理牙齦發炎和口腔潰瘍：加 1 滴精油入少許的水裡，漱口後再吐出。
- 針對心理層面，則以嗅聞、吸入和擴香的方式。
- 臉部護理可加 1 滴精油在乳霜保養品。

可能的結合

昆士亞精油與雅麗菊、松樹、綠花白千層、桉油醇樟、莎羅白樟精油結合，可治療呼吸道的病毒感染。

它與西洋蓍草、德國洋甘菊和羅馬洋甘菊精油協同作用，以有效消炎。

使用注意事項

- 昆士亞精油不可使用於孕婦或哺乳母親或 3 歲以下兒童。
- 有呼吸道過敏的人使用擴香時，必須謹慎使用。
- 按摩時，切記先在手肘彎曲處做皮膚過敏測試。

頭狀（蝴蝶）薰衣草
Lavande stoechade (papillon)

其他名稱	假髮薰衣草、棉薰衣草、耶爾群島薰衣草，摩爾人薰衣草
拉丁學名	*Lavandula stoechas L.*
植物科名	唇形科
萃取部位	開花之全株藥草
產　　地	地中海地區
顏　　色	淡黃到金黃色
氣　　味	草本和花香調，帶有淡淡的薰衣草味
價　　格	€€

主要化學成分

- 單萜酮：茴香酮（40～45%）、樟腦（12～25%）
- 萜烯氧化物類：1,8-桉油醇（5～18%）
- 單萜烯類（約 10%）：α-松油萜和樟烯
- 單萜醇類（5～19%）：沉香醇、α-茴香醇和龍腦

密度：0.922～0.950

一點點歷史

直到中世紀，「薰衣草」一詞僅指蝴蝶薰衣草，其他的薰衣草被稱為「穗花」薰衣草。

你們知道嗎？

克羅斯港國家公園內的耶爾群島原名是「頭狀群島」，在那裡生長著許多蝴蝶薰衣草，是該植物別名的緣起。

特性

- 祛痰、溶解黏液和抗卡他，這種精油有助於鬆動和排出黏液，使呼吸道暢通。
- 抗菌，尤其有助於對抗金黃色葡萄球菌、彎曲桿菌症、人腸桿菌或李斯特菌。用於處理漿液性或細菌性的中耳炎。
- 有效消炎，平息由發炎引起的發熱和發紅感覺。
- 具有促進受傷後皮膚傷口的癒合作用。
- 低劑量使用可以滋補提振精神。

使用方法

外用

- 稀釋於植物油以塗抹患部：若是中耳炎，以 1～2 滴調合油塗抹耳後，每天 3 次持續 5 天。請注意，不要將調合油倒入耳道！

使用注意事項

- 有高度導致流產的風險，禁止用於孕婦和哺乳期婦女以及 6 歲以下兒童。
- 高劑量使用會有神經毒性，禁用於有心臟疾病和癲癇患者。
- 無論如何都不能長時間使用，外用也不例外。

格陵蘭喇叭茶 Lédon du Groenland

其他名稱｜大草原木、愛斯基摩茶、拉布拉多茶、天鵝絨茶

拉丁學名｜*Rhododendron groenlandicum*（舊名：*Ledum groenlandicum*）

植物科名｜杜鵑花科

萃取部位｜枝葉、花朵

產　　地｜加拿大

顏　　色｜無色到淡黃色

氣　　味｜複雜的香氣帶有割草味、苦苦的、木質調、茉莉、野生、甜和澀味

價　　格｜€€€€€

主要化學成分

- 單萜烯類：檸檬烯（0.90～1.5％）、檜烯（26～32%）、α-松油萜（1～7%）
- 倍半萜烯類：β-蛇床烯（6～10％）、β-沒藥（0.40～2%）、α-蛇床烯（1～9%）

密度：0.895～0.915

一點點歷史

格陵蘭喇叭茶也被稱為「拉布拉多茶」，因為北美印第安人用它的葉片來泡茶，在美國獨立戰爭時也用於泡茶。傳統上因紐特原住民使用它來治療呼吸道、皮膚和腎臟問題。

你們知道嗎？

來自加拿大和美國北部灌木叢的格陵蘭喇叭茶經常與黑雲杉共生。它的葉片具有與精油幾乎相同的特性，可用於調味茶和藥用茶。它可以代替茶，因而得茶之名，也用於甜點的提味。

特性

- 這支精油主要能促進肝臟引流，肝臟細胞和膽囊的再生；因此可有效處理肝臟和膽囊功能不佳的問題，以及肝臟中毒、肝炎、肝硬化和腸胃炎。
- 可以激勵身體和排毒以及腎臟引流排淨。
- 消炎，有助於調節甲狀腺，特別是處理甲狀腺功能亢進的狀況（但這有點風險），攝護腺充血和腎臟發炎。
- 因對神經系統的鎮靜作用而聞名，可用於處理壓力、失眠和過度緊張的情況。
- 可淨化空氣以消毒環境。

使用方法

內服

- 僅可用於醫療處方（請見下文），取 1 滴精油和中性錠片、小麵包球、一匙橄欖油、蜂蜜、龍舌蘭糖漿或楓糖漿，每日 2～3 回，為期 5 天。若有需要，休息 2 天後可以重新開始 5 天療程。
- 花草茶可用於養肝、助消化或助眠。與香蜂草、檸檬馬鞭草或甜茴香以製作利肝排毒的花草茶，將 1～2 滴格陵蘭喇叭茶精油稀釋於蜂蜜中，再加熱水和花草茶。
- 用於烹飪，可用來增添一點苦味，但用量必須非常剛好並且不超過 1 滴。

外用

- 可按摩肚子和後背以養肝。在植物油（例如甜杏仁油或荷荷芭油）稀釋格陵蘭喇叭茶精油 10％，也可以按摩腳底。
- 若是失眠，可以油膏塗抹太陽神經叢、頸背、太陽穴和手腕內側。如果皮膚沒有過敏，可以使用 1～3 滴純精油。
- 透過擴香以淨化環境，也可以在手帕上沾幾滴嗅聞以助眠。

可能的結合

- 和柑橘類精油結合擴香以淨化環境。
- 可與苦橙葉、羅馬洋甘菊、超級醒目薰衣草精油調合，以鎮靜或助眠。
- 作為肝病的治療方法，可與檸檬、圓葉當歸或馬鞭草酮迷迭香精油調合使用。

使用注意事項

- 不建議孕婦或哺乳母親和 6 歲以下兒童使用。不建議長期使用。
- 請勿在甲狀腺功能低下患者長期使用。
- 避免自我用藥，尤其是內服。若沒有熟悉精油的醫護人員的建議和陪伴追蹤，請勿長時間使用。
- 避免使用在患有甲狀腺失調的人。

熏陸香 Lentisque pistachier

其他名稱	乳香樹、乳香黃連木、黃連木
拉丁學名	*Pistacia lentiscus*
植物科名	漆樹科
萃取部位	枝葉
產　　地	地中海地區（尤其是科西嘉島、希臘和摩洛哥）
顏　　色	無色到黃色
氣　　味	草本、樹脂和松脂味
價　　格	€€€€

主要化學成分

- 單萜醇類：萜品烯-4-醇（約 6%）
- 單萜烯類：月桂烯（18～20%）、α-松油萜（18～20%）、檸檬烯（13～16%）、γ-萜品烯（4～6%）、β-松油萜（2～5%）

密度：0.850～0.875

一點點歷史

在遠古時代，尤其是希臘，人們咀嚼這種樹脂以潔淨口腔和防止胃酸問題。

你們知道嗎？

熏陸香是一種在地中海乾旱地區發現的灌木，具有清新的綠意香氣，可讓人回想起地中海常綠灌木叢的香氣以及用於香水，其樹脂被稱為「乳香脂」。它在牙科中用做黏著劑或在食品工業中用於製作咀嚼用的食品（例如口香糖）。

特性

- 這支精油以紓解靜脈和淋巴循環腫脹充血而聞名。也用於挫傷、褥瘡、痔瘡、雙腿沉重、浮腫、靜脈曲張和微血管擴張。
- 解除攝護腺充血，在攝護腺輕度腫脹或發炎時非常有用。
- 對耳鼻喉也有幫助，尤其是處理支氣管炎、鼻咽炎和鼻竇炎。
- 在心理方面則有助於恢復自信並消除內心動盪、焦慮、身心疲勞、神經質和壓力。

使用方法

外用

- 敏感部位的按摩（腿、下腹處理攝護腺；腳底和脊椎或前胸處理耳鼻喉疾病），需將精油稀釋 30% 於植物油如瓊崖海棠油。
- 對於心理方面的不適，可以透過嗅聞、吸入和擴香。

內服

應避免使用此途徑（請參見下文）。

可能的結合

- 與綠花白千層（緩解靜脈充血）、絲柏（強化靜脈循環）、義大利永久花（疏通血管）和格陵蘭喇叭茶精油（淋巴排毒）。
- 可與大西洋雪松和綠香桃木精油結合，以治療攝護腺問題。

使用注意事項

- 禁用於懷孕期間的前三個月和 3 歲以下兒童。
- 若精油氧化了會變得有刺激性，因此必須將它稀釋（最高 20%）後塗抹皮膚，並嚴格注意保存條件。最好是將它存放於冰箱。
- 應先在手肘彎曲處進行皮膚測試，尤其要留意有皮膚過敏的人。

・若有靜脈發炎，請勿使用熏陸香精油。
・若有乳房腫脹、荷爾蒙依賴性癌症或有荷爾蒙依賴性癌症病史，熏陸香精油可替代絲柏精油用於患有靜脈或淋巴充血的人。

圓葉當歸 Livèche

其他名稱｜山的繖形植物、山當歸、混種芹菜、永生芹菜、野生芹菜、多年生芹菜，藥用當歸、美極草、塞塞利草
拉丁學名｜*Levisticum officinale*
植物科名｜繖形科
萃取部位｜根莖
產　　地｜西歐和巴爾幹地區
顏　　色｜黃色到深棕色
氣　　味｜辛香、強烈，有明顯的芹菜味
價　　格｜€€€€

主要化學成分

・苯酞類：順式-藁本內酯（約 70%）、反式-3-丁烯基苯酞（2～5%）、反式-藁本內酯（2～3%）
・烴類（植物性）：戊基環己二烯（4～7%）
・單萜烯類：β-松油萜（1～1.5%）

密度：1.010～1.090

一點點歷史

據說圓葉當歸起源於小亞細亞（波斯）。希臘人和羅馬人咀嚼其果實以幫助消化，並用於烹飪。

在中世紀備受讚譽，在查理曼大帝皇家花園中占有重要地位。中世紀的藥草專家已知道它有許多療癒特性。

你們知道嗎？

圓葉當歸是多年生植物，帶有齒狀的葉子。其花莖可以高達 2 公尺，有類似芹菜的葉子，花小而微黃。圓葉當歸的葉子和種子被用做食品調味料。
圓葉當歸在現代透過「美極（Maggi）湯塊」出現在我們的餐桌，因它是湯塊的主要材料之一。

特性

・這支精油具有出色的排毒和有效解毒的特性，尤其是在食物或藥物中毒的情況。
・激勵肝和膽功能，並具有肝腎排毒作用，對肝硬化和黃疸患者有幫助。
・可激勵身體肌肉和神經，用於乏力、躁動、焦慮、憂鬱、緊張、情緒激動、精神不集中和缺乏自信、疲勞、易怒、神經質、情緒不穩定、壓力、過度勞累和精神緊張。
・有效處理皮膚病，特別是緩解牛皮癬，在被昆蟲叮咬時也很有用。
・具抗菌和抗感染，可治療慢性卡他性支氣管炎和膀胱炎。
・可驅寄生蟲，具抗真菌和抗黴菌感染的作用。

使用方法

內服

- 取 1 滴，和一茶匙橄欖油、蜂蜜、龍舌蘭糖漿或楓糖漿、芝麻糊、中性錠片或小麵包球一起服用，每日 2～3 回。觀察 2 天後，請要求你的精油醫師重新開處方（若需要重複療程）。請勿擅自口服。

外用

- 局部按摩，請用植物油稀釋。
- 避免使用純精油按摩（請見下文）。
- 在香水中，它的氣味讓人想起芹菜，並帶有橘色調以及淡淡胡椒味。

可能的結合

・為緩解牛皮癬，圓葉當歸精油與穗甘松精油可完美結合使用。
・為了保護肝臟，可與檸檬精油一起使用。但這種組合可能會增加檸檬精油的光敏性缺點（見下文）。

使用注意事項

- 禁用於孕婦或哺乳母親和 3 歲以下兒童。口服使用必須限於醫師規定的治療方法，隨後必須有醫師或熟悉精油的藥師確保以進行醫療後續追蹤。
- 禁止使用圓葉當歸精油於因心血管或泌尿系統而引起水腫的人，以及腎實質病變的患者。
- 可能會刺激皮膚，應避免用在敏感體質的人。
- 為了避免任何過敏反應和皮膚刺激，必須在使用前至少 48 小時，於手肘彎曲處進行皮膚測試。
- 避免在乳化劑基質裡使用這種精油；當塗抹於皮膚時，某些化合物的氧化會引起皮膚過敏。
- 若已知對繖形科植物過敏（甜茴香、洋茴香、芹菜籽、芫荽籽），則應避免使用。
- 圓葉當歸作為植物，多少含有呋喃香豆素。由於圓葉當歸精油是通過蒸餾萃取的，因此含大量呋喃香豆素的風險很小，所以圓葉當歸精油的光敏風險非常低。取得精油的色譜圖（反映精油成分的分析結果）將有助於免除任何疑慮。但在沒有色譜圖的情況下，為了避免任何光敏風險，使用時應小心謹慎，使用後不要讓自己曝曬於陽光或人造紫外線，這是一種預防措施。還應考慮到它可能會增加某些植物或藥物的光敏作用。

煥顏草 Maniguette fine

其他名稱	不死草（longoza）、天堂椒
拉丁學名	*Aframomum angustifolium*
植物科名	薑科
萃取部位	葉片
產　　地	熱帶非洲、馬達加斯加
顏　　色	黃色
氣　　味	果香和甜味，略帶樹脂味、辛香和胡椒味
價　　格	€€€

主要化學成分

- α-松油萜（5.81%）
- 檜烯（1.62%）
- β-松油萜（40.48%）
- 反式-乙酸松藏茴香酯（1.68%）
- 順式-乙酸松藏茴香酯（8.26%）
- 乙酸月桂酯（3.13%）
- 反式-β-丁香油烴（20.21%）
- α-葎草烯（4.23%）
- 丁香油烴氧化物（1.71%）

密度：0.880～0.890

一點點歷史

長久以來這種植物在非洲已被用於治療被蛇咬傷、腸道蠕蟲，麻瘋病和麻疹。

你們知道嗎？

煥顏草是來自熱帶非洲的植物，它的種子被稱為幾內亞胡椒，曾經像胡椒一樣是受歡迎的香料。

特性

- 放鬆身心，可以安撫和舒緩心靈，對緩解疲勞或士氣低落非常有用還可以讓你安眠。
- 其香甜略帶胡椒的氣味在香水界裡廣受讚譽。越來越多的保養品用它作為原料。

使用方法

外用

- 在植物油稀釋 20%（即 1 滴精油加 4 滴植物油），該精油可用於放鬆按摩。對皮膚的耐受性很好，可以純精油按摩神經叢和手腕內側。
- 但是它主要用於嗅覺，可用於沐浴和擴香。

可能的結合

可以與真正薰衣草、紅桔和甜橙精油一起使用，以克服睡眠問題。

使用注意事項

- 禁止用於懷孕和哺乳母親以及 6 歲以下兒童。
- 不要口服。

松紅梅 Manuka

其他名稱	紐西蘭茶樹、麥蘆卡、馬奴卡
拉丁學名	*Leptospermum scoparium*
植物科名	桃金孃科
萃取部位	枝葉
產　　地	紐西蘭
顏　　色	無色到淡黃色
氣　　味	甜美
價　　格	€€

主要化學成分

- 倍半萜烯類：順式-菖蒲烯（約 12.50%）、α-古巴烯（約 4.50%）、反式-依蘭-3,5-二烯（約 8%）
- 環三酮類：異薄子木酮（約 5%）、薄子木酮（約 18%）、四甲基異丁醯基環己三酮（約 4%）

密度：0.950～0.990

一點點歷史

松紅梅以它抗感染、抗菌、抗真菌和抗病毒特性，被毛利人用於傳統醫療。

你們知道嗎？

近期的研究顯示，麥盧卡蜂蜜與其他蜂蜜相比，含有高比例的過氧化氫（一種知名的有效防腐劑）。

特性

- 松紅梅精油具有極強的抗菌、抗病毒、抗真菌作用，甚至對某些細菌的抗菌功效比茶樹精油強 20～30 倍。
- 也是一種強大的殺菌消毒劑，在某些流行病期間可以擴香來保護自己。
- 用於預防和處理耳鼻喉、口腔、泌尿生殖道或皮膚感染。具有祛痰特性，對支氣管炎、黏膜炎、流感、感冒、鼻竇炎和咳嗽也有神奇的效用。
- 適用於大多數皮膚疾病，例如濕疹、疱疹和帶狀疱疹，還可以對抗所有的黴菌感染、曬傷、蚊蟲叮咬、傷口表層、膿腫和水泡。
- 在口腔護理中，可用於潰瘍、扁桃腺發炎、牙齦炎、口臭和口腔潰瘍。
- 具有抗組織胺功效，對抗花粉、動物毛髮和皮膚的過敏。
- 在心理方面，可以使注意力更加集中。

使用方法

內服

- 取 1 滴精油，和小麵包球、中性錠片、一茶匙橄欖油、龍舌蘭糖漿或楓糖漿、蜂蜜（可用麥盧卡蜂蜜！）、芝麻糊一起服用，每日 2～3 回，為期 5 天。休息觀察 2 天後，若有需要再重複療程。
- 用於口腔衛生，稀釋 1 ml 在 50 ml 專用的甘油乳化劑。
- 對口腔消毒，減輕牙齦或牙齒的感染，在牙齦上塗抹 1～2 滴純精油或將它稀釋在少許牙膏。靜置幾分鐘後再漱口沖洗。

外用

- 稀釋於植物油，用於皮膚問題或耳鼻喉感染；純精油用於膿腫、燒傷、老繭、叮咬、黴菌感染、小傷口以及燙傷和疣。
- 若要清潔頭皮，可在洗髮精中加 1 滴，洗髮靜置數分鐘後再沖洗。
- 在心理淨化和平衡方面可以用擴香的方式，這支精油非常怡人，特別推薦用於擴香。
- 可用於吸入治療呼吸系統疾病（在一碗熱水中加入 1～2 滴）或嗅聞以增加自信。

可能的結合

與芳枸葉和玫瑰草精油結合使用以處理青春痘；

與澳洲尤加利和桉油醇樟精油一起可處理耳鼻喉科疾病以及預防流行病；與所有的柑橘類精油調合可用於擴香。

使用注意事項

- 請勿使用於孕婦或哺乳母親和 6 歲以下兒童。
- 請留意過敏患者，尤其是使用純精油，切勿忘記事先進行皮膚抗過敏測試。

側柏醇馬鬱蘭 Marjolaine à thujanol

其他名稱｜側柏醇甜馬鬱蘭
拉丁學名｜*Origanum majorana L. CT thujanol*
植物科名｜唇形科
萃取部位｜開花之全株藥草
產　　地｜地中海沿岸
顏　　色｜淡黃色
氣　　味｜花香、清新調
價　　格｜€

主要化學成分

- 單萜烯類：γ-萜品烯（13％）、檜烯（8％）、α-萜品烯（8％）
- 單萜醇類：順式-檜烯水合物（20～22％）、萜品烯-4-醇（20～22％）、反式-檜烯水合物（4～6％）

密度：0.880～0.910

一點點歷史

是甜馬鬱蘭（*Origanum majorana*）的遠房親戚，因它許多特性能暖身和舒緩而被歐洲和埃及的古代人所使用。希臘人和埃及人在葬禮使用它。希臘人還用它來處理消化系統問題。

你們知道嗎？

側柏醇百里香是年產量太低而無法滿足需求的植物，還好有側柏醇馬鬱蘭精油當它的理想替代品。

特性

- 用途廣泛，這支精油具有強力抗感染、抗病毒和有如側柏醇百里香激勵免疫系統的特性，以及甜馬鬱蘭的舒緩、調節和抗痙攣特性。
- 安撫中樞神經系統，抵抗所有的細菌和病毒感染，例如耳鼻喉、呼吸道、口腔牙齒，泌尿道和陰道感染。

使用方法

內服

- 抗感染：1～2 滴精油，與中性錠片、麵包服用，或稀釋於一匙蜂蜜、橄欖油、龍舌蘭糖漿或楓糖漿，每日 1～3 回。

外用

- 用於按摩，在植物油稀釋約 30～50％以塗抹患部。若皮膚的刺激反應不大，則可以將純精油塗抹於皮膚較不敏感的部位，例如用於感染的痘痘、疱疹、牙齦以及太陽穴、頸後、耳後，以治療鼻竇炎或頭痛。

通過呼吸途徑

- 可以通過直接吸入或藉由手帕嗅吸來幫助淨化呼吸道。

擴香

- 以淨化空間，營造放鬆的氛圍。

使用注意事項

孕婦或哺乳期婦女以及 3 歲以下兒童避免外用，對於 6 歲以下兒童則避免內服。

純精油使用可能會刺激皮膚。

熏陸香百里香 Marjolaine sylvestre

其他名稱｜美麗的光芒（葡萄牙語 bela luz）、西班牙百里香、樹脂百里香
拉丁學名｜*Thymus mastichina L.*
植物科名｜唇形科
萃取部位｜開花之全株藥草
產　　地｜西班牙、葡萄牙
顏　　色｜淡黃到深黃色
氣　　味｜田野間的氣味、辛香味
價　　格｜€

主要化學成分

- 1,8-桉油醇（60～70%）
- 沉香醇（10～15%，最高 40%）
- α-松油萜（5～8%）
- 乙酸沉香酯（4～5%）

密度：0.900～0.920

一點點歷史

在葡萄牙的聖約翰節期間，村民們要跳過熏陸香百里香的柴火。

你們知道嗎？

不應將熏陸香百里香（*Thymus mastichina*）精油與甜馬鬱蘭（*Origanum majorana*）和側柏醇馬鬱蘭精油混淆。雖然熏陸香百里香與百里香植物是同屬，但不能產生具有相似的化學成分精油。它的成分是很特別的。

特性

- 祛痰和紓解充血的效果非常好，在支氣管炎、感冒或鼻竇炎的情況下能有效暢通呼吸道。
- 在冬天，以它消毒和淨化特性而聞名。
- 在心理方面可以處理憂鬱症。

使用方法

外用

- 在植物油稀釋 20%以按摩前胸。
- 透過擴香來消毒淨化屋內空氣。
- 以嗅吸法來處理耳鼻喉感染。

可能的結合

在冬天可以與醒目薰衣草或歐洲赤松精油混合，以淨化房子。

使用注意事項

- 禁用於急性氣喘。若是容易氣喘者，請諮詢醫生。
- 禁用於孕婦或哺乳期婦女以及 6 歲以下兒童。
- 避免口服。

落葉松 Mélèze d’Europe

其他名稱｜普通落葉松
拉丁學名｜*Larix decidua*
植物科名｜松科
萃取部位｜針葉和嫩枝
產　　地｜阿爾卑斯山和喀爾巴阡山脈
顏　　色｜淡黃到淡綠色
氣　　味｜清新和樹脂味，帶有木質調
價　　格｜€€

主要化學成分

- 單萜烯類：α-松油萜（約 40%）、β-松油萜（約 15%）、樟烯（約 6%）
- 酯類：乙酸龍腦酯（約 15%）

密度：0.865～0.895

一點點歷史

「落葉松」的名字源自於希臘文 mel，讓人聯想到蜂蜜，並回想起樹汁的甜味。在遠古時代，美洲印

第安人以其湯劑來治療皮膚病。

你們知道嗎？

早期會燃燒這種針葉樹的樹脂或懸掛它的樹枝，因為希望透過這些氣味吸引被它的香氣征服的仙女。

特性

- 對於慢性支氣管和肺炎患者，落葉松精油有祛痰和強化呼吸道作用，並減輕吸菸者的咳嗽。
- 緩解肌肉和關節疼痛。
- 在心理層面，可以處理精神疲勞。
- 淨化屋內空氣。

使用方法

外用

- 擴香（在水氧機倒入 6～ 8 滴）有益於對肺部的殺菌作用，淨化空氣以及享受它清新而細緻的氣味。
- 若是肺炎或支氣管炎，請高劑量（10%）稀釋於植物油，再按摩前胸。

使用注意事項

- 不建議孕婦或哺乳期婦女以及 6 歲以下兒童使用。
- 因含有大量的單萜烯類，對敏感和過敏的人必須格外小心。在塗抹皮膚之前，務必先在手肘彎曲處進行皮膚敏感測試。
- 避免口服。

香蜂草 Mélisse

其他名稱	檸檬草、檸檬香脂草、香茅香蜂草、藥用香蜂草、真正香蜂草、蜂花椒、法國茶
拉丁學名	*Melissa officinalis*
植物科名	唇形科
萃取部位	葉片
產　　地	歐洲
顏　　色	無色到黃色
氣　　味	檸檬味，清新和草本
價　　格	€€€€

主要化學成分

- 萜烯醛類：牻牛兒醛（25～30%）、橙花醛（15～30%）、香茅醛（10～15%）
- 倍半萜烯類：β-丁香油烴（15～20%）、大根老鸛草烯-D（0.25～5%）

密度：0.850～0.910

一點點歷史

香蜂草被希臘的希波克拉底（公元前四世紀）和泰奧弗拉斯托斯（公元前三世紀）使用。在十五世紀帕拉塞爾蘇斯的家中發現了它，其名字源自拉丁語 *melissophyllon*，來自希臘文的 *phyllon*（葉子）和 *melissa*（蜜蜂），因為它是一種非常重要的蜜源植物。在悲傷的情況下使用，可消除陰暗負面的想法，並可以作為一種有益心臟的飲品來激勵心臟功能。

在夏翠絲、卡姆或班尼狄克丁的修道院酒裡發現了使用這種植物。

你們知道嗎？

它的名字「香蜂草」來自希臘文 *melissa*，意思是「蜜蜂」，因為蜜蜂利用其花蜜以生產蜂蜜。

特性

- 用於調節神經系統的精油，在神經受創、歇斯底里危機、神經耗竭、疲勞和失眠時非常有用。
- 有助於養肝利膽，並在有結石的情況下緩解膽囊。
- 處理沉重、胃痙攣和噁心，包括孕婦，但應格外小心應對。
- 香蜂草精油也是心臟系統的調節劑，在心律不整、高血壓或心悸的情況下發揮重要的作用。

使用方法

內服

- 難以入睡、焦慮發作：1 滴精油與中性錠片、一匙蜂蜜、龍舌蘭糖漿或楓糖漿服用，每日 2 回持續 5 天。

外用

- 用於擴香和嗅吸或按摩整個脊椎和神經叢，以調節神經系統。
- 用於泡澡，將數滴香蜂草精油與中性基質調合泡澡以舒緩和放鬆。

可能的結合

- 由於具有鎮靜功效，可與熱帶羅勒、羅馬洋甘菊、乳香、天竺葵、薑、真正薰衣草、紅桔、苦橙葉和依蘭精油結合使用。
- 與泰國青檸和胡椒薄荷精油使用，可幫助消化。

使用注意事項

- 整個懷孕期間，孕婦均可通過嗅聞來使用香蜂草精油，並且從懷孕第四個月起即可透過皮膚途徑使用該精油。
- 可以用於哺乳期婦女以及 6 個月以上的嬰兒，一般來說從 3 歲起就可以透過嗅吸來療癒了。

野地薄荷 Menthe des champs

其他名稱	日本薄荷
拉丁學名	*Mentha arvensis, Mentha austriaca*
植物科名	唇形科
萃取部位	開花之全株藥草
產　　地	印度、韓國、尼泊爾、中國
顏　　色	很淡的黃色
氣　　味	典型的薄荷味、清涼感
價　　格	€

主要化學成分

- 薄荷腦、新薄荷腦（40～72%）
- 薄荷酮、異薄荷酮（19～32%）
- 檸檬烯（2～9%）
- 乙酸薄荷酯（1～3%）

密度：0.889～0.913

一點點歷史

這種多年生植物特別喜歡潮濕或熱帶地區，以明顯的薄荷香氣而倍受讚譽，特別是用於保養品和食品工業，以及家用產品的香氣。

你們知道嗎？

非常接近胡椒薄荷，然而野地薄荷精油的耐受性較高，因為它的薄荷腦含量更高，而薄荷酮較低。

特性

- 補強肝臟和消化系統，可促進消化。
- 精神興奮劑，用於恢復精神狀態。
- 這支精油還具有鎮痛、局部麻醉和抗感染作用，可以用在牙痛或有口臭的時候。
- 止癢和紓解充血腫脹。

使用方法

內服

- 若是消化不良或大吃大喝後，倒 1 滴精油在中性錠片，在用餐時或飯後服用，每日 3 回。
- 1 滴精油和一匙蜂蜜服用，可以處理爆肝、肝膽排毒，每日 3 回，為期 10 天。
- 以 2 滴精油稀釋於一份含酒精的漱口水，漱口以防止口臭。每天定時固定漱口 2～3 次，最多 10 天。並結合肝臟排毒療法（P.388）。

外用

- 防止噁心和嘔吐，直接嗅聞精油瓶，連續深深嗅吸 5 次，或倒 5 滴在手帕上嗅吸。
- 以 1 滴精油輕輕按摩太陽穴，小心不要碰到眼睛，每天 1～3 次以防頭痛，飯後疲倦想睡。
- 若是肌腱或關節疼痛，請用 2～4 滴稀釋於些許瓊崖海棠油。每天 1～3 次，每週 5 天按摩疼痛部位，直至症狀改善。
- 對於搔癢或蕁麻疹，以 1 滴精油和些許金盞菊浸泡油塗抹需要治療部位，若有需求則每天塗抹 3 次。

可能的結合

它與冬青白珠和檸檬尤加利精油完美結合，可緩解急性疼痛。

使用注意事項

- 禁用於孕婦或哺乳期婦女，患有癲癇或神經退化疾病（阿茲海默症、帕金森氏症等）的患者，氣喘患者和 7 歲以下兒童。絕對不能使用於嬰兒（有停止呼吸的風險）。
- 高劑量使用會令人迷茫（興奮、激動……）。
- 切勿大面積使用，也不要使用於泡澡（體溫過低的風險）。
- 不應單獨使用此單方精油擴香。
- 有血管收縮作用，可引起血壓升高，甚至是高血壓。
- 請勿與順勢療法同時口服，因為它血管收縮作用會減少吸收效果。

蜂香薄荷 Monarde

其他名稱	野生佛手柑、金香蜂草、佛手柑草
拉丁學名	*Monarda fistulosa*
植物科名	唇形科
萃取部位	開花之全株藥草
產　　地	北美
顏　　色	淡黃到深黃色
氣　　味	溫和、草本味、野生和微微的檸檬香
價　　格	€

主要化學成分

- 單萜醇類：牻牛兒醇（約 92％）、沉香醇（約 1.5％）
- 萜烯醛類：牻牛兒醛（約 1％）

密度：0.880～0.890

一點點歷史

美國原住民部落使用該植物做湯劑和藥膏來處理黴菌感染、中耳炎、感冒和鼻竇炎，還可以緩解尿道感染。

特性

- 對皮膚（特別是暗沉皮膚）有益，可有效處理輕度灼傷，皮膚黴菌感染和皮膚炎。
- 廣效抗感染，可處理耳鼻喉感染、支氣管炎、流感、感冒，鼻竇炎以及中耳炎。對膀胱炎和陰道發炎也有幫助。
- 也能激勵肝臟和胰腺以及滋補身體。

使用方法

內服

- 對於感染，以 1 滴精油和一匙蜂蜜、杏仁糊或楓糖漿或龍舌蘭糖漿服用，每日 2～3 回，最多 5 天。

外用

- 針對燒傷和黴菌感染，以植物油稀釋 20%，每天按摩 2 次。
- 若要加強心理方面，以 1 滴純精油塗抹頭骨的底部。

使用注意事項

不建議懷孕未滿 3 個月的孕婦或哺乳母親以及未滿 12 個月的嬰兒使用。

沒藥 Myrrhe

其他名稱	香脂樹、苦沒藥、沒藥樹
拉丁學名	*Commiphora myrrha*
植物科名	橄欖科
萃取部位	樹脂
產　　地	東非和阿拉伯半島
顏　　色	黃琥珀到棕琥珀
氣　　味	木質、些微樹脂味、略帶甘草調和灌木叢味
價　　格	€€€

主要化學成分

- 倍半萜烯類：呋喃桉葉-1,3-二烯（約 35%）、莪蒁烯（25～40%）、烏藥根烯（約 10%）
- 倍半萜烯氧化物類（約 5%）

密度：1.010～1.020

一點點歷史

沒藥自古以來就被使用。埃及人用它來為死者安葬。它是奇斐香（kyphi）成分之一，該固體香水是為了紀念太陽神而燃燒，他們還用它製作美容面膜。

希臘人廣泛使用它，並用它來為葡萄酒增添香氣。在《可蘭經》、《聖經》和《吠陀經》中提到，沒藥是繁榮貿易的物品，並且在許多商隊中都有它的蹤跡。這是東方三博士帶給嬰兒耶穌的禮物之一。

傳統上，在非洲和沙烏地阿拉伯做為口腔的止痛藥。

你們知道嗎？

依據神話傳說，世界上最美麗的公主蜜拉（Myrrha）與阿芙蘿黛蒂競爭，因此被迫逃到莎巴女王的土地，在那裡她變成一棵樹，哭出沒藥的「眼淚」。在索馬利亞和整個非洲，有一種叫香脂樹的灌木會流出一種樹脂，與空氣接觸後會固化。我們保留「沒藥的眼淚」一詞來描述這種樹脂的生產。

特性

- 抗感染、抗病毒和抗寄生蟲的沒藥精油對腹瀉、痢疾、腸胃炎、肝炎和蛔蟲特別有效。
- 促進皮膚癒合和殺菌，可解決膿腫、潰瘍瘡、曬傷、濕疹、褥瘡、疔瘡、皮膚乾裂、口腔疱疹、小傷口、牛皮癬、潰瘍和妊娠紋。
- 消炎和激勵免疫，可處理和預防支氣管炎、鼻咽炎、濕咳。
- 鎮痛特性，沒藥精油對退化性關節病、類風濕性關節炎、肌肉疼痛以及口腔問題具有止痛作用。
- 具有調節內分泌特性，有益於甲狀腺功能亢進。
- 有時可抑制性慾。
- 在心理方面，可以舒緩和平息不安、焦慮、憂鬱、疲勞、恐懼，恐慌、壓力和過度勞累。
- 可以防止兒童和某些恐慌症的「尿床」；也有些人將它用於冥想。

使用方法

內服

- 沒藥精油可用於耳鼻喉感染、結腸炎、腹瀉——尤其是傳染性腹瀉，腸胃炎和驅蛔蟲。只要遵循以下預防措施，還可針對這些狀況透過直腸途徑使用。
- 取 1 滴精油和一匙蜂蜜、芝麻糊或杏仁糊、楓糖漿或龍舌蘭糖漿、中性錠片或小麵包球一起服用，每日 2 回，為期 5 天。請不要自行口服，應遵循醫師處方（見下文）進行治療。

外用

- 用於按摩，稀釋於植物油（例如瓊崖海棠油或摩洛哥堅果油）。按摩脊椎和腳底以處理耳鼻喉感染和心理傷害；直接塗抹患部如關節和肌肉疼痛，皮膚問題和消化系統疾病。以摩擦方式按摩下背和腹部以抑制性衝動，塗抹脖子下方以減緩甲狀腺亢進。
- 將數滴沒藥精油與護膚乳霜或油膏調合，並與漱口水混合以緩解口腔疼痛。
- 以擴香、吸入和嗅聞的方式作用在心理層次，並具有抗菌和激勵免疫的作用。

可能的結合

沒藥精油可以與穗花薰衣草精油結合以發揮鎮痛作用，與月桂精油一起具有抗感染的加乘作用，與馬鞭草酮迷迭香和檸檬馬鞭草一起能調節內分泌。

藉由促進癒合的特性，可與岩玫瑰、義大利永久花和／或穗花薰衣草精油發揮協同作用。

使用注意事項

- 請勿使用於孕婦或哺乳母親或 7 歲以下兒童。
- 諮詢醫師以進行口服治療，並有醫師和熟悉精油的藥師陪伴追蹤口服的狀況。
- 有刺激性的風險，請稀釋使用。
- 用於按摩之前，請不要忘記做皮膚過敏測試，尤其是在已知有皮膚過敏的情況，要避免使用它。
- 請留意：有些作者提到沒藥有使甲狀腺功能低下或調節甲狀腺功能的作用。相反地，不同的研究強調激勵甲狀腺的特性（Panda 等，2005；al- Harbi 等，1997），所以要提醒甲狀腺低下患者，沒藥有激勵甲狀腺的可能性。面對這些矛盾的結果，仍然需要進一步確定這支精油對甲狀腺的影響。因此，對於患有內分泌疾病的人，請謹慎使用。
- 沒藥種類繁多。取決於它的產地或是否被混摻，沒藥精油可能含有酮類。因此，建議有癲癇病史的人要格外小心。

紅香桃木 Myrte rouge

拉丁學名	*Myrtus communis myrtenylacetatiferum*
植物科名	桃金孃科
萃取部位	連枝帶葉
產　　地	摩洛哥
顏　　色	淡黃到橙色
氣　　味	草本、木質、香脂、甜美
價　　格	€

主要化學成分

- 乙酸桃金孃酯（12～21%）
- α-松油萜（10～30%）
- 1,8-桉油醇（28～34%）
- 沉香醇（4～10%）
- 檸檬烯（9～15%）

密度：0.904～0.928

一點點歷史

這種灌木叢自古以來就廣為人知。希臘人已經用於淨化呼吸道和咳嗽，至今在猶太教仍用它做象徵希伯來人團結的盧拉夫（Lulav）植物。

你們知道嗎？

紅香桃木精油和月桂一樣很好用於烹飪為菜色提味。

特性

- 具有抗感染（抗菌）和祛痰作用，紅香桃木精油主要用於治療咳嗽和呼吸道感染。
- 紓解充血腫脹（靜脈、淋巴），可緩解雙腿沉重。
- 可以抗痙攣。

使用方法

內服

- 2 滴精油和一匙蜂蜜服用，每日 3 回，為期 5～7 天，以處理混合性咳嗽（嚴重發炎、易咳，乾咳和有痰濕咳交替發作）、吸菸者咳嗽、耳鼻喉和呼吸道感染，尤其是支氣管感染。

外用

- 針對雙腿沉重，請以 2 滴精油稀釋於少量的瓊崖海棠油。早上或晚上從腳踝到小腿按摩上來，每週使用 5 天。
- 若是痔瘡，一樣用按摩的方式，以 10 滴紅香桃木精油稀釋於 10 ml 瓊崖海棠油，每天擦拭患部 1～2 次。
- 1 滴稀釋於少量榛果油以處理腸道痙攣和經痛。按摩下腹，每天 2～3 次，為期 5 天。

使用注意事項

- 此精油不宜用於孕婦或哺乳期婦女，7 歲以下兒童、癲癇或氣喘患者。
- 請勿與源自科西嘉島的綠香桃木（*Myrtus communis cineoliferum*）精油混淆，後者具有更強的祛痰作用，但沒有抗痙攣作用，主要是治療有痰濕咳和支氣管炎；也不要和具有抗感染和鎮痛作用的檸檬香桃木（*Backhousia citriodora*）精油混淆。

穗甘松 Nard

其他名稱	喜馬拉雅穗甘松、匙葉甘松
拉丁學名	*Nardostachys jatamansi*
植物科名	敗醬科
萃取部位	根莖
產　　地	印度、尼泊爾
顏　　色	淡黃到深黃色
氣　　味	些微洋茴香味、甜美而帶有辛香味、腐植質味
價　　格	€€€

主要化學成分

- 倍半萜烯類：β-古芸烯（約 5%）、塞席爾烯 + 倍半萜烯水合物（約 3%）
- 倍半萜酮類：纈草酮（約 25%）
- 倍半萜醛類：纈草醛（約 2%）

密度：0.940～0.965

一點點歷史

它被運用於印度傳統阿育吠陀醫療，也可以用來發展意識並強化心靈。在古埃及、中東和古羅馬，它被視為奢華的香氣。

你們知道嗎？

這種植物與纈草屬同一家族，原產於喜馬拉雅山脈，其香氣很濃郁。具有印度阿育吠陀醫學的療癒特性而被廣泛使用。它的重要性在於保護其他野生植物，尼泊爾因而禁止以植物形式出口該植物，並鼓勵當地人廣泛種植。

特性

這款精油在心臟和呼吸系統上具有鎮靜和舒緩作用，有利於情緒平衡、緩解焦慮、偏頭痛、神經緊張和牛皮癬。它可助眠，但不應長時間連續使用（請見下文）。

使用方法

口服：

- 請遵循以下注意事項。取 1～2 滴精油和小麵包球、中性錠片或一茶匙橄欖油、蜂蜜、龍舌蘭糖漿或楓糖漿一起服用，每日 2 回，為期 5 天。若需重複療程（由醫師建議），請停用 2 天後再重新開始。

外用：

- 可以使用穗甘松純精油在不是很敏感的皮膚部位和局部使用。若要安撫情緒，請在太陽神經叢、頸部及耳後塗一些稀釋調合的油膏，或稀釋約 30％於植物油，再按摩腳底。
- 若是牛皮癬，請輕柔簡單按摩患部和太陽神經叢。
- 擴香以安撫情緒和助眠。
- 總是有安撫作用，可以在手帕上沾數滴精油嗅聞或直接打開精油瓶吸聞，每天可嗅吸數次。

- 可將這支精油加入乳液或護髮油中使用。洗髮前使用，並靜置半小時。

可能的結合

穗甘松精油與西印度月桂、月桂或廣藿香精油完美結合，可用於護髮。

使用注意事項

- 不建議孕婦或哺乳母親使用。謹慎而短期使用並遵循醫療建議。在治療過程中，應由醫師或藥師陪伴追蹤。
- 某些服用抗焦慮藥和安眠藥的人可能需禁用。
- 請勿於皮膚使用純精油，並避免用於皮膚過敏者。請記得使用前在手肘彎曲處進行皮膚過敏測試。
- 穗甘松的抗雄激素活性：使用在荷爾蒙失調或兒童身上時要謹慎，請諮詢醫師。

肉豆蔻 Noix de muscade

其他名稱	肉果、摩鹿加肉豆蔻
拉丁學名	*Myristica fragrans*
植物科名	肉豆蔻科
萃取部位	果核
產　　地	摩鹿加群島、格瑞那達、班達島、西澳島
顏　　色	淡黃色
氣　　味	木質調和胡椒味
價　　格	€€

主要化學成分

- 單萜烯類（60～70%）：萜品烯、檜烯、松油萜
- 單萜醇類（10～15%）

密度：0.870～0.900

一點點歷史

埃及人使用肉豆蔻為木乃伊做防腐處理。在中世紀末期，它是最常用，也最昂貴的香料之一。

你們知道嗎？

可以在香料粉中、4 種香料甚至香料糕餅裡看到肉豆蔻；它也是可口可樂的成分之一。

特性

- 一般的激勵作用，肉豆蔻精油能喚醒身心，促進生命能量再生並重新聚焦。
- 傳統上用於促進消化。
- 富含鎮靜活性成分的止痛作用，出現在舒緩配方，有助於改善肌肉、關節和牙齒的疼痛。

使用方法

內服

- 若是消化系統疾病，則以 1 滴稀釋於一匙橄欖油、蜂蜜、龍舌蘭糖漿或楓糖漿，每日 1 回最多 3 天。但應先尋求受過精油培訓的醫生或藥師的建議。

外用

- 若是關節或肌肉疼痛，請稀釋 20% 於植物油，每天 2 次按摩疼痛部位，最多 3 天。

使用注意事項

- 請勿使用於孕婦或哺乳期婦女（流產），也不要用於 6 歲以下兒童和癲癇患者或老年人。
- 短時間並低劑量使用，因為高劑量（每天超過 6 滴）可能會令人迷茫，尤其是口服的狀況。建議始終以低劑量和短時間使用。請事先徵詢醫生或藥師的建議。
- 由於可能會影響荷爾蒙，因此請避免用於乳腺增生或荷爾蒙依賴性癌症（乳癌、卵巢癌、子宮內膜癌）。
- 因有致敏風險，請先在手肘彎曲處做皮膚過敏測試。

希臘野馬鬱蘭 Origan vert

其他名稱｜普羅旺斯野馬鬱蘭
拉丁學名｜*Origanum vulgare L. var. hirtum* 或 *Origanum heracleoticum*
植物科名｜唇形科
萃取部位｜開花之全株藥草
產　　地｜地中海沿岸
顏　　色｜淡黃到深黃
氣　　味｜溫暖、火辣
價　　格｜€€

主要化學成分

- 酚類：香荊芥酚（50～76%）、百里酚（0.5～6%）
- 單萜烯類：對傘花烴（18～25%）、γ-萜品烯（3～20%）

密度：0.90～0.92

一點點歷史

在古代，希臘和羅馬人主要用希臘野馬鬱蘭於香水、清潔、治療傷口和保存食物。

你們知道嗎？

即使到了現在，許多希臘情侶在他們的婚禮還戴著希臘野馬鬱蘭編織的花環，作為歡樂和幸福的象徵。

特性

- 強大的抗感染力，希臘野馬鬱蘭精油在預防冬天疾病方面非常有效。特別用於對抗呼吸道感染，例如支氣管炎和感冒。還可以對抗消化系統和泌尿生殖系統感染，並有效對抗腸道蠕蟲和黴菌增殖。
- 滋補強身，在身體疲憊時提供能量。

使用方法

外用

- 按摩用，稀釋 15%，塗抹前胸或胃部以治療感染性疾病，若是要消除疲勞則塗抹胸骨。
- 擴香以淨化環境，但務必小心比例（5～10%）與其他精油混合使用。千萬不要單獨使用希臘野鬱蘭精油擴香，因為它對呼吸道或眼球太刺激了。

可能的結合

可與澳洲尤加利精油使用以處理呼吸道不適，與胡椒薄荷精油則可處理消化系統感染。

使用注意事項

- 不要與野馬鬱蘭精油混淆。
- 禁用於腎功能衰竭者。
- 請勿使用於癲癇、氣喘患者。
- 不要使用未稀釋的純精油（有灼傷皮膚的風險）。
- 不建議孕婦、哺乳期婦女和 6 歲以下兒童使用。
- 唯有醫療或藥師建議才可以使用口服。

廣藿香 Patchouli

其他名稱｜綠葉刺蕊草
拉丁學名｜*Pogostemon cablin*
植物科名｜唇形科
萃取部位｜全株藥草
產　　地｜非洲、南美、東南亞
顏　　色｜深黃到棕色
氣　　味｜辛香、草本味、泥炭煙燻調、甜美
價　　格｜€€

主要化學成分

- 倍半萜烯類：α-布藜烯（14～20%）、α-癒瘡木烯（12～22%）、α-廣藿香烯（2～5%）、β-丁香油烴（3～4%）
- 倍半萜醇類：廣藿香醇（30～39%）、刺蕊草醇（0.5～3%）

密度：0.952～0.975

一點點歷史

在亞洲它一直被用作消炎、抗感染，甚至是壯陽，是一種傳統中藥和印度藥。在 19 世紀中葉的歐洲，調香師在巴黎的大街上發現了廣藿香。來自印度和印尼的羊毛披肩用廣藿香的葉子包起來以對抗蟎蟲，因在銷售時仍然充滿著廣藿香氣味而備受女性顧客的青睞。

廣藿香植物象徵權力歸花兒（Flower Power 源於美國，後來傳播到西方世界其他地區）的年代和嬉皮、自由、旅行和自由戀愛聯繫在一起。

你們知道嗎？

新鮮的廣藿香植物沒有氣味。發酵後，不同分子將氣味帶給葉子，然後用於萃取精油。

在印度，人們用廣藿香來按摩腳以避免被蛇咬和被昆蟲叮。

特性

- 廣藿香精油能強化靜脈和淋巴，尤其是處理雙腿沉重、痔瘡、水腫、靜脈曲張和橘皮組織特別有效。
- 紓解充血，可解除男性攝護腺充血和女性生殖系統充血。
- 在皮膚護理中可發揮非常正面的作用，可處理青春痘、濕疹、皮膚龜裂、褥瘡、皮膚乾裂、牛皮癬和疥瘡。
- 可以治療過油或過乾肌膚，也可加入頭髮護理以減少落髮和抗頭皮屑。
- 抗菌和抗病毒，可治療膿疱瘡、疱疹、各種皮膚黴菌感染，抗感染和處理消化問題。
- 殺蟲，它可驅蟎蟲和蚊子。
- 在心理方面，有利於情緒控制和注意力集中，並處理不安、焦慮、身心和性疲勞，神經質、睡眠問題、壓力和過度勞累。
- 廣藿香在香水和美容方面的應用很有名，受歡迎程度則很兩極！大品牌使用廣藿香精油為男性和女性香水的基調，為東方香氣帶來木質和煙燻調。

使用方法

內服

- 對於消化道感染，請遵循預防措施（請見下文）。

外用

- 透過擴香、吸入和嗅聞以治療心理問題，以及稀釋於植物油按摩太陽神經叢、腳底和脊椎。
- 可以稀釋後用於按摩，以照護皮膚、促進血液循環和處理消化問題。
- 在心理方面：將 10 滴精油與奶粉或乳化劑調合後，直接倒入浴缸泡澡。
- 可添加入數滴精油至保養品和香水。

可能的結合

廣藿香精油可與檸檬、絲柏、熏陸香和綠花白千層精油調合使用，以幫助解決靜脈相關的疾病，與岩玫瑰、義大利永久花、玫瑰天竺葵和真正薰衣草精油結合以保養皮膚。

使用注意事項

- 不建議使用於孕婦和哺乳母親以及 6 歲以下兒童。
- 請勿用於有痙攣病史或過敏的人，以及荷爾蒙依賴性癌症患者。
- 諮詢醫師以進行口服治療。
- 請注意：小劑量使用會讓人精神振奮，但大劑量使用則有鎮靜作用。
- 塗抹在皮膚前，切記先在手肘彎曲處做皮膚測試。
- 廣藿香精油的氣味可能會變得使人頭暈，建議使用時要酌量，並與其他精油調合使用。
- 有些作者認為廣藿香精油有類荷爾蒙作用而禁用於乳房腫脹或荷爾蒙依賴性疾病。但當前毒理學數據的唯一期刊並不支持這些禁忌症。然而芳療師和臨床醫師在類荷爾蒙方面的臨床經驗是不容忽視的。所以在得到進一步的補充科學數據前，原則上作為預防措施必須謹慎對待有荷爾蒙依賴性疾病的人或兒童，而不是完全禁止使用。
- 若有任何疑問，請諮詢醫師或有芳療專業的藥師以尋求建議。

・依據廣藿香精油的成分，可能具有抗血小板聚集作用。因此在進行抗凝血治療、有十二指腸潰瘍、凝血功能紊亂或預計進行手術的情況下，請務必小心使用。

歐洲赤松 Pin sylvestre

其他名稱	普通松、蘇格蘭松、挪威松、里加松、浮日松
拉丁學名	*Pinus sylvestris*
植物科名	松科
萃取部位	針葉
產　　地	歐洲
顏　　色	無色到黃色
氣　　味	香脂、樹脂
價　　格	€

主要化學成分

單萜烯類：α-松油萜（30～35%）、β-松油萜（11～13%）、δ-3-蒈烯（13～20%）、檸檬烯（17～19%）、月桂烯（約3%）

密度：0.870

一點點歷史

自中世紀以來，藥草專家就已使用松科類的嫩芽泡茶或吸聞。

你們知道嗎？

這種針葉樹可以長到40公尺，並活到近500歲。紅褐色樹幹是它的特徵，是所有松科類中辨識率很高的物種。

主要用於木工行業，也用於造林和生產松脂，而松脂可以製造松香樹脂以保養弦樂器。

特性

・淨化空氣、祛痰、使支氣管暢通和呼吸道抗感染，歐洲赤松精油特別適用於支氣管炎、喉炎、鼻炎、鼻竇炎和咳嗽。

・激勵荷爾蒙，可產生天然的可體松，作用於腎上腺、甲狀腺，並具有提振精神的作用。

・在疲勞時、血壓下降和過度勞累，甚至是精疲力竭時非常有用。

・由於具有消炎特性，因此可以緩解關節疼痛（關節炎、風濕病……），還可以緩解肌肉疼痛（抽筋、腰痛）和坐骨神經痛。

・由於它的紓解充血作用，可幫助解除男性攝護腺充血和女性生殖系統充血。

・具有活化皮膚的作用（對疲勞肌或受濕疹或牛皮癬之苦的皮膚有益）。

使用方法

內服

- 口服以解決感染問題並活化身體，取1～2滴精油和一茶匙蜂蜜、橄欖油、龍舌蘭糖漿或楓糖漿、芝麻糊、麵包球或中性錠片一起服用，每日2回，持續5天。若要延長療程，請休息觀察2天後再重新開始。

外用

- 按摩時，先稀釋在植物油如摩洛哥堅果油；按摩關節和肌肉疼痛的部位。
- 用於按摩，以純精油塗抹腎臟部位就像電池充電般的提升精力，這是因為歐洲赤松含有可體松的關係。
- 在支氣管充血的情況下，用吸入法是很有幫助的。
- 淨化空氣並防止呼吸道感染，建議在客廳擴香。
- 若要處理風濕痛，可在很熱的水泡澡，先將15滴歐洲赤松精油和15滴檸檬尤加利精油調合入一湯匙奶粉或中性基質後，再倒入熱水。

可能的結合

與尤加利精油、野馬鬱蘭、綠花白千層、桉油醇樟和沉香醇百里香結合用於治療呼吸系統疾病，與檸檬尤加利精油、冬青白珠、杜松漿果和樟腦迷迭香結合可緩解風濕痛。若是疲倦的狀況，可與胡椒薄荷結合使用。

使用注意事項

- 不建議孕婦或哺乳母親和 6 歲以下兒童使用。
- 若用純精油在皮膚上會太刺激。不應該使用於過敏患者。
- 口服請遵循醫療處方，並伴有醫療專業人員的追蹤。無論如何，在塗抹於皮膚 48 小時前，切勿忘記在手肘彎曲處做皮膚測試。
- 不建議長時間使用，請優先選擇短期療程，若有必要，請依以下的使用頻率：每個月使用 3 週。
- 可能有致敏性（低風險，但氧化後的精油則風險較高）。請妥善儲存精油，必要時可在調合油裡添加抗氧化劑。刺激的風險低至中等。不要使用純精油，請稀釋使用。

關於其他松樹類精油？

從不同種類的針葉樹（絲柏、歐洲赤松、海松、科西嘉黑松、矮松、西部黃松、西伯利亞冷杉等）萃取的精油均富含單萜烯類，這使它們具有消炎特性，滋補心理和身體，紓解呼吸道充血。在附錄 P.447 的化學類型比較裡會列出它們各自的特性。

黑胡椒 Poivre noir

拉丁學名	*Piper nigrum*
植物科名	胡椒科
萃取部位	果實
產　　地	熱帶國家、馬達加斯加
顏　　色	淡綠色
氣　　味	溫暖、辛香味
價　　格	€€€

主要化學成分

- 單萜烯類：檸檬烯（15～22%）、α-松油萜（12～16%）、β-松油萜（11～15%）、δ-3-蒈烯（8～16%）、檜烯（約 0.20%）
- 倍半萜烯類：β-丁香油烴（14～26%）

密度：0.870～0.890

一點點歷史

黑胡椒很受希臘人和羅馬人歡迎，是人類歷史上最早的香料之一。距今 500 年前的希臘人已在處方中記載過黑胡椒。在中世紀它被視為「黑金」，而且是許多爭端和戰鬥的爭奪物品。

在傳統印度阿育吠陀醫學中，黑胡椒被用來激勵消化系統和淨化呼吸道。

你們知道嗎？

「胡椒」一詞來自梵文的 *pippali*，這是希臘文 peperi 和拉丁文 *piper* 的起源。

特性

- 幫助消化，黑胡椒精油激勵胃、肝臟和胰臟，並可處理腹脹、腸胃脹氣、便秘、消化不良，肝胰功能不全和食慾不振。它可強化性機能，透過增強注意力以利於燒腦的智力工作。
- 消炎特性，可處理關節疼痛（退化性關節病、關節炎、風濕病……），肌肉疼痛、橘皮組織、雙腿沉重、水腫、淋巴淤積，尤其是牙齒疼痛。
- 黑胡椒精油具有抗感染和祛痰作用，是防護耳鼻喉感染的寶貴盟友。
- 可處理扁桃腺炎、支氣管炎、喉炎、鼻咽炎、鼻竇炎以及因感冒和神經痛引起的有痰濕咳、發燒和偏頭痛。
- 用於淨化和釋放香氣。
- 這支精油可以熱身並鍛煉肌肉，是運動員使用的精油之一。
- 由於黑胡椒精油很強烈，用於料理時請小心謹慎。
- 日本的一項研究促使開發一種含有黑胡椒精油的水溶性藥物。精油可激勵溫暖味蕾的受體並幫助吞嗽。因而能減少肺部疾病，特別是經常用導管餵食的老年人。

使用方法

內服

- 針對消化或耳鼻喉問題，以 1 滴精油，與一茶匙蜂蜜、橄欖油、龍舌蘭糖漿或楓糖漿、芝麻糊、小麵包球或中性錠片一起服用，每日 2 回，持續 5 天。若需延長療程，請休息觀察 2 天後再重新開始。

外用

- 按摩時，請稀釋於植物油（如葡萄籽油），再按摩敏感的部位。
- 擴香，因為它的刺激性，請先和其他精油調合後再使用。
- 在烹飪方面，1～2 滴就足以用在許多道菜，包括肉類、野味和魚類。

可能的結合

為營造溫暖和活力的氛圍，將擴香的黑胡椒精油與檀香、薰衣草、甜馬鬱蘭和迷迭香精油一起使用。

使用注意事項

- 禁止用於孕婦或哺乳母親和 8 歲以下兒童。
- 諮詢醫師以進行任何治療適應症或口服，後續由該醫師或接受過精油培訓的藥師追蹤。
- 對敏感皮膚有刺激性，因此必須稀釋使用。
- 切勿忘記在手肘彎曲處進行皮膚測試，以防任何可能的過敏。
- 不建議長時間使用。最好是短期療程，若有長期使用需求，請用 3 週停 1 週。
- 可能會致敏：請將精油妥善存放，必要時可在調合油中添加抗氧化劑。

芳香羅文莎葉 Ravensare aromatique

其他名稱	馬達加斯加香料、好聞的樹（馬達加斯加語hazomanitra）
拉丁學名	*Ravensara aromatica*
植物科名	樟科
萃取部位	葉片
產　　地	馬達加斯加
顏　　色	無色
氣　　味	微微的洋茴香味、木質和辛香調
價　　格	€€

主要化學成分

- 單萜烯類：包含檸檬烯（10～15%）、δ-3-蒈烯（6～8%）、檜烯（15～20%）
- 倍半萜烯類：大根老鸛草烯-D（7～15%）
- 苯甲醚類：甲基醚丁香酚（2～9%）

密度：0.872～0.888

一點點歷史

它是法國博物學家索納拉在 1782 年發現和命名的，為馬達加斯加鼎鼎有名的特有種植物，通常當地人稱它 hazomanitra，翻譯成「好聞的樹」。

你們知道嗎？

長期以來與桉油醇樟（羅文莎葉）精油混淆，芳香羅文莎葉精油不具有與它幾乎同名精油的抗病毒特性。同樣的，芳香羅文莎葉精油不應與洋茴香羅文莎葉精油混淆，後者萃取自樹皮。

特性

- 消炎和止痛，對關節痛和肌肉痛特別有效。
- 因具有抗感染、放鬆和強身功效，以及有益皮膚的特性而受到高度讚賞。
- 這也有助於神經平衡而有利於放鬆。
- 用於消除疲勞、處理壓力和頭痛，還可淨化空氣。

使用方法

外用

- 對於皮膚感染以及關節和肌肉疼痛，可稀釋 5～10%於植物油再按摩患部。
- 用於擴香，以淨化空氣而防止呼吸道感染。
- 用於放鬆的芳香浴，將 5～8 滴精油和乳化劑混合在泡澡水。

可能的結合

- 可以與澳洲尤加利精油結合使用，以預防流感和耳鼻喉感染，還可以與綠花白千層或桉油醇樟精油一起使用，以預防帶狀疱疹。
- 與真正薰衣草精油使用，有助於消除疲勞、抗焦慮、抗沮喪和壓力。

使用注意事項

- 不建議使用於孕婦或哺乳期婦女及 6 歲以下兒童。
- 僅依據治療建議以採用口服途徑。

髯花杜鵑 Rhododendron

拉丁學名	*Rhododendron anthopogon*
植物科名	杜鵑花科
萃取部位	開花之全株藥草
產　　地	尼泊爾、摩洛哥
顏　　色	淡黃色
氣　　味	草本味、香脂調而細緻
價　　格	€€€

主要化學成分

- 單萜烯類（38～65%）：β-羅勒烯、檸檬烯和松油萜
- 倍半萜烯類（9～30%）：α-依蘭烯、β-丁香油烴、δ-杜松烯

密度 0.890～0.910

一點點歷史

髯花杜鵑因其藥用特性在尼泊爾已有數千年的歷史也是尼泊爾的國花。治療師將它的葉子和鮮花用做花草茶，以幫助消化，刺激食慾並緩解肝臟疾病。

特性

- 對關節炎和退化性關節病引起的疼痛能有效鎮痛。
- 在心理層面，能使人放鬆。
- 近期的研究顯示，它還具有抗微生物特性，可以有效對抗念珠菌。

你們知道嗎？

髯花杜鵑精油在芳香療法中仍然鮮為人知，它主要用於香水，因它具有香脂調和草本味。

使用方法

外用

- 擴香以淨化空氣以及使人放鬆。
- 用於按摩，稀釋於植物油或用於泡澡以放鬆和減輕關節疼痛。

使用注意事項

請勿使用於懷孕未滿 3 個月的孕婦或哺乳期婦女以及 3 歲以下兒童。

檀香 Santal blanc (bois)

拉丁學名	*Santalum album*
植物科名	檀香科
萃取部位	心材
產　　地	東南亞、澳洲、新喀里多尼亞
顏　　色	無色
氣　　味	木質調、氣味濃厚
價　　格	€€€

主要化學成分

- 倍半萜醇類（90%）：α-檀香醇、β-檀香醇、表檀香醇
- 單萜烯類：檜烯（11～17%）、α-松油萜（4～6%）、β-松油萜（2～3%）
- 倍半萜烯類：α-檀香烯、β-檀香烯、α-佛手柑烯、α-薑黃烯

密度：0.965～0.983

一點點歷史

檀香精油最早是因為它的香氣獨特而被使用，然後才用於治療。現在它的精油萃取受到管制，因為全球對檀香的需求不斷增加，以至於引起了大規模的森林砍伐。因此，我們建議不要購買這種精油！

你們知道嗎？

現在，還有其他以檀香精油之名銷售的精油：太平洋檀香（*Santalum austrocaledonicum*）和阿米香樹（*Amyris balsamifera*）。後者不具有與檀香精油相同的特性和適應症。因此，重要的是不要將它們混淆了。

特性

- 檀香精油對血液和淋巴循環問題特別有效，對痔瘡、靜脈潰瘍和靜脈曲張很有用。
- 對皮膚有很好的再生作用，可處理濕疹、皺紋和牛皮癬。
- 能紓解前列腺充血和女性生殖系統充血。
- 殺菌，對腸道、肺部或泌尿生殖系統感染有很好的作用。
- 在心理層面，能鎮定和放鬆。在過度勞累的情況下能使你重拾寧靜，尤其是透過冥想靜下來。
- 也能催情。

使用方法

外用

- 因它有促進循環的特性，可以用於按摩，在植物油稀釋20%，每天按摩2次，為期5天。
- 也可用於嗅聞或吸入以處理心理不適。有鑑於他的稀有性，若你手上有一瓶，就拿出來嗅聞吧！

使用注意事項

- 不適合用於孕婦或哺乳期婦女，6歲以下兒童，血友病患者，接受抗凝血治療者以及患有荷爾蒙依賴性疾病或腎衰竭患者。
- 避免在沒有醫療建議或清楚的藥師指導下口服。

棉杉菊 Santoline

其他名稱	薰衣草棉、矮絲柏、小絲柏、小棉杉菊絲柏
拉丁學名	*Santolina chamaecyparissus L.*
植物科名	菊科
萃取部位	開花之全株藥草
產　　地	地中海沿岸
顏　　色	淡黃到黃色
氣　　味	強烈的苦味，草本味和辛香味
價　　格	€€

主要化學成分

- 樟腦（70～80%）
- 龍腦（12～21%）

密度：0.885～0.920

一點點歷史

棉杉菊精油是處理腸道蠕蟲的傳統療法。在古代，婦女會在彌撒時放一束棉杉菊，藉由它強烈的香氣以免在望彌撒時睡著。

你們知道嗎？

最香的棉杉菊生長在阿爾及利亞的沙漠，通常用於齋戒月期間的湯。

特性

- 驅蟲，有助於對抗蛔蟲和蟯蟲。
- 可治療輕微的皮膚損傷：淺表燒傷、擦傷、小傷口和蟲咬。
- 是有效的天然殺蟲劑、驅蟲劑和驅蚊劑。

使用方法

內服

- 口服以驅蟲，請先諮詢受過精油訓練的醫生或藥師。
- 對女性月經週期的調節作用已成為當今研究主題。

外用

- 主要用於按摩，稀釋於植物油使用以處理皮膚淺層的傷害，例如小傷口或小灼傷。

使用注意事項

- 棉杉菊精油可能具有神經毒性和流產作用，不建議用於孕婦或哺乳期婦女以及 6 歲以下。以及禁用於氣喘或癲癇患者。
- 請勿在沒有醫療建議下口服。

歐洲冷杉 Sapin pectiné

其他名稱	銀樅、白樅、普通杉
拉丁學名	*Abies alba Mill*
植物科名	松科
萃取部位	針葉
產　　地	歐洲
顏　　色	無色到淡黃色
氣　　味	木質調、甜美、香脂味、典型的針葉樹（最活潑、最新鮮和最甜美）
價　　格	€€

主要化學成分

- 單萜烯類：α-松油萜（20～25%）、檸檬烯（約40%）、樟烯（約 10%）
- 倍半萜烯類：β-丁香油烴（3～4%）、α-葎草烯（1～2%）
- 萜烯酯類：乙酸龍腦酯（1～2%）

密度：0.850～0.890

一點點歷史

自古以來，這支精油就已用於魔術儀式和傳統醫學。在 12 世紀，德國聖赫德嘉女修道院院長將它用於呼吸系統或心臟疾病，並處理風濕病和神經疾病。

你們知道嗎？

歐洲冷杉是歐洲最高的樹，最高可達 80 公尺，壽命長達半個世紀。

特性

- 防腐保鮮和抗感染，歐洲冷杉精油主要富含單萜烯類，而這些化合物因它的淨化空氣作用而著名。
- 抗卡他，清除過多的黏液而使呼吸道暢通。
- 激勵身體，抗乏力和消除疲勞，但在這種情況下，我們更喜歡用黑雲杉精油，效果更強。
- 歐洲冷杉精油還有消炎特性，可處理退化性關節病、關節炎和風濕病。

使用方法

外用

- 用於擴香，因其殺菌作用能淨化空氣，並消除疲勞。
- 於植物油稀釋 10%，按摩前胸以抗卡他，塗抹需治療的部位以消炎。至於消除疲勞的按摩要由下往背部的方向。

用於食物

歐洲冷杉精油有時用於蜂蜜或糖果的調味，就如歐洲赤松的樹汁可以提味。

可能的結合

可以與檸檬、歐洲赤松、桉油醇樟、莎羅白樟和和茶樹精油結合以擴香淨化消毒。

使用注意事項

- 請勿用於孕婦或哺乳期婦女以及 6 歲以下兒童。避免患有氣喘和癲癇患者。
- 純精油使用可能會刺激皮膚。切記要稀釋，濃度最高 20%。
- 避免口服，無論如何都要低劑量和短期使用（這支精油可能含有微量丙酮而令人迷茫以及有毒性風險）。

莎羅白樟 Saro

其他名稱	法納拉夢及第（馬達加斯加語 fanalamangidy）、曼陀佛莎羅塔（馬達加斯加語 mandravasarotra）
拉丁學名	*Cinnamosma fragrans*
植物科名	白樟科
萃取部位	葉片
產　　地	馬達加斯加
顏　　色	無色到淡黃色
氣　　味	很怡人、綠意、桉油醇味和溫暖
價　　格	€€

主要化學成分

- 莎羅白樟精油成分與桉油醇樟精油成分非常相似（請參見 P.166）
- 主要成分是萜烯氧化物類：1,8-桉油醇（40～48%），單萜烯類：α-松油萜（4～5.5%）、檜烯（6～9%）、β-松油萜（6～7.5%）和單萜醇類：萜品烯-4-醇（2～4%）

密度：0.896

一點點歷史

莎羅白樟或稱曼陀佛莎羅塔（mandravasarotra）精油於上個世紀末首次在馬達加斯加被發現。這種植物的馬達加斯加語的名稱意味著「對抗咒語的解方」。

你們知道嗎？

由於它卓越的抗菌能力，可以有效治療大多數常見的感染。

在馬達加斯加被用來補身，甚至是解毒。

強大的抗病毒作用，可抗呼吸道（流感、感冒、支氣管炎、扁桃腺炎、鼻竇炎、中耳炎）的病毒和細菌感染。它的特性與桉油醇樟精油非常相似（請見 P.166）。

特性

- 強大的抗病毒和祛痰作用，在感冒時建議使用這支使呼吸暢通的精油。它在冬天時很受用。
- 正如其馬達加斯加語的名稱，它的意思是「使疾病遠離」，具有激勵免疫系統的特性。
- 抗感染，它對泌尿科、婦科、皮膚病、寄生蟲和口腔感染是非常有幫助的。
- 收斂皮膚，對抗皺紋和妊娠紋尤其有效。
- 由於具有放鬆和滋補神經的特性，該精油可以消除疲勞、抗乏力和抗憂鬱。

使用方法

內服

- 若是流感或呼吸道感染，可取 2 滴精油和一茶匙蜂蜜、龍舌蘭糖漿、楓糖漿、橄欖油、麵包球或中性錠片一起服用，每日 3 回。

外用

- 為預防起見，可將 1 滴純精油塗抹在手腕或太陽神經叢。針對中耳炎，兩邊耳朵各用 1 滴精油按摩耳後。
- 針對所有冬天疾病，可稀釋於植物油再按摩前胸或後背。

- 按摩下腹防止泌尿和婦科問題，塗抹皮膚處理皮膚相關的問題。
- 擴香和運用手帕的嗅聞常用於免疫力的防禦，並有利於放鬆和補身。
- 將數十滴莎羅白樟精油調合於奶粉或中性基質，再進行芳香泡澡，有助於預防和處理耳鼻喉和呼吸系統最初的不適感（就如濕式吸入法）。

可能的結合

莎羅白樟精油與玫瑰天竺葵精油結合以處理皮膚問題，與松紅梅、茶樹一起做環境擴香可預防細菌和病毒感染。

使用注意事項

- 諮詢醫師或藥師，以獲得各種治療的適應症或口服的使用方法。
- 使用注意事項：
  - 不建議 30 個月以下兒童使用；
  - 30 個月以上有癲癇或痙攣病史的兒童禁用；
  - 患有氣喘或角膜乾燥的患者：不建議擴香和吸入；
  - 注意服用免疫抑制劑的患者。
- 用於小兒科：
  - 有 1,8-桉油醇中毒的報導指出，4 歲以下兒童不當使用鼻噴劑後發生過中毒的狀況。提醒一下，富含 1,8-桉油醇的精油禁用於 6 歲以下兒童的臉部、頸部，也不建議使用在胸部。兒童禁用滴鼻劑。

快樂鼠尾草 Sauge sclarée

拉丁學名｜*Salvia sclarea*
植物科名｜唇形科
萃取部位｜開花之全株藥草
產　　地｜地中海地區
顏　　色｜淡綠色
氣　　味｜溫暖、辛香味、香脂
價　　格｜€

主要化學成分

- 倍半萜烯類：大根老鸛草烯-D（0.50～1.50%）
- 單萜醇類：沉香醇（18～22%）、α-萜品醇（1.50～3%）
- 萜烯酯類：乙酸沉香酯（60～70%）
- 雙萜醇類：香紫蘇醇（0.15～0.30%）

密度：0.890～0.902

一點點歷史

自古以來快樂鼠尾草就被視為一種神奇的植物，八百年以來就在歐洲被當成裝飾性和藥用植物。

你們知道嗎？

快樂鼠尾草精油並沒有鼠尾草精油的危險，後者只能透過醫療處方取得，因它有神經毒性和導致流產的風險。

特性

- 可能具有雌激素作用，快樂鼠尾草精油對女性荷爾蒙失調有其影響，例如可以處理閉經、晚經以及因更年期導致的熱潮紅。
- 抗真菌，可抗皮膚和陰道黴菌感染。
- 調節皮脂分泌（青春痘、油性肌膚）和汗腺，可強化頭皮以減少落髮、抗頭皮屑和頭皮的油脂。
- 抗痙攣和補身，在乏力、疲勞和性慾缺缺的情況下對身體有激勵作用。

・激勵肝臟以降低膽固醇，並促進血液循環以紓解痔瘡和靜脈曲張。

使用方法

內服

- 取 1 滴精油和一茶匙蜂蜜、龍舌蘭糖漿或楓糖漿、橄欖油、麵包球或中性錠片一起服用，每日 2～3 回，持續 5 天，以處理更年期和月經問題。

外用

- 稀釋約 20％於植物油如杏桃核油，再按摩肝臟部位或下腹。
- 對於皮膚和頭髮問題，請在乳霜、油膏或洗髮精中加入數滴精油。
- 與更年期和身體虛弱相關產生的心理層面問題，請運用擴香或嗅聞的方式。

可能的結合

快樂鼠尾草精油與玫瑰草精油結合可減少過度出汗，與刺檜木精油調合可用於抗頭皮屑。它與西印度月桂精油、真正薰衣草和穗甘松一起則有完美的協同作用以減少落髮。

使用注意事項

・不建議用於孕婦或哺乳母親和 12 歲以下兒童。
・這支精油有類雌激素作用。因此禁用在患有乳房腫脹或荷爾蒙依賴性疾病。當前毒理學資料的期刊並不支持這些禁忌症。但芳療師和臨床醫師的經驗曾經歷過類雌激素作用的影響不應被忽視。因此作為預防措施和等待進一步的科學補充資料，我們將避免長時間使用快樂鼠尾草精油，並且應謹慎使用於荷爾蒙依賴性疾病患者或兒童。對於有家族或個人荷爾蒙依賴性癌症病史的女性，嚴禁使用快樂鼠尾草精油。
・若有疑問，請諮詢芳療專業醫師或藥師。

摩洛哥藍艾菊 Tanaisie annuelle

其他名稱	藍色洋甘菊、摩洛哥洋甘菊、藍色艾菊
拉丁學名	*Tanacetum annuum*
植物科名	菊科
萃取部位	開花之全株藥草
產　　地	摩洛哥
顏　　色	靛藍色
氣　　味	草本味、花香調、果香而甜美
價　　格	€€€€

主要化學成分

・單萜烯類：檜烯（10～25％）、檸檬烯（約 20％）、β-松油萜（2～5％）、對傘花烴（2～5％）
・倍半萜烯類：母菊天藍烴（約 10％）
・酮類：樟腦（約 1.5％）

密度：0.910～0.925

一點點歷史

查理曼大帝的《統治王室守則》（Capitulare de villis）（西元 795）裡規定要栽種摩洛哥藍艾菊。

它在中世紀文獻中被列出，例如 12 世紀的聖赫德嘉。因為具有胡椒香氣，這種植物可以替代肉豆蔻或肉桂等昂貴的香料。

摩洛哥藍艾菊傳統上用它的葉子，以前被用於利口酒的調味例如班尼狄克丁香甜酒（Bénédictine），這也是它被暱稱為「阿格布茲香甜酒」（Arquebuse）或「夏翠絲香甜酒」（Chartreuse）的原因。摩洛哥藍艾菊風味的甜味歐姆蛋於 16 世紀英國伊麗莎白女王時代備受喜愛，這種艾菊甜歐姆蛋是以該植物的英文名稱命名為艾菊。如今這種植物已不再用於烹飪，但在芳香療法中仍然是一種珍貴的植物。

你們知道嗎？

艾菊與苦艾屬於同一家族。
它的精油以其功效著稱，但要注意這裡指的是摩洛哥藍艾菊（*Tanacetum annuum*）精油，比效用普通的艾菊（*Tanacetum vulgare*）更有效，更有療癒特性。摩洛哥藍艾菊因其藥草品質和有益健康的特性而被種植，是一種高雅的植物。請不要與洋甘菊混淆，前者有時被暱稱為「藍色洋甘菊」或「摩洛哥洋甘菊」。

特性

- 強大的消炎效果，可對抗濕疹和燒傷、曬傷、易受刺激的皮膚炎，搔癢以及發炎的症狀，例如肺部發炎、關節和肌肉（關節炎、風濕病、坐骨神經痛、肌腱炎）發炎。
- 具有抗過敏特性，可處理花粉症、氣喘和其他過敏反應。

使用方法

內服

內服只有在專業治療師的建議下才能進行。

- 1 滴和中性錠片、麵包，稀釋於蜂蜜、龍舌蘭糖漿，番石榴糖漿或橄欖油服用，每日 2～3 回，以處理過敏反應。
- 若是過敏性、刺激性的發紅或搔癢，也可以純精油塗抹皮膚（事先在手肘彎曲處進行皮膚測試），以 2～3 滴塗抹敏感和刺激的部位。
- 稀釋 30% 於甜杏仁油或金盞菊浸泡油以塗抹或按摩發炎待治療的部位。
- 由於對皮膚很好，常被用於面霜或身體保養品，以及鬍後膏的配方。
- 用於香水，可以定香，因此可用於淡香水。
- 用於烹飪，可以讓一些調酒提味。

可能的結合

- 經常與真正薰衣草精油、義大利永久花和玫瑰天竺葵混合使用，以促進皮膚再生。
- 它可以與黑雲杉和龍艾精油產生協同作用，處理過敏現象。

使用注意事項

- 鑑於含有酮類化合物，不建議用於孕婦或哺乳期婦女，6 歲以下兒童以及癲癇患者。
- 避免在沒有醫療處方的情況下內服。

松脂 Térébenthine

其他名稱｜朗代海松
拉丁學名｜*Pinus pinaster*
植物科名｜松科
萃取部位｜海松樹脂[8]
產　　地｜歐洲
顏　　色｜無色到淡琥珀色
氣　　味｜木質調、氣味強而帶樹脂味
價　　格｜€

主要化學成分

- 單萜烯類：α-松油萜（70～80％）、β-松油萜（10～20%）、檸檬烯（2～4%）
- 倍半萜烯類：β-丁香油烴（1～4％）、長葉烯（0.25～1.50%）

密度：0.850～0.870

一點點歷史

松脂是由不同種類的針葉樹和漆樹科（科西嘉黑松、海松、歐洲赤松、長葉松、歐洲冷杉……）產生的天然樹脂。目前這種樹脂主要來自海松。羅馬人已經利用這種樹脂，特別是用於修補船。已知最古老的收割方法是挖洞的樹脂萃取[9]（gemmage au cròt，cròt 即「洞」（trou），為加斯科尼方言。）波爾多的律師兼農民皮耶・余格（Pierre Hugues）在 1840 年左右為他在佩薩克（Pessac）開發的新樹脂收集系統申請了

8　譯註：若是萃取針葉，就叫海松精油，而這裡是萃取海松樹脂，所以叫松脂。
9　譯註：切開松樹外層，以直接收集樹脂。

專利：樹脂罐。

你們知道嗎？

在 DIY 商店看到的松脂是從松樹樹脂蒸餾的。治療用的精油和居家 DIY 用的精油不同之處在於蒸餾的品質。千萬不要混淆！

特性

- 防腐滅菌、淨化空氣和激勵免疫系統。
- 鬆動支氣管阻塞，紓解呼吸道充血，若是支氣管炎、耳鼻喉阻塞、流感和有痰的症狀，它就可以派上用場。
- 止痛，可處理退化性關節病、關節炎，各種風濕病和坐骨神經痛。
- 在滋補心靈方面，可在乏力、不安、焦慮、疲勞時發揮有益作用，並支持尋求專注力和自信。

使用方法

外用

- 稀釋 10%於植物油（即 1 滴精油加 9 滴植物油），按摩關節和肌肉需處理的部位以及前胸。
- 嗅聞或擴香的方式，以激勵免疫系統和作用於心理層面。
- 還可以擴香以淨化客廳的空氣。

可能的結合

它可以與杜松漿果、玫瑰天竺葵、胡椒薄荷、樟腦迷迭香，檸檬馬鞭草精油完美結合以暖身。

使用注意事項

- 避免用於孕婦或哺乳期婦女以及 12 歲以下兒童。
- 不要直接使用純精油。

檸檬馬鞭草 Verveine citronnée

其他名稱	香茅馬鞭草、智利馬鞭草、秘魯馬鞭草、芳香馬鞭草、真正馬鞭草
拉丁學名	*Lippia citrodora, Aloysia triphylla, Aloysia citriodora*
植物科名	馬鞭草科
萃取部位	全株藥草
產　　地	摩洛哥
顏　　色	無色到淡黃色
氣　　味	檸檬味、甜美、清新
價　　格	€€€€

主要化學成分

- 單萜烯類：檸檬烯（約 25%）
- 萜烯醛類：牻牛兒醛（約 15%）、橙花醛（約 12%）
- 倍半萜烯類：α-薑黃烯（約 5%）、β-丁香油烴（約 5%）
- 倍半萜醇類：桉油醇（約 6%）

密度：0.885～0.895

一點點歷史

源於智利，野生於南美，在 18 世紀被引入南歐和北非。

你們知道嗎？

不應與藥用馬鞭草混淆，後者沒有氣味也不具有相同的特性。這是一種源於南美的小灌木叢，生長於安第斯山脈。然而這支精油也被稱為有香味的精油，即使在溫帶氣候也能栽種，其葉片能釋放出細緻的檸檬香氣，以及具有植物療法的療癒特性。

特性

- 消炎、抗感染和鎮靜，廣泛用於憂鬱症、壓力和失眠，並可作為多發性硬化症的支持療法。
- 抗寄生蟲，有助於對抗阿米巴性痢疾。

- 激勵內分泌腺，可預防結腸炎，包括克隆氏症。它可以支持對抗療法。
- 使用這支精油可有效緩解呼吸道過敏和阻塞。
- 如檸檬精油一樣，它可以溶解結石。
- 若是關節、肌肉和神經痛，它可發揮舒緩作用。
- 在心跳過快和高血壓的情況下也很有用。
- 在憂鬱、失眠和壓力的情況下是很好的解方，因為它不僅有鎮靜作用，還有提振特性。

使用方法

內服

- 針對阿米巴性痢疾和克隆氏症，請取 1 滴精油和一匙蜂蜜、橄欖油、龍舌蘭糖漿、楓糖漿或芝麻糊，中性錠片或麵包球一起服用，每日 2 回，持續 5 天（依據醫療處方）。若需延長治療時間，請暫停 2 天後再重新開始。

外用

- 若遵循以下的預防措施，在心理層面相關的問題可使用純精油在神經叢或手腕。
- 也可用於按摩，請在植物油稀釋約 20%。
- 由於它的價格昂貴，最好是嗅聞而不是擴香。
- 為了鎮定和放鬆，將 10 滴精油調合入奶粉或乳化劑，再倒入浴缸中泡澡。
- 可將它加入嗅吸棒吸聞以抗憂鬱，或加入水氧機裡擴香以助眠。

可能的結合

由於它成本高昂，在使用乾式不加水的擴香儀做環境擴香時，請不要遲疑，一定要與其他精油（佛手柑、真正薰衣草、依蘭……）調合使用。

與其他鎮靜神經系統的精油結合使用，例如真正薰衣草、甜馬鬱蘭、苦橙葉和紅桔精油。

使用注意事項

- 不建議孕婦或哺乳母親和 6 歲以下兒童使用檸檬馬鞭草精油。
- 若使用純精油，有引起過敏和皮膚刺激的風險；因此建議稀釋在植物油裡使用。
- 通常在使用前至少 48 小時，要在手肘彎曲處做皮膚測試。不建議用於皮膚炎患者。
- 對於內服使用，最好諮詢訓練有素的醫師意見，然後由他或有經驗的藥師陪伴追蹤。
- 藥物的交互作用：檸檬醛抑制某些藥物代謝的細胞色素 2B6，特別是抗瘧疾藥、止痛藥和抗腫瘤藥。理論上可能與這些活性成分（希寧錠、必博寧、癌德星錠、好克癌注射劑、K 他命、配西汀、美沙冬、衛滋持續性藥效錠、希利治林、蕾莎瓦膜衣錠）發生藥物交互作用。
- 請留意糖尿病的治療（研究表明檸檬醛會降低過胖老鼠血液裡的胰島素）。

山雞椒 Verveine exotique (litsée citronnée)

其他名稱	異國馬鞭草、熱帶馬鞭草、雲南馬鞭草
拉丁學名	*Litsea cubeba*
植物科名	樟科
萃取部位	果實
產　　地	中國
顏　　色	淡黃到橘黃色
氣　　味	檸檬味、帶花香和清新
價　　格	€

主要化學成分

- 單萜烯類：檸檬烯（約 12.5%）
- 萜烯醛類：牻牛兒醛（約 40%）、橙花醛（約 32%）、香茅醛（約 0.75%）

密度：0.878～0.892

一點點歷史

它最喜歡的環境是中國、越南和印度。山雞椒曾被高盧德魯伊人，亞洲民俗治療師和北美薩滿用來舉行宗教儀式，以預測未來或驅趕惡靈。羅馬神父用它來清潔專用於木星的祭壇。

你們知道嗎？

異國馬鞭草或山雞椒是一種熱帶灌木，它的漿果與胡椒具有相同的形狀，長的像「華澄茄」其葉子和花朵散發出細緻的檸檬味。生長在東南亞。儘管中國人很少食用但卻是主要的生產者。這支精油讓貓退避三舍。

特性

- 山雞椒精油最重要的是讓人放鬆，可抵禦躁動、焦慮、神經衰弱和失眠。
- 消炎和抗寄生蟲，可處理關節炎、結腸炎、類風濕性關節炎、肌腱炎、胃潰瘍和十二指腸潰瘍，還可抗黴菌感染和寄生蟲。
- 幫助消化，預防食慾不振。
- 被認為是消除異味最有效的方法。
- 山雞椒有許多應用的可能性，可與柑橘類精油調合及用於古龍水，由於它強烈的前調香氣和中調果香及甜美氣味讓人聯想到檸檬，其底蘊還帶有輕微的花香調。

使用方法

內服

- 取 1 滴山雞椒精油和一茶匙的橄欖油、蜂蜜、楓糖漿或龍舌蘭糖漿、中性錠片或小麵包球一起服用，每日 2 回持續 5 天，以處理發炎和神經緊張。若需延長療程，請停用觀察 2 天後再重新開始。

外用

- 用於按摩，請稀釋 20%於植物油，並以摩擦法按摩太陽神經叢、手腕內側或腹部，每天 2 次，以緩和神經系統疾病，局部塗抹以緩解發炎和消化道的疼痛。
- 擴香和嗅聞以作用在心理層面。
- 因它抗黴菌感染和淨化的特性，可加數滴精油在油膏、乳霜或洗髮精裡使用。

可能的結合

為了營造愉悅、歡樂和抗壓的氛圍，可將山雞椒精油與醒目薰衣草和紅桔精油調合使用。

使用注意事項

- 不建議孕婦或哺乳母親和 6 歲以下兒童使用山雞椒精油。
- 若使用純精油，有引起過敏和皮膚刺激的風險；因此建議稀釋在植物油裡使用。
- 通常在使用前至少 48 小時，要在手肘彎曲處做皮膚測試。不建議用於皮膚炎患者。
- 對於內服使用，最好諮詢訓練有素的醫師意見，然後由他或有經驗的藥師陪伴追蹤。
- 藥物的交互作用：檸檬醛抑制某些藥物代謝的細胞色素 2B6，特別是抗瘧疾藥、止痛藥和抗腫瘤藥。理論上可能與這些活性成分（希寧錠、必博寧、癌德星錠、好克癌注射劑、K 他命、配西汀、美沙冬、衛滋持續性藥效錠、希利治林、蕾莎瓦膜衣錠）發生藥物交互作用。
- 請留意糖尿病的治療（研究顯示檸檬醛會降低過胖老鼠血液裡的胰島素）。

用於烹飪

山雞椒精油和魚類、貝殼類和有些甜點搭配得很好。

岩蘭草 Vétiver

拉丁學名 | *Vetiveria zizanioides*
植物科名 | 禾本科
萃取部位 | 根部
產　　地 | 海地、馬達加斯加、印尼、巴西、留尼旺島、安地列斯群島
顏　　色 | 琥珀黃至淡紅色，甚至棕色
氣　　味 | 木質調、泥土味、煙燻調、味道強烈
價　　格 | €€

主要化學成分

- 岩蘭草酸（2.3～16.99%）
- 庫斯醇（4.53～12.73%）
- β-岩蘭維烯（0.70～9.5%）
- β-岩蘭草酮（2.36～9.53%）
- α-岩蘭草酮（2.50～4.39%）
- 異瓦倫西亞桔烯醇（7.39～16.35%）

密度：0.991～1.051

一點歷史

岩蘭草的香氣帶有木質、溫暖和放鬆的氣味，由於它的舒緩和修復作用（洗髮精、沐浴露、鬍後水等）而廣泛用於美妝品，或用於香水為後調以及定香作用，尤其是男性香水。

特性

- 促進靜脈、動脈和淋巴循環，該精油能緩解雙腿沉重、腿腫脹以及腿的疼痛、靜脈曲張、痔瘡和淋巴水腫。
- 放鬆，使我們能夠「重新定位自己」，專注於自己的生命力並緩解過多的焦慮感。
- 抗氧化，可減少細胞的降解和老化。
- 激勵免疫系統和調節月經（促進月經）的功效也是有目共睹的。

使用方法

外用

- 若是血液循環問題，甚至是淋巴循環問題（雙腿沉重、腿腫脹），將 75 滴精油稀釋於 50 ml 瓊崖海棠油，再按摩患部。
- 為了減輕壓力，尤其是在就寢時擴香 10～15 分鐘。每天 1～2 次。

可能的結合

- 用於擴香，該精油可以單獨使用，但最好是與其他柑橘類精油（如佛手柑、檸檬、甜橙）協同使用。
- 也建議使用嗅吸的方式，可以單獨吸聞或與熱帶羅勒或胡椒薄荷調合嗅聞。

使用注意事項

- 孕婦或哺乳期婦女以及 12 歲以下兒童禁用以岩蘭草精油為主的油來按摩。
- 有些作者強調它可能有「類雌激素」的荷爾蒙作用。作為預防措施，若有荷爾蒙依賴性癌症個人病史的患者應避免使用。

日本柚子 Yuzu

其他名稱 | 日本檸檬樹
拉丁學名 | *Citrus junos*
植物科名 | 芸香科
萃取部位 | 果皮
產　　地 | 中國、西藏
顏　　色 | 無色到黃色
氣　　味 | 柑橘的前調，介於綠檸檬和綠桔之間，清新，中調的蛋白霜甜味和粉味。
價　　格 | €€€

主要化學成分

- 單萜烯類：檸檬烯（75～95％）、月桂烯（1～2％）、萜品烯（2～10％）
- 單萜醇類：沉香醇（1～2％）

密度：0.840～0.860

一點點歷史

日本柚子原產於中國中部和西藏。它在 6 世紀初被引入日本和韓國，並在 20 世紀中葉出現在歐洲和美國，最後於 20 世紀末在巴西出現。

傳統上用於日本料理，它在 2000 年時跨越國界以調理西方美食。

你們知道嗎？

在日本的風俗是泡日本柚子浴，將整顆日本柚子浸入熱水澡堂以添加香氣。這種帶有美妙氣味的泡澡具有令人放鬆的療癒特性。

特性

- 日本柚子精油具有滋補和促進消化的特性，滿足大快朵頤後促進消化的基本需求，還可以處理腹脹和便祕。
- 可以調節中樞神經系統，鎮定交感神經系統。因此建議使用它於對抗焦慮、躁動，神經和睡眠問題以及壓力。
- 保持平衡，舒緩情緒。
- 還建議用於預防神經性氣喘、呼吸困難、呼吸有壓迫感和心律不整。
- 收斂效果，因為它美妙的氣味，很常被用於美妝保養品，在潔淨油性皮膚和對抗橘皮組織方面也非常有效。另外，它為所有類型的美妝保養品帶來淡淡的細緻清新感和甜美又帶檸檬的果香，可用於製作家用擴香香水和男女香水。

使用方法

內服

- 若是情緒太劇烈，出現神經性氣喘，呼吸有壓迫感或心律不整，則以 2 滴精油和中性錠片、一茶匙橄欖油、芝麻糊、蜂蜜、龍舌蘭糖漿或楓糖漿一起服用。
- 具有特殊味道，介於黃檸檬、綠檸檬和紅桔之間的氣味。特別可以用在海鮮和甜點的提味。

外用

- 1～2 滴精油與 3 滴植物油（如杏桃核油）調合，按摩肚子以促進消化。也可以按摩太陽神經叢或足弓，以防情緒過強、神經性氣喘、呼吸有壓迫感以及心律不整。
- 如上述情況，也可以使用嗅聞或擴香，以緩解焦慮、躁動、神經和睡眠問題。

可能的結合

- 這支精油與真正薰衣草、紅桔、甜馬鬱蘭和苦橙葉精油結合使用，可以有效治療睡眠問題。
- 與海茴香、絲柏和甜茴香精油結合以處理橘皮組織，與大西洋雪松、松紅梅、葡萄柚、廣藿香、馬鞭草酮迷迭香和茶樹精油，則用在油性肌膚。

使用注意事項

- 請勿用於孕婦或哺乳期婦女以及 6 歲以下兒童，除非有醫療諮詢，否則不得用於癲癇和氣喘患者。
- 該精油沒有光敏性，因為它是通過蒸餾果皮而不是壓榨萃取。然而它仍有些微的刺激性，小心使用在皮膚敏感或容易過敏的人！

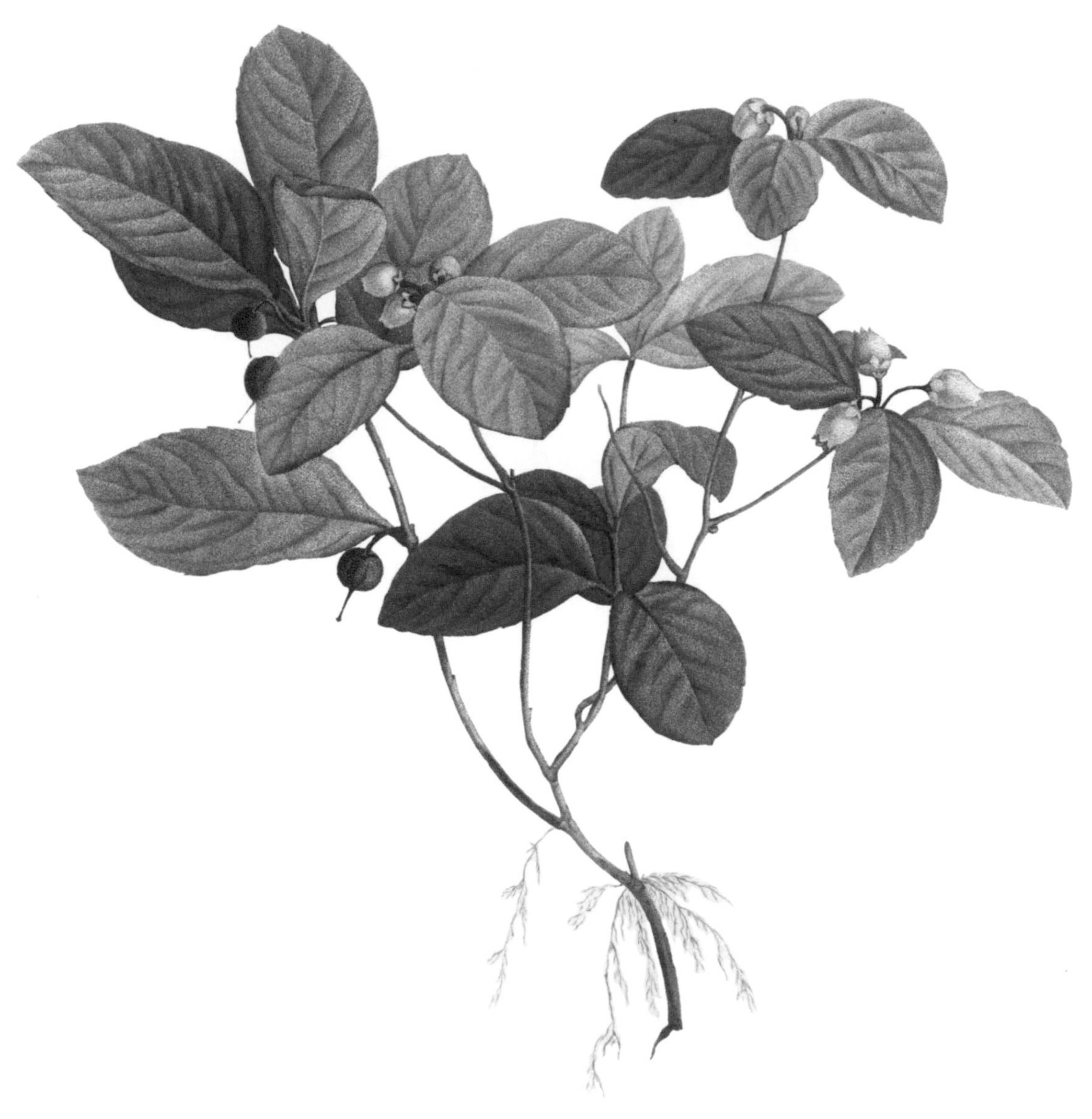

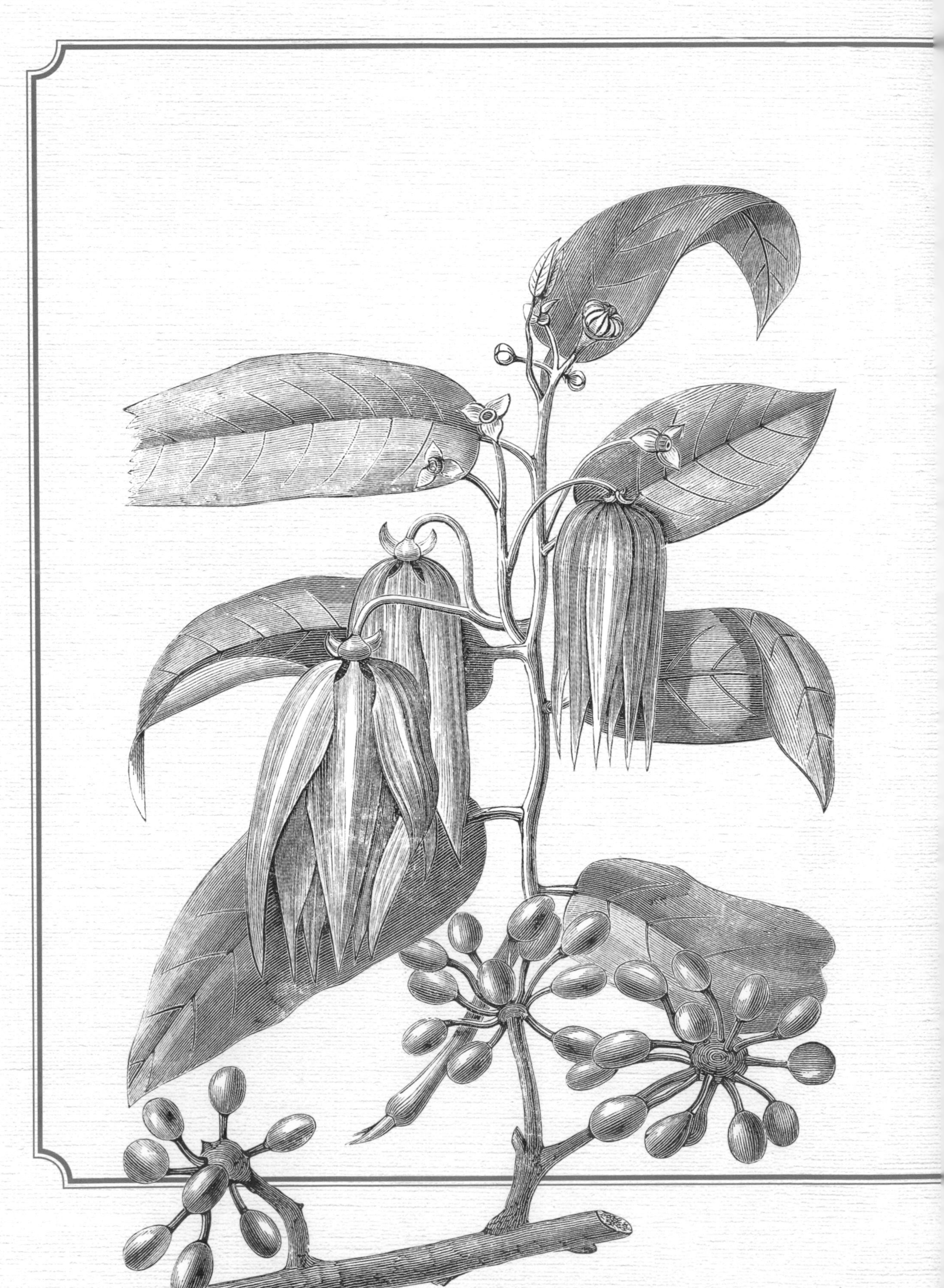

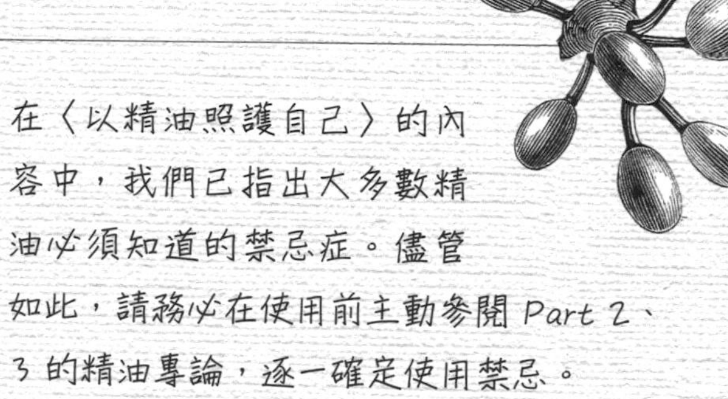

在〈以精油照護自己〉的內容中，我們已指出大多數精油必須知道的禁忌症。儘管如此，請務必在使用前主動參閱 Part 2、3 的精油專論，逐一確定使用禁忌。

Part 4 以精油照護自己

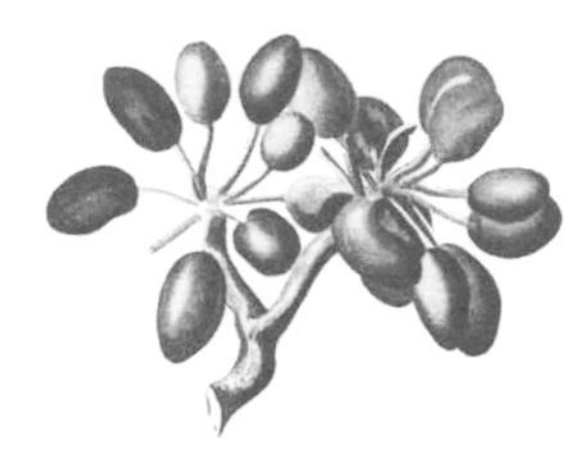

耳鼻喉／呼吸道問題

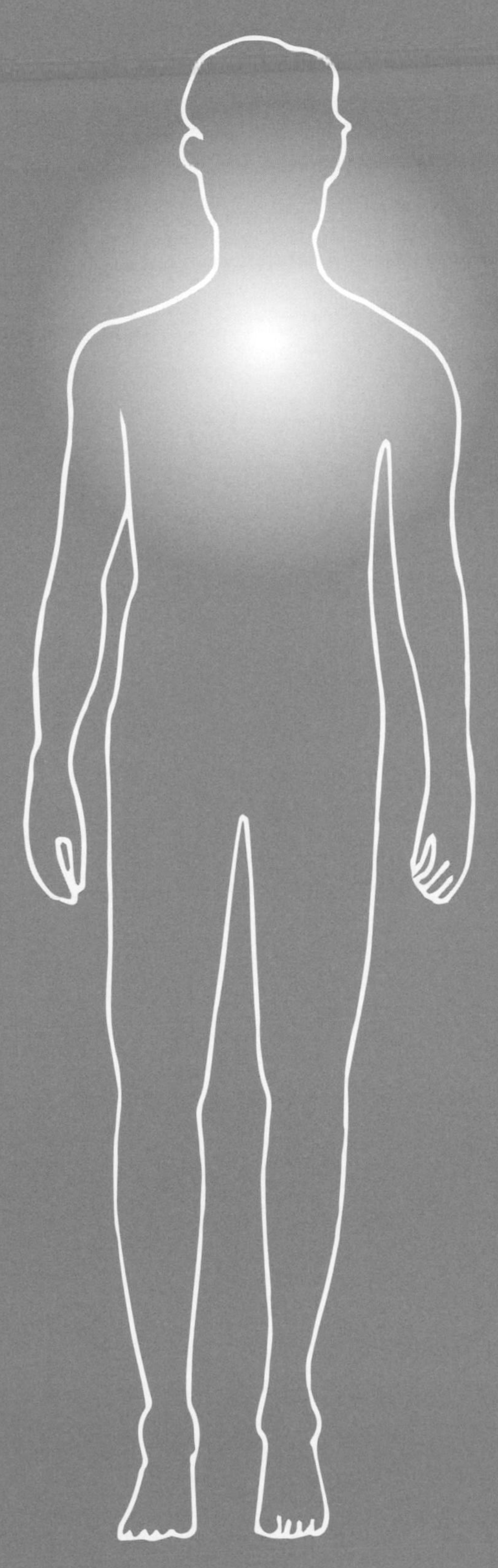

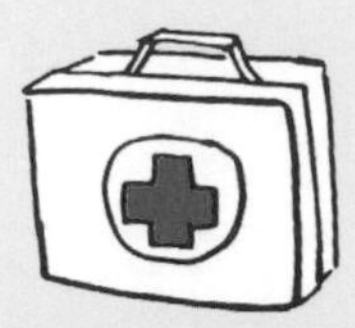

冬天保健箱

茶樹精油

細菌或病毒的耳鼻喉感染

- 單獨使用或與桉油醇樟或綠花白千層精油調合，按摩腳底，擴香或沾在手帕嗅聞。

澳洲尤加利精油

細菌或病毒的耳鼻喉感染、著涼、鼻竇炎、感冒、發燒、流感

- 單獨使用或與桉油醇樟或綠花白千層精油調合，按摩腳底，擴香或沾在手帕嗅聞。

綠花白千層精油（冬天的療癒）

疱疹（預防和治療疤痕）

- 取 1 滴純精油點在囊泡上，每天 5 次。

流感、流感症狀（預防和治療）

- 單獨使用 5 滴或與桉油醇樟精油結合，按摩腳底或手腕，每天塗抹 1 次以預防，最多 5 次以治療。

鼻竇炎

- 取 1～2 滴按摩鼻竇或倒入沸水中稀釋以吸入，每次 15 分鐘，每天 1～3 次。

穗花薰衣草精油

中耳炎

- 在等待醫生診療前或輔助治療時，可用 1～2 滴純精油塗抹耳朵周圍。

鼻塞

- 倒 2 滴在手帕上，深深吸聞。

桉油醇樟精油抗病毒

疱疹

- 取 1 滴點在囊泡上，每天 5 次。

流感和任何病毒性的疾病（預防和治療）

- 單獨使用 5 滴或與綠花白千層精油結合，按摩腳底或手腕，每天 1 次以預防，最多 5 次以治療。

精油購買的高峰期落在北半球的冬天，那是我們飽受病毒或細菌入侵之苦的季節。我們的免疫力在冬天確實比較弱，然而細菌的致病力在這時是最強的。因此，我們需要使用這些作用強大的芳香炸彈！

耳鳴

請見「耳朵裡有嗡嗡聲／耳鳴」P.287

呼吸道過敏

你們會鼻子刺痛、眼睛流淚或喉嚨發癢嗎？這一定是過敏。無論原因為何（塵蟎、寵物毛髮、花粉、化學藥劑……），最好儘快處理，在症狀變得更糟以及讓人筋疲力竭之前要迅速採取行動。

緊急護理

- **羅馬洋甘菊**精油：1 滴純精油

滴在口服載體（小麵包球、蜂蜜、中性錠片）服用，在緊急情況下每 15 分鐘服用 1 回，最多 4 回。

深度治療

- **羅馬洋甘菊**精油：30 滴（抗過敏）
- **甜馬鬱蘭**精油：30 滴（鎮定）
- **龍艾**精油：60 滴（抗過敏）。避免用於 3 歲以下小孩
- **瓊崖海棠油**：裝滿 50 ml

這組消炎和抗過敏完整配方，在有症狀時按摩鼻翼、鼻竇、前胸，每天 2～4 次，最多為期 5 天。若需繼續療程，請停用數日後再重新開始。但花粉期（請上網查詢）很短，有時還穿插著不需要療程的下雨天。

- **羅馬洋甘菊**精油：3 滴（抗過敏）
- **檸檬香茅**精油：2 滴（消炎）

預先準備好的這組抗過敏的複方精油，在容易出現過敏的時候每小時擴香 15 分鐘以淨化空氣。

不可不知

羅馬洋甘菊純露可以舒緩眼睛的刺激（以噴霧方式）和鼻子：定期噴鼻子以防呼吸道過敏。一般對於處理花粉症，通常在花粉季來臨前的一個月，每天將 4 湯匙純露加入 1 公升開水飲用。

咽喉炎、扁桃腺炎

扁桃腺感染表現在發炎、吞嚥疼痛和頭痛。咽喉炎大部分是病毒引起的，因而不會發燒，但會伴有暫時的聲音嘶啞，有咳嗽或沒有咳嗽。反之，若是細菌引起時，會突然發燒並出現非常劇烈的喉嚨痛。

抗病毒緊急護理

- **桉油醇樟**精油或**茶樹**精油：1 滴純精油

滴在口服載體（小麵包球、蜂蜜、中性錠片）服用，在一開始有症狀時服用以快速緩解。每 30 分鐘服用 1 回，第一天最多可服用 6 回。

深度治療

- **側柏醇百里香**精油，如果沒有則用**沉香醇百里香**或**龍腦百里香**：30 滴（強力抗感染）
- **絲柏**精油：15 滴（類可體松）
- **胡椒薄荷**精油：15 滴（麻醉）
- **月桂**精油：30 滴（抗感染且有輕度麻醉特性）
- **杏桃核油**，若是噴霧就用**橄欖油**：裝滿 10 ml

取 4 滴調合油按摩喉嚨或噴入喉嚨，每天最多 5 次或直到症狀改善為止，最多 5 天。

針對口腔噴霧，請將調合油裝入適用植物油的噴霧瓶。

此配方禁用於孕婦、哺乳母親、6 歲以下兒童和癲癇患者以及有荷爾蒙依賴型癌症的個人病史。

⚠ 抗菌緊急護理

- **檸檬香茅**精油：1 滴

滴在口服載體（小麵包球、蜂蜜、中性錠片）服用，在一開始有症狀時服用。每 30 分鐘服用 1 回。第一天最多可服用 6 回。為了快速緩解，還可以按摩喉嚨。

抗菌的深度治療

- **側柏醇百里香**精油或**檸檬香茅**：30 滴（強力抗感染）
- **肉桂皮**精油或**丁香花苞**：15 滴（強力抗感染）
- **胡椒薄荷**精油：15 滴（麻醉）
- **月桂**精油：30 滴（抗感染和輕度麻醉）
- **杏桃核油**，若是噴霧就用**橄欖油**：裝滿 10 ml

針對口腔噴霧，請將調合油裝入適用植物油的噴霧瓶。

取 4 滴調合油按摩喉嚨或噴入喉嚨，每天最多 5 次或直到症狀改善，最多 5 天。

此配方禁用於孕婦、哺乳母親、12 歲以下小孩和癲癇患者。

你們知道嗎？

朱利安・思費（Julien Sfeir）博士對化膿性鏈球菌做了不同的精油檢測。檸檬香茅和肉桂已被證明是最有效的。他解釋：富含醛類（肉桂的肉桂醛；檸檬香茅的橙花醛和牻牛兒醛）或酚類（肉桂的丁香酚）的精油比含有香荊芥酚或百里酚的精油對呼吸道感染的細菌作用更強。因為前者可以修改並破壞它們的細胞膜[1]。

氣喘

氣喘表現在由支氣管痙攣引起的呼吸不適。它的成因鮮為人知，但常常是與對立衝突情緒相關的過敏，或源於細菌，甚至是真菌，甚至是上述其中幾個因素結合在一起產生的不適，而這可能會導致威脅生命的危機。剛出現癥狀時，應請患者去就醫，尤其是出現呼吸困難、高血壓、言語障礙或警覺性問題。

氣喘發作有時難以識別，因為其症狀可能與其他呼吸道疾病相仿。讓人聯想到氣喘的四個癥狀是咳嗽（乾咳或帶有喘氣聲和一點點痰的濕咳）、呼吸困難、喘鳴聲、胸悶。

⚠ 緊急護理

- **阿密茴**精油：1 滴稀釋於身體乳或植物油

每 30 分鐘按摩一次神經叢。這並不是要放棄對抗療法而是輔助共存。

急用小訣竅

將你們的浴室變成蒸氣浴！儘量讓淋浴間或浴缸流著很熱的水，讓整個浴室充滿熱蒸氣。讓有呼吸困難的人進去吸這種潮濕空氣 10 分鐘：保證有效！

深度治療

這是刺激性細支氣管的真正舒緩油膏！

- **羅馬洋甘菊**精油：60 滴
- **龍艾**精油：30 滴（如果氣喘是由過敏引起的）

以 5 滴塗抹前胸和上肩。

孕婦、哺乳期婦女和 6 歲以下兒童使用不得超過 5 天。

- **甜馬鬱蘭**精油：30 滴
- **真正薰衣草**精油：30 滴
- **榛果油**或**蓋倫乳霜**以製作滋潤油膏：裝滿 50 ml

與上述相同的塗抹方法。若發作時使用摩擦按摩法，每 30 分鐘使用 1 次，可重複 3 次。

此配方適用於 3 歲以上兒童。

我的健康小訣竅

- 若氣喘是源於過敏，過敏者必須確定哪些物質可能導致這些症狀。而隨後必須避免與過敏原

1 藥學博士論文「精油在化膿性鏈球菌治療咽喉炎的地位」在《藥學新聞》中轉載，卷 52，第 530 期，2013 年 11 月，第 46～50 頁。Doi：10.1016/j. actpha.2013.09.011. www.em-consulte.com/en/article/848210

接觸。最常見的原因是螨蟲。研究顯示尤加利、丁香花苞（2%），以及德國洋甘菊、土荊芥和甜茴香精油能摧毀室內的塵螨。

- 避免鋪大地毯、小地毯，使用羽毛或羊毛的寢具。請記住要保持通風和定期清潔家居環境，尤其是如果家裡有寵物，最後別忘了要打掃車子！
- 避免吸二手菸（當然自己也不要抽菸！）、污染，高溫和強烈的情緒起伏，並做適當的運動，例如游泳，以增加肺活量。
- 很少有研究顯示精油在治療氣喘的功效。這些緩解氣喘的芳療建議，無論如何都不會違背氣喘的對抗療法，特別是速效乙二型交感神經致效劑。

耳朵裡有嗡嗡聲／耳鳴

若在腦中或耳朵（一邊或兩邊）一直聽到嗡嗡聲或嘶嘶聲，就如 17%的法國人一樣患有耳鳴困擾。可以請醫師幫忙清除阻塞的耳垢。倘若嗡嗡聲持續存在，則有必要諮詢耳鼻喉科醫師，因為這可能是高血壓的最初癥狀，甚至是血管或神經問題，目前並沒有解決這個問題的方法。專科醫師建議練習心理調節或艾瑞克森催眠術，以學習如何「與之共處」。我們對聲音的關注越多，與聲音的纏鬥就越多，聲音就會變得越煩人。因此要避免安靜無聲的環境（例如播令人放鬆的背景音樂），最重要的是不要孤立自己。

⚠ 緊急護理

- **絲柏精油**：1 滴稀釋於一點點的植物油

每天按摩耳後最多 3 次，持續 3 天。

若有個人荷爾蒙依賴型癌症病史，則禁用此配方。

深度治療

- **科西嘉島義大利永久花精油**：10 滴（促進循環）
- **廣藿香**或**絲柏精油**：10 滴（促進循環）
- **熏陸香精油**：10 滴（紓解靜脈和淋巴充血）

每天取 1～2 滴此複方純精油按摩耳後 2～3 次，直至明顯改善。若沒有改善，請停止療程。

我的健康小訣竅

順勢療法也是一種很好的療法，尤其如果嗡嗡聲是由藥物或漿液性中耳炎引起的（疼痛和感染是由於在耳膜後面積聚了過多或濃稠的液體所引起）；這將由醫師診斷。

病毒性支氣管炎

這種支氣管黏膜的發炎，會導致有痰濕咳或呼吸困難而造成疲勞，尤其在咳嗽時會胸痛。發燒和畏寒可能與此有關。支氣管炎可以源於病毒或細菌，但最常見的是由病毒感染。

有兩種支氣管炎：急性支氣管炎和慢性支氣管炎。急性支氣管炎常見於冬天，通常始於感冒或其他呼吸道疾病，它通常是短暫為期 4～5 天，由於是支氣管發炎，咳嗽可能會持續而超過這段時間。慢性支氣管炎可能是由於經常發生的急性支氣管炎積累而成，也可能是由於其他不良因素造成，例如吸菸。慢性支氣管炎並非無害。定期的醫療檢測很重要，而且需要長期服藥。

若是細菌性支氣管炎，可以加酚類精油到以下建議的「細菌感染」配方，或服用不同品牌提供的「抗生素」精油膠囊，品牌選擇有：GAE（Naturactive）、Force（芳香典籍 Le Comptoir Aroma）、Aromasantis BTG（Santispharma）、Oléocaps（普羅芳 Pranarôm）等。另請見「細菌呼吸道感染（支氣管炎、鼻竇炎等）」P.293。

精油和抗生素抗藥性

- 抗生素的抗藥性已成為影響我們所有人的主要全球性問題，並且有可能深深影響後代。全世界的領導人已經意識到這些「超級細菌」的抗藥性，會使某些疾病（例如肺結核）的治療變得複雜而棘手。一位世衛組織代表近期對這個日益惡化的現象感到震驚，遺憾的是不再出現新的抗生素類別。在全球，因抗生素抗藥性問題已經造成 700,000 人死亡，其中包括美國 23,000 人。現在是時候正視精油在抗感染領域的表現了。它們的成分富含 100 多種不同比例的分子，可成為抗生素的替代品，其治療能力已得到讚賞。

- 摩洛哥的一位研究人員最近在他的國家開發一種結合盤尼西林和精油的藥物，並顯示添加精油可以增強抗生素的效力，並避免抗藥性。

⚠ 緊急護理

- **綠香桃木**精油：1 滴

加入 1 湯匙（15 ml）祛痰糖漿（例如卡玻西典）或口服載體（小麵包球、蜂蜜、中性錠片）三餐飯後服用。

若僅此精油不足以舒緩症狀，請同時使用深度治療提供的完整配方。

你們知道嗎？

在德國，諾伊蒙德實驗室與慕尼黑大學醫院一起開發了用於醫院的護理精油：保養呼吸道的「有機深呼吸芳療護理油」（Aromapflegeöl bio zum Durchatmen）。該配方包含了白千層和綠香桃木精油，並稀釋於荷荷芭油和芝麻油。以此調合油進行「撫觸按摩」（非常柔和以及非常放鬆的按摩手法，尤其是施作在手、前臂和腳），每天 1～2 次，持續數日，直至明顯改善。

孕婦和哺乳母親以及 6 歲以下兒童禁用此配方。

深度治療

- **白千層**或**綠花白千層**精油：15 滴（抗病毒和紓解充血）
- **綠香桃木**精油：15 滴（祛痰和鎮靜）或**土木香**精油：5 滴
- **澳洲尤加利**精油：10 滴（抗病毒和紓解充血）
- **瓊崖海棠油**：裝滿 10 ml

每天以此調合油按摩前胸、上背和腳底 4 次，直至症狀改善。

孕婦在懷孕期間的前 6 個月和 3 歲以下兒童禁用此配方。

皮耶-瓦爾多中心（下萊茵省的馬爾穆蒂耶）為有精神障礙和自閉症的成年人提供**替代療法（用於支氣管炎）**，適用於有家人同意的醫療處方使用芳香療法。

- **藍膠尤加利**精油：2 滴
- **桉油醇樟**精油：2 滴
- **綠花白千層**精油：2 滴
- **龍腦百里香**：2 滴
- **身體乳霜**或**摩洛哥堅果油**（在此中心使用的乳霜是以石蠟為基底，因為某些個案只能接受這種乳霜）：15 ml

每天按摩後背、前胸和足弓 3～4 次，為期 8 天。

孕婦和哺乳期婦女及 6 歲以下兒童禁用此配方。

見證

茱莉・蘇德蘭（Julie Soudrain）在藥學論文中解釋她在皮耶-瓦爾多中心實踐的芳療經歷：「2013 年 2 至 6 月期間，透過芳香療法治療了 3 名支氣管炎病例。前兩名患者迅速顯示出改善的癥狀：痰液鬆動、濕咳的痰減少而且咳嗽頻率降低，最終完全不咳。第三位患有自閉症的患者則經常觸摸自己的臉按摩鼻子，這有利於鼻腔分泌物流入口腔及吞嚥。對於這種更複雜的情況，則採用傳統的抗生素治療。因此，這種治療方式顯示出具有一定的療效，但不是絕對的。」

治療費用的比較：常規治療／芳香療法		
	常規治療	**精油治療**
成分	卡玻西典 普拿疼 1 g 包 海水鼻噴霧劑 阿莫西林 1 g Dexeryl	藍膠尤加利精油 桉油醇樟精油 綠花白千層精油 側柏醇百里香精油 特效保濕乳液
療程	6 天	8 天
費用	12.41€	1.60€

這意味著在一開始就可為抗生素治療節省 **10.81€**，對患者有實際助益。

我的健康小訣竅

- 使用在藥局販售以精油為基礎的栓劑，它們通常含有桉油醇以淨化呼吸道，紓解充血並減輕發炎。早、晚各施用 1 顆栓劑，為期 3 ~ 5 天。
- 請記得要為肝臟排毒，請使用 1 包乙醯半胱氨酸（非常強大的肝臟再生劑，在醫院處理普拿疼中毒的解毒藥）。在早上、中午和下午 4 點各服用一回，將可鬆動支氣管分泌物，並幫助防禦對抗其他的感染。

結膜炎

若是眼睛發紅、刺痛、灼熱或感覺有「沙粒」，則很可能是結膜炎。它是一種黏膜發炎，覆蓋部分的眼睛，但不會影響視力。

▲ 緊急護理

- **矢車菊純露**：15 ml

用這種鎮靜的純露洗眼睛。每天在眼睛的內角倒幾滴純露或用無菌敷料濕敷，每天 2～3 次，持續 5 天。

在眼睛刺痛期間，將純露保存於冰箱最多 15 天。

深度治療

請務必諮詢醫師以了解造成的原因。在等待期間，這種溫和的配方將儘量緩解最初的症狀：

- **羅馬洋甘菊純露**：15 ml
- **真正薰衣草純露**：15 ml

每天以此複方純露浸潤眼睛 3 次，並保護眼睛免受強光照射。

每個人都適用這種照護。

請留意！

切勿在眼睛周圍或眼睛裡面使用精油！若意外發生，請立即用最厚重的植物油沖洗並聯絡最近的毒物防治中心。唯一的例外是，用稀釋的**義大利永久花**精油於眼周和眼瞼，改善黑眼圈。

為了讓治療更完善並避免新的感染，以下是必要的預防措施：

- 使用保護眼睛產品前請務必洗手；
- 白天避免揉眼睛；
- 結膜炎期間請勿化妝；
- 若有必要，請使用合適的太陽眼鏡保護眼睛以免受光照；
- 在沒有戴隱形眼鏡的情況下進行舒緩的眼浴，完成後請等待 15 分鐘再戴上隱形眼鏡。

百日咳

請見「乾咳」P.298。

儘管疫苗已被廣泛使用，但百日咳仍難以治療，常常會復發於兒童和成人，這種疾病會讓人很累，尤其是咳嗽發作有時會持續兩個月以上。

失聲

在冬天很常發生，失聲是聲帶連接不當，因而無法正確地共振。通常這種現像是無害的，並在 2～3 天內會消失。但若持續超過 15 天，則需要諮詢醫師以確認是否為更嚴重的疾病。

▲ 緊急護理

- **絲柏精油**：1 滴
- **側柏醇百里香精油**：1 滴
- 1 匙蜂蜜或含有 α-澱粉酶（對抗療法的分子）的糖漿

調合均勻，每日服用 3 回，持續 2 天。

請留意，若有個人癌症史（因為絲柏的關係），則使用 2 天後不得再延長療程。

深度治療

- **檸檬香茅**精油：2 滴
- **苦橙葉**精油：2 滴
- **杏桃核油**：3 滴

將熱敷料浸泡在上述調合油裡，再溫敷喉嚨 10 分鐘，每天數次。也可將這些精油加入芳香蜂蜜水。先調合在 1 湯匙蜂蜜，再加入花草茶。

我的健康小訣竅

如果我們觀察嬰兒的尖叫聲或狗吠聲，會發現他們永遠不會失聲（除非有喉炎）。好好吸氣、吐氣和吶喊是我們已經忘記的本能反射行為。為了恢復聲音、唱歌或說話，有三件重要的事：學習和練習控制吐氣、發聲和音色（高音），不論發出的音調強度和音色如何。

嘗試以自己的速度在不產生任何聲音的情況下吐氣。最多吸氣 2 秒（幾乎沒什麼空氣）然後透過浸入水杯的吸管非常緩慢地吐氣 8 秒，然後 10 秒，最後 12 秒，仍然保持吸入少量的空氣。將會發現說話所需的空氣很少，壓力也很小。

建議可飲用百里香和黑莓花草茶。

發燒

發燒的特徵是體溫異常升高，高於 38°C，通常是由感染引起的，這是身體對感染的反應方式，也可能會發生在發炎生病時。這是反映人體抵抗感染因子入侵的天然防禦作用。它本身並不危險，因此不應急著處理退燒。

退燒按摩油

自 2003 年以來，在德國阿倫（Aalen）實行芳香護理的歐斯塔綜合醫院（Ostalb-Klinikum），護理師使用「檸檬按摩油」，由 12 滴檸檬精油加入 50 ml 甜杏仁油。這種調合物適用於發燒的狀況，塗抹（數滴）於腳底。若塗抹 5 分鐘後，溫度仍保持在 38.5°C 以上，再服用一般的解熱藥（退熱）以相輔相成。因為檸檬精油會引起皮膚刺激，選擇腳底是因為在這個位置有大量的汗腺和皮脂腺可以減少皮膚刺激的風險，又不妨礙透過皮膚吸收。在該診所，發燒時也會噴胡椒薄荷純露或加入梳洗的水裡使用。

⚠ 緊急護理

- 第一個反應是將腳浸入熱水浴（38～39°C）15 分鐘，在浴缸加入 10 滴檸檬精油調合於 1 湯匙沐浴露、嬰兒牛奶或非脫脂奶（粉狀或液態）。

深度治療

- **澳洲尤加利**或**綠花白千層**精油：5 滴（解熱）
- **桉油醇樟**或**莎羅白樟**精油：10 滴（抗病毒）
- **胡椒薄荷**精油：2 滴（抗病毒和解熱）
- **昆士蘭堅果油**或身體乳：裝滿 5 ml

每天用這組調合油大力擦拭全身 3 次，直至症狀改善。

孕婦、哺乳母親、6 歲以下兒童和癲癇患者禁用此配方。

我的健康小訣竅

當直腸溫度高於 38.5°C 時，我們稱之發燒。否則這是身體的正常反應，包括升高溫度以破壞病原體。通常是源於感染，伴有其他癥狀（身體疼痛、頭痛、疼痛……）。很多時候我們第一個反應是錯誤的，因為不允許身體表達疾病的其他癥狀想讓它消失，所以會影響醫師做出準確的診斷：經常在非必要時就開抗生素。以下是一些有助於退燒的簡單建議：

- 多喝水，比平常的每日攝取量多 1 公升，主要是水或低糖花草茶、果汁或蔬菜汁、肉湯。必須在不渴時就要喝水。
- 不要讓所處的空間溫度過高；

- 不要穿太多，除非是感到畏寒，這樣才能使身體更能調節溫度；
- 若發燒低於 39°C，請避免立即服用退燒藥，因為發燒是身體的防禦機制。

流感

基本上這種病毒疾病是在冬天發作，盛行於北半球 12 至 3 月之間，但其實一年四季都可能發生這種流感。流感通常是一種輕度但令人害怕的疾病，尤其是對老年人。最初有幾個特別的症狀：突如其來的高燒（39～40°C），嚴重疲倦和肌肉痛（身體疼痛）或關節痛。這是一種病毒感染疾病，但經常是開抗生素處方，然而這對病毒並沒有效果！倒不如尋求芳香療法，因為這更適合處理流感。

⚠ 緊急護理

預防用

- **桉油醇樟**精油：1～2 滴純精油

按摩手腕內側並深深呼聞，如果身邊有病人，則每天最多使用 3 次，或整個冬天的早晨從家裏出發去工作前使用。

深度治療

抗流感的防禦

- **綠花白千層**或**白千層**精油：90 滴（抗病毒）
- **澳洲尤加利**精油：120 滴（抗病毒）
- **檸檬**精油：150 滴（抗病毒）
- **桉油醇樟**或**卡塔菲**精油：150 滴（抗病毒）

充分調合後，取 4 滴和口服載體（小麵包球、蜂蜜、中性錠片）服用。在有風險期間，每天早上和晚上進餐時服用。一週服用 5 天。

此複方精油有多種使用方式：

- 擴香：倒 20 滴在擴香儀，每小時擴香 15 分鐘。
- 泡澡：15 滴（成人）與身體乳，中性基質或沐浴露調合。
- 按摩：將 25 滴精油與 20 滴杏桃核油調合，塗抹前胸和上背。

以上同劑量的配方適用於成人、3 歲以上兒童、懷孕滿 6 個月的孕婦和哺乳期婦女。

治療配方

以相同的配方和劑量，每天擴香 5 次，按摩全身的淋巴結或口服，每天 4～5 次，為期 5 天。

茱莉・蘇德蘭（請見 P.287 的病毒性支氣管炎）提供兩種配方：

- **綠花白千層**精油：10 滴（抗病毒）
- **澳洲尤加利**精油：10 滴（抗病毒）
- **桉油醇樟**精油：10 滴（抗病毒）
- **油性乳霜**：25 ml

每天按摩前胸、後背和足弓 3 次，為期 5 天。

- **綠花白千層**精油：2 滴
- **生理食鹽水**：10 ml

鼻噴劑：將以上材料裝入超音波噴霧器（在藥局有販售）。先用海水噴霧劑洗完鼻子，再噴入鼻子，每天使用 2 次，為期 5 天。

此配方相當於使用 1 瓶果美諾嫣製成的噴霧劑，這是醫師開出非常古老的藥方（以綠花白千層精油為基底的專業用藥）。

（茱莉・蘇德蘭的論文指出）觀察一位女患者的總結：「在治療結束時，患者不再有流感症候群的症狀（身體疼痛、咳嗽、流鼻涕、發燒……），以及診所檢查確認她確實已康復了。這樣就能免除院內其他人受到傳染的風險。」

一般對抗療法與芳香療法的比較		
	常規治療	**精油治療**
成分	普拿疼 1 g 安沙咳停糖漿	生理食鹽水 單劑量小包裝 綠花白千層精油 桉油醇樟精油 澳洲尤加利精油 滋潤型乳霜
療程	5 天	5 天
費用	7.65€	3.89€
與常規療法相比，芳香療法可節省 3.76€（TWD 120），對患者有實際助益。		

打嗝（成人）

打嗝是由傳入神經或傳出神經的刺激或控制呼吸肌肉（尤其是橫隔膜）的脊髓中樞受刺激。這會造成不自主的反覆痙攣性收縮，然後聲門突然閉合，阻止空氣進來並產生獨特的聲音。這沒什麼好緊張的，除非用了下列方式處理後，幾分鐘後打嗝還停不住，才需要諮詢醫師。

⚠ 緊急護理

- **龍艾**精油：1 或 2 滴

將精油倒在口服載體（小麵包球、蜂蜜、中性錠片），並儘快服用。打嗝應該會像變魔術一樣馬上就停止！也可以稀釋於植物油（在這種情況下，使用不超過 2 次）按摩食道。**綠桔**精油更溫和以及適用於所有人，可與之輪替使用。

要如何止住打嗝？

儘可能屏住呼吸、喝大量冷水或在舌下含一塊方糖。

免疫力（增強）以及預防耳鼻喉和呼吸道疾病

每年冬天的風險都是一樣的：生病和身體變虛弱。避免冬天疾病最好的方法是強化身體，使得更有抵抗力。

⚠ 緊急護理

- **桉油醇樟**精油：1 滴

每天早晨按摩太陽神經叢或手腕，特別是在秋天，每週使用 5 天。

深度治療

- **桉油醇樟**精油：50 滴
- **檸檬**精油：100 滴
- **龍腦百里香**精油：50 滴
- **杏桃核油**：裝滿 50 ml

按摩用，適合成人和 6 歲以上兒童。從天氣開始冷到二月底，每個月使用 2 週，以 5 滴調合油局部塗抹前胸、頸部和／或腎上腺部位和／或手腕。塗抹後 3 小時內不要曝曬於陽光。

- **錫蘭肉桂**精油：1 滴
- **檸檬**精油：2 滴

適用於成人和 12 歲以上小孩口服。將這 3 滴複方精油倒在口服載體（小麵包球、蜂蜜、中性錠片或 1 茶匙食用植物油）服用，並在吃完早餐時服用，每個月使用 15 天，請錯開稍前提到塗抹皮膚的時間。這是很厲害的消除疲勞好辦法！

預防勝於治療！

避免在冬天生病最好的方法是加強身體免疫力。沒有什麼比避免用抗生素更好了！為此提出簡單有效的建議。

- **定期讓房子通風**：使房間內的空氣流通。以消滅存留在空氣中的細菌，請在房間四個角落使用精油消毒噴霧劑（請見 P.426）。
- **食物是很重要的**：食物越多樣化和平衡，它將越激勵免疫系統。為什麼不在營養師的協助下偶爾嘗試斷食來做身體排毒呢？
- 許多研究已經觀察到富含**維生素 A** 的飲食價值，被稱為「抗感染維生素」。維生素 C 可抗氧化，可以加強呼吸道。至於維生素 E 和 β-胡蘿菌素，則直接強化免疫反應。別忘了我們都缺乏的維生素 B 群和維生素 D，而它們對免疫力很重要。

- **每兩個月服用一次益生菌**，含乳酸桿菌和雙歧桿菌的益生菌，有利於腐生菌株的生長，既可激勵免疫力又能防止致病細菌的繁殖！為了治療效果更完善，與益生菌結合使用的功能是滋養益生菌！作為預防性治療，理想的做法是在晚上就寢前服用，因為細菌需要時間，一整夜沿者腸道安頓下來。請務必留意儘量遠離用餐時間使用，因為食物（尤其是熱食）會破壞並使它們的治療活性降低 80％。
- 使用 15 天到 1 個月的**微量元素**，可選擇銅、金、銀、錳和鋅。

預防新型冠狀病毒（SARS-CoV-2）

2019 年底開始在全球大流行，這裡有一些預防病毒感染的建議，特別是與 Covid-19 相關的建議。

消毒凝露

- **檸檬**精油：10 滴
- **茶樹**精油：5 滴
- **月桂**精油（最好由漿果萃取，不然就枝幹）：5 滴
- **檸檬香茅**精油：10 滴
- **蘆薈凝膠**：95 g
- **荷荷芭油或摩洛哥堅果油**：3 ml

在研磨缽裡混合，最好是保存在真空瓶。視需求塗抹於身體需要消毒的部位，每天最多 5 次。

請注意，這種凝露具有光敏性：消毒塗抹的部位在使用後 3～6 小時內不要曝曬於陽光。

抗病毒的防禦擴香

- **茶樹**精油：3.5 ml
- **藍膠尤加利**（或多苞葉尤加利）精油：3 ml
- **佛手柑**精油：3 ml
- **綠花白千層**精油：0.5 ml

調合於 10 ml 琥珀色玻璃瓶。

每小時以 10 滴擴香 10～20 分鐘（或每 3 小時一次，視空間大小）。

對其中任何成分過敏的情況下禁用，包括孕婦或哺乳期婦女以及 6 歲以下兒童。氣喘或癲癇患者慎用。

若需要戴布口罩，也可以使用這種複方建議來提升布口罩的過濾效果。在布口罩滴 3～5 滴，稍等一下再戴上。如有必要，可以重複操作。

用於治療

吸氣

- **加拿大鐵杉**或**歐洲赤松**或**綠花白千層**精油：3～5 滴

倒入一碗熱開水中，早、晚吸聞 10 分鐘。也可以滴在手帕嗅吸，為期 10 天。

若是乾咳

- **紅香桃木**精油：2 滴

與 1 湯匙蜂蜜服用，每日 3 回。

若是發燒

- **澳洲尤加利**精油：10 滴

在沸水盆裡加入一把粗鹽足浴 10 分鐘，每天 3 次。

不要猶豫，請隨時用（藥局販售的瓶裝或單次用小瓶裝）生理食鹽水洗鼻子。

COVID-19：更多建議

- 每天喝數次含有八角茴香和洋茴香的花草茶。
- 維生素 C 能有效對抗病毒。
- 除了多洗手和用酒精溶液消毒手外，還可以在天然中性或有機沐浴露裡添加 10 滴茶樹精油和 10 滴檸檬精油。
- 為了好好消毒衣物，可以在洗衣精裡加 10 滴茶樹精油。

細菌性呼吸道感染（支氣管炎、鼻竇炎等）

我們已經說明（請見「病毒性支氣管炎」P.287）傳染病最擔憂的是抗生素的抗藥性。幸運的是，自 1970 年代以來，許多研究已證明精油可抗細菌性傳染，而迄今尚無抗藥性的現象！

在冬天和呼吸道疾病方面，醫學界和衛生服務部

門一致認可的唯一建議是用肥皂或酒精凝膠多洗手。有些專家建議在秋天或初冬時服用維生素的複合療法。包含多種維生素，例如維生素 C、維生素 B，還包含微量元素（例如鎂）或胺基酸（例如精胺酸或益生菌），它們對免疫產生正面的影響。一般的療程時間從 1～3 個月不等，最常見的是 3 個月。

⚠ 緊急護理

- **野馬鬱蘭**精油：1 滴
- **胡椒薄荷**精油：1 滴

此複方精油對呼吸道和抗菌有作用。將精油倒在口服載體（小麵包球、蜂蜜、中性錠片）服用，早、午、晚服用並持續 5 天。

深度治療

- **錫蘭肉桂**精油：30 滴（強力抗感染）
- **丁香花苞**精油：30 滴（強力抗感染）
- **百里酚百里香**精油：30 滴（強力抗感染）
- **胡椒薄荷**精油：30 滴（護肝）
- **檸檬**精油：30 滴（護肝）

此為真正天然的「抗生素」，早、午、晚用 2 滴此複方精油，將精油倒在口服載體（小麵包球、蜂蜜、中性錠片）服用，為期 5 天。

我的健康小訣竅

- 一旦開始抗感染治療後，請務必持續到底以免復發，因復發可能更難治療！
- 建議以酵母與抗生素治療相伴服用以減少其副作用。早晨空腹服用和／或晚上就寢前服用，需遠離進餐和服用抗生素的時間。
- 定期洗手，擤鼻涕後、咳嗽或打噴嚏後要洗手，以減少傳染。

喉炎、咽炎、喉嚨痛

喉炎是一種常見的喉嚨輕度感染，具體的說是咽喉和聲帶。

⚠ 緊急護理

- **側柏醇百里香**精油，若沒有則用**沉香醇百里香**：1 滴

滴入 1 匙蜂蜜或糖漿裡服用，在嘴裡融化吸收，每日 3 回，持續 2 天。

速效配方

- **側柏醇百里香**或**沉香醇百里香**精油：30 滴（抗感染）
- **胡椒薄荷**精油：30 滴（鎮痛）
- **紅香桃木**精油：15 滴（抗感染和輕度消炎）
- **橄欖油**：裝滿 50 ml

三餐飯後與半茶匙蜂蜜一起服用，直至症狀消失（4 天）。該調合油也可以裝入噴霧瓶，每天噴入喉嚨 3 次。

孕婦和哺乳期婦女，6 歲以下兒童以及癲癇患者禁用此配方。

- **檸檬香茅**精油：3 滴
- **杏桃核油**：3 滴

將此調合油浸泡熱敷料，再溫敷喉嚨 10 分鐘，每天 3 次，持續 2～4 天。

我的健康小訣竅

- 與植物療法的花草茶交替使用，例如百里香、黑莓和金盞菊將是最好的搭配。
- 若有必要，每天施用 2～3 次含有芳香分子（至少含有桉油醇）的栓劑以補強。

傳染性單核細胞增多症

由 EB（Epstein-Barr）病毒引起，這種透過唾液接觸的高傳染性疾病通常發生在青少年和年輕人身上，因此被暱稱為「接吻病」，是輕度疾病，主要表現為喉嚨痛和嚴重的疲倦。既然透過血液檢查就能輕易又快速診斷出來，千萬別放任不管讓病情惡化。

⚠ 緊急護理

- **莎羅白樟**精油，若沒有就用**月桂**精油：1 滴

加入 1 茶匙蜂蜜再放入嘴裡融化吸收，每日 5

回，持續 2 天。這能有效平息喉嚨的灼熱感。另外請儘快使用完整配方。

深度治療

- **綠花白千層**精油：5 滴（抗病毒）
- **卡塔菲**精油：5 滴（抗感染）
- **月桂**精油：10 滴（抗感染和麻醉）
- **桉油醇樟**精油：10 滴（抗病毒）
- **杏桃核油**：5 ml

每天以這種強大的抗病毒調合油以摩擦法按摩身體 5 次，持續 5 天。按摩後請臥床休息以充分出汗。

若是擴香，將 10 滴複方精油倒入乾式擴香儀，每小時擴香 15 分鐘。

中耳炎

中耳炎通常是中耳的急性發炎，即耳膜後面的部分。這種發炎很痛的。

⚠ 緊急護理

- **穗花薰衣草**或**茶樹**精油：1 滴純精油

第一天發炎時，每天按摩耳後最多 4 次，接下來的 3 天每天按摩 3 次。

漿液性中耳炎

這種感染在兒童和成人中很常見。耳膜後面會積聚容易誘發感染的大量液體和黏稠物，被視為急性中耳炎或一般中耳炎的併發症或延續。當中耳炎持續數月時，感染很可能會轉變成漿液性中耳炎。

⚠ 緊急護理

- **義大利永久花**精油：1 滴純精油

第一天按摩耳後最多 4 次。

肺炎（預防）

我們這裡僅涉及預防肺炎，因為「已發生」或「已確診」的肺炎絕對需要醫療控制和對抗療法，並透過以下配方作為補充療法。在德國斯圖加特的凱瑟琳寧醫院之創傷急診外科，開發了以下預防肺炎的油。

- **綠香桃木**精油：6 滴
- **沉香醇百里香**精油：6 滴
- **檸檬**精油：3 滴
- **荷荷芭油**：50 ml

在可能有肺炎風險期間，每天以數滴調合油按摩胸部，每週使用 5 天。

鼻咽炎

咳嗽、流鼻涕和／或鼻塞、打噴嚏、疲倦、頭痛、畏寒、食慾不振……這些都是可以迅速以精油解除的症狀。

⚠ 緊急護理

- **穗花薰衣草**精油：1～2 滴純精油

早、午、晚倒在手帕上嗅聞，和／或按摩手腕內側和／或腳底。

深度治療

- **綠花白千層**精油：30 滴（抗病毒）
- **桉油醇樟**精油：30 滴（抗病毒）
- **薄荷尤加利**或**澳洲尤加利**精油：20 滴（祛痰）
- **側柏醇百里香**，若沒有就用**沉香醇百里香**精油：30 滴（抗感染）
- **穗花薰衣草**精油：30 滴（祛痰）

- 吸入：將 5 滴倒入裝有熱水的吸入器。用毛巾蓋在頭上深呼吸數分鐘。該複方精油也可做室內擴香（以 15 滴加入水氧機或乾式擴香儀）。
- 泡熱水澡：將上述複方精油 20 滴加入增溶基質（牛奶、凝膠……），沉入浴缸裡泡澡放鬆幾分鐘，會睡得更好！

孕婦和哺乳期婦女，6 歲以下兒童以及癲癇患者禁用此配方。

感冒、鼻炎

鼻塞了嗎？流鼻水了嗎？有點發燒和感到疲倦

嗎？這正是用精油有效而自然療癒的時候。如此將暢通你們的呼吸道，還能透過殺死細菌和病毒來消毒淨化呼吸道，同時又能激勵免疫力。還有什麼比這個方法更好呢？

⚠ 緊急護理

- **胡椒薄荷**精油：1～2 滴純精油

早、午、晚倒在手帕上嗅聞，和／或按摩手腕內側和腳底。

深度治療

- **穗花薰衣草**精油：15 滴
- **綠香桃木**精油：15 滴

將 2 滴複方精油滴在手帕上嗅聞，一旦在白天流鼻水或感覺鼻塞時就可以使用。

預防冬天不適

保護性擴香

- **檸檬**精油：5 滴
- **桉油醇樟**精油：5 滴
- **澳洲尤加利**精油：5 滴
- **綠花白千層**精油：3 滴

若有必要可以在整個冬天，早、晚以此複方精油在房間擴香 10 分鐘，每週使用 5 天。

禁用於孕婦、哺乳期婦女、6 歲以下兒童，癲癇和氣喘患者。

一般抗感冒油膏

- **桉油醇樟**精油：45 滴
- **側柏醇百里香**精油：30 滴
- **綠花白千層**精油：15 滴
- **昆士蘭堅果油**：裝滿 30 ml

按摩身體以抗病毒，以 10 滴調合油按摩手腕、腳底、太陽神經叢、下背，每天 5 次，持續 3 天。

禁用於孕婦、哺乳期婦女、6 歲以下兒童，癲癇和氣喘患者。

呼吸暢通香膏

- **藍膠尤加利**精油：30 滴
- **桉油醇樟**精油：40 滴
- **綠花白千層**精油：40 滴
- **桉油醇迷迭香**精油：20 滴
- **丁香花苞**精油：4 滴
- **海松**精油：10 滴
- **胡椒薄荷**精油：10 滴
- **中性乳霜**：40 g

將以上材料拌勻後裝入滾珠瓶，針對所有呼吸道問題可以每天最多使用 3 次，若患有氣喘，則每天晚上使用 1 次。

禁用於孕婦、哺乳期婦女、6 歲以下兒童、癲癇、氣喘和服用多種藥物的老年人。

我的健康小訣竅

- 首先要以海水噴霧劑沖洗鼻子，每天 2～3 次！
- 冬天是以柳橙汁、紅桔和檸檬治療的絕佳時機。奇異果、荔枝和其他紅色水果也是搭配的好朋友，因為它們富含維生素 C 和抗氧化物！至於蔬菜，可以考慮白菜和甜椒。
- 將這些食物與穿心蓮（可抵抗呼吸系統疾病）結合使用，每個月服用 10 天，至少為期 3 個月。這種植物真的能增強免疫力。
- 傳統的對抗療法雖然人盡皆知，但不是太有效。因為它只是讓我們不再流鼻涕或紓解充血的狀況，但細菌仍然存在並繼續繁殖，這已經預告了接下來幾週會發生的狀況……。

打鼾

打鼾是由於吸氣時咽部的振動而引起不同音量的聲音。這是由於咽部、懸雍垂和舌頭的肌肉鬆弛所致。它會破壞睡眠品質（包括伴侶的睡眠品質），並可能導致白天的疲倦和嗜睡。當它引起睡眠呼吸中止症時，就變得令人擔憂。

深度治療

- **胡椒薄荷**精油：30 滴
- **檸檬**精油：30 滴

- **橄欖油**：裝滿 30 ml

睡前在喉嚨噴 2 次。此調合油可以改善呼吸並潤滑黏膜，以防止它們黏在一起。另外，也可以作為噴霧劑噴入鼻子，這能有效疏通鼻子。

禁用於孕婦、哺乳期婦女、6 歲以下兒童，癲癇和氣喘患者。

病毒性鼻竇炎、鼻竇炎

鼻竇炎是鼻竇（連接到鼻腔的臉骨腔，通常充滿空氣並可能會堵塞）發炎。由於鼻竇無法排乾而分泌物積聚，從而引起嚴重的觸痛，這種疼痛可能會持續 3 週以上。我們稱之為慢性鼻竇炎。

⚠ 緊急護理

- **澳洲尤加利**精油：1～2 滴純精油

早、午、晚倒在手帕上嗅聞，和／或按摩手腕內側和腳底。

此精油適用於全家和 3 歲以上兒童。

深度治療

- **綠花白千層**或**桉油醇樟**精油：15 滴（抗病毒）
- **澳洲尤加利**精油：30 滴（抗病毒）
- **胡椒薄荷**精油：15 滴（抗病毒、血管收縮和紓解充血）
- **歐洲赤松**或**黑雲杉**精油：30 滴（消炎）
- **昆士蘭堅果油**：裝滿 50 ml

用於按摩，將調合油裝入滾珠瓶以方便塗抹鼻子和手腕。早晨、中午和晚上塗抹額竇和上頜竇以及手腕，持續 5 天。也可以單純嗅聞。

若是被診斷為細菌性鼻竇炎，除了上述的深度治療配方外再加三餐服用以精油為基底的抗生素膠囊（芳香典籍 Comptoir Aroma、Naturactive、普羅芳 Pranarôm）。請諮詢藥師。

我的健康小訣竅

首先要洗鼻子，可鬆動黏液和刺激黏液排出，讓芳香療法更加有效！

- 可紓解充血的植物如穿心蓮或鳳梨酵素（從鳳梨萃取）是重要的物質（Extranase®牌的鳳梨酵素、Maxilase®牌的喉糖）。
- 導引是一種將許多氣功方法融合在一起的亞洲武術。在患鼻竇炎時，可運用的手勢包括用拇指從鼻根到眉毛的路徑按壓。

濕咳

濕咳又稱為「有痰」咳嗽，主要表現在祛痰，其目的是消除積留在黏液裡的細菌和微粒。所以這是有用的咳嗽，不應立即止咳，而是溫和適度的咳。

⚠ 緊急護理

- **綠香桃木**精油或含 **1,8-桉油醇**的精油：1 滴

與 1 湯匙的卡玻西典止濕咳糖漿（藥局有販售）或口服載體（小麵包球、蜂蜜、中性錠片）一起，三餐飯後服用。

深度治療

- **土木香**精油：5 滴（非常祛痰）
- **綠花白千層**精油：15 滴（抗病毒）
- **藍膠尤加利**精油：10 滴（祛痰）
- **瓊崖海棠油**：裝滿 10 ml

以此調合油按摩胸部、上背和腳底，每日 4 次直到症狀改善（最多 7 天）。

孕婦和哺乳期婦女及 7 歲以下兒童禁用此配方。

我的健康小訣竅

- 為了終結濕咳，必須先鬆動黏液以利排出細菌和吸入的灰塵。請不要猶豫，將其中一種精油與含有卡玻西典、安嗽錠或萜烯類的傳統糖漿結合服用。以 1 滴精油加入 1 湯匙糖漿，以創造一種真正的協同作用，可以降低分泌物的黏度並同時破壞細菌！
- 使用水氧機以增加空氣濕度，並多喝水以更容易排出黏液。
- 停止吸菸：它會刺激支氣管並加劇咳嗽。

若是多痰、刺激性的咳嗽、陣咳（抽菸的咳）

⚠ 緊急護理

- **薄荷尤加利**精油：1 滴

倒入 1 湯匙糖漿口服以處理乾咳或與口服載體（小麵包球、蜂蜜、中性錠片）一起，三餐飯後服用，最多為期 5 天，因為此精油含有神經毒性分子。

深度治療

- **真正薰衣草**精油：15 滴（殺菌）
- **羅馬洋甘菊**精油：15 滴（鎮定）
- **紅香桃木**或**土木香**精油（價格較昂貴且稀有，但非常的祛痰）：10 滴
- **昆士蘭堅果油**：裝滿 10 ml

每天以此調合油按摩胸部 3 次，直到症狀改善或每天早上有祛痰困難時使用。

這種溫和配方適用於有呼吸道隱憂的吸菸者，每個月可以使用 15 天。最理想的作法是下定決心戒菸。

乾咳

鼻咽炎後常會出現乾咳，是一種刺激性或痙攣性的咳嗽。這種乾咳常稱為「無痰」咳嗽，尤其發生在夜裡特別困擾，因為會影響全家的睡眠品質。尤其是當症狀治療無法解決根本的感染問題時，會持續數週。

⚠ 緊急護理

- **紅香桃木**精油：1 滴

倒入 1 湯匙的抗乾咳糖漿或口服載體（小麵包球、蜂蜜、中性錠片），三餐飯後服用。

我的健康小訣竅

- 乾咳通常始於鼻咽炎，因此要預防並儘快及早治療。
- 停止吸菸或趁這個機會少抽一點。
- 不要讓房間太熱，讓環境空氣保持濕潤並維持室溫 17～19°C。避免溫度和霧氣的劇烈變化。
- 飲用熱飲：蜂蜜檸檬汁、花草茶、熱的植物奶……。
- 在有症狀的期間，要補充足夠的蛋白質食品及水果和蔬菜，避免食用牛奶和麩質製成的食品。

深度治療

- **側柏醇百里香**精油，若沒有就用**沉香醇百里香**：5 滴（鎮定、殺菌）
- **絲柏**精油：15 滴（消炎）
- **紅香桃木**精油：10 滴（鎮定）
- **瓊崖海棠油**：裝滿 10 ml

以此調合油按摩胸部、上背和腳底，每日 4 次直到症狀改善。

若要用於兒童、有荷爾蒙依賴型癌症史的婦女和孕婦，請刪除絲柏精油。

潤喉糖配方！

- 將 80 ml 水燒開。
- 將 2 茶匙切碎的甘草根浸入其中，並靜置 15 分鐘。
- 將 3 茶匙蜂蜜倒入玻璃杯。
- 將甘草水注入有蜂蜜的杯子，裝到 60 ml。
- 充分拌勻，再加 50 g 紅景天粉或 20 g 百里香粉，5 滴側柏醇百里香精油和 10 滴檸檬精油。攪拌直到有濃稠麵團的質地。
- 在玻璃盤撒上百里香粉，與上列濃稠麵團揉成直徑 1 公分的捲條，然後切成約 0.7 公分的切片。再撒上百里香粉或紅景天粉（以防止它們黏在一起）。
- 靜置 24～48 小時待乾，使喉糖變硬。

將它們存放於遠離熱源和光線的地方，並在喉嚨痛時立即取用。

因含有甘草，所以有高血壓的人要謹慎食用。

氣管炎

氣管炎是氣管壁發炎。這種疾病的臨床特徵是流鼻涕，從氣管部位以及肺上葉發出的呼吸聲。可能會發燒，也可能不會發燒。患者會有刺激性的乾咳，通常是陣咳，而在大多數情況下會引起胸痛。這種疾病的起源通常是病毒性或細菌性感染，但也可能是因為吸入刺激性的化學物質引起。病毒性感染仍然是最常見的，尤其是在冬天。它通常與呼吸道的其他疾病相關，例如鼻咽炎。

深度治療

- **澳洲尤加利**精油：2 滴（抗病毒）
- **桉油醇樟**精油：2 滴（抗病毒）
- **絲柏**精油：2 滴（消炎）
- **芝麻油**或**杏桃核油**：5 ml

早、晚以此調合油按摩胸部、背部和足弓，為期 7 天。這個照護適用於醫院。

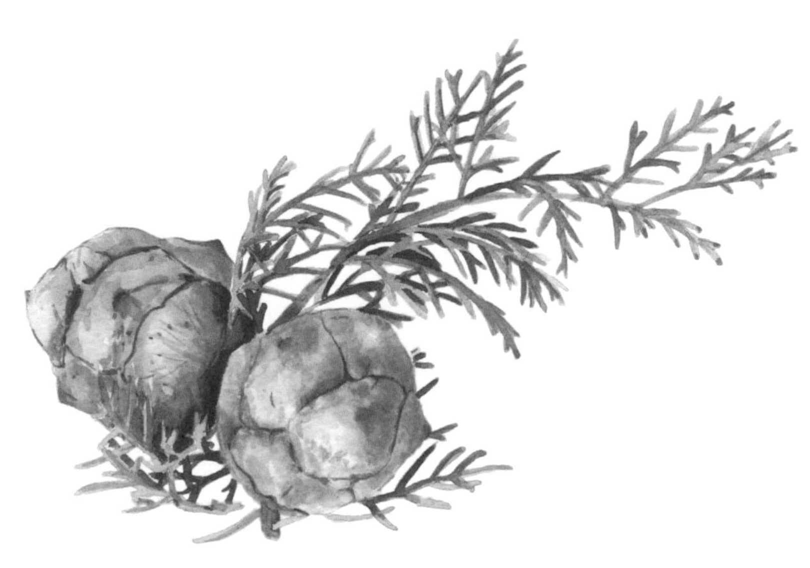

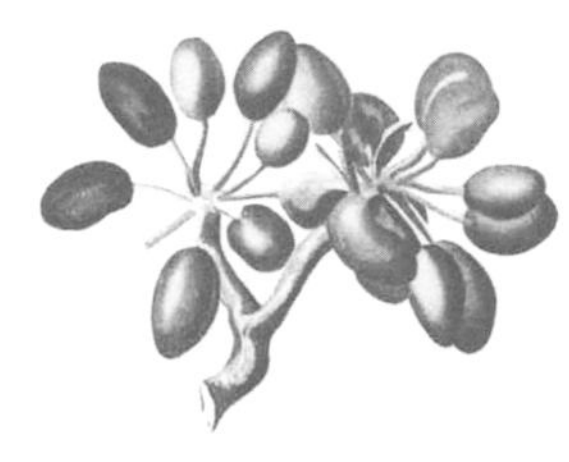

皮膚問題／口腔照護

1 因為摩擦（鞋子、襪子、雪靴……）而引起單純的發紅。

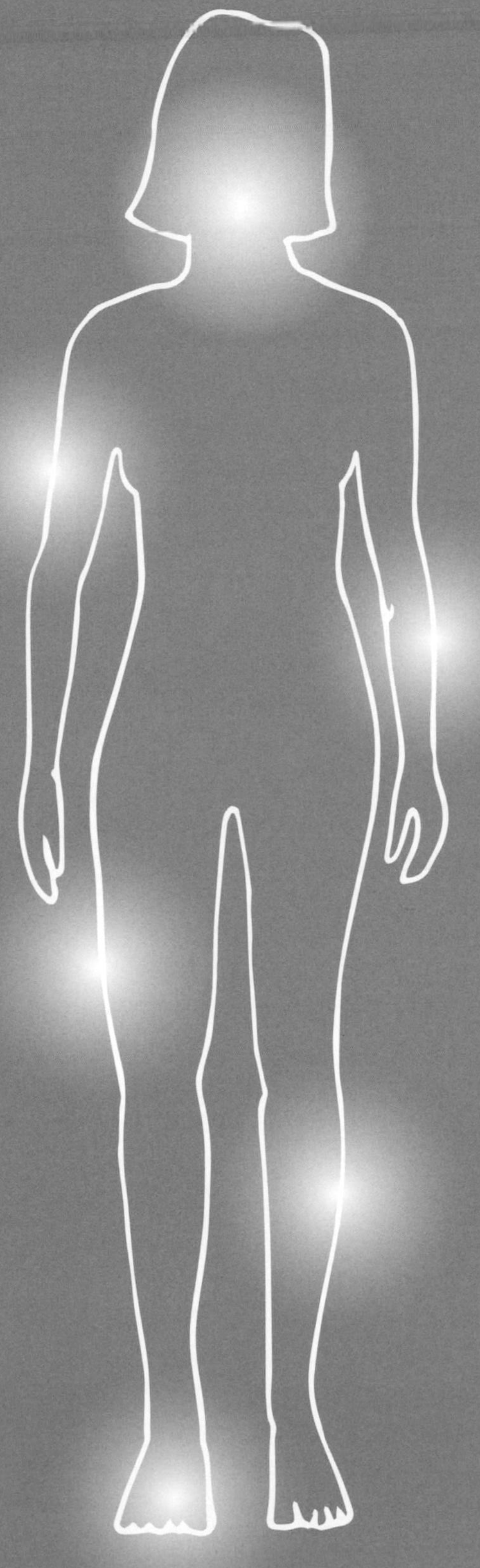

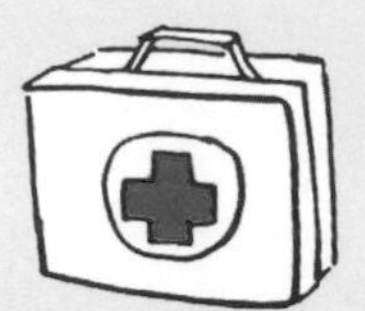

必備精油

茶樹精油

必備的抗感染精油

- 無論皮膚的病灶是細菌、病毒、真菌甚至是寄生蟲，若要選擇一種精油來制伏它，那就是茶樹精油了！它是不可或缺的王牌，可戰勝大部分的皮膚感染：痘痘、甲溝炎、疔瘡、黴菌感染（無論在哪個部位）、頭皮屑（油性和乾性），而且 3 歲以上兒童也可以使用（要稀釋）。
- 傷口、青春痘、甲溝炎、疔瘡：1 滴純精油或稀釋 50%於清爽植物油，每天按摩患部 3～4 次。可單獨使用或與 1 滴真正薰衣草精油一起，可用於 3 歲以上兒童。先用加入 10 滴茶樹精油的氯己定酒精消毒甲溝炎患部，再加 3 滴茶樹精油於敷料覆蓋其上。
- 頭皮屑、寄生蟲（癬、跳蚤、疥瘡）：每 100 ml 洗髮精加 60 滴精油用作治療的洗髮精。
- 皮膚和指甲黴菌感染：每晚以純精油塗抹指甲患部和腳趾間。用抗黴菌藥膏或蓖麻油稀釋，或在一小瓶美妝用的指甲油加入 6 滴茶樹精油。

玫瑰天竺葵精油

促進皮膚再生的精油

- 毫無疑問，這是眾望所歸的精油之一，能滿足所有大人和小孩。它可以軟化皮膚，並透過活化細胞再生來修復皮膚！其應用廣泛，包括想要凍齡或緊實毛孔的美容領域！
- 其殺菌和抗菌特性讓人刮目相看，因為它在啟動傷口癒合的同時還能阻止傷口流血。在抗黴菌感染方面，能有效根除真菌而沒有任何損害皮膚的風險！

主要用法

- 所有皮膚類型：每晚在晚霜添加 1～2 滴塗抹，會使皮膚非常柔嫩。
- 滋養皮膚的沐浴露：在沐浴露或身體乳液中加數滴。
- 流鼻血或割傷：如果可能，以 1～2 滴純精油再加 1～2 滴岩玫瑰精油或西洋蓍草精油或加到止血棉使用。

真正薰衣草和穗花薰衣草精油

促進皮膚癒合和舒緩的最佳精油

- 真正薰衣草精油是藥局詢問度很高的精油之一：可以從年齡很小就開始使用而沒有風險：從 30 個月起（若有醫療或芳療藥師的建議，甚至可以更早開始使用），能幫助燒傷或發炎的傷口再生、癒合和舒緩皮膚。
- 它的替代品穗花薰衣草精油，則建議從 7 歲以上開始使用以癒合傷口。
- 燒傷：以數滴純精油與瓊崖海棠油稀釋 50%，每天局部塗抹患部 3～4 次。

義大利永久花精油

絕佳的抗老化和促進癒合精油

- 對於皮膚美容或創傷後消炎，這種精油將令人驚嘆不已！尤其是處理疤痕以及抗老化方面的效果，都是最好的。測試過它的運動員已驗證了這支精油可以讓他們迅速解決血腫、瘀傷、浮腫和各種傷口（另請見 P.307）。依據使用的用途，請選擇優質的科西嘉島或巴爾幹半島的義大利永久花。你們將會感到驚艷而被收服！
- 撞傷、瘀青、腫塊、傷口、浮腫：撞傷後以 1～2 滴純精油塗抹，以減輕疼痛、血腫和／或迅速解除。
- 酒糟性皮膚炎、靜脈曲張、蟹足腫、手腳冰涼、雷諾氏病：數滴純精油（劑量可依結果和預算而增加卻無副作用）或稀釋於乳霜或 1 茶匙植物油，依據要處理的部位而塗抹在臉、腿、手或腳上，每天睡前使用 1～2 次。
- 抗皺：在 30 ml 基底乳霜加 20 滴，單獨使用或再加 2 滴大馬士革玫瑰或橙花精油，每天保養使用。

皮膚的功能是多重的！可以阻擋外來的侵襲（高溫、陽光、水等），保持體溫和身體的水含量，是預防感染的屏障，活化我們的免疫系統，合成維生素 D。因為有它的感覺神經和溫度感受器，我們才能感覺到觸覺。
它也有著非常重要的社交作用。有許多理論顯示，皮膚及其所呈現的疾病是許多疾病的心理軀體化問題。在治療眼睛可見的症狀之前，了解引起疾病的背景也很重要。因此，在使用以下配方之前，有精確的醫療診斷是必要的。

口腔膿腫、口腔疼痛

科學研究已經證實丁香花苞精油的主要分子丁香酚具有消炎作用，它也是牙醫在進行牙科手術之前用來麻醉牙齒的方法。另一方面，如果服用血液抗凝劑，則不要使用這種精油，因為它所含的丁香酚有抗血小板劑！

緊急護理

- **丁香花苞**精油：1 滴
- **昆士蘭堅果油**（因此丁香花苞精油不會刺激最敏感的牙齦）

如有必要，在浸有植物油的棉花棒沾丁香花苞精油，每隔 2 小時刷一次疼痛部位，每天不超過 5 次，最多 5 天。

深度治療

- **丁香花苞**精油：1 滴
- **胡椒薄荷**精油：1 滴

將此複方精油加入含酒精的漱口水、牙刷或一小撮綠礦泥粉使用。一旦疼痛復發，立即刷牙或將準備好的綠礦泥粉塗抹於疼痛部位，每天不超過 5 次，最多 5 天。

皮膚膿腫

膿腫是源於感染，由細菌如葡萄球菌引起的皮下感染。有些人會說：停止使用抗生素吧！他們是對的，取而代之的精油顯然是具有廣效抗感染和較小的皮膚風險。

緊急護理

- **茶樹**精油：2～3 滴稀釋於 1 茶匙植物油（例如荷荷芭油）

每天以此調合油塗抹患部 3～5 次。若效果不佳，則選擇功能更強的精油（例如丁香花苞或肉桂），但稀釋濃度不要超過 10%。

深度治療

- **超級醒目薰衣草**精油：1 滴（殺菌）
- **松紅梅**或**茶樹**精油：1 滴（強力殺菌和消毒）

以超級醒目薰衣草精油和松紅梅精油做局部塗抹是非常有效的。若膿腫很大，則添加 3 滴玫瑰籽油或聖約翰草浸泡油，因它是促進癒合作用最理想的植物油。

若這些精油與少量的癒合軟膏一起使用，則這些成分的效果和協同作用將有加乘效果，特別是在沒有醫療處方就無法在藥局買到抗生素軟膏的情況下。

請留意，聖約翰草浸泡油有光敏性，請避免在塗抹後 3 小時內將治療的部位曝曬於陽光。

抗膿腫的夜間護理

在德國，來自萊茵河對岸的著名護理師和芳療培訓師吉塞拉·布拉瑟（Gisela Blaser）以高嶺土敷料提供夜間護理，包括：

- **真正薰衣草**精油：2 滴

  或

- **茶樹**或**綠花白千層**精油：2 滴

加入醫療蜂蜜（如 Mélipharm®、Médihoney®品牌）。利摩日大學醫院皮膚科主任戴科特

（Décottes）教授在 1980 年至 1990 年間進行的研究顯示，蜂蜜具有顯著的癒合作用！

青春痘、藥物導致的痤瘡

痤瘡是一種由細菌（痤瘡丙酸桿菌）引起的感染問題，它發生在多數成年人身上，主要是女性。避孕藥、遺傳、不良飲食、抽菸、焦慮……當然還有荷爾蒙，都可能是造成這種情況的原因。芳香療法是治療痤瘡的好方法，因為可以用於皮膚以抗感染的精油有很多選擇。

⚠ 緊急護理

- **白千層**精油或**茶樹**：梳洗後用棉花棒沾 1 滴純精油塗抹痘痘處。若青少年遵守僅用一滴，就沒有劑量太高或灼傷的風險：我的青少年個案就是這樣使用的！

更多建議

為自己排毒！沒有什麼比排毒對皮膚更好的治療了。藉著將毒素排出體外，可以淨化整個身體，包括皮膚。以蕁麻和牛蒡為主的療程（針對皮膚）和以黑皮蘿蔔、朝鮮薊、水飛薊和山螞蝗的療程（對肝臟極好）交替使用。這些為期 2 週的療程每 3 個月輪換一次（膠囊、花草茶或其他劑型：請諮詢藥師的建議）。

可以口服精油嗎？

就像使用口服抗生素療法一樣，若患有嚴重的痤瘡，可以口服沉香醇百里香或冬季香薄荷。應該將一週的口服療程與排毒引流療程交替進行。

對於外部護理，必須選擇不會引發粉刺的植物油，例如昆士蘭堅果油、杏桃核油或荷荷芭油，並避免使用難以吸收的植物油或含有石油衍生物（例如石蠟）的產品，這些產品都會引發粉刺。

深度治療

- **松紅梅**或**茶樹**精油：1 滴
- **葡萄柚**精油：1 滴
- 一點點慣用的**潔面乳**（抗菌或非抗菌）

或

- **月桂**或**茶樹**精油：1 滴
- **檸檬**精油：1 滴
- 一點點慣用的**潔面乳**（抗菌或非抗菌）

搓泡沫洗臉，然後用大量清水沖洗並輕輕拍乾。這樣輕輕的去角質層可完美疏通毛孔，打造清晰健康的皮膚。

若不使用泡沫凝膠，請用洗臉棉布浸泡月桂純露（若是潰爛型痤瘡）或馬鞭草酮迷迭香純露或穗花薰衣草純露（皮膚很厚）或真正薰衣草純露（有疤痕或薄皮膚）清潔臉部。

還可以準備抗痤瘡的複方純露：

- **薰衣草**純露
- **茶樹**純露
- **天竺葵**純露

均等調合這些純露後噴在臉上，再以化妝棉輕拍。

皮膚的蒸氣消毒

- **迷迭香**純露
- **月桂**純露

用少量水將這兩種等分純露慢慢加熱，再蒸臉約十分鐘。若皮膚敏感而脆弱，請用橙花純露或玫瑰純露代替月桂純露。每週一次在清潔皮膚後，使用這種蒸氣消毒皮膚。

潔膚面膜

- **穗花薰衣草**精油：2 滴
- **綠礦泥粉**：3 湯匙
- **荷荷芭油**：2 茶匙
- **月桂純露**：使用足夠的量以形成可以鋪在臉上的柔軟敷泥

每週一次，以此面膜敷於洗淨並擦乾的臉上。靜置 10 分鐘，不要讓面膜在皮膚上變乾，然後用浸在水中的化妝海綿擦拭洗淨。最後，輕拍皮膚到乾，再塗抹無瑕肌保養品。

吉塞拉・布拉瑟的建議

以蘆薈凝膠、茶樹純露和少量的蜂膠萃取液或油狀的小蜂膠（例如 Buccopolis 牌的蜂膠）製作高領土面膜。除此之外，每天至少喝 2 次杉菜花草茶。

無瑕照護

- **穗花薰衣草**精油：30 滴（若有疤痕，如同皮膚的去角質凝膠）
- **松紅梅**或**茶樹**精油：30 滴（抗菌）
- **丁香花苞**精油：3 滴（抗生素和麻醉）
- **玫瑰天竺葵油**精油：20 滴，若是油性肌膚（收斂和促進皮膚再生）
- **荷荷芭油**：裝滿 50 ml

早、晚使用此配方，以 5 滴輕輕按摩混合性皮膚的患部，在臉的 T 字部位（額頭、鼻子、下巴），以及背部、胸膛和所有痤瘡的部位。每週使用 5 天。另請見 P.412 的油性肌膚面膜。

曬太陽的過敏

請見「夏季日光性皮膚炎」P.314。

皮膚過敏

由於我們生活方式的改變，越來越多的過敏症狀發生在工業化國家。我們甚至對抗過敏藥以及精油過敏，例如澳洲有 1.8%的人對茶樹精油過敏。相較於法國，茶樹植物及其精油是近幾十年才廣為人知，而三十年來只出現過一個對茶樹過敏的案例。

⚠ 緊急護理

- **德國洋甘菊**精油：1 滴稀釋於些微的中性身體乳液或瓊崖海棠油，每天塗抹患部 3～4 次，直至症狀消失。

深度治療

- **苦橙葉**精油：45 滴（舒緩）
- **德國洋甘菊**精油：30 滴（抗過敏）
- **胡椒薄荷**精油：15 滴（鎮定搔癢）
- **瓊崖海棠油**：裝滿 10 ml

每隔 5 分鐘以此調合油按摩患部，在症狀改善後即可停用。此完整配方的照護，每天最多可以使用 5 次。

請留意，因配方含有胡椒薄荷，禁用於哺乳期婦女、6 歲以下兒童和癲癇患者。

更多建議

下午做皮膚過敏測試的診斷會比早晨的結果更「好」，因為皮膚的溫度較高。所以應該預約在下午的時間看診，以免被診斷出太令人沮喪的過敏症（下午時段的過敏強度或症狀會大大減輕）。

起水泡、灼傷、摩擦傷

因為摩擦（鞋子、襪子、雪靴……）而引起單純的發紅，一雙新鞋造成的起水泡或真的皮膚灼傷，這些建議將可以快速緩解疼痛。

⚠ 緊急護理

- **真正薰衣草**精油：以數滴塗抹於灼傷和／或起水泡的表面，當發炎很嚴重時就每 15 分鐘塗抹 1 次，若有必要，一天可使用 5～6 次，直至完全不痛。

注意：將真正薰衣草純精油塗抹在成人或兒童的皮膚，那刺痛感不會比用水在身上還大。

若是因摩擦引起的血腫，請見「瘀青、撞傷和腫塊」P.307。

深度治療

- **真正薰衣草**精油：120 滴
- **玫瑰天竺葵**精油：60 滴
- **檸檬香茅**精油：60 滴
- **聖約翰草浸泡油**：裝滿 50 ml

每 15 分鐘按摩一次患部，每天 3～6 次，持續 2～3 天。

請留意，聖約翰草浸泡油具有光敏性，塗抹後的部位至少 3 小時內不要曝曬於陽光。或可以使用瓊崖

海棠油，它具有消炎作用卻沒有光敏性。

若灼傷或起水泡的部位（例如在腳上）可能有感染風險，則應使用以下配方：

- **真正薰衣草**精油：30 滴
- **茶樹**精油：30 滴
- **穗花薰衣草**精油：90 滴
- **聖約翰草浸泡油**或**癒合乳霜**和／或舒緩乳霜：適量 50 ml

更多建議

如何避免腳在鞋子裡與皮膚或指甲摩擦？塗抹在藥局販售以天然乳油木果油為基底的乳霜以避免摩擦。為預防起見，晚上睡前以些微的乳霜塗抹在可能會受到摩擦而導致發熱和灼傷的部位。

口腔潰瘍、口腔黴菌感染和口腔護理

口腔潰瘍和其他在口腔裡的小傷口，是藥局經常要處理的問題。這些新的護理方式將讓你們體驗到很驚人的效果。此外，在醫院許多部門，口腔護理的問題是迫切的（另請見〈癌症支持陪伴〉P.400）。

⚠ 緊急護理

- **茶樹**或**松紅梅**精油：1 滴

每天用乾淨的手指或棉花棒沾精油塗抹口腔潰瘍的患部，或與漱口水混合使用，若有需要，每天最多 4 次。做為預防和治療用。

該使用方式不會有刺痛感，甚至可使用於孕婦或兒童（6 歲以上）。

更多建議

在留尼旺島菲利克斯-圭永（Félix-Guyon）教學醫院的小兒科整形外科醫師勒凱西・莫洛・安妮（L'kaissi Moro Anne）建議採用下列方法來治癒口腔傷口：

- **義大利永久花**精油：10 滴
- **羅馬洋甘菊**精油：5 滴
- **茶樹**精油：10 滴
- **玫瑰天竺葵**精油：10 滴
- **岩玫瑰**精油：5 滴
- **黑種草**油（在可以進食後）：6 ml
- **蘆薈膠**：裝滿 20 ml

成人（和 6 歲以上兒童若他們可以耐受這個配方），每天早、晚塗抹，為期 7 天。再配合飯後以玫瑰天竺葵純露稀釋 10 % 漱口（收斂傷口和消毒，而且在這個美麗的留尼旺島上很容易取得）。若沒有玫瑰天竺葵純露，則可以月桂純露取代。

深度治療

- **茶樹**精油：30 滴
- **月桂**精油：30 滴
- 濃度 1.4%蘇打粉：500 ml（藥局購買）
- 斯克拉非（Sucralfate）（一種黏膜保護劑，專業名稱：Kéal 或 Ulcar）：6 包（非處方藥，在藥局有販售）。每小時以此調合液 2 滴塗抹口腔潰瘍處，在症狀改善時即可停用（每天最多 5 次），最多持續 3 天；或在三餐飯後漱口或服用（1 湯匙）此配方。斯克拉非最初是用於處理胃灼熱，但對口腔潰瘍或其他潰瘍有明顯的改善作用。

也可以使用以下調合油：

- **丁香花苞**精油：1 滴
- **茶樹**精油：3 滴
- **榛果油**：20 滴

每小時以 2 滴塗抹患部，每天最多 5 次。

不可不知

嚴重的疲勞期間可能會發生口腔潰瘍，以及食用乳酪（愛曼塔乳酪 emmental、康堤乳酪 Comté 等）或乾果（榛果、核桃等）引起的。

受傷、擦傷、抓傷

這裡不僅提供一些方法處理日常生活的小皮肉傷，也有開放性傷口或拆線後的治療方法。

⚠ 緊急護理

- **真正薰衣草**精油：數滴

當發炎嚴重時，每 15 分鐘在抓傷的部位塗抹數滴精油，若有必要，每天使用 5～6 次，直至症狀緩和。此精油對皮膚的安全性很高，適用於全家，包括孕婦、哺乳期婦女和嬰兒。

對於成人（沒有癲癇、沒有氣喘、非孕婦或哺乳母親）和 6 歲以上兒童，可能可以使用**穗花薰衣草**精油：更能促進皮膚癒合且消毒性更高，但請務必稀釋使用（至少稀釋 50%於植物油、蘆薈凝膠或癒合軟膏或乳霜），以免「刺痛」皮膚：因這支精油最多含有 15%的樟腦。

深度治療

- **真正薰衣草**精油：120 滴（促進癒合和殺菌）
- **玫瑰天竺葵**精油：60 滴（若有流血）
- **岩玫瑰**精油：30 滴（若有大量出血）
- **德國洋甘菊**精油：60 滴（若嚴重發炎）
- **義大利永久花**精油：60 滴（促進癒合）
- **聖約翰草浸泡油**：裝滿 50 ml

每 15 分鐘按摩一次傷口，每天 3～6 次，持續 2～3 天。

請留意，聖約翰草浸泡油具有光敏性，塗抹後的部位至少 3 小時內不要曝曬於陽光。或者使用瓊崖海棠油，它具有消炎作用卻沒有光敏性，也可以使用金盞菊浸泡油、軟膏或雛菊浸泡油。

瘀青、撞傷、腫塊

無論是新的或是舊的血腫，都是不可或缺的精油：義大利永久花！所有嘗試過的人都折服了，並將它當成「比山金車有效一千倍」的精油！沒有什麼理由不將它稀釋於山金車凝膠。

請小心，絕不要在眼睛裡用精油！若是黑眼圈，可以每天用義大利永久花純露做三次眼浴。結果很快：只消幾個小時，淡藍色就不見了（另請參見 P.289 結膜炎的純露保存提醒）。

不可不知

若義大利永久花精油成分含有足夠的義大利雙酮（最少 5%）和乙酸橙花酯（最少 25%），則療效會非常好。請仔細確認該精油的產地，對這種適應症最有效的義大利永久花來自巴拉涅（科西嘉島）。若有需求，懷孕滿三個月的孕婦和開始會走路的嬰兒都可以使用。

⚠ 緊急護理

- **義大利永久花**精油：1～2 滴

以純精油或稀釋於植物油或乳霜，經常（每天至少 3 次）塗抹瘀傷處，甚至可以塗抹開放性的傷口。

更多建議

建議應用「RICE」的規則：休息（R）、冰敷（I）、加壓（C）、抬高（E）。用敷料或冰袋冰敷患部以減輕疼痛並減少腫脹。重要的是不要將冰塊直接放在皮膚上，並且不要讓自己處於寒冷的環境超過 20 分鐘。每天要換 3 次加壓繃帶，將肢體保持在抬高的位置也有助於減少腫脹。

灼傷和曬傷

灼傷或多或少是皮膚深層的（局部或全身）傷害。依據嚴重程度的不同，灼傷可能會出現非常不同的面向，並需要適當的治療。無論如何，應選擇一種或多種具有消炎和促進癒合的精油。曬傷是皮膚接收過量的紫外線輻射最顯著和最直接的影響。改變曝曬強度和曬傷風險的條件如下：

- 緯度（塞席爾的太陽比巴黎更危險）；
- 時間和季節：夏季正午至下午四點之間的風險最大。

⚠ 緊急護理

- **真正薰衣草**精油：1 滴純精油

這種精油有極強的消炎作用，一開始塗抹即可緩解灼傷，而且耐受性很好，可以舒緩並啟動癒合的機制。每天可在患部塗抹 3～5 次。

深度治療

- **穗花薰衣草**精油：120 滴（抗菌及促進癒合）
- **熏陸香**精油：60 滴（促進癒合）
- **德國洋甘菊**精油：10 滴（止痛）
- **聖約翰草浸泡油**：裝滿 50 ml

這種協同作用非常重要，因為它結合了消炎和促進傷口癒合的精油。

請留意，聖約翰草浸泡油具有光敏性，塗抹後的部位至少 3 小時內不要曝曬於陽光或可以用雛菊浸泡油或瓊崖海棠油替代。

熏陸香的優點

- 對三度灼傷的兔子研究顯示，以熏陸香精油與馬德卡索乳膏（madécassol：以雷公根、真正薰衣草精油和天竺葵精油製成的乳膏）處理相比，前者更能加速表皮重建和疤痕形成。
- 對實驗老鼠的另一項研究表明，熏陸香樹脂在修復過程和劑量依賴性濃度下均能促進血管生成（新血管的生長過程 - 新血管形成 -來自先前存在的血管）。

若灼傷的發熱感散發到全身，除了按摩外，可取 1 滴胡椒薄荷精油與口服載體一起服用。如有必要，第一天最多可服用 3 次。

請留意，不要使用胡椒薄荷於患有癲癇、氣喘、6 歲以下兒童、孕婦或哺乳期婦女。

正確的處理

- 在進行任何皮膚護理之前，請先用中性液體肥皂洗手。
- 消除引起燒傷的原因或遠離危險。
- 脫下沒有沾黏到皮膚的衣服。
- 應用 3-15 的規則：在燒傷處以 15 度水沖洗，距離燒傷 15 公分處淋水 15 分鐘。這能阻止皮膚組織被破壞。3-15 的技巧很簡單，而且是唯一可以減少嚴重燒傷的方法。
- 然後將產品直接塗在皮膚上，無須再沖洗。
- 沖個涼，多喝水。與普遍的傳言相反的是，切勿在灼傷處塗抹「油性」（奶油、人造奶油、乳油木果油……）物質（精油不是油性的）。

注意：若是化學灼傷，嚴重傷及臉部和手或對灼傷沒有痛感（神經受到影響），則應尋求緊急醫療的救助。

老繭、雞眼、腳繭

雞眼是足底皮膚小而增厚的部位，由兩部分組成（密集而半透明的圓形核和倒圓錐形的尖端）。在走路過程的摩擦和壓力作用下形成。老繭和腳繭一樣，也是腳底皮膚增厚的部位，但面積更廣泛，範圍不太集中。與腳其餘部分的正常顏色形成對比，它們的質地很硬而呈現淡黃色。

起初，老繭並不明顯也不會痛。隨後，卻可以形成幾公分長的患部，並在腳後跟裂開而形成縫隙，有時這些變化會引起疼痛。

腳繭經常出現足底，腳趾後方，骨頭與地面接觸的部位。

⚠ 緊急護理

- **冬青白珠**或**芳香白珠**精油具有很強的軟化角質作用（可去除皮膚的角蛋白層），因為它含有很高比例的阿斯匹靈衍生物和消炎特性。可以每天以純精油塗抹患部 2 次，並用指緣油保護周圍的健康皮膚。

若有服用抗凝血劑，對阿斯匹靈或其衍生物過敏、血友病患者，請用穗花薰衣草精油取代冬青白珠。以避免皮膚龜裂而有刺痛感！

深度治療

- **穗花薰衣草**精油：120 滴（軟化角質層＝減少皮膚厚度）
- **中國肉桂**精油：10 滴（灼傷皮膚）
- **冬青白珠**或**芳香白珠**精油：30 滴
- **荷荷芭油**或**蓋倫乳霜**（藥局有售）：裝滿 50 ml

這種具有保護性和軟化角質層的調合油可以每天塗抹患部 2 次，並用指緣油保護周圍的健康皮膚。

若有使用抗凝血劑，對阿斯匹靈或其衍生物過敏、血友病患者則禁用冬青白珠精油，並用馬鞭草酮迷迭香替代。

更多建議

在鞋子裡反覆摩擦，腳骨上的壓力過大，加上刺激角蛋白（構成表皮的蛋白質）的產生，都會導致腳皮增厚。為避免這些情況，請穿上適合雙腳形狀、較大的鞋子。

可以用去角質浮石、指甲銼或刮腳皮刀輕輕磨腳，這樣可以慢慢磨除多餘的角質層。在磨腳之前可以先用熱水足浴 20 分鐘軟化厚厚的角質層。

為了減少施加在腳上的壓力，足科醫師建議穿著合適的鞋墊（通常是量身訂做），使用一種稱為腳墊的矽膠墊。放置在腳前下方，有利於使腳的老繭消失，或在腳趾周圍使用圓形繃帶（套筒），以治療雞眼。

橘皮組織

請見〈美容、身體和頭髮護理〉的「抗橘皮組織護理」P.418。

疤痕

無論是意外還是手術的因素，疤痕是由於皮膚損傷而引起的現象。為了防止疤痕留在皮膚上，你們很快會發現精油推波助瀾之效。

見證

麗莎・麥克・伊凡斯（Lisa Mac Evans）是雷恩醫院姑息治療行動小組的護理師，也是斯特拉斯堡大學臨床芳療的畢業生。她見證了以下案例：「一個 14 歲的女孩有個可怕難聞的骶骨傷口。媽媽學到用水氧機（加水擴香的霧化機）來使用精油，讓她能夠為女兒『做點讓她愉快的事』。她們很喜歡水氧機的聲音，尤其是燈光色彩的變化。透過擴香以消除難聞的氣味，像這樣運用精油的方式對患者的身體形象有不容忽略的影響，而這是我之前沒有預想過的。

第二個發現是：看護者能夠提供非藥物的治療，無痛無害甚至是很美好的療癒，而且方法又很簡單。」

⚠ 緊急護理

- **真正薰衣草**精油

它是極少數可直接以純精油塗抹皮膚，即使是開放性傷口也適用。塗抹時絕無痛感，約 2～3 天內就會產生明顯的效果。也可以將此精油加入含有凡士林的「油膏紗布」（癒合敷料，加入癒合乳霜或在藥局可以買到蜂蜜敷料，康維他 Comvita®或醫療級抗菌蜂蜜 Medihoney®）。除此之外，也可以使用殺菌防腐的蜂蜜（百里香、薰衣草或富含蜂膠的蜂蜜）。

深度治療

勒凱西・莫洛・安妮小兒科整形外科醫師建議使用以下配方來治癒乾淨、閉合的手術傷口：

- **義大利永久花**精油：10 滴（促進癒合）
- **玫瑰天竺葵**精油：10 滴（皮膚再生）
- **岩玫瑰**精油：5 滴（止血和促進癒合）
- **羅馬洋甘菊**精油：5 滴（舒緩）
- **穗花薰衣草**精油：6 滴（促進癒合、消毒）
- **瓊崖海棠油**：6 ml
- **蘆薈凝膠**：最多裝滿到 20 ml

用繃帶包紮之前，在手術室塗抹以上配方油，在敷料周圍或換敷料時使用，每天一次直至癒合為止。3 歲以下兒童則用真正薰衣草取代穗花薰衣草。若傷口已被污染或感染，就不要用岩玫瑰，而用茶樹精油或玫瑰草精油替代。

在一些德國醫院，護理各式各樣疤痕的方法是：

- **橙花**精油：1 滴。
- **玫瑰天竺葵**精油：2 滴（皮膚再生）
- **真正薰衣草**精油 E：4 滴（促進癒合）
- **胡蘿蔔籽**精油：3 滴（皮膚再生）
- **土耳其玫瑰**精油：1 滴（促進癒合）
- **醫療級蜂蜜**：2 滴（殺菌防腐）
- **聖約翰草浸泡油**：30 ml

- 甜杏仁油或乳油木果油：20 ml

你們知道嗎？

若有皮膚問題，馬鞭草酮迷迭香純露可以減少蟹足腫疤痕（與義大利永久花純露一起使用）或青春痘疤痕（與胡椒薄荷純露一起使用）。

皮膚龜裂

皮膚縫隙是由於脫水和寒冷導致的皮膚表面裂縫，發生在腳或手，以及嘴角。

⚠ 緊急護理

- 岩玫瑰精油：1 滴
- 荷荷芭油：2 滴

深度治療

- 岩玫瑰精油：10 滴
- 波旁天竺葵精油：30 滴
- 胡蘿蔔籽精油：10 滴
- 小麥胚芽油：8 ml
- 火棉膠：裝滿 15 ml

充分拌勻後塗抹在龜裂處。可以在藥局買到火棉膠，用於上述配方調合後塗抹患部可以幫助傷口快乾並保護皮膚。製作成膠膜溶液（在皮膚表面成膜並形成對水和濕氣的屏障），每天塗抹患部 1～2 次。隔離龜裂處保護避免受到外面的任何傷害，而精油就可以在患部長時間作用。

請留意，塗抹火棉膠時會有點刺痛！該配方可以不使用火棉膠，但用法相同。也可以用保濕性極強的乳霜、乳油木果油或小燭樹蠟來替代小麥胚芽油。

更多建議

缺乏維生素 D 或鐵可能是皮膚龜裂的原因。每天食用 1 茶匙魚油（鮪魚、比目魚、鱈魚肝）或鮭魚、雞蛋（半熟的蛋黃）……。

白糠疹

白糠疹是一種紅斑性皮膚病變，患部呈現圓形且會發癢，會長在小孩的臉頰。大多數的情況會自動痊癒，但需要進行醫療診斷以確保非具有傳染性的疾病。

⚠ 緊急護理

- 苦橙葉精油：1 滴稀釋於 1 滴玫瑰籽油或黑種草油

早、晚輕輕按摩患部，為期 5 天。

深度治療

- 真正薰衣草精油：30 滴
- 玫瑰天竺葵精油：60 滴
- 穗花薰衣草精油：30 滴
- 荷荷芭油：裝滿 50 ml

輕柔清潔臉及擦乾後，直接以此調合油 2 滴塗抹患部，早、晚各使用 1 次，為期 5 天。

更多建議

洗臉要很輕柔，例如用棉布或可重複使用的卸妝海綿浸泡純露，例如玫瑰、薰衣草、矢車菊或洋甘菊純露以擦拭皮膚。

牙齒鬆動

請見「牙周病」P.316。

搔癢

請見「皮膚過敏」P.305。

放射治療後皮膚炎

請見〈癌症支持陪伴〉P.400。

脂漏性皮膚炎（成人／兒童）

脂漏性皮膚炎是一種皮膚的慢性發炎，影響皮脂腺豐富的部位，例如頭皮和臉部。這是由於皮膚裡的馬拉色菌在皮脂裡滋生，這是一種主要影響成年男性和嬰兒的普遍皮膚問題。發生在嬰兒的情況，我們指的是「乳痂」。脂漏性皮膚炎會在壓力、缺乏陽光和污染的情況下突然爆發。

⚠ 緊急護理

- 一開始就用**玫瑰草**精油會非常有效。用一點點頭髮或臉部的泡沫凝膠加入 1 滴這種散發玫瑰味的精油。每週使用 2 次，為期 2 週。

深度治療

- **檸檬香茅**精油：30 滴（消炎）
- **玫瑰天竺葵**精油：60 滴（收斂、殺菌）
- **茶樹**精油：30 滴（殺菌）
- **溫和的泡沫凝膠**：裝滿 100 ml

由於此殺菌凝膠含有檸檬香茅，既溫和又消炎，還能以較低的成本溫和緩解這種反覆出現的困擾。

腳繭

請見「老繭、雞眼、腳繭」P.308。

濕疹（乾性和脂漏性）

你們為濕疹或異位性皮膚炎所苦嗎？三十年來，受影響的人數與過敏症患者一樣同時增加了六倍。濕疹是一種常見的皮膚病，經常發生在小孩身上（臉頰、褶皺處和膝蓋）。它也可能是接觸性濕疹，其症狀具有以下特徵：發紅、局部腫脹或影響面積較大，滲出的囊泡形成硬皮，並伴有非常劇烈的搔癢。患有濕疹的人常常會搔癢而抓破皮，有時甚至會流血，有時會大大影響他們的日常生活。

深度治療

通用配方（所有類型的濕疹）

- **花梨木**或**芳樟**精油：30 滴（皮膚再生和舒緩肌膚）
- **玫瑰天竺葵**精油：30 滴（皮膚再生和鎮定皮膚）
- **茶樹**精油：30 滴（抗菌防腐）
- **金盞菊浸泡油**：20 ml

取 4 滴該調合油以局部塗抹患部，每天 4 次，為期 7～10 天。

乾性濕疹配方

乾性濕疹發生在皮膚會出現粉紅色的斑塊，這些乾的但沒有囊泡的斑塊會常常剝落。

- **德國洋甘菊**或**西洋蓍草**精油：20 滴（抗過敏）
- **真正薰衣草**精油：30 滴（舒緩）
- **玫瑰天竺葵**精油：30 滴（皮膚再生）
- **胡椒薄荷**精油：10 滴（止癢）
- **聖約翰草浸泡油**：裝滿 50 ml

使用這個止癢、保濕和促進皮膚癒合的完整配方。每天塗抹 3 次，直至完全改善為止，最多 5 天。

注意，由於配方中含有聖約翰草浸泡油，因此請勿在日曬前使用。

脂漏性濕疹配方

當在發炎的皮膚形成小囊泡時，被稱為「脂漏性」濕疹。

- **德國洋甘菊**精油：10 滴（止癢）
- **玫瑰草**精油：20 滴（殺菌防腐和皮膚再生）
- **綠花白千層**精油：10 滴（促進癒合和殺菌）
- **超級醒目薰衣草**精油：30 滴（殺菌和促進癒合）
- **蘆薈凝膠**或**金盞菊浸泡油**：裝滿 100 g

以此止癢、保持皮膚乾燥和促進癒合的完整配方，每天塗抹 3 次，直至完全改善為止，最多 5 天。

此配方適用於成人和 3 歲以上兒童。

我的健康小訣竅

通常人體的組織胺在夜裡會升高，因而增加了搔癢的強度。所以，最好在晚上使用芳香療法護理，使它們在深夜被好好吸收，進而預防在凌晨三點左右皮膚發癢在生理上的最大值。

凍傷

凍傷是一種好發於四肢末端（腳、手、耳朵、鼻子）的局部發炎。這會造成某些運動的不便，特別是當運動員必須在寒冷的環境訓練時，還包括有血液循環問題或血液循環變慢時，例如穿著太緊的鞋子。警示的癥狀有：發紅和四肢腫脹、疼痛、劇癢，時間久一點甚至會演變成皮膚潰瘍。

建議

若發生凍傷，請務必儘速去看醫生或去醫院急診。儘快將皮膚浸入溫水中，再讓皮膚陰乾而不要去揉搓。避免將皮膚直接接觸熱源、熱水或沸水，請勿摩擦皮膚以使它發熱，更也不要刺破任何水泡。

⚠ 緊急護理

- 第一個反應：在手掌倒少量的瓊崖海棠油、甜杏仁油或玫瑰籽油，並加入 2 滴**義大利永久花**精油。每天塗抹 3 次，持續數日。

深度治療

- **義大利永久花**精油：30 滴（促進循環、抗水腫）
- **側柏醇百里香**精油（若沒有則用**沉香醇百里香**）：10 滴（暖身）
- **錫蘭肉桂**精油：4 滴，若天氣極冷（很熱身）
- **絲柏**精油：10 滴，若四肢腫脹（促進循環）
- **熏陸香**精油：10 滴，若四肢浮腫
- 護手護腳乳霜、油膏或乳油木果油：適量 15 g

每天最多塗抹 3 次，持續數日。

不可不知

4％姬松茸軟膏（布瓦宏[1]商標）是取自巴黎蘑菇家族的落葉松蕈的母酊劑浸泡油。

鼻子出血

請見「流鼻血」P.318。

1 譯註：布瓦宏 Boiron 是順勢療法的品牌名稱，在台灣有代理。但這軟膏產品在 2003.03.01 曾經被下架。

紅斑

請見「起水泡、灼傷、摩擦傷」P.305。

褥瘡

依據嚴重程度的差異，褥瘡有時可能伴有難聞的氣味而使患者孤立無援，可能會引起親人和專業照護人員的反感，從而增加病人的全身疼痛。

⚠ 預防性緊急護理

- 在一點點護理用的滋養乳霜加入 2 滴**玫瑰天竺葵**精油，為虛弱、臥床不起、俯臥或患有褥瘡的人護理。早、晚塗抹一次以預防皮膚龜裂。

深度治療

預防配方

在德國，佛萊堡腫瘤研究所採用以下方式來預防褥瘡。若是臥床不起，可以定期使用以下配方按摩有風險的部位：（腳跟、臀部、手肘等）。

- **真正薰衣草**精油：8 滴
- **玫瑰天竺葵**精油：6 滴
- **綠花白千層**精油：4 滴
- **馬鞭草酮迷迭香**精油：2 滴
- **聖約翰草浸泡油**：20 ml
- **甜杏仁油**：50 ml

消毒噴霧

- 月桂純露：30％
- 生理食鹽水：70％

有些法國護理師已經使用這種噴霧直接噴在褥瘡患部，在治療和換敷料前，會先用這種溫和的方式消毒患部。

一項澳洲的研究顯示，在 100 名患者中，以 12％精油濃度的芳香照護，能有效處理皮膚擦傷、褥瘡、潰瘍和皮膚撕裂痛。

- **塔斯馬尼亞薰衣草**精油（接近超級醒目薰衣草）：27 滴（促進癒合、皮膚再生）
- **德國洋甘菊**精油：27 滴（鎮靜）

- **沒藥**精油：27 滴（促進癒合）
- **茶樹**精油：27 滴（消毒）
- **蘆薈凝膠**：30 ml

每次換藥時都以此護理。

請留意。據說該結果是「視劑量而定的」，也就是說，若精油劑量為 5%，那麼感染就可以通過真正的癒合而得到控制，並且可以控制傷口的氣味。鎮痛效果（止痛）從精油劑量等比增加到 9%開始產生，一直到 12%（引用上述澳洲研究使用的劑量）。

在法國，越來越多的醫院或養老院服務開始接受芳香療法以治療褥瘡，他們使用上述的精油配方並結合真正薰衣草精油使用。

更多建議

每天施行溫和有效的預防措施是非常重要的，同時也要留意患者的營養均衡。此外，以甜美又能淨化的精油（例如柑橘類）做環境擴香可以大大減少異味的滋擾。

肛裂

肛裂是肛管傷口，是難以癒合的撕裂疼痛。通常是由於慢性便秘引起的大便不易排出或腹瀉，甚至是痔瘡。

深度治療

- **穗花薰衣草**精油：3 滴
- **岩玫瑰**精油：4 滴
- **義大利永久花**精油：4 滴
- **天竺葵**精油：4 滴
- **抗痔瘡膏**：30g，若沒有就用**聖約翰草浸泡油**：20ml

6 歲以上每天最多塗抹 3 次，持續 5 天。

禁用於孕婦或哺乳期婦女。

疔瘡

請見「皮膚膿腫」P.303。

疥瘡

人類感染的疥瘡是一種由人疥蟎的蟎蟲引起的皮膚寄生蟲病。是一種發生在已開發國家的週期性流行病，尤其在環境不好和衛生差的情況下更常發生。從 300 到 400 微米大的雌蟲在角質層挖通道並每個月在那產下約 30 個卵。他們死於 55°C。疥瘡具有極強的傳染性，在親密接觸（母親與嬰兒、性交……）過程，人與人之間的直接傳染，或間接傳染（透過衣物、床單……）。特別是可能會發生在醫療機構、養老院、弱勢社會環境或某些混雜的因素，例如人滿為患、缺乏衛生的環境、貧窮。人疥蟎具有致敏性，即使已除蟲了，搔癢還會持續。

⚠ 緊急護理

- 若已接觸人疥蟎，請用**茶樹**純精油（2 滴）或在手心用一點點泡沫凝膠稀釋再塗抹，這樣可以安心並避免傳染。

深度治療

- **胡椒薄荷**精油：30 滴（鎮靜）
- **德國洋甘菊**精油：60 滴（鎮靜）
- **真正薰衣草**精油：60 滴（舒緩和促進癒合）
- **金盞菊浸泡油**：50 ml

每天塗抹 3 次，為期 15 天。

避免傳染

即使看似無傷，但也不要忘記處理曾經與患者有親密接觸的人。以具有消毒淨化的精油（請見 P.426）噴霧處理家裏有風險的空間。噴霧處理後靜置幾個小時，再讓房間通風以避免任何對肺部的刺激，以超過 55°C 的洗衣機洗衣服、床單、毛巾，並在洗衣粉槽添加 10 滴茶樹精油。

牙齦發炎

請見「牙周病」P.316。

口臭（口氣不佳）

精油是一種加強衛生或口腔護理的主要治療方法。在顧及口腔菌群的生態系統，平衡和 pH 酸鹼值的同時，並能有效處理口氣不佳（或口臭）。

緊急護理

- **胡椒薄荷**精油：1 滴和小顆方糖或麵包服用，放入嘴裡融化吸收。保證口氣清新！每天服用不要超過 3 次。

請注意，若高血壓無法通過治療達到平衡，請不要使用此精油。其他的使用禁忌已列在這支精油的介紹檔案。

深度治療

- **胡椒薄荷**精油：1 滴
- **檸檬**精油：1 滴
- **月桂**精油：1 滴

例如，將這 3 滴精油倒在小麵包球並在飯前服用。每天最多 3 回。請勿長時間使用超過 5 天。

血腫

請見「瘀青、撞傷和腫塊」P.307、P.330。

痔瘡

請見「肛裂」P.313。

生殖器疱疹

請見〈女性婦科和性問題〉P.356。

唇疱疹

與攜帶病毒的人接吻，以及口紅都可以作為唇疱疹病毒的媒介。這種病毒像水痘和帶狀疱疹病毒一樣，在我們體內處於靜止狀態，也就是說，一旦進入體內就會一直存在，但在大多數情況下是呈現「休眠」。它的出現相當不舒服，會出現在免疫力低落時：壓力、情緒衝擊、日曬或下雪。

緊急護理

- **綠花白千層**精油（若已出現囊泡需要治療以癒合，則用**穗花薰衣草**精油）。

開始感到刺痛時，用 1 滴塗抹患部。若皮膚非常脆弱，請與少量的 Homéoplasmine®萬用軟膏一起使用。

深度治療

- **綠花白千層**精油：2 滴（抗病毒）
- **桉油醇樟**精油：2 滴（抗病毒）
- **超級醒目薰衣草**精油：2 滴（促進癒合）
- **玫瑰天竺葵**精油：2 滴（皮膚再生）
- **潤唇膏**（Kéliane®類的）或無香身體乳：適量 10 g

用此配方製成的芳香乳霜按摩患部，每天 5 次，直到症狀完全消失。

更多建議

切勿借口紅給別人，因為病毒可以藉此傳播！免疫防禦力下降時也可能引發產生症狀。不要太過疲勞（但說比做容易啊，沒錯，我知道！）。

膿疱瘡

請見「皮膚膿腫」P.303。

擦爛性濕疹

請見「皮膚黴菌感染」P.315。

刺激、皮膚搔癢

請見「皮膚過敏」P.305。

夏季日光性皮膚炎（對陽光過敏）

據說夏季日光性皮膚炎會影響 10%的成人（其中 90%是女性），主要發生在 15～25 歲之間。從密集曝曬或長時間曝曬於陽光下的第二天開始，在脖子、肩膀、手臂、腿和不可忽略的腳背，會出現小紅點或與引起劇癢的小水泡。太陽的紫外線 UVA 是問題的主因。

⚠ 緊急護理

- 天竺葵精油：90 滴
- 德國洋甘菊或西洋蓍草精油：60 滴
- 玫瑰籽油：裝滿 50 ml

每天晚上以此調合油塗抹臉部（和身體，尤其是較脆弱的部位，容易對太陽過敏或更容易曝曬於陽光的部位）。

更多建議

只要避免所有的陽光曝曬，大多數輕度的夏季日光性皮膚炎會在 5～15 天內自然消退。然而日後的復發是不可避免的，並且可能會變得更嚴重。聖路易醫院的皮膚病理學家米歇爾・強穆將（Michel Jeanmougin）醫師解釋：「這種季節性過敏沒有確定的光敏源，這不同於由所謂的光敏性（例如某些藥物、化妝品和香水）引起的皮膚過敏反應。」因此對於患有這種疾病的人來說，保護皮膚和避免曝曬於早春的太陽是很重要的。

萊姆病

萊姆病是一種被帶有伯氏疏螺旋體的蜱蟲（壁蝨）叮咬傳播給人類的傳染病。

該疾病的第二階段可能出現在第一階段後的幾週甚至幾個月，伴有頭暈、全身疲乏、紅斑、關節痛、神經系統疾病和心臟問題。

若沒有處理治療，則在叮咬幾年後可能會發生第三階段症狀，並且會惡化成為慢性病。

請留意

網路上的影片說明，將 2 滴胡椒薄荷精油滴在蜱蟲（壁蝨）後，它會在皮膚上鬆手。蜱蟲確實脫落了，但是很可能在此之前它已再次釋放引起萊姆病的細菌。因此，最好到藥局買剔蝨器，這是去除蜱蟲最簡單、有效的工具。

深度治療

預防配方

- 檸檬尤加利精油：90 滴
- 茶樹精油：60 滴
- 穗花薰衣草精油：30 滴
- 瓊崖海棠油：裝滿 20 ml

作為預防措施，在鄉間散步或草地上野餐之前，先用 5 滴塗抹鞋子、手腕和脖子。

此配方適用於成人和 6 歲以上兒童。

治療配方

若醫療血液檢查是萊姆病陽性，那麼只有在這種情況下才能使用此治療配方。

- 野馬鬱蘭精油：30 滴
- 冬季香薄荷精油：30 滴
- 丁香花苞精油：30 滴
- 胡椒薄荷精油：60 滴
- 真正薰衣草精油：30 滴

早、午、晚服用 2 滴複方精油 + 15 滴葡萄柚籽萃取油，為期 3 週。

此配方僅供成人使用，禁用於癲癇、氣喘、胃潰瘍、使用藥物治療還未達到平衡的高血壓患者。

口氣不佳

請見「口臭」P.314。

皮膚黴菌感染

皮膚表層黴菌感染多由黴菌引起，是種非常普遍的皮膚疾病（有不同的菌種：念珠菌、毛癬菌、小孢癬菌、表皮癬菌……）。它們會影響皮膚、指甲和頭皮的表面。症狀因發生在身體不同的部位而異。

⚠ 緊急護理

- 因流汗在皮膚褶皺處的黴菌感染：用一顆明礬石沾 2 滴玫瑰天竺葵精油以塗抹會出汗的患部，每天 3

次，每週使用 5 天。將可一石（明礬石！）二鳥。

深度治療

- **茶樹**精油：30 滴（抗黴菌）
- **玫瑰天竺葵**精油：60 滴（抗黴菌和止汗）
- **丁香花苞**精油：30 滴（抗感染）
- **玫瑰草**精油：90 滴（抗黴菌）

將 2 滴複方精油和 3 滴印度苦楝油或瓊崖海棠油一起塗抹皮膚，並按摩患部。每天 3 次，為期 5～15 天，視改善的狀況和黴菌感染時間的長短而定。

指甲黴菌感染或灰指甲

灰指甲是指甲黴菌感染的醫學術語，即在手指或腳趾的黴菌繁殖。灰指甲從醫學和美學上來說，既不舒服又不美觀。約占總人口 10%的患者。若未經治療，會傳染給所有的家庭成員。

指甲黴菌感染最常發生在腳趾，但很少在手指，指甲會變黃甚變黑，並且像粉末一樣漸漸碎化而變小。發生在腳趾的機率比手指高出 25 倍，腳趾的黴菌感染有 90%是由皮膚癬菌引起的。

更多建議

主要原因是在密不透風的鞋子裡，因流汗產生的熱度和濕氣有利於黴菌滋生，經常發生的部位是在腳趾和腳底之間。

⚠ 緊急護理

- 一項日本研究顯示，以**玫瑰草**精油稀釋 0.003%再進行非常熱的足浴，使用 4 次後，指甲黴菌即降低了 63%。
- 將 1 滴**玫瑰草**精油與療黴舒軟膏（對抗藥物）一起使用，經過 4 次非常熱的足浴後，可使黴菌降低的效率提高 83%。
- 也可以每晚將 1 滴**玫瑰草**精油塗在指甲患部。

深度治療

- **茶樹**精油：60 滴
- **丁香花苞**精油：15 滴
- **玫瑰草**精油：30 滴
- **檸檬**精油：30 滴
- **蓖麻油**：裝滿 10 ml

先用浸有達金（Dakin®）溶液（藥局有售）的棉花徹底清潔指甲，再以此調合油 3 滴按摩指甲，每天 2 次，直到症狀消失（療程可以持續數週，甚至數個月）。

更多建議

指甲黴菌的傳染性很強。可以擴及到其他指甲和身體的其他部位，例如臀部或胯下。隨著健康的指甲長出來而改善指甲的外觀。手指甲大約需要 6 個月，而腳趾甲大約需要 12 個月更新。復發的機率不低。因而作為預防措施：避免赤腳在更衣室或游泳池走動，使用個人毛巾，使用具有消毒作用的沐浴產品洗腳，每天換襪子，避免鞋子潮濕和病灶。請擦乾腳，尤其是腳趾之間的部位。

為避免復發，在停止治療之前必須確保完全康復，仔細檢視先前的患部，留意指甲的顏色或外觀變化，康復後請換上新鞋。

甲溝炎

請見「皮膚膿腫」P.303。

牙周病

牙周病（牙齦炎、牙周炎、壞死性潰瘍性牙齦炎，牙齦萎縮）是牙齦發炎和圍繞並支撐牙齒組織（牙齦、下顎、牙根的外部覆蓋層）的破壞。而細菌會在那裡落腳。主要發生在口腔衛生不足的患者，吸菸者或糖尿病患者。

- **茶樹**精油：90 滴（抗菌、抗病毒）
- **月桂**精油：90 滴（殺菌、殺真菌、強力鎮痛）
- **沒藥**精油：60 滴（抗病毒、抗感染、消炎）
- **義大利永久花**精油：30 滴（消血腫）
- **丁香花苞**精油：30 滴（抗菌、抗病毒、抗真菌）

- **瓊崖海棠油**：20 ml（促進癒合、消炎）
- **聖約翰草浸泡油**：80 ml（促進癒合和組織再生）

短期以此配方每天漱口 2～3 次，以消滅形成牙菌斑的細菌。在診所，醫生會將它滴在牙周囊袋的表面和裡面，以更深入破壞細菌，從而使牙齦重新附著在牙齒上。

月桂純露

這是有些醫院所熟知的純露，在治療牙齒後可用作漱口水（一天 2 次）以預防潰瘍和口腔疼痛，清潔和治療傷口（以 50% 月桂純露和 50% 生理食鹽水的噴霧使用）。

若是牙齦炎

- **檸檬**精油：10 滴
- **野地薄荷**精油：3 滴
- **丁香花苞**精油：2 滴
- **玫瑰天竺葵純露**：5 ml
- **洋菜**：5 g
- 食用**蘆薈凝膠**：適量 50 g

將所有材料放入 50 g 罐子，取 2～3 滴放在乾淨的手指，輕輕按摩牙齦，每日數次為期 3～10 天。

請注意，對於孕婦和使用抗凝血劑的人，請從配方移除丁香花苞精油。

若是牙齦發炎

- **真正薰衣草**精油：15 滴（殺菌防腐、促進癒合、鎮痛）
- **檸檬尤加利**精油：9 滴（消炎）
- **胡椒薄荷**精油：3 滴（鎮痛、麻醉、消炎）
- **義大利永久花**精油：3 滴（消血腫）
- **月桂**精油：3 滴（殺菌、殺真菌、強力鎮痛）
- **聖約翰草浸泡油**：裝滿 10 ml（促進癒合和組織再生）

每天以此調合油按摩患部 2～3 次，直到症狀改善。

若是牙齒鬆動

- **檸檬**精油：15 滴
- **胡椒薄荷**精油：15 滴
- **蘆薈凝膠**：20 g
- **芝麻油**或其他食用油：5 ml

刷牙後，每天用此凝膠按摩牙齦多達 3 次，很快就見效喔！

不可不知

除了藥理作用外，精油還可以幫助患者和護理人員對口腔健康的維護：使患者有動力維持日常清潔，從而有可能減少或破壞牙菌斑並更符合刷牙的效果。護理人員則可以鼓勵患者並刺激他自然的唾液免疫力。

昆蟲、蜘蛛、海蜇、蕁麻的叮咬……

有些叮咬多少會引起強烈的反應，尤其是對過敏的人。若有疑問，請立即諮詢醫生。

⚠ 緊急護理

- **穗花薰衣草**精油：1～2 滴純精油塗抹皮膚

若每隔 10 分鐘塗抹，3 次後仍然感到疼痛，請採用深度治療提供的完整配方。

請留意，對於患有癲癇的孕婦或哺乳期婦女、嬰兒和 3 歲以下兒童，請用檸檬尤加利精油取代穗花薰衣草精油。

深度治療

- **穗花薰衣草**精油：120 滴
- **檸檬香茅**精油：60 滴
- **胡椒薄荷**精油：30 滴（請勿使用於孕婦或哺乳期婦女、癲癇患者、6 歲以下兒童，請用真正薰衣草精油替代）
- **瓊崖海棠油**：裝滿 50 ml

每天在叮咬處塗抹 3～6 次，持續 2～3 天。

請留意，對於孕婦或哺乳期婦女、6 歲以下兒童、癲癇患者，請用真正薰衣草精油取代胡椒薄荷精油。

傷口

請見「疤痕」P.309。

牛皮癬

牛皮癬是一種原因不明的自體免疫性皮膚病，部分是遺傳造成的，越來越多人有此症狀，約佔全世界人口的1～3%。在輕度患者中，牛皮癬僅出現在頭皮、膝蓋、手肘、四肢，有時還包括臉部和生殖器。在嚴重的情況下會延伸到整個身體。

⚠ 緊急護理

壓力管理和飲食控制對牛皮癬患者很有幫助。排毒和潔淨身體也是不容忽視的。

- **胡椒薄荷**精油：1滴（新陳代謝的解毒）
- **檸檬**精油：2滴（解毒）

在早上與小麵包球一起服用。

完整配方

針對乾性牛皮癬，可以在沐浴或按摩時使用以下配方（若是按摩用，請略過配方中的泡沫凝膠！）

- **玫瑰天竺葵**精油：30滴（皮膚再生）
- **綠桔**精油：30滴（舒緩）
- **玫瑰籽油**：40 ml（約8茶匙）
- **泡沫凝膠**：150 ml

若是發癢中，請在此配方再加入5滴**德國洋甘菊**精油＋5滴**胡椒薄荷**精油。

跳蚤或臭蟲

請見「昆蟲、蜘蛛、海蜇、蕁麻的叮咬……」P.317。和〈家居精油〉的「防塵蟎、殺蟲、環境消毒噴霧劑」P.426。

流鼻血

流鼻血或鼻子出血是鼻腔黏膜的出血，尤其是在訓練或比賽中，可能會造成不便。

鼻子裡有許多血管，可用來幫我們呼吸的空氣加溫和加濕。由於這些血管貼近皮膚，因此就更加脆弱。

若流血持續超過15～20分鐘，或者是因跌落或臉部撞擊等外傷導致的出血，尤其是感覺鼻子骨折的情況下，請諮詢醫生。跌倒或車禍後發生的流鼻血可能是內部出血的癥狀。

⚠ 緊急護理

- **岩玫瑰**精油：1滴（止血：抗出血）
- **玫瑰天竺葵**精油：1滴（止血：抗出血）

用止血敷料或棉花棒沾這兩滴精油，敷在傷口數分鐘。若手上只有以上其中一種精油也可以，但結合這兩種精油的凝結效果更好。

皮膚的白斑（白斑症）

它是一種皮膚疾病，可能與基因遺傳有關，影響了世界0.5%的人口，其特徵是出現並擴散在皮膚的白斑（色素流失）。

深度治療

- **丁香花苞**精油：1滴（抗感染）
- **茶樹**精油：2滴（抗感染）
- **佛手柑**精油：3滴（有光敏性）
- **檸檬**精油：3滴（有光敏性）
- **昆士蘭堅果油**：裝滿5 ml

每天按摩患部2次，每週5天。

請留意：塗抹後3小時內不得曝曬於陽光下。這種治療很有效也可以模糊色斑。

黃褐斑或老人斑

請見〈美容、身體和頭髮護理〉的「褐斑或老人斑」P.415。

癬

請見〈美容、身體和頭髮護理〉的「去頭皮屑和

抗寄生蟲洗髮精」P419。

出汗過多

所有人都會流汗，因為流汗是自然現象，以調節身體的熱感，是讓身體維持正常運轉不可或缺的要素。以下建議的配方並不是要阻止流汗，而是為了調節及消除難聞的汗水味。

緊急護理

- **玫瑰草**精油（除了孕婦，最好使用**玫瑰天竺葵**）：在鉀明礬石上點 1 滴，刷在想要減少汗水和產生難聞氣味處（腋窩、腳、皮膚褶皺處等）。

深度治療

為了加強和維持香氣，可視需求而常常局部塗抹。

- **岩玫瑰**精油：8 滴（透過收斂作用以止汗）
- **玫瑰天竺葵**精油：8 滴（透過收斂作用以止汗）
- **綠薄荷**精油：8 滴（令人愉悅的氣味）
- **蘆薈凝膠**或**中性乳霜**：適量 50 g

蕁麻疹

請見「皮膚過敏」P.305。

水痘和帶狀疱疹

水痘和帶狀疱疹是由同一種病毒傳播的兩種疾病，長了其中一種就可能會出現另外一種。

深度治療

- **桉油醇樟**精油：30 滴（抗病毒）
- **綠花白千層**精油：30 滴（抗病毒）
- **德國洋甘菊**或**摩洛哥藍艾菊**精油：30 滴（舒緩）
- **胡椒薄荷**精油：30 滴（止癢）
- **金盞菊浸泡油**：50 ml

以 10 滴調合油浸泡敷料，輕拍每顆水痘／疱疹；若長得面積太大就倒在手上輕輕塗抹患部。每日 5 次，直至囊泡或帶狀疱疹疼痛明顯改善（為期 5～10 天）。

禁用於孕婦和哺乳期婦女，7 歲以下兒童和癲癇患者。

對於眼睛的帶狀疱疹是不可能用精油的，但服用含精油的抗病毒膠囊非常有效：普羅芳的膠囊 4（Oléocaps 4®）、天然防禦膠囊（Phytosun Défenses naturelle®）、GAE Naturactiv®膠囊。

我的健康小訣竅

在感染和免疫防禦力低的時候服用含精油的芳香膠囊（例如：Aroma express®、GAE Capsules®、Aromadoses®等），早、中、晚各服用 2 顆，持續 4 天。這個用法適用於 6 歲以上兒童。但避免使用於孕婦或哺乳期婦女。請詢問藥師。

妊娠紋

請見〈美容、身體和頭髮護理〉的「抗妊娠紋護理」P.419。

疣

病毒疣是人類乳突病毒引起的感染而在皮膚增生。600 萬法國人有此困擾。無論長在何處都讓人很討厭，而且疣是有傳染性的：這是治療病毒疣的兩個好理由！再一次的，精油可以助你一臂之力！

緊急護理

- **檸檬**精油：1 滴純精油，無論疣長在哪裡，每天晚上在患部點 1 滴，持續數日或數週（3 歲以上就可以使用）。

若一週後沒有任何改善，可改用下列的完整配方。

深度治療

- **茶樹**精油：100 滴（抗病毒）
- **丁香花苞**精油：100 滴（對皮膚有抗感染和腐蝕性）
- **檸檬**精油：200 滴（促進上列前兩種精油的吸收）
- **葡萄柚籽**萃取物：500 滴（殺菌防腐）

取 1 滴塗抹患部，每日 2 次，同時以透明指甲油塗抹患部周圍以保護健康的皮膚，視需求可以長期使用。

更多建議

- 另外可以嘗試順勢療法：請諮詢藥師或順勢療法醫師。
- 皮膚科醫生用氮氣做冷凍治療除去病毒疣，你們也可以自己用藥治療：請諮詢藥師。
- 在游泳池旁走動時穿涼鞋。
- 若是參加團體運動並在公共浴室沖澡，請在泡沫凝膠裡加入廣效抗菌劑：**茶樹**精油。精油劑量為 1.5 %，即在每 100 ml 凝膠泡沫加入精油（45 滴）。充分洗淨身體，並沖洗乾淨以及擦乾皮膚。

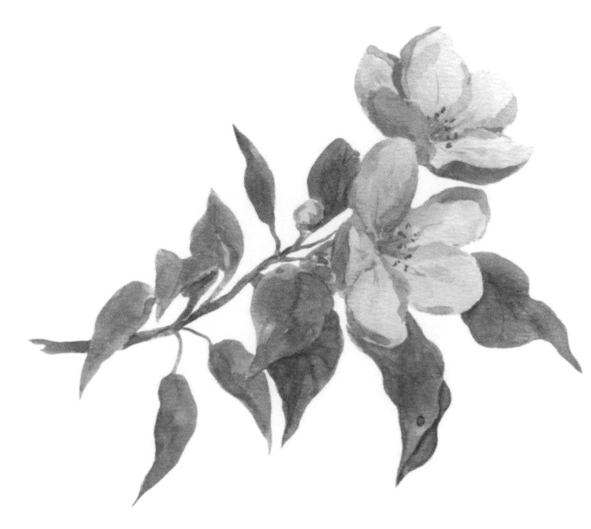

透過皮膚途徑使用精油是最合適、耐受性最好的方式，包括兒童都適合。在這種情況下，善選植物油就非常重要（請見「植物油」P.56）。

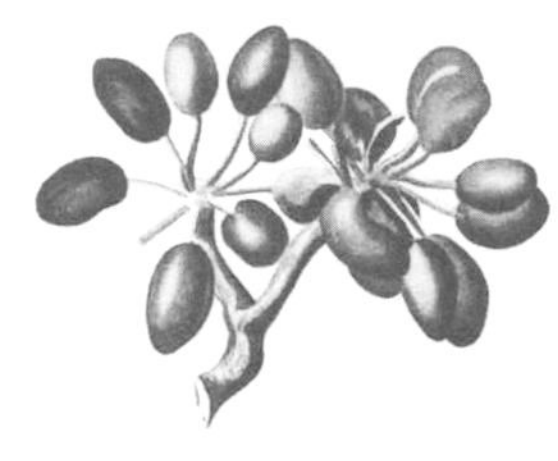

與運動相關的疼痛／其他疼痛

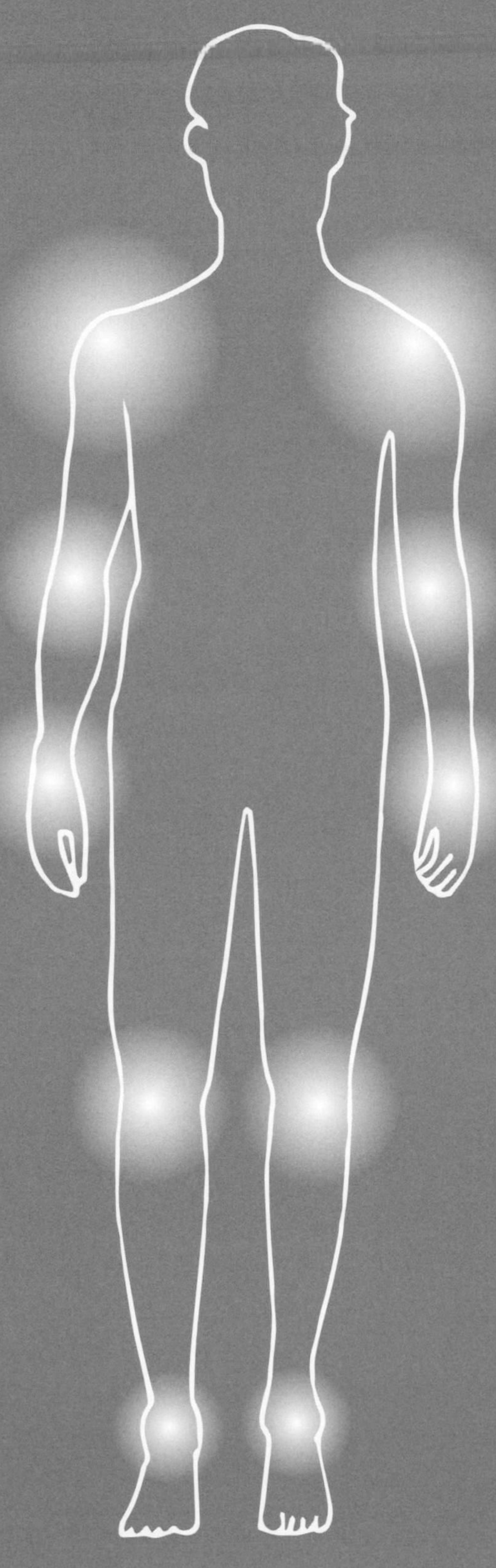

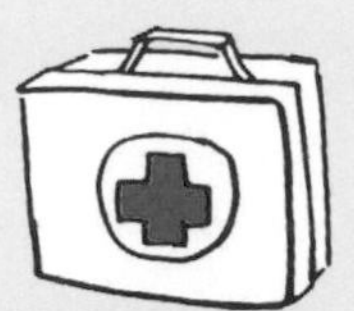

緩解疼痛的急救箱

檸檬尤加利精油

消炎作用，無論是哪種疼痛（創傷、運動等）的治療

- 是所有人都可使用的精油，包括孕婦和兒童以及因禁忌症而無法使用芳香白珠的人。以 3 滴精油與 15 滴瓊崖海棠油調合使用。

芳香白珠精油

精選的消炎精油，可緩解關節、運動或肌肉疼痛

- 肌腱炎、網球肘、拉傷、全身疼痛：將 2 滴精油稀釋於數滴瓊崖海棠油或山金車浸泡油，並按摩疼痛處。
- 運動準備：在純植物油或已調合其他精油的按摩油裡稀釋 5～10%使用。

但這種非常有效的精油禁用於血友病患者、任何接受抗凝血治療或對阿斯匹靈及其衍生物過敏的人。

義大利永久花精油

扭傷和肌腱炎時消水腫

- 撞擊後以 1～2 滴純精油塗抹，以避免血腫和／或快速消腫，還可以防止腫脹。後續可以將 1～2 滴與芳香白珠精油（2 滴）和檸檬尤加利精油（2 滴）稀釋於 10 ml 瓊崖海棠油裡使用，每日塗抹 3 次，持續 3 天。

容易有瘀青、腫塊、傷口浮腫

- 以 1～2 滴純精油塗抹，即使是皮膚擦傷也可以使用。

胡椒薄荷精油

以冷感達到麻醉效果

- 對於運動後的任何肌肉和肌腱復原，若出現水腫、攣縮、拉傷，則用 2 滴精油與 1 滴植物油按摩疼痛的部位，每天最多 3 次。

消化不良、結腸炎

- 餐後以 1 滴精油與小麵包球一起服用。此精油禁用於孕婦、哺乳母親、6 歲以下兒童和癲癇患者。

作者的話

本章特別貼近我的心，因為除了在藥物和芳香療法的專業外，我還是空手道黑帶和阿爾卑斯山滑雪站的聯邦二級滑雪教練，我也參加過比賽。我曾訓練過數百名兒童和成人，以及有機會指導和建議在不同運動領域的頂尖運動高手。

在這些訓練課程中，當然會提及芳香療法，還包括修復、勝利的心理管理、健康、營養和微量營養素。因為在不同的運動領域裡，這是一個全面護理的問題。

若你們對該領域特別感興趣，建議可以進一步學習閱讀皮耶·澤維爾·法蘭克（Pierre-Xavier Frank）和我撰寫的《運動員：自然提升自己的表現》（Sportifs: Boostez vos performances au naturel）（autoédition，2014 年）。

疼痛是藥局裡最大的藥物需求。無論是肌肉、關節、神經系統疾病等，精油可作用在不同卻相互影響（肌肉痙攣、發炎、情緒反應）的症狀。因此，精油不僅能幫助減輕急性和慢性疼痛，同時還能緩解精神上的苦。每個人都能從中得到真正的慰藉（若有必要，當然可以輔助傳統採用的對抗療法）。

關節炎和痛風發作、腕隧道症候群疼痛

不要將關節炎與退化性關節病混為一談！關節炎是指一個或多個關節的發炎，表現在肌腱和關節的疼痛，尤其是發生在夜晚、剛開始運動或休息時，伴隨著腫脹、嚴重的身體痠痛，甚至是行動不便。

痛風發作是由於關節中尿酸的結晶（通常是腳的大拇指）引起的：關節發紅且非常腫脹，陣陣疼痛。

腕隧道症候群的症狀是麻木、手指發麻、手腕和手部肌力衰退。儘管這三種疾病有所不同，但將以下列精油用相同的方式處理。

⚠ 緊急護理

- **檸檬尤加利**精油：2 滴純精油或稀釋於少許的瓊崖海棠油或消炎軟膏，輕輕按摩疼痛的關節處，每日 3～4 次，直至明顯改善。

深度治療

- **胡椒薄荷**精油：30 滴（止痛）
- **芳香白珠**精油：90 滴（消炎）
- **檸檬尤加利**精油：90 滴（消炎）
- **義大利永久花**精油：60 滴（紓解關節腫脹充血）
- **檸檬**精油：60 滴（促進循環）
- **瓊崖海棠油**：裝滿 50 ml

每次先按摩患部久一點（每天最多 5 次），然後再塗抹這個厲害的配方。

血友病或服用抗凝血劑（因含有芳香白珠精油的關係）、孕婦、哺乳母親、6 歲以下兒童或癲癇患者禁用此配方。

退化性關節病

退化性關節病是一種慢性疾病。保護關節骨骼表面的軟骨，因隨著年齡增長和缺乏運動而失去彈性；因緩衝減少而可能會破裂，關節間的潤滑液瞬間減少以及韌帶纖維化。人會變得不那麼靈活，尤其是在關節處「冰冷」時（早上）會感到僵硬。

⚠ 緊急護理

- **芳香白珠**或**冬青白珠**精油：將 2 滴純精油或稀釋於少量的瓊崖海棠油或山金車浸泡油，再輕輕按摩疼痛的關節處，每日 3～4 次，直至明顯改善。

  血友病或服用抗凝血劑時禁用此精油。

更多建議

每天運動（步行、游泳、輕度運動），不要過度勞累，也不要拿太重的東西。每天早晨在起床前或起床時，先做一點關節肌肉的喚醒動作。請避免在堅硬的地面（例如馬路）跑步，避免長時間站立並穿舒適的鞋子。如果超重了，請減重，因為超重會使退化性關節病惡化。

深度治療

- **杜松漿果**精油：60 滴
- **芳香白珠**或**冬青白珠**精油：90 滴
- **檸檬尤加利**精油：60 滴
- **樟腦迷迭香**精油：30 滴
- **瓊崖海棠油**：裝滿 50 ml

這是很有效的止痛配方，可將調合油裝入帶有大滾珠頭的滾珠瓶或一般瓶子。以此配方按摩患部久一點，每天 5 次，按摩後熱敷關節。

血友病或口服抗血凝劑（因含芳香白珠或冬青白珠）、孕婦、哺乳期婦女和 6 歲以下兒童禁用該配方。

見證

「有鐮狀細胞性貧血（紅血球形狀異常導致關節疼痛）的年輕女患者描述了關節／肌肉協同作用對她劇烈疼痛的緩解：發紅效應（由於釋放出的熱量吸引血液）使血管舒張和產生抗痙攣作用。她說經過芳香按摩後，疼痛指數從 10 降到了 6！這使她能小睡一會兒，並在第二天讓她需要嗎啡的時間比之前延遲了 1 小時 15 分。」

巴斯卡勒・普沃斯特（Pascale Pruvost），里爾天主教研究所（GHICL）醫院集團的健康部門經理，健康教育者（衛生教育碩士）。

頭痛

頭痛是一種非常常見的疾病，但有多種起因：疲勞、高血壓、偏頭痛。如果頭痛常常發生，獲得準確的診斷以提供最合適的治療是非常重要的。

⚠ 緊急護理

- **胡椒薄荷**精油：2 滴塗抹在太陽穴，但儘量遠離眼睛。

請留意，因高血壓而頭痛的人、孕婦、哺乳期婦女、6 歲以下兒童、癲癇患者不要使用。

請自己體驗

自 2003 年以來，在德國阿倫實行芳香護理的奧斯塔診所，護理師使用敷料浸泡胡椒薄荷純露後敷前額以治療頭痛。若要在家中使用，可將純露儲放於冰箱，然後用此清涼的純露浸泡敷布，再敷前額數分鐘，並且要放輕鬆。

深度治療

- **胡椒薄荷**精油：60 滴（麻醉和血管收縮）
- **檸檬**精油：60 滴（促進循環）
- **芳香白珠**精油：30 滴（消炎）或檸檬尤加利精油
- **羅馬洋甘菊**精油：60 滴（鎮定）

將上列複方精油裝入 10 ml 滾珠瓶，再按摩太陽穴（請遠離眼睛）。也可以塗抹在手腕內側，並深深吸聞。

請留意，若是因高血壓而頭痛、孕婦或哺乳期婦女、6 歲以下兒童、癲癇患者，請移除配方中的胡椒薄荷精油。

該配方還禁用於服用抗凝血劑者、對阿斯匹靈過敏或血友病患者。

如何處理？

- 如果頭痛仍然存在，則必須確認其原因。偏頭痛的特徵在於，例如從頭部的一側「遷移」到另一側的搏動式抽痛。它與伴隨著頸肌和顳肌收縮的緊張性頭痛不同。要特別留意突然發生和不常發生的頭痛，這些頭痛勢必要醫療諮詢。
- 通常與持續性的壓力有關，要學會平靜呼吸以放鬆身心，必要時可以去按摩以好好放鬆。
- 如果在電腦前工作，請採取適當的姿勢以避免肌肉收縮：眼睛視線應位於螢幕底部。你們知道一位優秀的視力矯正師對緩解眼部肌肉緊張很有幫助，而那正是造成多種頭痛的原因。

骨折癒合

請見「骨折」P.329。

拉傷

請見「肌腱炎」P.333。

腎絞痛或膽結石

突然發作的急性和劇烈疼痛，通常是單一邊的痛。腎臟或膽囊的其中一個排泄管阻塞，所以這條「排泄」通路的上游部位受到極大的影響。腎絞痛特別會發生在男性身上。復發的風險很高，因為曾經歷過這種症狀的人在 5 年內復發的機率為 50％，而在 10 年後復發的風險為 70％。

▲ 緊急護理

- 阿密茴精油或熱帶羅勒精油：10 滴稀釋於 5 ml 植物油，按摩腎臟或膽囊絞痛的部位，最多 3 天。

深度治療

- **綠桔**精油：30 滴（輕度抗痙攣）
- **阿密茴**或**熱帶羅勒**精油：30 滴（抗痙攣）
- **依蘭**精油：30 滴（抗痙攣、鎮痛）
- **瓊崖海棠油**：10 ml

以 5 滴此高劑量的調合油按摩疼痛的部位，不要連續使用超過 5 天。

攣縮

請見「肌肉抽筋」P.327。

挫傷和骨頭挫傷

請見〈皮膚問題和口腔照護〉的「瘀傷、撞傷、腫塊」P.307。

全身痠痛

這種散佈全身的肌肉疼痛會出現在運動過度或缺乏訓練後的運動。在運動後 12～48 小時內產生。與普遍的看法相反，老練的運動員的身體痠痛不僅來自運動後的乳酸堆積，還可能來自運動中發生的肌肉微損傷。

▲ 緊急護理

- **杜松漿果**精油：將 5 滴加入少許泡沫凝膠或脫脂奶粉或脫脂牛奶，再倒入泡澡水中，並於 38°C 的水裡泡澡 15 分鐘。

此精油禁用於有腎臟疾病者、孕婦和哺乳期婦女以及 10 歲以下兒童。

深度治療

- **杜松漿果**精油：30 滴（排毒）
- **芳香白珠**精油：90 滴（消炎）
- **樟腦迷迭香**精油：30 滴（止痛）
- **薑**精油：30 滴（抗痙攣）
- **瓊崖海棠油**：裝滿 50 ml

每 15 分鐘輕輕而集中按摩疼痛的部位，每天 3～4 次，為期 2～3 天。

由於此配方含有冬青白珠精油，因此禁用於服用抗凝血劑者。

更多建議

運動後 24～48 小時內疼痛會加劇。如果是偶爾運動的人，請理解乳酸是具有揮發性，也就是說，它可以透過呼吸而消除。所以「擺脫」痠痛的最好方法是強迫自己再次做運動以活化呼吸！熱度可以減輕疼痛（泡澡、淋浴），也可以做些柔軟操。上述提供的芳香按摩也能減輕疼痛。為了復原和避免肌肉痠痛，請穿壓力襪，伸展並喝適當的飲料。

肌肉抽筋

抽筋是在肌肉或肌肉部位產生的非自主性的疼痛攣縮。原因很多，通常是由於肌肉中代謝廢物（乳酸）的積累，肌肉或神經肌肉連結處的重複勞損，導致一種窒息的動彈不得。

為了預防起見，請喝足夠的水（富含鎂、鈣和鉀等礦物質），例如薇姿聖伊奧爾（Vichy St-Yorre）瓶裝水，以及所有富含礦物質的水。

▲ 緊急護理

- 用 3 滴**芳香白珠**或**冬青白珠**精油，按摩劇烈疼痛處數秒。

深度治療

- **樟腦迷迭香**精油：30 滴（使皮膚變熱）
- **芳香白珠**精油：60 滴（消炎）
- **紅桔**精油：30 滴（舒緩）
- **山金車浸泡油**：10 ml

每 15 分鐘做局部按摩，直到症狀消失。

你們知道嗎？

游泳的人特別容易抽筋。事實上當運動時，流汗會在皮膚中產生礦物質鹽，水蒸氣蒸發後，礦物質鹽被重新吸收，但除了運動時身體「泡」在水中的情況以外：因為在這種情況下，礦物質鹽會在水中被稀釋。

運動設備不合適也會造成抽筋。例如球拍不好或自行車座墊太低會縮短肌肉的律動。在抽筋時，可以冰塊或任何冰冷的物質冰敷，並伸展攣縮的部位。

肌肉拉傷、肌肉疼痛

請見「肌肉（疼痛）、腰痛」P.330。

神經痛

近期的一項研究顯示，有 150～300 萬名法國人患有神經痛，這種痛的特徵是對傳統止痛藥有反抗力。神經痛隨著手術、帶狀疱疹、脊髓損傷後而來。這種永久性的痛苦深淵像是燒傷、刺傷、電擊、發麻、發癢，嚴重影響患者的生活品質。這些可怕的疼痛也可能是由於冷、輕觸、情緒、疲勞所引起的。我們在此沒有要細究討論這些多面向的疼痛，因為這些問題需要全面性的照護，特別是心理上，並需要精確的診斷。現在，許多專家都認識精油了（不要猶豫，請透過這個網站 www.au-bonheur-dessences.com 與我們聯繫，以便可以推薦給健康照護的專家，受過芳療培訓並且能回應相關問題的專家）。

⚠ 緊急護理

- **月桂**精油：2 滴（輕度止痛）
- **瓊崖海棠油**：6 滴

按摩疼痛的部位，每天至多 3 次。

深度治療

- **冬青白珠**精油：30 滴
- **西洋蓍草**精油：30 滴（鎮定、消炎）
- **古巴香脂**精油或**大麻**精油：30 滴（鎮痛）
- **黑胡椒**精油：15 滴（鎮痛）
- **依蘭**精油：60 滴
- **聖約翰草浸泡油**：裝到 10 ml
- **瓊崖海棠油**：裝滿 50 ml

以此調合油塗抹疼痛的部位，每天至多 3 次。

若該患者正在服用抗凝血劑，對阿斯匹靈過敏或患有血友病，請用檸檬尤加利精油替代冬青白珠。也要注意聖約翰草浸泡油的光敏性。

不可不知

與生長在某些地區的大麻不同，「大麻」精油是不含任何致幻物質的。研究顯示，β-丁香油烴（包含在古巴香脂、黑胡椒、依蘭、大麻等精油中）對神經鎮痛具有非常重要的作用，也有很好的抗憂鬱效果。

痙攣性疼痛

極度劇烈的疼痛會導致無法控制的痙攣，進而引起很多疼痛，成了痛苦的惡性循環。這種病狀在醫院很常見，它隨著許多疾病而來並發生在生命末期。

⚠ 緊急護理

- **熱帶羅勒**精油：15 滴
- **佛手柑**或**苦橙葉**或**豆蔻**精油：30 滴
- **杏桃核油**：裝滿 50 ml

這個配方是由多明尼克・波林格（Dominique Bollinger）提出，他在史特拉斯堡大學醫院擔任脊椎外科物理治療師已 39 年，是傑出的治療師，也獲得斯特拉斯堡大學臨床芳療學士學位。

在緊急情況下，以此調合油按摩疼痛的部位。

平撫後可以再使用一次，但不能再多了。

肌肉異常拉伸

請見「肌肉（疼痛）、腰痛」P.330。

扭傷

這是法國最常見的外傷（每天有萬分之一的法國人遭受此傷害）。

主要發生在腳的反向運動，每 10 人有 9 人會傷及外側副韌帶（早期稱為外側韌帶）。劇烈疼痛會立即發生，然後很快就無法正常行走，而導致跛行。若是輕度扭傷，疼痛可能會很快停止，但「遇冷」時疼痛會再出現。

⚠ 緊急護理

- **芳香白珠**或**冬青白珠**精油，以及**義大利永久花**精油：若是有浮腫和腫塊，前兩天可使用純精油（2 滴），然後稀釋於**瓊崖海棠油**外加**胡椒薄荷**精油（1 滴）和**檸檬尤加利**精油（2 滴）。

深度治療

- **義大利永久花**精油：60 滴（紓解血腫）
- **胡椒薄荷**精油：30 滴（以冷感來麻醉）
- **熏陸香**精油：30 滴（若嚴重浮腫）
- **芳香白珠**或**冬青白珠**精油：60 滴（消炎）
- **月桂**精油：60 滴（非常鎮痛）
- **瓊崖海棠油**或**杏桃核油**：裝滿 50 ml

輕輕按摩患部，然後用繃帶包紮關節處，也可以用 50 g 綠礦泥粉與上列配方調合，將它當成膏藥塗抹在關節處靜置 15 分鐘。

孕婦或哺乳期婦女、12 歲以下兒童，患有高血壓或使用抗凝血劑的人禁用此配方。

更多建議

嚴重扭傷的癥狀主要會影響行動，立即腫脹，有鴿子蛋般的腫塊和撕裂。在任何情況下，醫療諮詢都是必要的。醫生將會開具有穩固作用的矯形器、止痛藥，並需要休息。患肢的固定取決於扭傷的狀況。休息 1～8 週後，依據扭傷的嚴重程度，可能可以恢復運動。為了減輕疼痛和發炎擴散，採用所謂的「R.I.C.E.」原則（R：Rest 休息、I：Icing 冰敷、C：Compression 加壓、E：Elevation 抬高）。將需有專業人員協助並慢慢恢復關節的靈活運用。

骨裂

請見「骨折」P.329。

骨折

骨頭或硬軟骨的這種斷裂會導致兩個骨頭碎片之間出現間隙。骨折分為完全的或不完全的、有或沒有碎片移位，若是開放性骨折，有感染風險。裂縫是指無位移的輕微裂縫。

深度治療

在塗石膏期間或之後：

- **義大利永久花**精油：1 滴
- **熏陸香**精油：1 滴
- **芳香白珠**或**冬青白珠**精油：1 滴

用純精油或稀釋於止痛軟膏或山金車凝膠，儘量靠近骨折處按摩（石膏的每一側），每天 2～3 次，為期 3 週。

更多建議

只有在飲食，即鈣和蛋白質的攝入量足夠，副甲狀腺素含量（位於甲狀腺後面的副甲狀腺分泌的激素），維生素 D 含量和患者的總體狀況良好的狀況下，骨折的癒合才能順利，年輕人骨折的癒合能力更好。此外，也取決於骨折的類型。Rexorubia®（Lehning）是一種非常有效的順勢療法藥物，可用於軟化礦物質以及基於順勢療法顆粒狀藥方有利於所有的骨頭癒合。劑量為 1 茶匙的量直接咀嚼服用或在非用餐時溶於少量水或牛奶裡服用。

法國橄欖球女球員
潔德・勒・佩斯克（Jade Le Pesq）的見證

她是雷恩俱樂部的擁有人，在 2016 年，她與法國七人制橄欖球隊一起參加了里約奧運會，並在 2017 年參加了十五人制橄欖球聯盟的六國錦標賽：「我在比賽時有一根手指骨折了。幸好有這個配方，手指沒有腫脹，疼痛減輕很多，以至於有時我忘記了有骨折（還好有骨折夾板提醒我）。由於馮絲華茲（本書作者）的建議（包括營養和順勢療法），這種癒合的速度是一般骨折的兩倍快，這也令法國橄欖球隊的醫療團隊感到驚訝！」

高爾夫球肘

請見「肌腱炎」P.333。

血腫

血腫是一種在不撕裂皮膚的情況下，撞擊肌肉而產生的疼痛病變。肌肉被壓在兩個堅硬的表面（骨骼和撞擊物）之間，多少會產生遲發性血腫以及浮腫。在大多數情況下，肌肉纖維是完整而不受影響的。但建議立即停止運動或活動，再輔以局部冰敷和繃帶加壓 20 分鐘。若是無法處理到患部或有大量出血，必須立即諮詢醫師。

⚠ 緊急護理

- **義大利永久花**精油：每天至少 3 次在瘀青或腫塊處塗抹 1～2 滴純精油或稀釋於植物油（最好是瓊崖海棠油），甚至可以塗抹於開放性傷口。若是眼瞼，請用棉花棒沾取稀釋的調合油再輕拍其上。
- 立即冰敷瘀青部位（在梳洗的毛巾手套內放幾個冰塊）。
- 有以**山金車**和**義大利永久花**精油製成的特別產品，如芳香典籍（Le Comptoir Aroma®）處理撞傷、瘀青、血腫的「山金車萬用乳（Arnichryse）」，可以馬上使用而且非常有效。

深度治療

針對大範圍且伴有浮腫的深色瘀青：

- **絲柏**精油：60 滴（促進循環）
- **義大利永久花**精油：90 滴（溶解瘀青）
- **檸檬尤加利**精油：60 滴（消炎）
- **瓊崖海棠油**：裝滿 50 ml

輕輕按摩患部久一點。每天最多 3 次。該配方最多可使用 5 天。

腰痛

請見「肌肉（疼痛）、腰痛」P.330。

淋巴水腫

淋巴水腫的特徵是在全部或部分的腿、手臂或身體其他部位有異常而明顯的腫脹，是由間質組織中的淋巴積聚引起的。造成淋巴水腫有兩種原因：淋巴管不足或退化，這是原發性淋巴水腫。若是因為手術、感染或放射治療後，淋巴途徑被破壞而繼發性淋巴水腫，應避免使用可能對癌症有影響的精油配方（例如絲柏）。

深度治療

- **大西洋雪松**精油：45 滴
- **義大利永久花（科西嘉島產地）**精油：30 滴
- **絲柏**精油：30 滴
- **胡椒薄荷**精油：15 滴
- **瓊崖海棠油**：裝滿 50 ml

在淋巴引流的療程期間，將此神奇調合油帶給物理治療師，以進一步體會它的美好。

若有荷爾蒙依賴性癌症病史，請刪除絲柏精油。

肌肉（疼痛）、腰痛

為了在運動後或長途旅行的復原，避免全身痠痛、攣縮或長時間出門在外的預防措施，請穿加壓衣服（除了伸展運動，還要喝適度的飲品）。現在許多品牌都提供這類產品，以適應人體各個不同的部位。

⚠ 緊急護理

- **芳香白珠**或**冬青白珠**精油：

將 2 滴純精油或稀釋於少許的**瓊崖海棠油**或消炎軟膏，輕輕按摩疼痛的部位，每天 3～4 次，直至明顯改善。

若覺得此精油無法帶來足夠的改善，請採用下列完整配方。

血友病患者或服用抗凝血劑者禁用此精油，請改用檸檬尤加利精油。

深度治療

- **超級醒目薰衣草**精油：60 滴（鎮定）
- **芳香白珠**或**西洋蓍草**精油：90 滴（消炎）
- **檸檬尤加利**精油：60 滴（消炎）
- **瓊崖海棠油**：裝滿 50 ml

以這款價格親民的止痛配方按摩患部久一點，再熱敷。每天使用至多 3 次。

該配方能使用數日或更長的時間（最多 15 天）。血友病或服用抗凝血劑（因含有芳香白珠的關係）時禁用此配方。

安東尼・勞內（Antoine LAUNAY）的見證，他是法國和葡萄牙冠軍的獨木舟選手

「這種復原配方既簡單、價格親民又好用，它陪我渡過無數的比賽。密集運動後也會用它來儘量避免出現痠痛和其他不舒服的症狀。自從馮絲華茲（2012 年）擔任我的教練後，我再也沒有受到任何傷害，任何像復發性肌腱炎造成的長期不適。在這之前，那些症狀經常會發生，令人無法動彈，有時甚至會迫使我好幾個星期都無法訓練。」

運動準備（暖身）

藉由暖身按摩，以加強血液循環並改善肌腱的彈性。這種運動前的準備將激勵皮膚的熱感受器，向大腦指示身體將要開始運動。

- **冬青白珠**或**芳香白珠**精油：60 滴（準備運動）
- **樟腦迷迭香**精油：60 滴（暖身）
- **黑胡椒**或**錫蘭肉桂**精油：15 滴（暖身）
- **杏桃核油**：裝滿 50 ml

運動前，以此調合油充分按摩要暖身的部位。每天使用一次。

若患有血友病，對阿斯匹靈衍生物過敏或服用抗凝血劑，請用檸檬尤加利替代冬青白珠。

羅宏・瑪麗（Laurent Marie），極限自由潛水員的見證

羅宏・瑪麗潛水以研究北極和南極環境的動植物。

「我請教馮絲華茲對皮膚的溫熱照護。實際上，當我們進行探險時，每次潛水大約 2 個小時，每天潛水 1～2 次（自由潛水大約 2 分鐘）。不可能使用油性調合油，因為在我們船上的用水量有限，而且每天只有一杯熱水可用來清潔自己。

結果她有個很棒的建議，將精油加入沐浴露，在我們下水前使用。暖身效果在水中並不明顯，但當我們休息時，例如在等待海豹歸來要在冰山拍攝時，我們為了暖身就做一系列的伏地挺身，結果精油的暖身效果非常明顯也很有用。足以活化我們的肌肉（比在潛水過程中更多），立即感覺到這種微微的熱感進入身體並驅除強烈的寒冷。

將來，我會在馮絲華茲（本書作者）的陪伴下繼續進行這些實驗〔呃…我要去南極洲？！〕，以物理測量這些與肌肉活動相關的體溫升高，當我們每次有施行這種護理時都有觀察到（但使用中性沐浴露時都沒有觀察到這個現象）。」

運動後的復原

運動後按摩對幫助肌肉、肌腱和關節再生很重要。皮膚的熱覺受器也將被告知，是時候恢復平靜，同時排出毒素並安撫疼痛的部位。

煥然一新和排毒配方

- **冬青白珠**或**芳香白珠**精油：60 滴（消炎）
- **胡椒薄荷**精油：30 滴（冰敷效應）
- **杜松漿果**或**古巴香脂**精油：30 滴（排水、止痛藥）
- **絲柏**精油：30 滴（促進循環）

- **瓊崖海棠油**或**杏桃核油**：裝滿 50 ml

具有癌症史的人，禁用此配方做長期療程。應刪除其中的絲柏精油而以檸檬尤加利精油取代。正在服用抗凝血劑（因冬青白珠精油的關係）的人也禁用此配方。

整骨師傑羅姆・克斯特（Jérôme Grest）的見證

傑羅姆・克斯特是波城的整骨師，是布斯蓋（Busquet）物理治療方法的專家和訓練師，也是很多厲害的運動員如獨木舟冠軍東尼・艾斯坦蓋（Tony Estanguet）的物理治療師。

「自從馮絲華茲為我開發如上述運動復原和運動準備的配方，我便建議使用在我的個案身上。結果運動員除了有動力外，我們觀察到肌肉也更加放鬆。這使我對他們在準備比賽和運動後復原的照護更加有效。」

風濕病

三分之一的法國人患有「風濕病」，尤其是女性。該詞涵蓋了影響肌肉骨骼系統的所有疾病，即骨骼、關節、肌肉和肌腱。

緊急護理

- **芳香白珠**或**冬青白珠**精油：

2 滴純精油或稀釋於少量的**瓊崖海棠油**或身體乳霜。

每天在疼痛的關節上輕輕按摩 3～4 次，直至明顯改善。若感覺此精油沒有明顯改善，請採用下列配方。

血友病或服用抗凝血劑時禁用此精油。可以用檸檬尤加利精油替代。

深度治療

- **超級醒目薰衣草**精油：60 滴（促進再生）
- **芳香白珠**精油：90 滴（消炎）
- **檸檬尤加利**精油：60 滴（消炎）
- **瓊崖海棠油**：裝滿 50 ml

使用這種止痛配方深層按摩患部到肌肉纖維並按摩久一點。每天最多使用 3 次，然後將熱敷料浸入 1／3 熱酒精和 2／3 熱水的混合液，熱敷並用食物保鮮膜包裹關節以靜置整個晚上。

若患有血友病或正在服用抗凝血劑（因冬青白珠精油的關係）的人則禁用此配方。

更多建議

每天不過度運動（走路、游泳、輕度運動）是治療風濕病的最佳方法。

避免長時間站立、行走在高低不平的地面和搬運重物，環境中的日常用品以視線所及和隨手可取的距離擺放，並選擇高的椅子，這將減輕日常生活的痛苦。

坐骨神經痛

這種劇烈的疼痛從下背部（骶骨）開始，沿著大腿逐漸往下，到小腿後側一直到大拇指。坐下時疼痛會加劇，但躺下來疼痛就會減輕，並伴有刺痛感，腿和腳的肌肉無力。請儘速諮詢醫師！

緊急護理

- **芳香白珠**或**冬青白珠**精油：

2 滴純精油或稀釋於少量的**瓊崖海棠油**或消炎軟膏。

沿著坐骨神經輕輕按摩，每天 3～4 次，直至明顯改善。

血友病或服用抗凝血劑時禁用此精油。可以用檸檬尤加利精油替代。

若沒有感覺改善，請使用下列完整配方。

深度治療

- **杜松漿果**精油：60 滴
- **冬青白珠**精油：90 滴
- **檸檬尤加利**精油：60 滴
- **胡椒薄荷**精油：30 滴
- **瓊崖海棠油**或**山金車浸泡油**：裝滿 50 ml

沿著疼痛的神經路徑進行深層按摩，每天至多 5 次。

若是血友病或服用抗凝血劑（因冬青白珠的關係），則禁用該配方。

更多建議

要減輕坐骨神經受到壓迫引起的疼痛：

- 站立時收小腹，要轉身時請旋轉整個身體。
- 走路時使用腹肌，讓骨盆與地面垂直。
- 走路要小步走，避免大動作，否則可能會拉傷坐骨神經。
- 採取消炎飲食（避免食用過多的乳製品、紅肉、糖、精製麵粉……）。

肌腱炎

肌腱炎、網球肘／高爾夫球肘、阿基里斯腱的疼痛或斷裂。

肌腱炎對於某些運動員來說是真的「傷痛」，因為它們反覆發作，引起的疼痛而需要常常使用局部消炎藥物。肌腱炎是由於微破裂導致肌腱結構的逐漸退化而引起的。有三個部分的構造可能會受到影響：主體、骨骼上的嵌入部分以及腱鞘。

這是一種漸進式發生的疾病，在骨頭連接處承受了長期且異常的壓力。特別是在某些體育運動中，例如球拍運動（網球肘或肱骨外上髁炎）和跑步運動（阿基里斯腱炎）。主要的症狀是陣陣疼痛，有時與發炎和水腫有關。

⚠ 緊急護理

- 首先可以試試 2 滴**冬青白珠**或**芳香白珠**精油稀釋於數滴**瓊崖海棠油**或**山金車凝膠**使用。

深度治療

- **義大利永久花**精油：30 滴（鎮痛）
- **芳香白珠**或**檸檬尤加利**精油：15 滴（消炎）
- **胡椒薄荷**精油：15 滴（以冷感達到麻醉感）
- **黑胡椒**或**依蘭**精油：15 滴（止痛）
- **瓊崖海棠油**：裝滿 50 ml

每天以 5 滴按摩疼痛部位，在肌肉休息時使用 3 次，為期 7 天。

孕婦或哺乳期婦女、12 歲以下兒童、高血壓或服用抗凝血藥者禁用此配方。

更多建議

第一個建議是讓關節休息。

如果熱身和伸展運動做得好，飲食均衡和足夠的飲水，就可以避免肌腱炎。所使用的配備（鞋子，球拍等）以及環境（地面太硬，太軟等）必須適合患者的狀況。

- 按照醫生的建議，讓疼痛的肌腱充分休息，以免發展成慢性肌腱炎！
- 當恢復活動時，應在每次運動前暖身活絡肌腱。
- 喝足夠的水。
- 儘量減少做重複的動作。
- 使用矯形器來舒緩肌腱，可在藥局購買護腳踝、網球肘的護腕等，藥師也會花一些時間為你們提供建議。

阿基里斯腱、網球肘

請見「肌腱炎」P.333。

斜頸症

它是一種隨著頸部的軟組織（尤其是肌肉）收縮縮短的扭曲。頭部向側邊傾斜。在這裡，我們談論的是肌肉的斜頸。這是由於胸鎖乳突肌收縮（肌肉的一端插入胸骨，另一端插入乳突，即位於耳朵附近的骨頭）。

⚠ 緊急護理

- **樟腦迷迭香**精油：以 2 滴純精油或稀釋於少許的**瓊崖海棠油**或消炎軟膏。

每天在疼痛部位輕輕按摩 3～4 次，直至明顯改善。

血友病或服用抗凝血劑時禁用此精油。

深度治療

- **芳香白珠**或**檸檬尤加利**精油：60 滴（消炎）
- **樟腦迷迭香**精油：30 滴（加溫並鬆解）
- **義大利永久花**精油：60 滴（鬆解）
- **瓊崖海棠**油：裝滿 50 ml

這種調合油是一種極好的止痛藥。以此按摩患部久一點，每天最多 3 次，然後用熱敷料熱敷。

若患有血友病或服用抗凝血劑（因有芳香白珠的關係），則禁用此配方。

下背痛

請見「肌肉（疼痛）、腰痛」P.330。

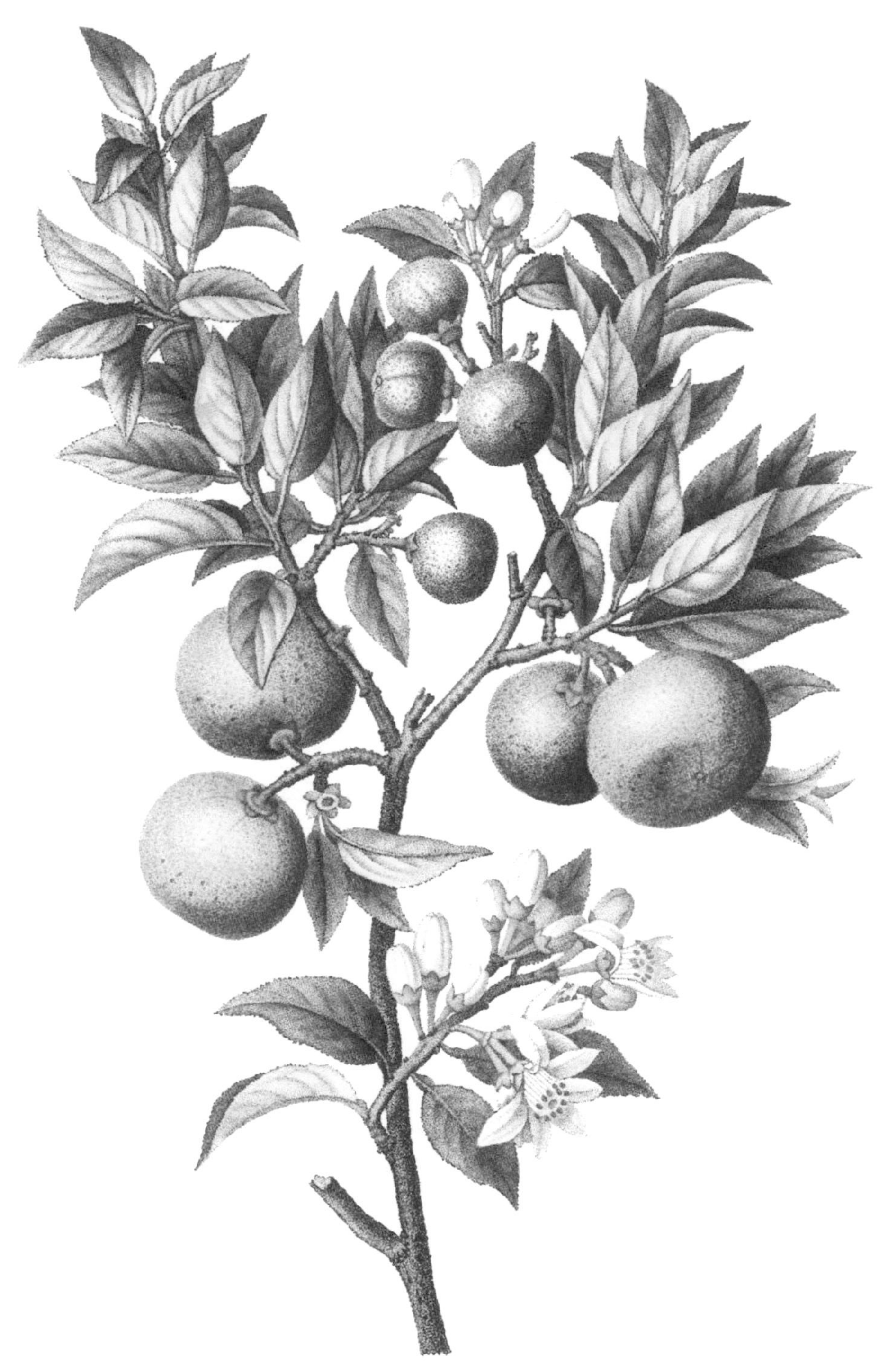

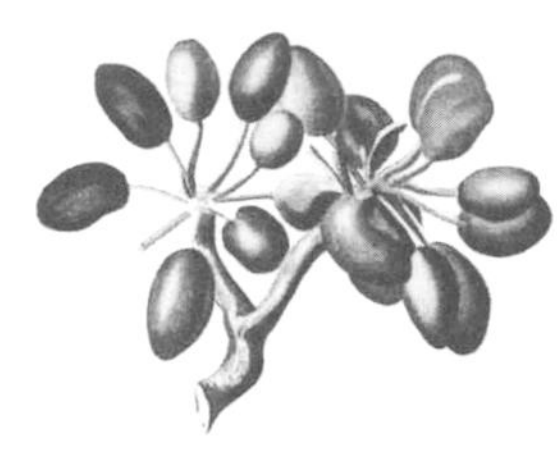

懷孕／哺乳

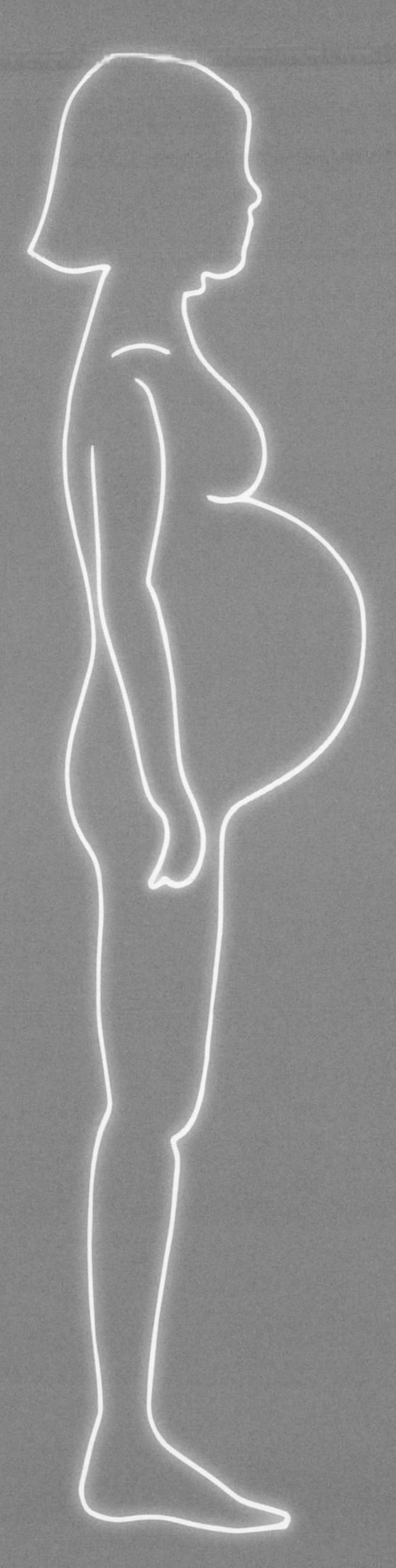

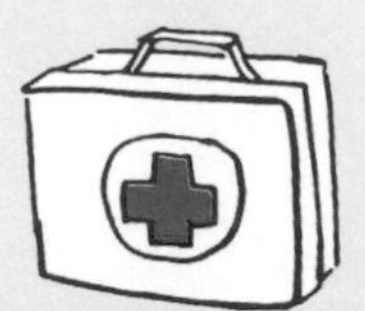

孕婦百寶箱

玫瑰天竺葵精油（從懷孕第四個月起）

- 預防妊娠紋：以 3 滴加入一般的或抗妊娠紋的身體霜或身體乳，每天晚上按摩「可能會產生」妊娠紋的部位。
- 從懷孕第四個月到孩子出生後三個月，可改善皮膚彈性並防止妊娠紋。
- 流鼻血或割傷：在止血棉上滴 1～2 滴純精油，並敷在鼻子上或割傷處。
- 驅昆蟲以免被叮：調合等比例的檸檬尤加利精油與玫瑰天竺葵，例如各倒 5 滴在擴香儀或敷料裡擴香，以避免各種昆蟲的叮咬。

羅馬洋甘菊精油（從懷孕第七個月起）

- 耳鼻喉科過敏、花粉症：以 1 滴吸聞或若需要則服用 1 滴，每天至多 3 次。
- 懷孕或分娩時的壓力、焦慮：以 2 滴和 10 滴甜橙精油擴香，或沾在手帕上嗅吸（取 3 滴複方精油）。
- 胃灼熱：以 1 滴按摩上腹或餐後滴在小蛋糕一起服用。
- 皮膚過敏：以 1 滴精油稀釋於瓊崖海棠油（1 ml），每天按摩患部 3 次。

檸檬精油（從懷孕初期開始）

- 暈車：出發前以 1 滴純精油與口服載體（小麵包球、蜂蜜、錠片）一起服用，在旅途中如有需要，可再服用。
- 懷孕初期的噁心：將 1 滴與小麵包球或薑粉膠囊一起服用。
- 口臭、膽汁分泌不足、消化不良：飯後以 1 滴和小麵包球一起服用，每日 1～2 回，為期 3～4 天。

綠桔精油（從懷孕第四個月起）

- 腹中胎兒打嗝（從懷孕第二個月起）、痙攣、結腸炎：以 1～2 滴稀釋於身體乳或清爽植物油，每天按摩腹部 3 次。
- 睡眠：睡覺前先在手腕上倒 1 滴，或在枕頭沾 2 滴。

茶樹精油（從懷孕第四個月起）

- 口腔潰瘍：倒 1 滴在牙膏或漱口水，每日 1～3 次，持續 2 天。
- 青春痘、甲溝炎、疔瘡：1 滴純精油或稀釋於少許的清爽植物油，每天使用 3 次。還可以用氯己定酒精加 10 滴茶樹精油消毒後，在繃帶上倒 3 滴以覆蓋甲溝炎患部。
- 預防和治療陰道黴菌感染和陰道或泌尿系統感染：若是陰道黴菌感染，請在 100 ml pH 8.5 鹼性的私密處凝膠加 30 滴茶樹精油，若是要預防尿道感染，則需用稀釋於 pH 弱酸性凝膠，偶爾使用。

橙花純露（從懷孕初期開始）

- 它是童年的美好氣味、乾淨的嬰兒味、母愛的味道……這種令人上癮的氣味也被食品工業用來使我們「沉迷」，如可口可樂祕密的味道（Merchandise 7X）就是含有橙花！
- 憂慮、和諧的分娩、放手、與孩子分離（永久的或暫時的）：噴霧用，加入水氧機中使用，大量飲用這款純露可以撫慰孩子，以及懷孕或哺乳母親。

懷孕和哺乳母親可用的精油

從懷孕第四個月起可以使用。當心劑量和使用的精油！茶樹、芳樟、花梨木、德國洋甘菊、羅馬洋甘菊、岩玫瑰、檸檬、檸檬尤加利、澳洲尤加利、玫瑰天竺葵、義大利永久花（優質的）、茉莉、真正薰衣草、檸檬香茅、熏陸香、綠桔、橙花、綠花白千層、甜橙和所有柑橘類精油（萃自果皮、葉子和花朵如橙花）、苦橙葉、桉油醇樟、大馬士革玫瑰、沉香醇百里香與側柏醇百里香、依蘭。

除了以上的嚴選清單外，應避免使用其他精油，在使用前應諮詢醫師、助產師或芳療藥師。

懷孕是女人和夫妻生活中一個特別的時刻。然而，懷孕帶來的不便很快就變成痛苦，並破壞了那段想細細品味的特別時光。但很少有對抗療法能處理以減輕孕婦的痛苦。這也難怪助產師要尋找溫和而安全的替代療法。儘管芳香療法會被少量的謹慎使用，卻能幫助我們在懷孕時期處理一些小症狀。

分娩

分娩時、即將分娩或已過預產期，每日 3 次。

分娩時調節宮縮

- **玫瑰草**精油：30 滴（促進子宮收縮）
- **錫蘭肉桂**精油：15 滴（促進子宮收縮）
- **丁香花苞**精油：15 滴（促進子宮收縮）
- **琉璃苣油**或**甜杏仁油：**15 ml

按摩下腹。分娩時每 30 分鐘塗抹一次。

除了分娩外，孕婦禁用此配方。

卡洛・嫚克的見證

卡洛・嫚克（Carole Minker）是一位芳療藥師、藥局老闆，寫了很多書，特別是關於懷孕和天然的嬰兒照護。

「所有生第二胎時使用該配方的母親都說，她們兩次分娩的經驗完全無法比較，如果以後有第三次分娩的機會，她們會再使用這個神奇配方。

我表妹在產房裡也使用這個調合油。剛開始抱著懷疑的心態使用，結果每次使用後助產師從觀察螢幕上看到宮縮調節時都嘆為觀止。」

以下調合油在德國圖賓根的克林尼庫姆大學婦產醫院以沐浴或按摩方式，用於 10～15％的產婦已十年了。

按摩腹部或薦椎，滋補子宮以刺激宮縮：

- **檸檬馬鞭草**精油：5 滴（放鬆）
- **薑**精油：5 滴（骨盆鬆弛）
- **丁香花苞**精油：5 滴（促進子宮收縮）
- **肉桂**精油：5 滴（促進子宮收縮）
- **荷荷芭油**：裝滿 30 ml

產房還會使用**阿密茴**精油以阻止過於頻繁的宮縮。該精油可由助產師或婦產科醫師開處方箋，以適當處理懷孕期間太早出現的宮縮。

阿密茴精油有光敏性……新生兒至少要等 3 小時才能曝曬於陽光下！

在分娩時增加自信

- **真正薰衣草**精油：30 滴（放鬆、抗焦慮）
- **月桂**精油：30 滴（自信）
- **榛果油**：8 ml

將以上調合油裝入滾珠瓶，每 30 分鐘在手腕內側塗抹 1～2 滴。

哺乳

自從世界衛生組織建議對未滿六個月的嬰兒進行純母乳餵養以來，所有專家都對哺乳投了贊成票。依據很多研究，法國國家衛生局也已經驗證了這項建議。

是否哺乳？答案因每個人的生活經歷、美好或不好的經驗而異。母乳餵養是一個美好的時刻，但如果涉及到乳頭裂縫、腫脹或感染，也會變成一場噩夢！

乳頭裂縫（僅用於分娩後）

- **岩玫瑰**精油：3 滴（止血、癒合）
- **胡蘿蔔籽**精油：3 滴（皮膚再生）
- **真正薰衣草**精油：10 滴（促進癒合、消毒）
- **小麥胚芽油**、**月見草油**和**琉璃苣油**：各 5 ml 或共 15 ml

每次哺乳後塗抹。如果媽媽擔心餵奶時小孩不喜歡那種氣味，在哺乳前，只需用化妝棉（浸泡綠茶或紅茶 10 分鐘）清潔乳頭，這富含單寧酸，或浸入含甘油的水（依需求可在藥局買到）。

乳房腫脹、淋巴管炎（分娩後）

- 茶樹精油：70 滴（抗菌）
- 花梨木或芳樟精油：30 滴（溫和抗感染）
- 月桂精油：15 滴（抗感染和止痛）
- 檸檬香茅精油：30 滴（消炎）
- 蘆薈凝膠：裝滿 100 ml

每天以此調合凝膠按摩乳房 3 次，持續 2 天。但不能因此而不做健檢、診斷和採用對抗療法的處方。

助產師露西亞・傑克的更多建議

露西亞・傑克（Lucia Jacquot）是日內瓦聖朱利安的助產師。她建議將白菜葉放入冰箱一晚，然後將它放在胸部上，放入胸罩內甚至是腋下。這真是緩解媽媽胸部腫脹的絕招！

哺乳（分娩後刺激乳汁分泌）

- 洋茴香純露：100 ml
- 甜茴香純露：100 ml
- 八角茴香純露：100 ml

每次餵奶後，將 1 茶匙複方純露放入媽媽的舌下服用，直到乳汁分泌足夠為止。

請注意，此處提到的純露不應與其相應的精油混淆！而這些精油在法國僅按處方販售。

露西亞・傑克的更多建議

此外，葫蘆巴膠囊對刺激泌乳有效。據說葫蘆巴也可用於治療便秘。雙重效用！在馬格里布[1]，用葫蘆巴為產後媽媽準備菜餚是很普遍的。

哺乳（停止分泌乳汁）

- 快樂鼠尾草精油：2 滴

早、午、晚與口服載體（小麵包球、蜂蜜、中性錠片）一起服用，最多 2 天。

千萬不要與鼠尾草精油混淆，那有神經毒性！

或

- 快樂鼠尾草精油：1 滴
- 平葉歐芹（或皺葉歐芹）精油：1 滴

與口服載體（小麵包球、蜂蜜、中性錠片）一起服用。

請留意，請勿長時間使用。特別是如果仍在哺乳，則不要使用歐芹精油，因為它對孩子有神經毒性。

更多建議

若仍在哺乳期間，建議將歐芹精油換成：

- 在中午喝一束（平葉或皺葉）歐芹的現打果汁，連續 2 天（請留意，這果汁的味道很強！）
- 或午餐時準備一盤濃郁的歐芹歐姆蛋（用一整束的量鋪在蛋裡！）
- 或在胸罩的罩杯裡各放一束新鮮歐芹，每 6 小時更換一次。這很有效，而且只有我們兩個人知道而已！

懷孕初期或分娩的焦慮

從懷孕第三個月開始

懷孕應該是幸福的時刻，但在懷孕期間可能會產生各式各樣的焦慮。準媽媽們擁有大量的訊息來源：書籍、期刊、雜誌、指南、廣播電視節目、百科全書……以及現在的網路。這些過多的訊息可能會導致某些女性產生與她所尋求的效果相反。

身體的變化和體重增加有時難以接受，擔心嬰兒的爸爸不再愛她，也是準媽媽焦慮的原因之一；還擔心之後回不去職場。懷孕期間產檢的過度醫學化和高科技技術，也會影響孕婦的心理，因為諮詢、檢查、警告、禁忌、建議的次數倍增而引起恐懼……呼！精油在這個時候就能讓我們退一步來看待這些事物！

- 羅馬洋甘菊精油：4 滴（非常放鬆）
- 綠桔精油：20 滴（好心情）
- 橙花精油：10 滴（童年的氣味）
- 依蘭精油：10 滴（減少思慮）

擴香 5 分鐘、滴在手帕或枕頭上嗅聞。也可以將此複方精油 15 滴倒入吸聞棒。

按摩太陽神經叢：以上列複方精油稀釋於 10 ml

1　馬格里布指北非三國：突尼西亞、阿爾及利亞及摩洛哥。

昆士蘭堅果油。

另外，儘量多用橙花純露噴霧。

支氣管炎

懷孕會導致準媽媽自然而然地出現輕微的免疫力下降，但不嚴重，只是在冬天孕婦患急性支氣管炎的風險會增加。手部消毒是一種有效的預防方式，可減少感染風險：用肥皂和水簡單清洗，尤其是出門在外時可以用酒精溶液消毒手。

- **花梨木**或**芳樟**精油：30 滴（抗感染）
- **綠香桃木**精油：30 滴（祛痰）
- **瓊崖海棠油**或**杏桃核油**：裝滿 10 ml

每天以此調合油按摩前胸和後背 3 次。

宮縮（促進）

請見「分娩」P.339。

挫傷、血腫、瘀青（從懷孕第四個月起）

受傷在我們日常生活中是很常見的，在懷孕期間也是。儘管孕婦已經很謹慎行事了，但受到身形和體重變化的影響還是很容易會有挫傷。可能是輕微挫傷，但如果發生的部位在腿部，尤其是腹部和生殖器部位，則要留意。因為這兩個部位的挫傷可能對母親和胎兒造成直接或日後的傷害，需要立即諮詢醫師。

- **義大利永久花**精油：5 滴（消瘀青）
- **真正薰衣草**精油：5 滴（舒緩）
- **永久花**浸泡油、**雛菊**浸泡油或**百合花**浸泡油：5 ml

15 分鐘內每 5 分鐘用此調合油按摩一次，再來就每天 5 次。

乳頭裂痕

請見「哺乳」P.339。

產後憂鬱症（分娩後）

不要等憂鬱症發作，要先採取行動！在空氣加濕器的水氧機裡加入均等的大馬士革玫瑰純露和橙花純露以擴香，就是將平常用的水以純露替代。可以在有孩子在場的情況下使用，從在產房開始每小時擴香 15 分鐘（若其他工作人員同意）。

- **橙花**精油：30 ml（童年、甜美）
- **苦橙葉**精油：30 ml（放鬆）

嗅聞這複方精油。還可以使用單一種精油或結合兩者，以純精油逆時針（放鬆）按摩太陽神經叢以及手腕（然後深深呼聞手腕）。這些精油唯一的缺點是價格昂貴，但卻是給新生兒的好禮物！

乳房腫脹、淋巴管炎（分娩後）

請見「哺乳」P.339。

會陰側切拆線後、淺表傷口（分娩後）

在會陰側切手術前（會陰的小手術切口，以利於嬰兒通過），由於分娩時會陰承受很大的壓力，婦女在分娩後常常會擔心傷口的照顧問題。這時，還有什麼比精油更能達到最佳癒合的效果。

- **真正薰衣草**精油：1～2 滴
- **聖約翰草浸泡油**：1 滴

以此調合油塗抹傷口……當然囉，是在拆線之後！

最新的研究報告

與優碘比較，多項研究突顯了真正薰衣草精油的消炎和促進皮膚癒合的特性，而優碘（以碘為主的消毒劑）通常是用於消毒未感染的部位。抗菌活性與優碘一樣有效，甚至更好，因此真正薰衣草精油似乎是抗感染風險的好辦法。由於它具有消炎、殺菌防腐和促進皮膚癒合的特性，所以推薦用於所有未受感染的傷口護理。

打嗝（從懷孕第四個月起）

孕婦打嗝和其他人一樣普遍，但對孩子沒有影響。可簡單透過非常溫和的精油處理！

- **綠桔**精油：1 滴

與口服載體（小麵包球、蜂蜜、中性錠片）一起服用，1 小時內每 15 分鐘服用一次。以及按摩太陽神經叢。

自願終止懷孕、自發性流產、治療性終止懷孕、胎死腹中

在法國，流產的數量估計每年約為 20 萬例，每年平均約有 15 萬人墮胎。這些事件無論是出於何種原因，都會讓結束懷孕的婦女飽受痛苦的經歷。這些終止懷孕的心理影響至今仍很少被討論，而且經常被輕忽。精油能在「生命的突發事件」後發揮自我照護的功能。

- **乳香**精油：30 滴（心理放鬆）
- **沒藥**精油：30 滴（放鬆、放手）
- **橙花**精油：60 滴（甜美、童年）
- **杏桃核油**或**芝麻油**：裝滿 15 ml

這個配方有助於克服心理痛苦，面對這種艱難的哀悼。將調合油裝入 15 ml 滾裝瓶。在哀悼期的不同階段，可視需求以盡情嗅聞。

外陰刺激（從懷孕第四個月起）

- **檸檬香茅**精油：5 滴（消炎）
- **真正薰衣草**精油：10 滴（舒緩）
- **德國洋甘菊**精油，若沒有則用**羅馬洋甘菊**：5 滴（抗過敏）
- **聖約翰草浸泡油**或**瓊崖海棠油**：裝滿 30 ml

每天以此調合油局部塗抹 3 次，為期 3～4 天。

雙腿沉重

在懷孕期間，子宮會變較大並壓迫下腔靜脈，那是血液從下肢和骨盆帶回心臟的部位。血壓和總血量會增加，以及懷孕荷爾蒙降低靜脈張力。因此，很難擺脫「雙腿沉重」！由於市面上幾乎沒有天然藥物可以處理這個症狀，準媽媽因而更加心急如焚。

深度治療

- **胡椒薄荷**純露：95 ml
- 初榨**瓊崖海棠油**：5 ml（消炎）

將初榨瓊崖海棠油與胡椒薄荷純露混合。放入冰箱，使用前充分搖勻，再噴在腿上。

其他建議

- **胡椒薄荷**純露
- **金縷梅**或**義大利永久花**純露（若有靜脈曲張）

將50%胡椒薄荷純露和50%金縷梅純露或義大利永久花純露混合，依需求將此清涼複方純露噴在腿上。

泌乳（停止；分娩後的刺激）

請見「哺乳」P.339。

喉嚨痛（從懷孕第四個月起）

喉嚨不適一般都不太嚴重，但這通常是影響耳鼻喉的警告症狀之一。儘管它很容易治療，但在懷孕期間應小心注意自我用藥。主要是在冬天，寒冷會使身體較弱，並對微生物、病毒或細菌的侵襲更加敏感。而孕婦更容易患這些冬天疾病。

- **檸檬香茅**精油：10 滴（消炎）
- **側柏醇百里香**精油：10 滴（輕度抗感染）
- **芥菜籽油**或**蜂蜜**：50 ml（芥菜籽油）或 60 g（蜂蜜）

每天服用半茶匙，最多 3 回，持續 2 天。

噁心

在懷孕初期三個月中，有 70%的孕婦說她們受噁心和嘔吐之苦。三個月之後，其中 20%的人仍然有此症狀。早上起床時，噁心感更頻繁。這是因為新陳代謝被啟動而產生噁心感。這可能是造成這類噁心

的部分原因。

噁心的因素，主要可能是絨毛膜促性腺激素（hCG，一種在驗孕時可以讓自己知道懷孕與否的激素）的關係。它是由胎盤產生的，有助於增加胃酸和減緩消化系統，大多數人正是這種生理上的劇變引起噁心。

- **檸檬**精油：1 或 2 滴

與口服載體（小麵包球、蜂蜜、中性錠片），並在早晨起床和早餐前服用。最好是先在床上吃完早餐再下床！

助產師露西亞・傑克的更多建議

呼聞檸檬精油（滴在吸聞棒）和／或薑精油。

若是沒有效果就改用口服：

檸檬精油：1 滴（若單獨使用檸檬精油無效，再加 1 滴薑精油）倒在中性錠片或 1 茶匙蜂蜜或植物油裡服用，飯後服用，每日 2～3 回。

在弗里堡（瑞士）一家婦產科醫院，助產師使用以下複方精油以嗅聞：

- **檸檬薄荷**精油：1 或 2 滴
- **檸檬**精油：1 或 2 滴

倒入吸聞棒裡嗅吸。

我的朋友卡洛・嫚克博士建議使用純露：

- **甜羅勒**純露
- **橙花**純露

均等調合成複方純露，每天早晨起床前和用餐前服用 1 茶匙，每日 3 回。

胃食道逆流（從懷孕第四個月起）

懷孕時，某些荷爾蒙的增加會削弱韌帶的強度，韌帶的作用是維持下食道括約肌的閉合。由於閉合的效果變弱，胃酸和食物更容易流回到食道，再流到喉嚨。胎兒的發育也會引起胃灼熱，因這會給母親的胃帶來額外的壓力。結果，胃裡的內容物被推回到下食道括約肌（賁門），再推回到食道。

- **羅馬洋甘菊**精油：1 滴
- **綠桔**精油：1 滴
- **向日葵油**、**芝麻油**或**芥菜籽油**：2 ml
- 1 茶匙**瓜爾豆膠**，先泡在一大杯水裡膨脹

飯前服用半茶匙該調合物，每週至少停用 2 天。高脂食物容易引起胃食道逆流。還應該避免飯後不久就躺平睡覺。

不可不知

羅馬洋甘菊純露不僅可以鎮靜並減少失眠，還可以減輕孕婦的胃灼熱：例如與橙花純露混合，噴在枕頭上或泡茶飲用，晚餐後服用 1 湯匙，睡前再服用 1 次。

鼻咽炎（從懷孕第四個月起）

在懷孕期間，重要的是不要讓自己因感冒而身體變虛弱，即使是不嚴重的情況！孕婦比一般人容易受到感染，運用精油可以溫和又安全地幫助妳們和未來的寶寶。

- **澳洲尤加利**精油：30 滴（抗病毒）
- **桉油醇樟**精油：30 滴（抗病毒）
- **杏桃核油**：10 ml

每天以此調合油按摩後背和前胸 3 次。

除此之外

- **沉香醇百里香**精油：1 滴（輕度抗感染）
- **桉油醇樟**精油：1 滴

與口腔載體（小麵包球、蜂蜜、中性錠片）一起服用，每日 3 回，最多 5 天。

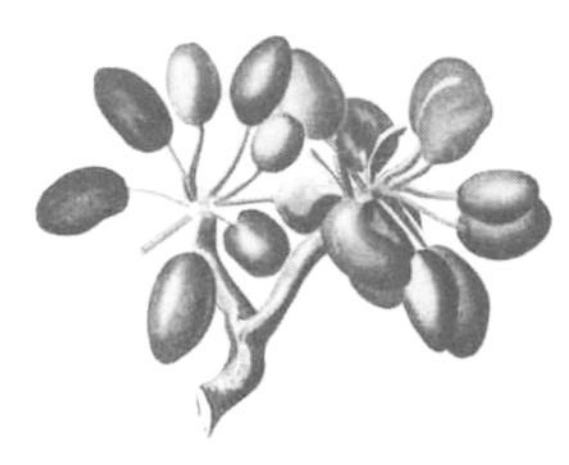

嬰幼兒（0～6 歲）

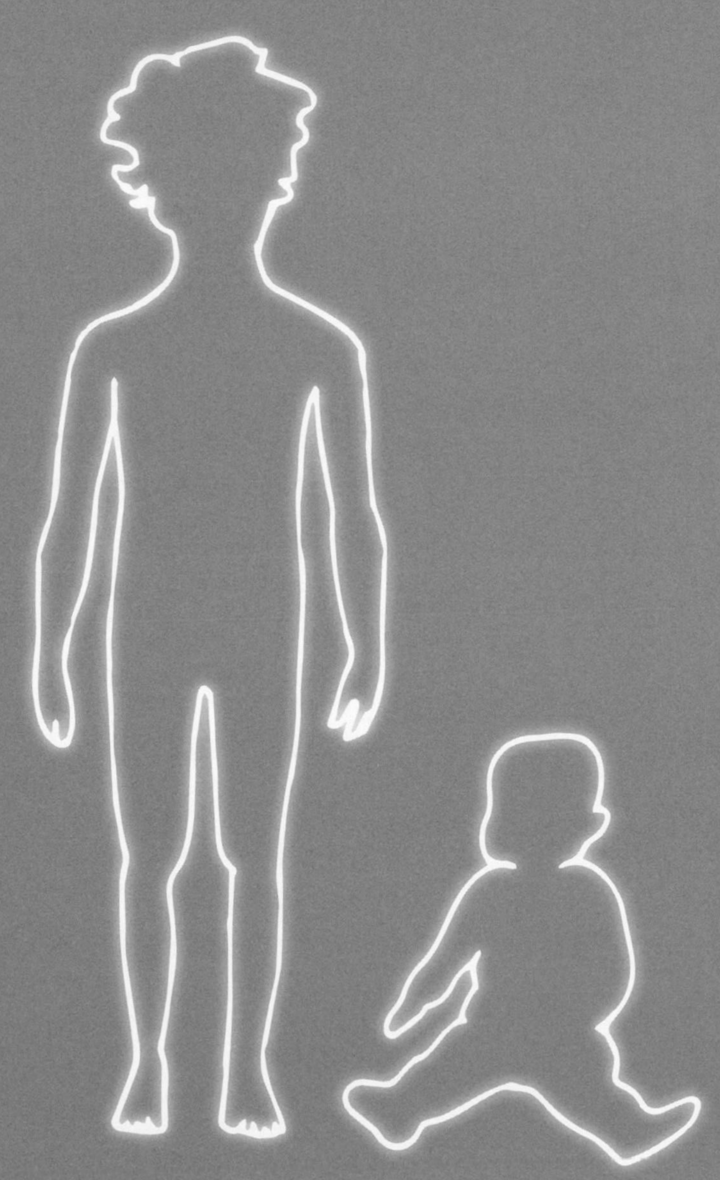

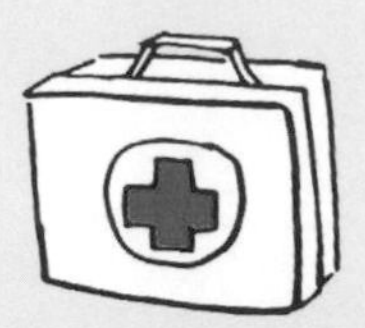

基本保健箱

真正薰衣草精油

大大放鬆、助眠

- 用於按摩，稀釋 2%於清爽植物油，例如杏桃核油。
- 擴香，倒 2 滴入擴香儀，在孩子進入房間之前先擴香 5 分鐘。
- 若該精油具有法國品質，則沒有禁忌症，甚至已在嬰兒身上測試了。

柑桔精油（最好是綠桔）

極抗痙攣、非常放鬆、助眠

- 可以將純精油（2 滴）放入擴香儀，在孩子進入他的房間或其他房間之前先擴香 5 分鐘。除了皮膚塗抹後至少 6 小時內避免陽光照射外，此精油沒有任何禁忌症。

桔葉精油

對平滑和橫紋肌有很好的抗痙攣作用，睡眠問題

- 該精油沒有禁忌症，可同苦橙葉精油般使用。

苦橙葉精油

放鬆、助眠

- 用於按摩，稀釋 2%於清爽植物油，例如杏桃核油。
- 擴香，將純精油（2 滴）放入擴香儀，在孩子進入房間之前先擴香 5 分鐘。
- 這種精油沒有禁忌症，它的化學成分非常接近真正薰衣草，而且很容易可以輪替使用，特別是對不喜歡真正薰衣草氣味的人。

羅馬洋甘菊精油

極度放鬆

- 用於按摩，稀釋 2%於清爽植物油，例如杏桃核油。
- 擴香，與這個保健箱的另一支精油一起使用，在孩子進入房間之前先擴香 5 分鐘。
- 該精油沒有禁忌症。就其化學分子組合而言，也就是說在其他精油中沒有發現這樣的酯類，它是很獨特的。

玫瑰天竺葵精油或波旁天竺葵精油

適用於嬰兒和小孩皮膚的精油，讓皮膚細緻、柔嫩以及溫和促進皮膚再生

- 按摩，在適量身體乳裡加入 2 滴，以輕輕滋潤嬰兒的皮膚。
- 在孩子進入房間前，與 2 滴檸檬尤加利精油一起先做驅蚊的擴香。

檸檬尤加利

驅蚊、消炎的精油

- 按摩，在少許身體乳裡加入 1 滴，以安撫被（蚊子或其他）叮咬部位的發炎。
- 在孩子進入房間前，與 2 滴玫瑰天竺葵或波旁天竺葵一起先做驅蚊的擴香。

這裡的配方可以無風險地用於嬰兒（體重 6 公斤以上）和 6 歲以下兒童。對於年齡較大的孩子，請參閱成人的章節，並記得查閱禁忌症的提醒。

在本章開始前，我想先介紹一下史特拉斯堡的法國國家科學研究中心的呂克・馬力葉（Luc Marlier）教授，他在國際會議上提到有關嗅覺和食物偏愛的出現及其早期發展的最新研究。

從出生的那一刻起，嗅覺就會觸發對比的情感反應（或者更確切地說是情感上或心理情緒的）：有些氣味會引起新生兒靠近和食慾，而有些則會產生抗拒和厭惡。

嗅覺接收相關的神經結構，在懷孕後三個月已完成。雖然這時胎兒的大腦發展尚未成熟，但卻已表現出記憶能力了。

初次實驗：兩家婦產科醫院（史特拉斯堡和馬賽）對出生 2 小時的嬰兒進行氣味測試。為了使這個實驗更完善，馬賽媽媽組在懷孕末期食用不含酒精的洋茴香產品（蛋糕、飲料），讓她們的孩子徜徉在洋茴香的氣味中。

結果，食用這些洋茴香產品的媽媽生下的孩子在出生時就被這種香氣強烈吸引，並且在這種香氣下表現出無數次吮吸和舔的動作。一般而言，若在子宮內的胎兒沒有暴露於這種香氣下，洋茴香的氣味對孩子並沒有吸引力。

第二次實驗：出生前兩個月的孩子會先後暴露於令人愉悅的香草味、難聞的腐敗奶油味和水的對比。

- 水的對照組：呼吸頻率無變化。
- 令人愉悅的氣味：呼吸加快（吸聞香氣、舔和吮吸的動作、嘴巴張開、試圖去捕捉刺激源）。香草萃取液也被史特拉斯堡上皮耶新生兒科的早產兒孵化器中心用於擴香，以避免這些嬰兒的睡眠呼吸暫停。效果非常驚人！
- 難聞的氣味：呼吸減慢，並伴隨著皺鼻皺眉、轉移視線。

第三次實驗：當在乳房上塗抹帶有洋甘菊香氣的軟膏時，新生兒很快就熟悉這種氣味，比起新的味道他們更喜歡這種氣味。

- 在七個月大的時候，暴露於洋甘菊乳房的孩子更喜歡在嘴裡放入沾有洋甘菊的長牙固齒器，而不是其他新的氣味。
- 在 21 個月大的時候，提供兩種奶嘴給孩子選，他會選擇帶有洋甘菊香氣的奶嘴，而不是帶有新味道的奶嘴。新生兒時期接觸過洋甘菊的兒童會優先選擇對應這個味道的奶嘴。

這對於我們發展美妙的氣味是個好兆頭，可以從幼年開始教育我們的天使寶貝的嗅覺黏膜，但當然要遵守劑量和使用適當的精油。

3 個月或體重 6 公斤以上的嬰兒可以使用的精油

請留意劑量和精油組合！

茶樹（例外）、花梨木或芳樟、羅馬洋甘菊和德國洋甘菊、檸檬、檸檬尤加利、玫瑰天竺葵、義大利永久花（優質的）、茉莉、真正薰衣草、綠桔、橙花、甜橙（以及所有萃取自果皮的柑橘類精油）、苦橙葉、大馬士革玫瑰、沉香醇百里香與側柏醇百里香、依蘭。其他可以用於小兒科的精油，但出於本書的目的，最好謹慎並安全使用。對於 1 歲的孩子必須先讓他安心，用一些精心挑選的精油慢慢教育他的鼻子，再一點一點添加其他精油……嗅覺氾濫是沒有意義的。就給他和給自己甜美的氣味！

為了精確表達，以下是依據年齡的不同稱呼。

- 3 個月～1 歲：新生兒和 6 公斤以上
- 1～3 歲：嬰兒
- 3～6 歲：兒童

依據年齡層可用的精油

	3 個月～1 歲（或超過 6 公斤）	1～3 歲	3～6 歲
茶樹		○	○
花梨木或芳樟	○	○	○
羅馬洋甘菊	○	○	○
德國洋甘菊		○	○
檸檬	在專家的建議下	在專家的建議下	謹慎小心
檸檬尤加利	○	○	○
玫瑰天竺葵		○	○
優質的義大利永久花		○	○
茉莉			○
真正薰衣草	○	○	○
綠桔	○	○	○
甜橙	○（氣味）	○	○
其他萃取果皮的柑橘類		○	○
苦橙葉	○	○	○
橙花	○○○	○	○
大馬士革玫瑰	氣味	○	○
桉油醇樟		謹慎小心：請見桉油醇樟精油檔案	
沉香醇百里香		○	○
側柏醇百里香		○	○
依蘭	促進皮膚再生	○	○

使用途徑

- 吸聞或口服：3 歲前禁用。
- 禁止口腔內噴霧，除非有專家建議。
- 6 歲前，僅能在小孩不在場時擴香。
- 從 3 個月起可透過皮膚塗抹和直腸吸收。

躁動不安、焦慮

請見「睡眠（困擾）」P.354。

急性細支氣管炎

這種高度傳染性的病毒性疾病表現在 36 個月以前的新生兒。大部分的時間沒有發燒，潛伏期 4～5 天後會出現症狀（乾咳和鼻塞、喘息時呼吸困難）。

這種疾病務必諮詢醫師，並伴隨專業物理治療師的照護（我們的建議跟這些醫療諮詢是不牴觸的）。

深度治療

- **高地牛膝草**精油：6 滴
- **土木香**精油：3 滴
- **側柏醇百里香**精油：3 滴
- **桉油醇樟**精油：3 滴
- **德國洋甘菊**精油：3 滴
- 維太素栓劑基質（Witepsol®）裝滿 10 顆新生兒栓劑（1 g）

依據醫療處方。每天施用 3 次，為期 7 天，不適用於未滿 3 個月或體重低於 8 kg 的新生兒。

除此之外，滿 3 個月後，每小時以及在呼吸道物理治療前以 5～8 滴按摩胸部：

- **土木香**精油：15 滴
- **桉油醇樟**精油：15 滴
- **高地牛膝草**精油：30 滴
- **荷荷芭油**：28 ml

注意：不要將高地牛膝草與牛膝草（Hyssopus officinalis var. Officinalis）混為一談，後者具有很高的神經毒性。

神奇的建議

乾燥的空氣是呼吸道疾病惡化的因素，給寶寶加濕的水氧機，在裡面加入泉水後放在距離孩子的房間 1 公尺處運作整晚。

支氣管炎

小孩可能會以幾種形式發生支氣管炎：以急性細支氣管炎形式出現的嬰兒急性支氣管炎、長牙時牙科所謂的支氣管炎、復發性的嬰兒支氣管炎，一種會轉變成慢性支氣管炎的急性支氣管炎、嬰兒慢性支氣管炎（很罕見，通常與疾病或天生缺陷有關）。

⚠ 緊急護理

- **芳樟**精油：以 1 滴稀釋於少許身體乳，每天按摩前胸和後背 1～4 次，為期 3～4 天，適用於 3 個月以上的新生兒。

深度治療

- **真正薰衣草**精油：30 滴（殺菌防腐）
- **羅馬洋甘菊**精油：15 滴（鎮定）
- **橙花**精油：3 滴（鎮定）
- **瓊崖海棠油**：7 ml

按摩腳底足弓（三個月以上的嬰兒）。若有需求，每天可用此調合油至多 4 次，持續 3 天。

乳痂

因為皮脂過多引起這些黏性的鱗片狀斑點，通常會出現在 0～6 個月之間。

⚠ 緊急護理（嬰兒）

- **真正薰衣草**精油：每天 1 滴精油與嬰兒洗髮精一起使用，為期 3～4 天。

深度治療（嬰兒）

- **花梨木**或**芳樟**精油：2 滴（抗菌防腐）
- **茶樹**精油：1 滴（抗生素）
- **蓖麻油**：5 ml
- **荷荷芭油**：10 ml

無論小孩有無頭髮，在洗髮前以此調合油按摩患部 5 分鐘，每週 2 次。

牙齒（嬰兒長牙）

長牙……通常從 6 個月大開始，儘管它是生理的疼痛，但經常伴隨著非常不愉快的症狀，例如腹瀉、發燒、尿布疹（發紅和發炎的臀部）、牙齦發炎（腫脹、發紅、非常敏感）、食慾不振、一直流口水或很想咬東西。是時候為他們做些什麼了！

⚠ 緊急「多功能」護理

- 買一瓶不含防腐劑的有機羅馬洋甘菊純露，裝入適用食品的噴霧瓶。

將此噴霧瓶儲存於冰箱，每天在孩子的嘴裡噴 2～4 次，在長牙時或雙頰發紅時每天最多噴 4 次。結合清涼效果和洋甘菊純露的作用對孩子的疼痛有神奇的效果。

深度治療

- **真正薰衣草**精油：5 滴（這裡當輕度麻醉用）
- **丁香花苞**精油：1 滴（麻醉用，不要超過 1 滴！）
- **荷荷芭油**：15ml

以 2 滴按摩臉頰，靠近疼痛的部位。

腹瀉

諮詢醫生是必要的，特別是如果嬰兒的囟門（嬰兒的顱骨上柔軟的部分，會隨著孩子的成長而逐漸閉合）是凹的，則是脫水的癥狀。

這種腹瀉可能是由於長牙引起的，也可能是由於腸胃炎引起的，而腸胃炎的問題更大。

⚠ 緊急護理

- **薑**精油：1 滴稀釋於少許乳油木果油或乳霜，以按摩一歲以上孩子的腹部。

尿布疹

尿布疹表現在皮膚發紅，發生在臀部隆起的部位、陰囊或大陰唇。

如果嬰兒沒有足夠頻繁地更換尿布，則尿布中的濕氣會使皮膚浸潤其中而造成刺激。

尿布疹也可能是使用不當的或耐受性差的護理產品清潔臀部，該護理產品會破壞皮膚的保護膜而傷害表皮。

也可能原因是長牙、大便變軟（但不是腹瀉）而且很臭，酸性讓皮膚變脆弱……只要牙齒長出來，皮膚就會在幾個小時內變得異常光滑和柔嫩！

最後，當皮膚被微生物或黴菌（例如白色念珠菌）感染時，就會出現紅腫和病變。

預防護理

- 很簡單：在 500 ml 嬰兒油擦劑／寶寶護臀乳（liniment oléo-calcaire）裡加入 4 滴玫瑰天竺葵精油。充分搖勻後清潔嬰兒的臀部，甚至在孩子有濕疹或快要有尿布疹時可用來清潔整個身體。

治療護理：深度治療

- **花梨木**或**芳樟**精油：10 滴
- **真正薰衣草**精油：5 滴
- 這種症狀的專用乳霜或**荷荷芭油**：10 ml

在患部塗上這種具有防護性的調合油以形成薄薄的保護層，每天最多塗抹 2 次。

疲勞、免疫力、預防冬天疾病

在冬天，如果孩子一直生病需要提振他的免疫系統，或他很疲倦（例如在康復期），以下配方可以幫助他提起精神。

從三個月起：

- **芳樟**或**花梨木**精油：15 滴（溫和抗感染）
- **橙花**精油：5 滴（溫和抗感染）
- **荷荷芭油**：裝滿 10 ml

晚上用此調合油 3 滴塗抹胸部，整個冬天都可使用，但每週最多使用 5 天）。

流行性感冒（從六個月起）

- **桉油醇樟**精油：6 滴就好（抗病毒）
- **橙花**精油：3 滴（輕度抗感染）

- **玫瑰天竺葵**或**波旁天竺葵**精油：3 滴（輕度抗感染）
- **德國洋甘菊**精油：3 滴
- 維太素栓劑基質（Witepsol®）：裝滿 10 顆嬰兒栓劑（1 g）

依據醫療處方。每天施用 3 次，為期 7 天。不建議使用於未滿 3 個月或體重不足 8 公斤。

口服，適用於 6 歲以上兒童：2 滴與口服載體如小麵包球、中性錠片、1 匙蜂蜜一起服用，每天最多服用 4 回。

泡熱水浴，可加入 10 滴複方精油與增溶劑。

注意：此配方適用於全家，包括嬰兒、兒童、孕婦和哺乳母親。

打嗝（從三個月起）

這種不受控制的呼吸反射是連續的橫膈膜（將胸腔與腹腔隔開的肌肉）突然收縮。所有人都可能會打嗝，包括胎兒和嬰兒，以及其他哺乳動物。一般打嗝是暫時的、尋常而無害的現象。若精油或其他方法無法止住打嗝，那可能是更嚴重的疾病症狀。因此，建議諮詢醫生，尤其是打嗝持續幾天的狀況。

緊急護理

- **綠桔**精油：1 滴純精油或稀釋於身體乳液（尤其是嬰兒）。開始打嗝時就幫他們塗抹並按摩胸部。

過動（從六個月起）

這裡不討論兒童過動症（ADHD），因為這種難以診斷的疾病有多種原因和形式。在決定可能的治療方法之前，需要進行精確的診斷。

我們只提供一些配方來安撫太興奮而無法入睡的孩子。休息形同是「靜止不動」的同義詞，當他的大腦還很活躍時，這個小身體就準備要與大腦隨之起舞。為了幫助孩子克服相關的過動，在理解他和給予耐心的擁抱之後，要幫他找到一個可以安靜下來休息的地方。

舒緩配方

- **羅馬洋甘菊**精油：18 滴（非常舒緩）
- **綠桔**或**苦橙葉**精油：2 滴（舒緩）

擴香用，以 10 滴在水氧機裡每小時擴香 15 分鐘，若有必要，可在就寢前再擴香一次。

以純精油或稀釋調合油塗抹在手腕內側，並嗅聞久一點，或按摩腳底。

免疫力

請見「疲勞、免疫力、預防冬天疾病」P.350。

昆蟲（叮咬）、蜘蛛叮咬、植物和水母灼傷

緊急護理（從三個月起）

- **檸檬尤加利**或**真正薰衣草**精油：以 1～2 滴純精油塗抹於皮膚。

每隔 10 分鐘使用 3 次後，如果孩子仍然感到疼痛，請採用完整配方。

深度治療（從六個月起）

- **真正薰衣草**精油：20 滴（促進癒合和抗菌）
- **德國洋甘菊**精油：60 滴（舒緩、止癢）
- **乳油木果油**或**蓋倫乳霜**（藥局有販售）：裝滿 50 g

這是一種止癢、促進癒合和消毒的乳霜，每天塗抹 3～6 次，為期 2～3 天。

食慾不振（三歲前）

孩子食慾不振是很常見的，若這個問題是暫時的，則無需擔心，它可能與感染或太熱有關……在這種情況下，不是太嚴重。但如果這種症況持續發生，則有必要諮詢醫生，因為孩子可能患有絛蟲（絳蟲，請見〈腸道寄生蟲〉P.353）。這裡建議的照護將對食慾產生調節作用，精油將發揮使其平衡的特性。

緊急護理

- **檸檬**精油：1 滴與塗奶油的麵包或蛋糕一起服用，

每日一回。

深度治療

- **沉香醇百里香**精油：20 滴（調節食慾）
- **檸檬**精油：25 滴（調節食慾）
- **薑**精油：5 滴（止吐、刺激食慾）
- **橄欖油**或其他食用植物油：500 ml

當作所有菜餚的調味油，該配方略帶香氣，在不知不覺中刺激大人或小孩的食慾。

- **葡萄柚**精油：15 滴
- **綠薄荷**精油：1 滴
- **薑**精油：1 滴
- **佛手柑**精油：15 滴

為了喚醒味蕾和調節大食怪的食慾，請倒此複方精油 10 滴入擴香儀，並在孩子出現前擴香 5 分鐘（不適用於 3 歲前小孩，並在孩子進入房間前先擴香），或在進食前深深吸聞此配方。

傳染性軟疣（從 18 個月起）

這是一種由痘病毒引起的病毒感染，出現在身體看起來像小而堅硬的半透明丘疹，而且中間有一個點。這種無害但具有傳染性的疾病主要通過直接接觸而感染，也透過毛巾接觸傳染。

⚠ 緊急護理

- 取 2 小撮粗鹽，加入 4 滴玫瑰天竺葵精油

將該混合物浸入 36°C 熱水，充分與水攪拌以使鹽溶解精油，讓孩子儘可能泡在浴缸久一點。每週泡 2 次。

深度治療

- **綠花白千層**精油（例外）：20 滴
- **玫瑰天竺葵**精油：60 滴
- **荷荷芭油**：裝滿 10 ml

每晚用棉花棒沾此調合油塗抹軟疣患部，直到消失。若很癢，則在先前的調合油再加 30 滴**德國洋甘菊**精油。

更多建議

重要的是要用大一點的衣服或透氣膠帶蓋住丘疹，以避免傳染給其他兄弟姐妹。

鵝口瘡

鵝口瘡是由黴菌感染，即白色念珠菌引起的口腔黏膜輕度感染。症狀是在嘴唇、嘴巴、臉頰、上顎或舌頭上長了看起來像優格的白色斑點。

不可不知

服用抗生素會引起鵝口瘡。幸運的是，這種感染很少會引起嬰兒併發症。但對仍包著尿布的嬰兒，鵝口瘡有時會伴隨著在潮濕環境中繁殖的同一黴菌引起尿布疹。

⚠ 緊急護理

- 哺乳後，在滿 2 個月的孩子嘴裡噴月桂純露或真正薰衣草純露，每天最多 2 次直到症狀消失。

黴菌感染、手足口病

你的孩子在 6 個月至 5 歲之間嗎？他的嘴、手和腳上有小丘疹，看起來像嘴裡的小水泡（有如紅色小水泡）、長在手和腳底，有輕微發燒，食慾不振、喉嚨痛，有時甚至腹痛？這些丘疹可能是由在夏天和秋天更活躍的病毒引起。一旦病毒進入人體佔有一席之地，手足口症狀在 2～10 天後就會冒出來。

這種病毒稱為克沙奇病毒（腸病毒之一），更普遍的名稱是父母口中的「沙坑病毒」！是透過唾液、鼻腔分泌物和接觸受感染的糞便傳染。該病毒還會透過在處理中受污染的物體或食物而傳播。因此某些公共場所容易受到污染：托兒所、食堂、戲水池、沙坑。

⚠ 緊急護理

- **真正薰衣草**精油：1 滴（促進癒合和消毒）

- **波旁天竺葵**精油：1 滴（抗菌和收斂）
- 適合的乳霜或**荷荷芭油**：10 滴

適用於 3 個月以上的孩子，以此調合油按摩手足患部，每天 2 次，為期 15 天。

中耳炎、耳朵痛

中耳炎是耳朵的感染。尤其很常發生在 6 個月至 3 歲兒童。通常不嚴重，而且不會傳染。大多數的中耳炎是由病毒引起，並在感冒期間發作。

⚠ 緊急護理

- **真正薰衣草**精油

每 30 分鐘以 1～2 滴輕擦耳後，直到疼痛減輕為止，後續再每天塗抹 3 次。

腸道寄生蟲

你的孩子在椅子上動來動去、坐立不安、搔癢，在晚上醒來說肚子疼。也許是他有腸道寄生蟲？實際上，幾乎所有的孩子都曾有這種困擾。在大多數情況下，這些外來宿主的耐受性良好，但有時會引發一些小問題，主要是消化系統疾病。

以下是寄生蟲的主要類型：

蟯蟲：引起肛門在夜間會搔癢，外形為白色、圓形，一公分長，它們在夜間產卵，可以在早上的糞便中看到它們的蹤跡。在實驗室做診斷是在肛門周圍貼上一條膠帶來檢驗，蟲卵將黏附在膠帶上，然後在顯微鏡下進行檢查。

透過骯髒的手，很容易在孩子間交互傳染。孩子本身自己可能會重新感染。搔癢時，他的指甲裡會沾附到蟲卵，再將手指放入嘴裡。蟯蟲具有極強的傳染性，因此全家一起治療是很重要的。

絳蟲或絛蟲：對於食慾不振的幼兒，我們懷疑有絳蟲在體內。絳蟲在腸道中，可能會減低或增加食慾，引發腹痛或偶爾導致腹瀉。

在法國，未煮熟的牛肉或豬肉是傳染的媒介。絳蟲像麵條一般，是扁平的、白色的，由鏈狀的體節組成。存在於糞便、衣服和床單。

蛔蟲：肉眼看不見，它們在沙坑中，甚至在菜園中都很常見，被寄生的幼犬和幼貓的糞便污染。萬一被感染，孩子會發燒、咳嗽、肚子痛，尤其是會導致長期疲勞。

當孩子將髒的沙子或泥土放到嘴裡時，就會傳染，也冒著吞下寄生蟲卵的風險。蟲卵會在消化道孵化並生出幼蟲，這些幼蟲會遷徙，再定居於某些器官，通常不是很嚴重。這種寄生蟲不會產卵，所以不會在孩子的糞便中找到蟲卵。

梨形鞭毛蟲：它們會引起腹痛或腹瀉。

傳染是透過不乾淨的手或未充分洗淨的食物引起。因此預防傳染很重要。

⚠ 緊急護理（從一歲起）

- 在 200 ml 料理植物油裡加入 20 滴**沉香醇百里香**精油

取此調合油 1 茶匙加入孩子的食物，分散在三餐食用，為期 3 天。休息 15 天後再重新開始。最好是其中一次落在滿月時服用。

這種帶有百里香的料理植物油將可以消毒全家人的身體。

深度治療（從三歲起）

- **羅馬洋甘菊**精油：1 滴
- **沉香醇百里香**精油：1 滴

早、晚與口服載體（1 匙蜂蜜或 1 顆方糖）一起服用，為期 3 天，休息 15 天後再重新開始，最好是其中一次落在滿月時服用。這有利於消滅圓形和扁平的蠕蟲。

開放性傷口（或拆線後）

⚠ 緊急護理

- **真正薰衣草**精油：將 1～2 滴稀釋於 1 滴聖約翰草浸泡油，再塗抹開放性傷口（塗抹後數小時內不要曝曬於陽光）。

深度治療

- **真正薰衣草**精油：120 滴
- **玫瑰天竺葵**精油：60 滴
- **義大利永久花**精油（從一歲起）：60 滴
- **聖約翰草浸泡油**：裝滿 50 ml

每天按摩傷口 3～6 次，為期 2～3 天。

聖約翰草浸泡油具有光敏性，塗抹後至少 12 小時內不要曝曬於陽光。否則，請使用瓊崖海棠油。

長牙

請見「牙齒（嬰兒長牙）」P.350。

蝨子

啊，蝨子……它們幾乎每個學年都會定期出現。雖然用化學產品可以處理的不錯，但精油也是很好的替代品，而且對頭皮更溫和。

完整配方（按摩）

- **茶樹**精油：20 滴
- **超級醒目薰衣草**或**真正薰衣草**精油：20 滴
- **蓖麻油**、**椰子油**或**摩洛哥堅果油**：25 ml

使用防蝨子的梳子來梳頭，讓體型大的蝨子自然掉落，並以此再生配方徹底浸透頭髮。按摩頭皮，然後用毛巾覆蓋頭髮靜置至少 1 小時（甚至過夜），然後用非常溫和的洗髮精洗淨。

蝨子有嗅覺通道，並且習慣聞起來像人類的氣味。在真正薰衣草和醒目薰衣草生長的地區，我們發現蝨子對這些精油的排斥性較低，因為牠們已習慣「聞」這些氣味……。

3 歲以下兒童、婦女或哺乳婦女、癲癇或氣喘患者禁用此配方。

流鼻血

流鼻血或鼻子出血，通常是無來由的發生或鼻子掛彩時引發的。

⚠ 緊急護理

- **岩玫瑰**精油（從三歲起）：1 滴
- **玫瑰天竺葵**精油：1 滴

以棉花棒沾此複方精油，再小心翼翼插入孩子的鼻腔內（請小心，強烈的氣味可能會嚇到孩子）。

更多建議

若是流鼻血，其處理過程很簡單：只需將手指按在正在流血的鼻孔上至少 10 分鐘，而且將頭向前傾斜。為了使孩子感到舒適，可讓他坐下，手肘支撐在桌子或扶手椅的扶手。

與手指按住鼻子的交替做法是，可以使用在藥局出售的止血和癒合棉。

也可以在鼻根處使用冰塊冰敷以幫助止血。

若已採取上述措施仍繼續出血，請找醫師處理。

睡眠（困擾）

睡眠困擾的成因很多。若症狀持續數週以上，重要的是要與小兒科醫生討論，以排除某些芳香療法無法治療的原因。

⚠ 緊急護理

- 使用**綠桔**精油和**真正薰衣草**精油（1：2）。

擴香用：在房間（倒 10 滴入擴香儀）擴香 5 分鐘。

按摩太陽神經叢和／或腳底（就寢前）或吸聞嗅吸棒。或以 10 滴溶解在泡澡的基質，晚上泡澡。

其他建議（嬰兒和兒童）

- **真正薰衣草**精油：1 滴稀釋於一點點的保濕乳霜（適用於嬰兒）

每天按摩躁動孩子的手腕或腳底 1～4 次，為期 3～4 天。

該精油已在 1 週大的寶寶進行測試，以 3 滴稀釋在咖啡奶精球（用於咖啡館和餐廳），再倒入嬰兒的洗澡盆裡泡澡。結果，孩子對母親的關注程度提高 22%，母親對醫療團隊更加和顏悅色以及展現更多笑容，孩子久而深的睡眠時間增加 50%，而且睡前的哭鬧減少 27%。

- **真正薰衣草**精油：如果寶寶在睡覺時躁動不安，則在睡前將 3～4 滴精油滴在床上用品。真正薰衣草抗焦慮和鎮定功效可以展露無遺，而氣味又不會太過突出。

也可以使用寶寶的隨身玩偶：我買一個寶寶最愛的毛絨玩偶，它將成為精油的載體，並在必要時更換原始的玩偶。若要使緊張的寶寶鎮靜，只需將 2 滴真正薰衣草精油倒在玩偶上，再拿給寶寶即可。或更好的方法：在毛絨玩偶上倒 1 滴真正薰衣草精油 + 1 滴香草萃取液。安全感和鎮靜作用又更加乘了。

深度治療（嬰兒）

- **真正薰衣草**精油：30 滴（助眠）
- **羅馬洋甘菊**精油：30 滴（非常放鬆）
- **甜橙**精油：30 滴（令人愉悅的氣味）

將上列精油和 17 ml 杏桃核油裝入 20 ml 滾珠瓶，以按摩腳底。

若有需求，每天最多可使用 4 次，為期 5 天。若是連續使用，也可以每晚睡前使用一次。

建議

這些精油的耐受性很好，不會讓寶寶的皮膚無法休息，也可以考慮偶爾不使用精油的按摩，僅僅使用植物油按摩就好。例如在學校放假期間，每 6 週使用 1 週只用甜杏仁油按摩……。

安撫的泡澡

- 嬰兒：**洋甘菊**和／或**薰衣草**和／或**橙花**純露：45 ml（或 3 湯匙）或在增溶劑（例如一勺嬰兒奶粉）裡加入**真正薰衣草**精油。
- 嬰兒或兒童：在增溶劑裡稀釋相同的精油（**洋甘菊**、**薰衣草和橙花**），再倒入 37°C 熱水。可以搭配一些輕柔的音樂。每週可這樣泡澡 3 次。

平靜夜晚的擴香

像是一種具有放鬆效果的神奇藥水，適合在家裡全家隨意使用，無需節制地盡情享用（當然要遵循上述的使用注意事項）。

- **苦橙葉**精油（放鬆）：10 滴
- **綠桔**精油（鎮靜）：10 滴
- **甜橙**精油（嗅覺放鬆）：30 滴

水痘和帶狀疱疹

這些是由同一病毒傳播的疾病。病毒感染的第一個表現是長水痘。該病毒在我們的細胞中變成「休眠」（入睡）狀態，並在免疫防禦功能下降時重新活化，例如在眼睛間或肋骨間以帶狀疱疹形式出現……。

⚠ 緊急護理

針對嬰兒：

- **德國洋甘菊**精油：30 滴（止癢）
- **真正薰衣草**精油：60 滴（促進癒合和舒緩）
- **金盞菊浸泡油**：裝滿 50 ml

取該調合油 10 滴塗抹嬰兒全身，每天 5 次，直到明顯改善（約為 5～10 天）。

針對 3 歲以上兒童：

- **桉油醇樟**精油：30 滴（抗病毒）
- **綠花白千層**或**茶樹**精油：30 滴（抗病毒）
- **德國洋甘菊**精油：30 滴（止癢）
- **真正薰衣草**精油：60 滴（促進癒合和舒緩）
- **金盞菊浸泡油**：裝滿 50 ml

取該調合油 10 滴塗抹孩子全身，每天 5 次，直到明顯改善（約為 5～10 天）。

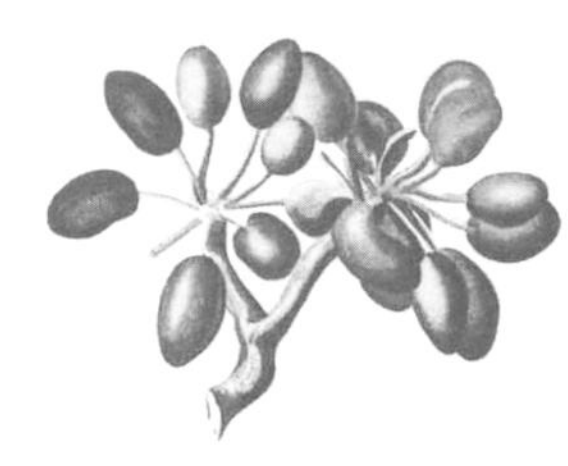

女性婦科／性問題

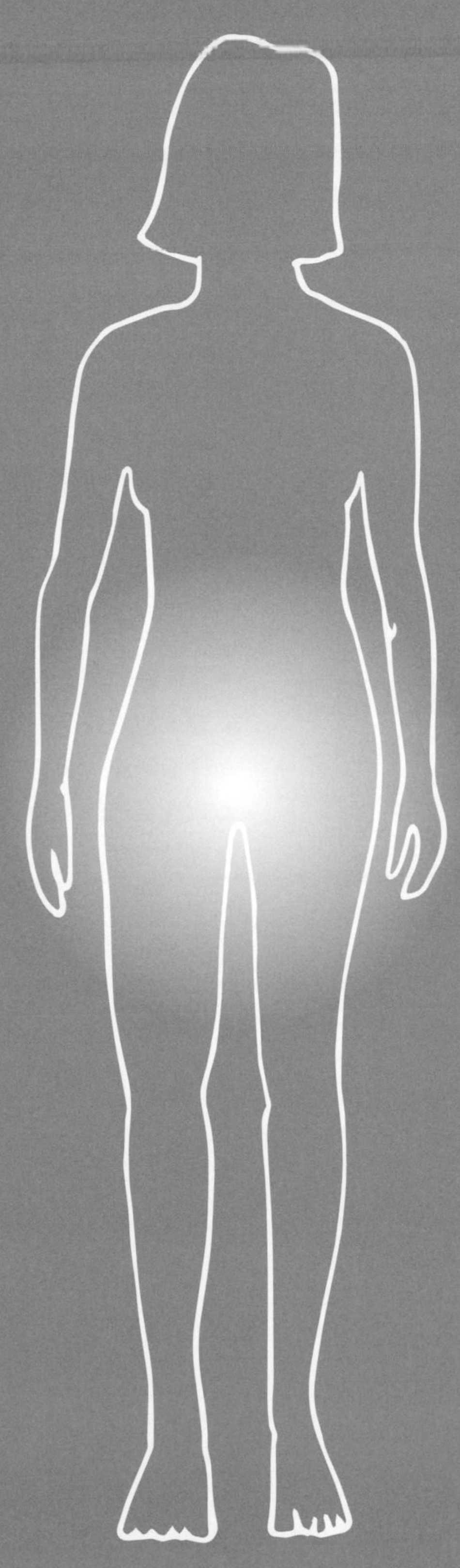

大部分的藥物測試主要是在雄性動物身上，而不是雌性動物。因為為了分析藥物作用，必須將變數限制在最小範圍；如果我們研究三十隻小鼠，而且每隻都處於不同階段的週期，就不可能控制有四天月經週期的荷爾蒙的動物！
對於人類，有 60%的試驗是針對男性和女性，但其餘 40%的測試則主要是針對男性。就像抗焦慮藥一樣，有 79%的止痛藥僅在男性身上測試，然而女性的焦慮症是男性的兩倍以上[1]！

我們女性問題是特殊的，有時我們的身體更脆弱，如抗污染標準（塑膠包裝、廢氣）、工業食品、殺蟲劑的問題，這是從男性進行的實驗推斷出來的標準，因女性對化學物質的排放速度比男性慢。姑且不論內分泌干擾物質，這對女性身體更具破壞性。因為這些原因就值得為我們女性特別獨立一個章節來探討！所以我們有「女性」精油，以針對那些男性總是無法理解的特定問題。[1]

警告

有癌症病史的婦女禁用含有植物雌激素的產品（精油稱為「類雌激素」）。請務必查閱這些治療配方中的精油專論。

熱潮紅

這種症狀反映了荷爾蒙含量的變化，尤其是雌激素。在更年期前後常常發生，但有時在年輕女性的經前症候群也有此症狀。

緊急護理（含植物雌激素）

- **快樂鼠尾草**精油：早、晚各取 1～2 滴在小麵包球或中性錠片等口服載體一起服用，每週最多口服 5 天，可定期重複服用。

深度治療

含有植物雌激素的配方

- **快樂鼠尾草**精油：30 滴
- **胡椒薄荷**精油：30 滴
- **絲柏**精油：30 滴

依據熱潮紅發生時間的不同，在早、午或早、晚取 2 滴上列複方精油與口服載一起服用。在重新評估治療之前，每週口服 5 天，為期 3 個月。該配方的類雌激素作用將使妳不再感到熱潮紅，直到更年期症狀消失。

具有個人或家族癌症史的婦女禁用此配方。

不含植物雌激素的配方

- **義大利永久花**精油：90 滴
- **檸檬**精油：90 滴
- **玫瑰草**精油：30 滴
- **瓊崖海棠油**：裝滿 50 ml

這種沒有荷爾蒙作用的配方，會很快緩解熱潮紅的感覺：按摩下背（腎上腺皮質部位，即腎臟處），使用 3 週再停 1 週。若有必要，可以持續數月。

不含植物雌激素的配方，在有個人癌症或家族病史的女性也適用。

膀胱炎

膀胱炎是由尿道的細菌感染引起的疾病，而最常見的是大腸桿菌。一般是不嚴重，但因它的復發性而令人不勝其擾。依據不同狀況：膀胱炎正發作中，或預防復發性膀胱炎，而有必要採取不同的治療方法。

緊急護理

- **檸檬尤加利**精油：60 滴（消炎）
- **玫瑰草**精油：60 滴（抗菌）

早、午、晚取 2 滴與中性錠片一起服用，為期

1　這部分是與心理學家、性學家、芳療師羅宏・布里蓋（Laurent Briquet）共同撰寫，之後在某些疾病中會看到他的建議。

10 天。

這個味道很強烈，但也是對抗膀胱炎的理想組合。確實，玫瑰草具有廣譜抗菌作用，並且能聚焦處理尿道炎，而檸檬尤加利具有消炎作用，可以迅速減少排尿的灼熱感，從而鼓勵患者多喝水。

更多建議

也有芳療抗生素膠囊（在藥局販售）：力量 Force（芳香典籍 Le Comptoir Aroma®）、精油膠囊 GAE（天然活性 Naturactive®）、膠囊 2 Oléocaps2（普羅芳 Pranarom®）或泌尿舒適 Confort urinaire（菲朵森 Phytosun Arôms®）等。早、午、晚各服用 2 粒膠囊，持續 5 天。這些膠囊是由抗感染精油和護肝精油一起配製的。

深度治療

羅宏・布里蓋（Laurent Briquet）的建議：

急性膀胱炎：在膀胱炎發作時，可以將精油結合植物療法的藥草一起使用，例如歐石楠和熊果，還有蔓越莓。它們以多種劑型存在（膠囊、花草茶等）。請諮詢藥師。

預防復發性膀胱炎：預防膀胱炎，可以食用含有 A 型原花青素的植物，例如蔓越莓。這些分子減少某些細菌對尿道壁的附著，因而減少復發的風險。最好是以藥物的形式服用，因為會比蔓越莓飲品的濃度更高。但請注意蔓越莓禁用於腎結石或服用抗凝血劑的患者。作為預防措施，還必須飲用富含碳酸氫鹽的水和少吃肉類、乳製品和少喝酒來使尿液鹼化，因為尿液中的酸性物質越多，則容易滋生細菌。

除此之外，一些治療師建議在復發性膀胱炎發作時，可以定時用陰道沖洗器灌入天竺葵純露。

建議

- 每天增加飲水量至 2 公升。
- 休息是康復的重要元素。
- 若持續發燒或腰背疼痛，請諮詢醫生。因為膀胱炎可能會變成尿道感染。

生殖器疱疹

生殖器疱疹病毒與唇疱疹病毒不同，而兩者之間不會互相傳染。這種病毒就像水痘和帶狀疱疹病毒一樣在我們體內處於靜止狀態，也就是說，一旦進入我們的身體，就會存在於我們體內，但大多數的時間是在「休眠」狀態。不幸的是，如果之前曾經得過疱疹，它就會時不時復發，但你已知道如何辨識了。

深度治療

- **綠花白千層**精油：10 滴（抗病毒）
- **玫瑰草**精油：10 滴（抗感染和促進皮膚再生）
- **超級醒目薰衣草**精油：30 滴（促進癒合和抗菌）
- 陰道黏膜乳霜（絲膚潔型的 Saforelle®）或**綠礦泥粉**膏藥（用綠礦泥粉製成的膏藥）：適量 50 g

每天用一點點這種乳霜按摩患部，每天 5 次直到症狀完全消失（最多 5 天）。

預防

以適合的慕斯凝膠柔和地清潔私密處，並用低溫的吹風機吹乾。請留意，在有疱疹期間，任何沒有防護措施的性行為都可能會傳染！

白帶（白色分泌物）

造成白帶有數種原因。多數是感染造成的，在大多數情況下是由細菌（鏈球菌、葡萄球菌、加德納菌……）、黴菌（一般是白色念珠菌）或稱為「滴蟲」的小寄生蟲引起的。治療的原則以選擇溫和、全方位抗感染的精油為主。

深度治療

- **茶樹**精油：4 滴
- **快樂鼠尾草**精油：2 滴
- **馬鞭草酮迷迭香**精油：1 滴
- **穗花薰衣草**精油：1 滴
- 維太素栓劑基質（Witepsol®）：裝滿一個 12 號陰道栓劑

從月經開始第八天到第二十天每天施用 1 次。對於更年期婦女，從每個月的第一天到第十三天每天施用 1 次。

若是陰道乾澀，請在每個陰道栓劑添加：再生啤酒酵母 50 mg。

性慾（低落）

從統計上看，性慾問題是女性諮詢性治療師的首要原因。這是一種很常見但卻很複雜的疾病，因為成因很多。此外，與男性不同的是，女性能夠適應沒有性慾的處境，所以她們不一定會去尋求讓自己產生性慾的對象。要有耐心，不要灰心，若沒有改善請諮詢醫師也可能需要進行完整的評估（荷爾蒙、疼痛、醫源性疾病、胸腺、婚姻等）。

⚠ 緊急護理

- **依蘭**或**玫瑰草**精油：4 滴純精油或稀釋於少量昆士蘭堅果油，再按摩下背，並深深吸聞。

深度治療

羅宏・布里蓋介紹他的配方，而且已被他的患者（及其配偶）測試並認可的配方。

性慾「低落」

- **冬季百里香**精油：30 滴
- **肉桂**精油：15 滴
- **榛果油**：10 ml

服用 3 滴此調和油，每日最多 3 回，並在吞嚥前在舌頭裡停留 1 分鐘，以加速效果。

不建議孕婦使用該配方。

含植物雌激素的局部使用配方

- **依蘭**精油：20 滴
- **快樂鼠尾草**精油：10 滴
- **肉桂**精油：3 滴
- **花梨木**精油：10 滴
- **甜橙**精油：10 滴
- **摩洛哥堅果油**：裝滿 50 ml

傍晚時，俯臥並讓伴侶幫你按摩腰部，往下到大腿後側，一直到足弓。

助興按摩

- **佛手柑**精油：30 滴
- **依蘭**精油：30 滴
- **玫瑰天竺葵**精油：15 滴
- **玫瑰草**精油：10 滴
- **摩洛哥堅果油**：裝滿 50 ml

這種按摩油可用在全身，尤其是就寢前塗抹下腹……。

激發性慾的擴香

在愛人來臨前，用以下複方精油在房間擴香：

- **甜橙**精油：75 滴
- **錫蘭肉桂**精油：10 滴
- **依蘭**精油：30 滴
- **檸檬**精油：60 滴

將複方精油倒入擴香儀擴香 15 分鐘，或倒幾滴在手帕，再放入枕頭下面。

臨床軼聞

有一天有位年紀稍長的個案來找我，他要薑和依蘭精油，我覺得他的眼神有點「邪惡」。尷尬的是，我拿著瓶子回到他身邊，準備跟這位先生解釋這些精油「激勵」的特性，他搶先告訴我：「這些精油對生髮有幫助」。我大笑並向他解釋，他選擇的是有壯陽效果的精油。然後，這位先生又買了擴香儀，從此以後他晚上都用這個複方精油擴香，結果就一直度過「非常愉快」的夜晚（我引用）！

菲利普・巴內樂（Philippe Banel）還提供以下兩種協同作用配方。

使父母鎮靜和溫存的協同作用

這種協同作用（也有催情作用）適用於父母，因為一旦嬰兒入睡後，要快速減低一天的壓力以好好找回自己並不容易。這裡選擇的精油將融合療癒和感性的香氣……。

- **甜橙**精油：30 滴
- **依蘭**精油：30 滴
- **香草**萃取液：30 滴
- **杏桃核油**：裝滿 10 ml

將此具有協同作用的調合油 1～2 滴倒在手腕上，深深吸聞 5 次。如果喜歡這種香氣，也可以同時以 3～4 滴輕輕打圈按摩太陽神經叢，以達到明顯的放鬆和助興效果。

柑橘類的舒適擴香

以香脂為底，柑橘類將為內心增添好心情和寧靜感。

- **綠桔**精油：10 滴
- **佛手柑**精油：10 滴
- **歐洲赤松**精油：10 滴

將此複方精油加入水氧機。每 2 小時擴香 15 分鐘。

請勿在小孩、氣喘患者或動物在場時擴香。

男性不舉

這裡有一些激勵和壯陽的處方。請留意，它們不是作用在「技巧」。重要與持久的問題（例如持續的不舉）必須諮詢醫生。

- 在前戲 15 分鐘前，服用半顆糖加 1 滴檸檬薄荷精油或薑精油。
- 若覺得不夠激勵，請試試以下：薑精油 1 滴 + 錫蘭肉桂精油 1 滴。在熱情之夜前 15 分鐘，將這種神奇的男性靈藥和半顆糖一起服用！

此配方禁用於癲癇、高血壓不平衡的患者。

乳腺增生、乳腺炎（乳房疼痛）

⚠ 緊急護理

貞節樹果精油具有科學證明的抗雌激素和類黃體素作用。

- 每天將 1 滴精油稀釋於少量身體乳，按摩一次乳房，每個月只要使用一週。該精油非常強大，僅在這種情況下使用即可。它還對副甲狀腺激素和甲狀腺有影響，並且可能出現類似前更年期的影響。

因此，請勿長時間使用，也不要在懷孕或哺乳期間使用。

深度治療（非荷爾蒙）

- **熏陸香**精油：60 滴
- **依蘭**精油：60 滴
- **義大利永久花**精油：30 滴
- **蘆薈凝膠**：100 g

每天用 10 滴這種複方凝膠按摩乳房 3 次，直到有明顯改善。一般大概在出現症狀時每個月使用一週即可改善。

更年期

請見「熱潮紅」P.358 和的〈壓力、焦慮、緊張問題〉「憤怒」P.375

陰道黴菌感染

這是由黴菌引起常見的感染，尤其是白色念珠菌。症狀通常是外陰和陰道口搔癢，並有濃稠的白帶，但無異味和外陰刺激。

芳香療法具有有效的抗真菌精油，可以單獨使用，也可以搭配對抗療法的局部塗抹治療或口服。儘管可能有傳染性，但大部分的感染不是經由伴侶傳染造成的，而是陰道菌群失衡引起的。倘若男人的陰莖有黴菌感染的癥狀，他也應該接受治療，以免再度傳染給伴侶。

⚠ 緊急護理

- **茶樹**或**玫瑰草**精油：2 滴稀釋於少量抗黴菌藥膏或植物油以避免使用對抗療法的藥膏。

一項日本的研究顯示，與單獨使用相比，玫瑰草與療黴舒（對抗療法的抗黴菌藥）結合使用可提高兩種成分的功效。一天 2 次按摩婦科部位，直到症狀完全消失，即大約 3～5 天。

更多建議

為了預防黴菌感染，可以選用 pH 值 8.5 的鹼性清潔慕斯，並預先加入 30 滴茶樹精油於 100 ml 清潔慕斯。

深度治療

陰道栓劑（羅宏・布里蓋的配方）

依據醫療處方，由藥師製作：

- **德國洋甘菊**精油：15 滴
- **埃及天竺葵**精油：45 滴
- **月桂**精油：30 滴
- **玫瑰草**精油：30 滴
- **茶樹**精油：30 滴
- **金盞菊浸泡油**：5 ml，裝滿 50 顆的 4 g 栓劑

早、晚各施用一次，為期 18 天。

孕婦或哺乳婦女禁用此配方。

敷泥或乳霜

- **丁香花苞**精油：2 滴
- **茶樹**精油：20 滴
- **穗花薰衣草**精油：10 滴
- **陰道乳霜**：30 g（或綠礦泥粉膏 50 g）

用溫水將高嶺土（綠色）製成膏狀，充分攪拌；加入精油並在塗抹前充分拌勻。若是抗黴菌乳霜，在使用前在乾淨的手掌心拌勻再塗抹。

每天 2 次用乾淨的手指將乳霜小心翼翼地塗抹在陰道黏膜和陰唇，穿著內褲保護好，至少持續使用 4 天。

復發性黴菌感染的配方

羅宏・布里蓋建議，在慢性復發或特別是耐藥的黴菌感染時，應配合使用富含酚類芳香分子、更強的精油。這些精油只能口服，由於對皮膚有灼傷的風險，因此禁止塗抹於皮膚。最簡單的方法是使用在藥局販售的膠囊口服劑。例如 Azéol AF®包含丁香花苞、肉桂、胡蘿蔔籽和亞麻籽油。早、午和晚各服 2 粒膠囊，為期 5 天。

孕婦或哺乳期婦女禁用此配方。

羅宏・布里蓋的更多建議

「當陰道菌群被消毒劑破壞時，黴菌就會散播出來。在清潔私密處時，不要沖洗陰道內部，但可使用含有抗真菌的茶樹精油的預防清洗凝膠（例如在藥局販售的 Myleuca®）。少吃甜食，因為葡萄糖是黴菌的「燃料」。」

月經量多

⚠ 緊急護理

- **西洋蓍草**精油，若沒有就用**岩玫瑰**精油：以 2 滴稀釋於少量身體乳霜

每天按摩腹部 3 次。也可以口服（但味道不太好聞！），與少量食用油或小麵包球一起服用。

經痛

每次月經時腹部和腎臟都有刺痛感，對那些深受經痛的女性們，真會痛到動彈不得。

我們在這裡不處理子宮內膜異位的問題，因為這是一種嚴重的疾病，需要婦科醫生諮詢。

⚠ 緊急護理

- **阿密茴**精油，若沒有就用**龍艾**精油：2 滴稀釋於少量身體乳

每天按摩腹部 3 次。

深度治療

- **阿密茴**或**龍艾**精油：60 滴
- **紅桔**精油：60 滴
- **快樂鼠尾草**精油：30 滴
- **依蘭**精油：30 滴
- **瓊崖海棠油**：裝滿 50 ml

每天以此調合油 10 滴按摩下腹和下背 3 次，直至明顯改善。

這個配方可用在青春期的年輕女孩。若有乳腺增生和／或癌症病史，則用苦橙葉取代快樂鼠尾草。

更多建議

熱敷通常可以緩解症狀。儘快將熱水袋放在肚子上並放鬆休息。

水腫

久坐不動的生活方式、超重和循環系統問題會加劇水腫現象。最常見的症狀是：浮腫、腿部容易瘀青、皮膚容易有斑點、靜脈曲張、「雙腿沉重」的感覺或腿部發麻。

⚠ 緊急護理

- **胡椒薄荷**或**野地薄荷**精油：2 滴稀釋於少量身體乳

從下而上按摩雙腿，每天 2 次，特別是晚上回家後。

深度治療

- **大西洋雪松**精油：60 滴
- **維吉尼亞雪松**精油：30 滴
- **絲柏**精油：60 滴
- **瓊崖海棠油**：裝滿 50 ml

從腳開始按摩下肢，以溫和但穩定的力道慢慢向上按摩到心臟。每天 2 次，在早晨和中午按摩以清除毒素（晚上六點以後的腎臟過濾效果較差）。若覺得皮膚腫脹，則可加入 30 滴熏陸香精油。

具有癌症個人病史或家族史的人禁用此配方。

我的抗水腫小訣竅

- 請勿飲用含有過多礦物質的水，因為它會保留礦物質鹽並使橘皮組織的組織膨脹。早晨起床後最好喝大量的水（例如含少量礦物質的瓶裝水）以淨化腎臟而不讓它負荷過度。
- 選擇富含纖維的飲食。
- 不要穿太緊的衣服。
- 定期運動以強化身體。
- 還要進行具有超強排毒功能的淋巴引流（確保從四肢末端向上往心臟的方向移動）。

陰道乾澀

請見「白帶」P359。

經前症候群

經前症候群是一系列身體症狀（明顯的疲倦、乳房疼痛和腫脹、腹脹、頭痛）和情緒化症狀（煩躁、頭痛、一直想哭、皮膚敏感）通常在月經週期前 2～7 天（有時最多到前 14 天）。這種症候群通常在來經時或來經後幾天會消失。

⚠ 緊急護理

- **甜馬鬱蘭**精油：倒 2 滴在手腕，盡情深深吸聞這支令人愉快的精油。

深度治療

- **綠桔**精油：60 滴
- **依蘭**精油：30 滴
- **快樂鼠尾草**精油：60 滴
- **月見草油**：裝滿 20 ml

在關鍵時期，早、晚使用該調合油按摩腹部。

若局部塗抹無效：

- **快樂鼠尾草**精油（含植物雌激素）：每天 2 滴與一點點橄欖油一起服用，從有經前症候群情緒化症狀開始服用到來經。

具有癌症個人史或家族史的人禁用此配方。

陰道炎

性治療師的意見：「這是細菌引起的陰道感染，需要治療。感染通常伴隨著可辨識的分泌物，其外觀特徵是液態的、灰白色和臭臭的。」

緊急護理

- 在藥局已有販售一些帶有抗菌精油配方的膠囊。例如：普羅芳的 Azéol AB®或 Oléocaps N°2®，早、午、晚各服 2 粒，為期 8 天。

深度治療

- **野馬鬱蘭**精油：30 滴
- **肉桂**精油：30 滴
- **胡蘿蔔籽**精油：15 滴

取此複方精油 2 滴與中性錠片一起服用，放入嘴裡慢慢融化吸收而不咬碎錠片，每日 3 回，為期 8 天。

孕婦或哺乳期婦女禁用此配方。

羅宏・布里蓋的更多建議

一些較嚴重的陰道炎需要對抗療法的抗生素治療。在這種情況下，可以在抗生素治療結束後口服或使用陰道益生菌維護陰道菌群，這將防止復發性細菌或黴菌感染。請諮詢藥師。

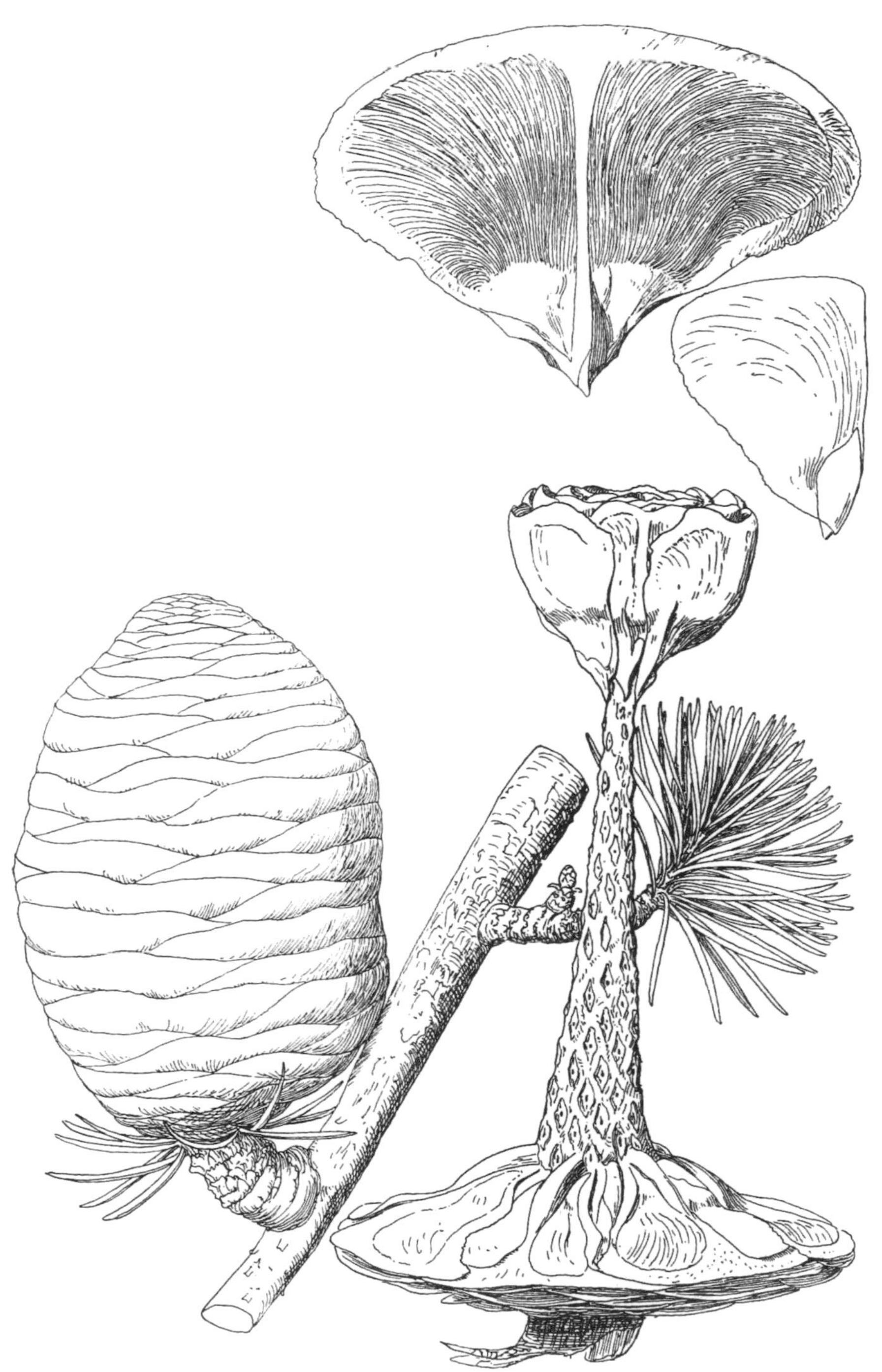

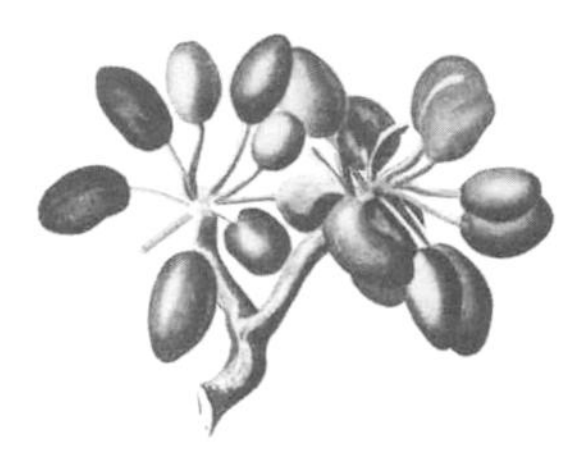

壓力／焦慮／緊張問題

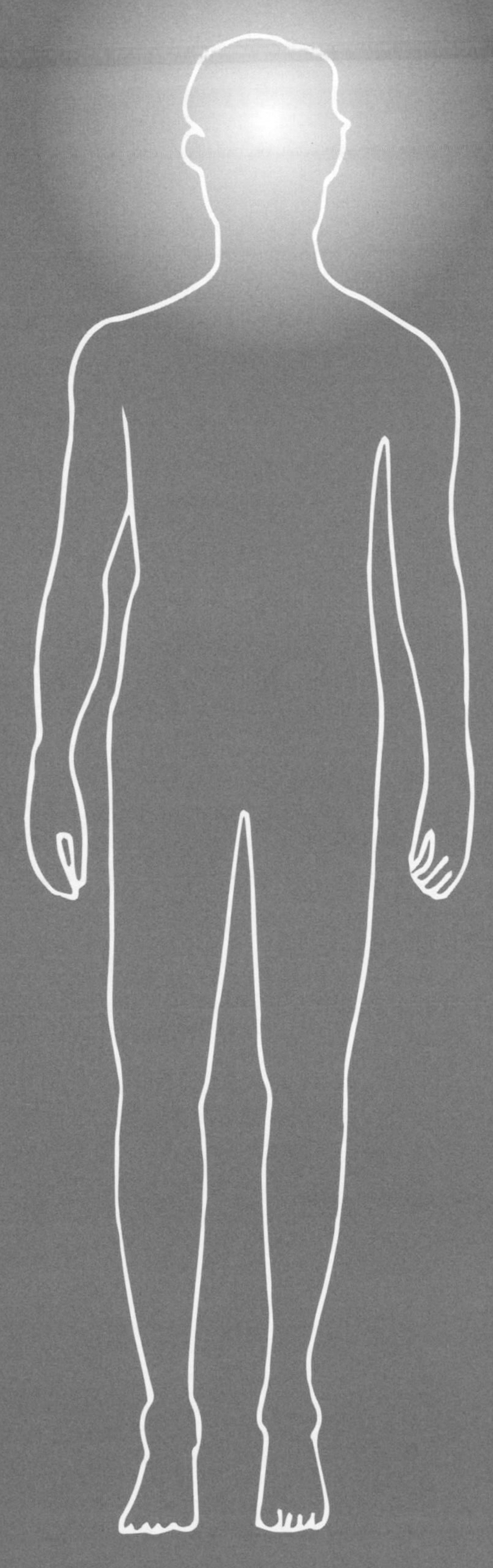

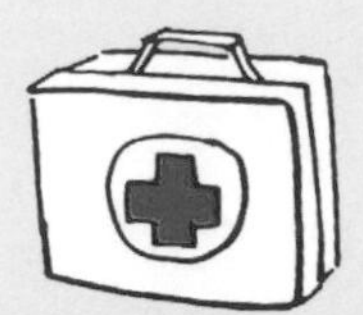

抗壓百寶箱

以下精油可以單方或複方用於按摩或擴香，以純精油或稀釋逆時針塗抹在太陽神經叢、手腕、腳底和／或手掌。依自身嗅覺偏好而選擇。

熱帶羅勒精油

「熱情」的精油、助眠、抗痙攣

- 請小心，高劑量使用會令人迷茫，要謹慎！此精油僅能偶爾用於 12 歲以上小孩以及未懷孕婦女、非哺乳母親和未患有神經退化性疾病的人。口服途徑將保留給特別的案例，劑量會大大減低，而且是短時間使用。

羅馬洋甘菊精油

讓腦袋很放鬆

- 口服，例如以 1 滴和一丁點麵包一起服用，或在藥局販售的放鬆精油膠囊（芳香典籍 Le Comptoir Aroma®的資源 Ressource、艾蔻法 Arkopharma 的放鬆睡眠舌下顆粒劑 Sommeil Relaxation®……）。
- 用於按摩，稀釋 2%於清爽杏桃核油。
- 滴在手帕或嗅吸棒吸聞，準備好放入手提包裡……。
- 該精油沒有禁忌症。就其化學成分而言，其酯類是其他精油所沒有的，它是獨特的。

真正薰衣草精油

放鬆大腦、加強專注力、減少心悸並助眠

- 口服，例如以 2 滴和一丁點麵包一起服用，或在藥局購買含有放鬆精油的膠囊（艾蔻法 Arkopharma 的膠囊 7 Oleocaps 7、放鬆睡眠的舌下顆粒 SommeilRelaxation®）。
- 用於按摩，稀釋 10%於清爽的杏桃核油。
- 用於擴香，以擴香儀擴香 5 分鐘，或滴在手帕或嗅吸棒並放入手提包裡備用……。
- 該精油（若具有法國品質）沒有禁忌症，甚至已在嬰兒身上測試了。

超級醒目薰衣草精油

同時令人放鬆和滋補神經

- 由於樟腦含量約為 5%，所以不能用在 3 歲以下兒童。

甜馬鬱蘭精油

放手精油、令人稍稍開心

此精油不適用於 6 歲以下兒童。請注意，它沒有催情特性（會降低性慾）。

苦橙葉精油

放鬆大腦、減少心悸、預防情緒反應過度並助眠

- 口服，例如以 2 滴和一丁點麵包一起服用，或在藥局買含有放鬆精油的膠囊（芳香典籍 Le Comptoir Aroma®的資源 Ressource）。
- 用於按摩，稀釋 10%於清爽杏桃核油。
- 用於擴香，以擴香儀擴香 5 分鐘，或滴用手帕或嗅吸棒並放入手提包裡備用……。

這支精油沒有禁忌症，其化學成分非常接近真正薰衣草，而且可以很容易取代它，尤其是對那些不喜歡真正薰衣草氣味的人。

克萊蒙橙葉精油

自主神經系統的強大放鬆特性，有憂鬱傾向、焦慮

- 該精油沒有禁忌症。

桔葉精油

對平滑肌和橫紋肌有很強的抗痙攣作用、睡眠問題

該精油沒有禁忌症。

佛手柑精油

很好的中樞神經系統鎮靜特性和自主神經系統的平衡

- 口服，將 2 滴精油倒在半顆方糖，或加 1 滴入茶包，再浸入熱水。若將茶（紅茶、綠茶或白茶）沖泡超過 3 分鐘會溶出單寧酸的分子，也可能將精油溶解於茶裡。
- 可以純精油擴香或與柑橘類精油一起加入擴香儀，或倒 2 滴在手帕以盡情吸聞。

綠桔精油

強力抗痙攣、非常放鬆、助眠

- 口服，將 2 滴精油倒在半顆方糖，或加 1 滴入茶包，或服用膠囊（芳香典籍 Le Comptoir Aroma®的資源 Ressource、艾蔻法 Arkopharma 放鬆睡眠的舌下顆粒劑 SommeilRelaxation®……）。
- 可以純精油擴香或與柑橘類精油一起加入擴香儀，或倒 2 滴在手帕以盡情吸聞。

甜橙精油

友善的、改變想法、使人不偏不倚、「理性的」

- 以上三種柑橘類精油除了塗抹皮膚後至少 3 小時不要曝曬於陽光下之外，沒有其他禁忌症。

測試：你在焦慮什麼？

當你感到壓力時：
a）你會過度活躍
b）你會四處走走
c）你很容易哭
d）你總是保持鎮定

當你感到疲倦時：
a）你會穿上運動鞋去跑步
b）你會去做另一件讓人興奮的事情
c）你開始感到焦慮湧上喉嚨
d）你會冥想幾秒鐘，而一切都會好轉

最能代表你的情緒是什麼？
a）冷淡
b）憤怒
c）恐懼
d）歡樂

你如何定義自己的生活？
a）你非常滿意
b）你總是所有工作中的領導者
c）你永遠不得安寧
d）你與自己和諧相處

統計你的選項 a、b、c、d 何者最多？再來看看答案！

若你有較多的 a）

你的個性活躍

你能夠一次執行 25 件事，你的威權是與生俱來的，你知道如何處理緊急事件。你從不感到疲倦。運動或鍛煉身體會使你感到放鬆，並釋放壓力。但是，當壓力贏了，當事情進展不如所願時，必定會暴衝！

你的魔法靈藥：檸檬香茅

準備一小瓶含 30％檸檬香茅精油和 70％荷荷芭油，即在 10 ml 瓶裡加入 3 ml 或 90 滴精油，再以 7 ml 荷荷芭油填滿瓶子就完成了。

當憤怒和壓力湧上時，或重大事件來臨前，以 2 滴調合油塗抹手掌心，或按摩太陽神經叢或手腕內側。

你的芳香療法完整配方

精油&稀釋油	滴數／ml	作用	禁忌症	不同的替代精油
檸檬香茅	60 滴	強效舒緩		檸檬馬鞭草
綠薄荷	60 滴	令人欣快和舒緩	孕婦、哺乳母親、未滿 6 歲兒童、癲癇患者	檸檬
橙花	10 滴	帶來柔美和安撫感		苦橙葉
杏桃核油	50 ml			

註記：替代精油沒有禁忌症

請在白天任何時候於身體的幾個要點用 3 滴調合油按摩：手腕內側、太陽神經叢、腳底、手掌，以放鬆身心。還可以將 1／5 配方的量裝入滾珠瓶，以方便自我按摩。

若你有較多的 b）

你有自主性和陽光人格

享受生活並表達自己，這就是你的信念！你喜歡笑，個性熱情和善於交際，但內心卻會泛起怒氣，並會用力「宣洩」出來。小心提防眼前的人。當然，當你承受壓力時，要好好照顧自己！

你的精油：苦橙葉或佛手柑

放在隨手可得之處，這支精油會讓你在任何情況都能保持最佳狀態。一旦緊張、生氣或在重要事件發生前，倒 2 滴在手掌，或太陽神經叢，或手腕內側。深深吸聞。

你的芳香療法完整配方

精油&稀釋油	滴數／ml	作用	禁忌症	不同的替代精油
真正薰衣草	10 滴	公認的抗焦慮		超級醒目薰衣草
苦橙葉	15 滴	安撫		佛手柑
沒藥	5 滴	帶來甜美和安撫感	孕婦、哺乳母親、未滿 3 歲兒童	黑胡椒

藉由此配方的獨創香氣，讓你重新聚焦在自己身上，正視自己。當快要生氣時，使用嗅吸棒或倒 2 滴在手腕內側，盡情深深吸聞。

若你有較多的 c）

你的壓力很大

取悅別人，擔心一切，為他人的利益而犧牲自己，不惜一切代價以避免衝突，而這一切都有「代價」：健康和內在的幸福感！

你的精油：甜馬鬱蘭

隨身帶著，它將是你永遠的盟友，以重拾內心的小太陽和寧靜！當士氣低落且承受壓力時，將 2 滴精油倒在手掌或太陽神經叢或手腕內側。

你的芳香療法完整配方

精油&稀釋油	滴數／ml	作用	禁忌症	不同的替代精油
甜馬鬱蘭	10 滴	令人愉悅、安撫		超級醒目薰衣草
綠桔	15 滴	安撫、抗憂鬱		桔葉
黑雲杉	5 滴		孕婦、哺乳母親、未滿 6 歲兒童、腎功能衰竭	海松（同黑雲杉的禁忌症）

這可以讓人重拾寧靜！將嗅吸棒的棉芯浸入精油，並在壓力襲來時深深吸聞。

若沒有嗅吸棒，請將全部精油倒入一個小瓶，並在需要時以 2 滴按摩手腕內側，並深深吸聞。

若你有較多的 d）

你有禪的特質

在任何情況下都能保持鎮定和祥和。

你的精油：乳香

這支精油可以提升精神層面，讓心靈休憩不要想太多。一旦壓力增加及思維僵化時，你就可以在手掌和／或太陽神經叢或手腕內側塗抹 2 滴。

你的芳香療法完整配方

精油&稀釋油	滴數／ml	作用	禁忌症	不同的替代精油
橙花	10 滴	令人愉快、安撫		苦橙葉
綠桔	60 滴	安撫、抗憂鬱		桔葉
乳香	2 滴		孕婦、哺乳母親、未滿 3 歲小孩	穗甘松
榛果油	50 ml			

視需求倒 2 滴調合油在手腕，並深深吸聞。從第一個深深吸聞開始，你會感到內心深處的平靜，並有利於放下。

壓力，一個要你樣樣都好的朋友？ 如果有一個詞能定義我們當前的社會，那就是它了。我們必須做得更好、更快而沒有抱怨，因為我們必須要「有能力」．有能力管理家庭生活和我們的個人抱負；與同事相比，要更有能力完成被交辦的所有工作，同時又能保持職場舒適的氛圍；有能力充分運用新科技，同時又要避免新科技吃掉我們擁有最後幾分鐘的空閒時間。

但我們能實現嗎？該如何實現？應該需要多少時間反抗？難道不能利用這種壓力來拯救我們的誠信嗎？正確的問法應該是：該如何適應呢？或者，我們需要哪些工具才能使自己擺脫壓力並實現自我？

倘若其中一種解決方式是透過氣味呢？這些氣味能夠喚起我們的記憶和情感，還能提振精神使我們脫離物質層面和日常生活的慣性嗎？答案是肯定的：精油，這種美好的香氣物質是我們的盟友。但有哪些精油？為什麼？以及如何使用它們？

為了充分馴服壓力並與之成為「朋友」，必須先認識它。醫學界通常將它定義為「身體為適應某種情況而產生的一系列反應」。更具體地說，當發生變化時，身體會感覺受到攻擊並在三個階段做出反應：

1- 警報階段：這是身體對新事件的立即反應。生理反應如：臉部發紅、心悸、焦慮害怕、肌肉緊繃⋯⋯必須適應！
2- 抵抗階段：這是重要的適應階段，是最關鍵和最微妙的實行。何者是我們將要展開的策略：逃脫？對抗？此時必須做出最佳決策以便適應並繼續前進。
3- 精疲力竭階段：在這個階段，會因為無法處理壓力事件而放棄。這樣會迅速造成體化症[1]或身體傷害，甚至變成慢性病。這就是大家一般的反應方式。為了解決這個問題，必須在精疲力竭階段之前發揮我們的主要優勢來實行最佳的適應策略。精油將對你很有幫助。讓它引導你吧。

成癮（糖、菸）

本書沒有刻意提出解決吸毒或酗酒的問題，因為這些問題需要心理學家完全參與以及準確的診斷。現在許多專家都熟悉精油。請不要猶豫加入我們的網站 www.au-bonheur-dessences.com，以便可以推薦健康專業人員，接受過芳療培訓的專家，並且能夠回應此類特殊需求。精油在這些領域的表現很出色。

⚠ 緊急護理

- **葛根**精油（戒菸）或**玫瑰天竺葵**（戒糖）：1 滴

純精油在癮頭出現時立即吸聞（視需求可經常嗅聞）。

深度治療

- **錫蘭肉桂**精油：8 滴（斷開產生慾望的嗅覺黏膜）
- **丁香花苞**精油：5 滴（斷開產生慾望的嗅覺黏膜）
- **沒藥**精油或**羅馬洋甘菊**：5 滴（強烈放鬆）
- **紅桔**精油或**桔葉**：10 滴（鎮定）

將此複方精油浸入嗅吸棒的棉芯或裝入滴瓶。想要抽菸時，立刻拿出嗅吸棒深深吸聞。

孕婦、哺乳期婦女、12 歲以下兒童、癲癇患者、高血壓未控制者均禁用此配方。

焦慮、躁動、情緒受創、失敗

情緒受創可能是由於失去摯愛，被社會、團體、家庭拒絕，遭逢人身暴力、屈辱等等。但這也可能是一個正面的事件（結婚、生子），但會干擾必須專注

1 體化症是指與情緒有關而呈現在身體症狀的疾病，換句話説，就是在身體上檢查不出有什麼症狀，可是受到了不良情緒的影響，而呈現出「身體不適」的現象。此症狀以女性占多數，自認為自己有病。臨床上所表現的身體症狀，大多以自律神經系統所支配的器官為主。雖然身體反應與情緒有關，但患者大多數都只敘述其身體症狀，很少人會意識到自己心理與情緒問題。例如上班怕遲到，因心理緊張而導致胃痙攣，通常只想到胃痛難受，而未察覺到自己心情的緊張。這種胃病就屬於體化症的胃痛。

於比賽的運動員。心理影響就像在一股巨浪打在岩石上。在發生負面衝擊的情況下，這是一個巨大的內部動盪，其中有很多反抗、眼淚和吶喊。要將各個散落的部分重組到原處是需要時間的。而沒有現成的配方可以快速修復損壞。依據不同的環境，親人帶來的愛，想擺脫這個困境的感覺和渴望，將決定恢復期和自我懷疑的時間長短。

⚠ 緊急護理

- **歐白芷根**精油，若沒有則用**羅馬洋甘菊**精油：

取數滴純精油塗抹在手掌心或手腕內側，閉眼並深深吸聞。若有需求可以每天重複嗅聞數次。

深度治療

偏「男性」配方

- **甜馬鬱蘭**精油：2 滴（愉快、但小心有反催情作用）
- **桔葉**精油：2 滴（若沒有則用**紅桔**精油）（非常放鬆）

純精油或稀釋於少量榛果油或清爽好吸收的植物油，再按摩太陽神經叢、手腕。每天 2～3 次，持續 3 天。

此配方適合闔家使用。

偏「女性」配方

若有反芻思考[2]和相關的神經和／或肌肉痙攣，情緒反應過度。

- **龍艾**精油：2 滴（鎮定）
- **苦橙葉**精油：2 滴（放鬆）

儘量按摩前胸，若需要，每天使用 3～4 次。

但使用不要超過一週（因為龍艾精油的關係）。

孕婦或哺乳期婦女和 6 歲以下兒童應避免使用此配方。

若焦慮加劇

- **熱帶羅勒**精油：5 滴
- **綠桔**精油：10 滴
- **香草萃取液**：5 滴

將此複方精油浸入嗅聞棒的棉芯。一旦感到壓力或焦慮時，便可以隨意拾起深深吸聞。將會立即感到舒坦。

「重回和諧」配方

若出現緊張、壓力或煩惱的情況，這種鎮靜而平衡神經的協同配方將迅速使人恢復平靜。

- **甜馬鬱蘭**精油：15 滴
- **桉油醇樟**精油：15 滴
- **苦橙葉**精油：15 滴
- **杏桃核油**：裝滿 5 ml

將 1～2 滴調合油塗抹手腕，並深深吸聞 5 回合。每天至多 4 次，每週使用 5 天。

巴斯卡勒・普沃斯特（Pascale pruvost）的見證，健康部門的主管

「一名老年癡呆症患者在急診室待了幾個小時後被轉入藥物治療。她非常躁動，大吼大叫，我們拿她沒辦法，但必須動用身體約束，然而從倫理的角度來看，照護者應避免在老人身上使用這種方法。護理師以失眠／躁動不安的協同配方在病房裡擴香後，這個病患漸漸平靜下來，護理師隨後就可以用同配方做效果近於芳療的打點滴（也就是說，在她手腕上塗抹一些純精油，讓精油直接進入血液裡作用）。當我到病房巡視評估這種約束方法的好處／風險時，病人像嬰兒一樣睡著了。我們做到了芳香約束！而且是更有倫理道德的做法。」

巴斯卡勒・普沃斯特是里爾天主教研究所（GHICL）醫院集團的健康部門主管和健康教育者（健康教育碩士學位）。

情緒受創

請見「焦慮」P.373。

2　譯註：心理學名詞，當人受挫時會找尋答案，就開始「自省」，但這種自省通常就是把自己罵一頓，也無法找到真正的答案。如果找不到答案或找到的答案不滿意，我們就會一直想、一直想，這就是「反芻思考」。

憤怒

若你脾氣暴躁並反應激烈，請隨身攜帶苦橙葉精油，因為這是處理憤怒的精油。多虧了它所含的沉香醇（真正薰衣草精油的主要分子），苦橙葉精油非常鎮定，對於迅速鎮定有玻璃心的青春期少年的憤怒非常有效（可以在他們放學回家之前先擴香）。

若你的憤怒再度出現，因為不敢表達自己而感到很挫敗（憂慮害怕、挫折感、肚子痛……），月桂精油將是你的好盟友：它將恢復你的信心與自我肯定

⚠ 緊急護理

- **胡椒薄荷**或**苦橙葉**精油：

當憤怒籠罩時，而你感覺要暴力相向時，請打開所選的精油瓶子，放在鼻孔下方深深呼聞。嗅覺影響確保有益的轉移，使你能夠破除負能量的包圍。

深度治療

- **橙花**精油：10 滴（特別是緩和家庭關係）
- **苦橙葉**精油：40 滴
- **月桂**精油：30 滴
- **甜橙**精油：60 滴
- **植物油**任選：10 ml

將此調合油裝入滾珠瓶並放在垂手可得之處，以備不時之需……以防萬一！ 若你感到快要生氣時，請塗抹手腕並深深呼聞。

自信和專注力（支持）

⚠ 緊急護理（自信）

- **月桂**精油：以 1～2 滴純精油按摩手腕內側並深深吸聞

請注意，「增強自信」的作用非常顯著，尤其是個性內向的人！ 但 7 歲之前使用則沒有效果。

⚠ 緊急護理（專注力）

- **乳香**精油：放手、專注以創造、回歸自我

這支精油（以及複方的協同作用）存在於普羅芳（Pranarôm）的冥想（Méditation）產品，使人可以透過吸聞以達到放鬆自己的美好時刻。在姑息治療中被廣泛用作「過渡期」精油，可使用在所有 3～6 歲以上孩子的嗅聞（帶有特別的氣味）。

深度治療

自信與專注力

- **月桂**精油：8 滴（自信）
- **乳香**精油：8 滴（創意的記憶）
- **桉油醇迷迭香**精油：8 滴（數學的記憶）
- **胡椒薄荷**精油：8 滴（激勵精神）或
- **真正薰衣草**精油：8 滴（集中注意力並放鬆）

在重要關頭（考試、為大眾做簡報、招募……）前，將此複方精油加入嗅吸棒或取 3 滴塗抹手腕，並視需求可以常常深深吸聞。

自信、記憶和創造力

沒有什麼比得上它能激勵神經元，增強記憶，感到被支持的朝著目標前進。是在考試或重要面試之前的理想選擇！

- **桉油醇迷迭香**精油或**馬鞭草酮迷迭香**精油：5 滴
- **莎羅白樟**精油：5 滴
- **乳香**精油：5 滴
- **月桂**精油：5 滴

將此複方精油滴在嗅聞棒的棉芯，深深吸聞至少 1 分鐘，每天可以隨意使用數次。

還可以使用以下配方透過嗅聞手腕的方式進行：

- **桉油醇迷迭香**精油：15 滴
- **月桂**精油：15 滴
- **莎羅白樟**精油：10 滴
- **乳香**精油：10 滴
- **杏桃核油**：裝滿 5 ml

倒 2 滴在手腕上，並連續深深吸聞 5 回合。依據需要和想要可以重複數次。

你們知道嗎？

迷迭香與增強記憶有關，已有數百年歷史了。莎士比亞《哈姆雷特》（Hamlet）中引用這種叫做記憶的藥草，奧菲莉（Ophélie）說：「迷迭香，是用來記憶的。」（哈姆雷特，IV. 5）。甚至有人認為迷迭香可以保護睡眠者免受噩夢侵擾，從而增加他的記憶力。

在歐洲和澳洲，它是在婚禮、紀念日和葬禮的記憶象徵。送葬者將它戴在插花眼上，像熏香一樣燒掉或扔進墳墓坑中，以示對死者的紀念。

如往常一樣，傳統用途最終得到科學的證實，尤其在 2003 年的一項研究（摩思 Moss、庫克 Cook、韋斯尼斯 Wesnes 和杜克特 Duckett）中得到證實，吸聞桉油醇迷迭香精油可顯著改善整體記憶品質和參與者的次要記憶因子。

紐卡斯爾諾桑比亞大學的馬克．莫斯和洛林．奧利弗於 2012 年進行的另一項研究確定了 1,8-桉油醇可能是認知表現和情緒的重要分子。這些研究的後續顯示，桉油醇迷迭香精油可以使記憶力提升 75%。

下象棋或數獨遊戲之前，在手帕上倒數滴桉油醇迷迭香嗅聞，或讓記憶力有「衰退」傾向的人嗅聞，這將有助於清理思路。

沮喪

⚠ 緊急護理

- **甜馬鬱蘭**精油：若士氣低落時，可以在必要時立即在手腕上倒 1～2 滴，每天最多 6 次，為期數日。

深度治療

- **佛手柑**或**甜橙**精油：40 滴（瓶裡的小太陽！）
- **橙花**精油：10 滴（愛與童年的芬芳）
- **豆蔻**或**甜馬鬱蘭**精油：10 滴（充滿活力）

早晨倒 3 滴純精油在手帕上整天陪伴你，盡情嗅聞！

此配方自 6 歲起可以無風險的使用。

不可不知

研究顯示，透過佛手柑精油的擴香，可以使人心情變好。它可安撫那些與壓力或季節相關的情緒、難以入睡、情緒化、躁動不安、焦慮、易怒、神經質、壓力、注意力不集中和情緒波動的症狀。具有真正的天然抗憂鬱作用，並有可能避免使用抗憂鬱藥的處方。

但要小心，因為它有光敏性。

「愉快的」擴香組合

- **佛手柑**精油：15 滴
- **甜橙**精油：30 滴
- **甜馬鬱蘭**精油：15 滴

也可以將此複方精油倒入 200 ml 沐浴露，以開始快樂的一天！

「提振士氣」環境噴霧

- **甜馬鬱蘭**精油：30 滴（愉悅）
- **綠桔**或**桔葉**精油：30 滴（強力放鬆）
- **佛手柑**或**甜橙**精油：30 滴（瓶裡的小太陽）
- **葡萄柚**或**萊姆**精油：30 滴（好心情的氛圍）
- 泡澡的**中性基質**：40 ml
- **蒸餾水**：裝滿 100 ml

還是無酒精噴霧劑，因此對肺無害。

你們知道嗎？

你不再喜歡香草的甜味嗎？肉桂或苦杏仁的香氣讓你無動於衷了嗎？請注意，憂鬱症可能正在覬覦你！這樣可以解釋近期一項研究的結果，該研究顯示，重度憂鬱症患者不太能辨認令人愉悅的氣味。更準確地說，由位於土爾的馮絲華-拉伯雷大學（François-Rabelais University）的研究人員進行測試，印證了嗅覺問題可能預示著憂鬱症患者會復發的假設。

土爾研究人員讓 18 名因重度憂鬱發作住院病患做了嗅覺測試，他們的結果與 54 名健康的志願測試者進行比較。八種不同的氣味在參與者的鼻子底下傳遞，有些令人愉悅（杏仁、香草），有些則不敢領教（嘔吐、酸敗的奶酪）以及混合的氣味。結果呢？憂鬱症患者不太能分辨不同強度的氣味也不太能辨識混合氣味，並且對應該令人愉悅的氣味不太敏感，甚至有憂鬱症患者將香草、肉桂或苦杏仁描述為令人不愉快的氣味。

最後觀察：即使經過六週的抗憂鬱藥治療，這些嗅覺問題仍然存在。這使得研究人員提出憂鬱症的某些復發可能性與嗅覺問題沒有得到治療有關。並建議：「我們可以透過強迫患者將注意力集中在令人愉悅的氣味，來嘗試重新教育訓練他們的嗅覺能力。」例如像教室裡使用的膠水，那是一種回憶和童年的氣味。因為在抗憂鬱藥治療後，唯有膠水味是大多數憂鬱症患者再度感覺是令人愉悅的氣味。這是否代表感覺的化學作用比抗憂鬱藥更強大嗎？

哀悼

無論是失去親人，還是失去工作、動物、處境（離婚、搬家、離開的孩子……），生命充滿了大大小小逝去的傷痕。為了更安詳地跨越這種悲傷，乳香和沒藥已經陪伴人類數千年了，在古埃及時與黃金一樣貴重，在當時是靈性儀式和防腐不可或缺的一部分。實際上，現在的研究顯示，兩者都是出色的神經平衡精油。沒藥精油緩解喪親時的悲傷，沮喪和焦慮（鎮靜並同時激勵），乳香精油調節焦慮和憂鬱。

這些精油主要通過嗅覺途徑作用於這些適應症（乳香不建議用於懷孕未滿 3 個月和 3 歲之前，沒藥則不建議用於整個懷孕期間和 7 歲之前）。

⚠ 緊急護理

- **大馬士革玫瑰**精油：5 滴（成年世界愛的象徵）或**橙花**精油：10 滴（孝順之愛，若是失去父母或子女或人或毛小孩）

當有哀悼時就擴香。

深度治療

- **乳香**精油：30 滴
- **沒藥**精油：15 滴
- **加拿大鐵杉**精油：30 滴
- **穗甘松**精油：5 滴

當悲傷湧上心頭、流淚或葬禮期間，每天以此複方精油擴香 5 分鐘，每日 3 次。

為生命哀悼的擴香

- **大馬士革玫瑰**精油：5 滴，或**橙花**精油：10 滴
- **乳香**精油：30 滴
- **沒藥**精油：15 滴
- **加拿大鐵杉**精油：30 滴
- **穗甘松**精油：5 滴

當悲傷湧上心頭、流淚或葬禮期間，以此複方精油擴香 5 分鐘，每日 3 次。

懷孕的頭三個月和 3 歲之前禁用乳香，在懷孕期間和 7 歲之前禁用沒藥。

哀悼或筋疲力竭時

- **穗甘松**精油：1 滴（接地）
- **羅馬洋甘菊**精油：1 滴（強效鎮靜）
- **甜馬鬱蘭**精油：1 滴（愉快的）
- **大馬士革玫瑰**精油：1 滴（若失去摯愛，是成人世界愛的象徵）
- **橙花**精油：1 滴（孝順之愛，若是失去父母或子女或人或被視為人的動物）

以此複方精油按摩太陽神經叢、手掌心（既長又深地吸聞 5 回合，若必要可重複進行），以逆時針方向按摩手腕，直到「恢復精神」為止。

「過渡」的精油

沒藥和乳香精油皆是用於陪伴生命的盡頭。在這些特定情況下，加拿大鐵杉也用於許多姑息護理服務，因它具有舒緩作用。多虧這三種精油，陪伴他們的人注意到即將往生的人比較安詳，比較不悲傷，更能放手離世，家人可以更加平靜地道別。

失敗

請見「焦慮」P.373。

疲勞、警覺性下降

大家都知道，如果一大早就感到疲勞，是與恢復期或困難和壓力時期相關的疲勞。該是時候處理這個問題了！

不可不知

我經常向藥學或醫學院學生推薦以下易於準備的協同配方，以免他們放棄困難的論文。重新啟動後，他們恢復了研究專案並設法進行下去。持續 1～2 週（頂多），這種配方就發揮了奧運等級的神力！

⚠ 緊急護理

- **錫蘭肉桂**（馬達加斯加）精油：1 滴
- **有機檸檬**精油：2 滴

以 1 湯匙橄欖油或龍舌蘭糖漿稀釋（口服）。早餐後服用。請謹慎並嚴格遵守肉桂的劑量。一滴就是一滴，不是兩滴！我們大致認為 1 滴肉桂精油相當於 75 碗藥草茶！所以它非常強烈。

請注意，此配方禁用於孕婦和哺乳期婦女、12 歲以下兒童、癲癇、高血壓患者。請勿將它放在小孩拿得到的地方（若誤食純精油會有黏膜灼傷的風險）。

早上在胡椒薄荷精油中醒來

突然很累或賴床起不來？請嗅吸胡椒薄荷精油！它的滋補作用將喚醒你並使思路清晰。因此請避免在晚上使用，並將它存放在兒童接觸不到的地方（禁用於 6 歲以下兒童、孕婦、哺乳母親、高血壓患者和癲癇患者）。

親愛的讀者，書寫到這裡已是凌晨 4：26（是的，我半夜三更正平靜地寫作，以編寫出最好的芳香療法書！）。想像一下當我醒來的臉或在白天的樣子……若沒有趕緊用神奇靈藥……即使是聽我兒子在老師面前彈奏巴松管，我想我會睡著！感恩我有精油！

深度治療

- **黑雲杉**精油：30 滴
- **龍腦百里香**精油：30 滴
- **胡椒薄荷**精油：30 滴
- **杏桃核油**：裝滿 50 ml

為了使自己在早上打起精神，可使用此調合油 3 滴按摩下背的腎上腺部位，只要感到疲倦精神不振時，每週可使用 4～5 次。該配方非常接近於我推薦給許多運動員的複方組合，因他們在運動中需要跑得更快或更久，跳高或划槳的爆發力和耐力（請見 P.333）。

禁用於有腎臟疾病、6 歲以下兒童、癲癇患者、孕婦和哺乳期婦女。

過動症

請見「放手」P.380。

情緒反應過度

這些情緒既可能源於心理層面，也可能來自生理層面。

⚠ 緊急護理

- **甜馬鬱蘭**精油倒在口服載體（方糖、蜂蜜、小麵包球）：1 滴

如果有「受夠了」的感覺，請放入嘴裡讓香氣慢慢綻放，並用腹部緩慢而深深吸氣和呼氣，放輕鬆不要聳肩，連續腹式呼吸 5～6 回合，再吞下去。立即會有放鬆和幸福感撫慰你。

深度治療

- **羅馬洋甘菊**或**歐白芷根**精油：2 滴（放鬆）
- **真正薰衣草**精油：3 滴（抗焦慮）

- **依蘭**精油：1 滴（完全放手）
- **昆士蘭堅果油**：6 滴

為了「不再想了」（此配方很適合女性，但也適用於「想太多」的男性！）。按摩足弓或太陽神經叢（可重複使用），若要重複療程，則每週使用 5 天。

更多建議

- 閉上眼睛，靜靜呼吸，觀想山、鄉村、海……等熟悉的景觀，以便將注意力集中在這個寧靜的地方。
- 聽音樂、看電影以放鬆身心。
- 試想，沒什麼大不了的，還有更糟的呢。
- 用儀式和幸運符使自己感到安心。
- 採取積極態度，並發揮長處。
- 透過自我按摩腳和手，或由專業人員按摩以放鬆。
- 吃得好：飲食均衡，避免吃太油膩，而用餐時間儘量規律。

失眠

這可能是茶餘飯後最常見的對話之一。無論是難以入睡，還是在半夜或早上醒來，患者都會經常提起這個會影響生活品質的困擾。每個人都知道睡眠品質對我們日常生活有重大的影響，夜裡睡太少會加劇緊張、易怒和導致注意力不集中。如果長期睡眠不足，會產生情緒困擾，例如輕度和暫時性憂鬱症。再來就是心血管疾病、呼吸疾病或風濕病有機可趁了。最近的研究還顯示，睡眠品質在我們的免疫防禦扮演重要的角色。

⚠ 緊急護理

- 使用均等的**苦橙葉**精油和**真正薰衣草**精油。可以在房間擴香（在擴香儀加 10 滴）5 分鐘。也可以 3 滴純精油塗抹手腕內側，並深深吸聞。或按摩太陽神經叢和／或腳底（就寢前）。最後，可以於乳化劑裡加 10 滴精油以在晚上泡澡。

格平根診所（德國）的客製配方

在格平根（德國）的艾希特醫院（Klinik am Eichert），尤其是在腫瘤科、姑息治療階段、疼痛治療和放射治療部門，依照個人的症狀和敏感度，對不同精油的嗅覺評估，以客製配方。視不同的塗抹方式，可以純精油或稀釋於植物油使用。使用方法可以透過環境擴香、嗅覺療法（將一塊沾有精油的棉花裝入瓶子裡讓人嗅聞），以香水、香花、敷料或 Schlafsocken（德文的字面意思是「睡眠的襪子」）。Schlafsocken 是將棉襪浸入數滴精油或稀釋的真正薰衣草精油讓病患穿上後，再多套一層羊毛襪包覆起來。倘若患者喜歡這些氣味，那麼襪子將陪伴他們一整夜，這適用於病患的腳需要被溫暖的情況。

深度治療

- **真正薰衣草**精油：10 滴
- **玫瑰天竺葵**精油：2 滴
- **佛手柑**精油：4 滴

這鎮靜、助眠的配方被用於卡爾斯魯厄（Städtisches Krankenhaus）醫院的擴香。我建議在進房間前 10 分鐘先擴香。此配方適用所有人。

其他建議

身體通常難以調適，若 3 小時後還是難以入眠，此配方對這種不適特別有效。如果還是難以入睡，就建議使用以下有引夢作用的配方。

深度治療

- **芳枸葉**或**桉油醇樟**精油：20 滴
- **熱帶羅勒**精油：20 滴
- **檸檬**精油：20 滴
- **杏桃核油**：裝滿 5 ml

若有時差，請用此調合油 1～2 滴在手腕，並深深吸聞 5 回合。從飛機上開始使用和睡前再用，若半夜醒來再用，直到睡著。

助眠（強烈興奮後或出門後）：回到家就用 1～2 滴在手腕，深深吸聞 5 回合。在就寢關燈前再使用一次。

不可不知

芳枸葉精油有時很難取得。可以用具有極好的神經平衡功能的桉油醇樟精油取代。這個香氣雖然較不令人陶醉，但比較清新。

處理時差的嗅聞棒

- **芳枸葉**精油：6滴
- **熱帶羅勒**精油：6滴
- **穗甘松**精油：6滴

將這些精油滴入嗅聞棒，並依需求可以隨意嗅吸。

更多建議

這些建議應該可以改善你的睡眠：

- 避免在睡前4～6個小時喝含咖啡因的飲品；
- 避免在睡前和半夜醒來時抽菸；
- 避免睡前喝酒；
- 晚上吃清淡的食物以及至少睡前2個小時進食；
- 白天可以盡情運動，但在睡前3～4小時避免劇烈的身體鍛煉（很激烈的運動）；
- 睡前至少2小時避免使用螢幕（LED螢幕發出的光非常有害）：臥室不要放智慧型手機、平板電腦或電腦！
- 最後在臥室營造一個舒適、燈光昏暗而平靜的環境，並擁有舒適的床墊；
- 規律正常的睡眠時間和起床時間。
- 在有壓力和睡眠困難時，可以試試相關的精油膠囊（例如：Aromaexpress®、Aromadoses®，Oléocaps®，Aromasantis®），在睡前服用2粒膠囊。

放手（困難）

反覆思考，一次又一次關注同一個問題，同一種情況……人生在世，誰沒遇過這些情況呢？退後一步，不要再想了，這是許多人都想挑戰跨越的。而精油在緊急護理中發揮了「降低大腦集中度」的卓越效果！

⚠ 緊急護理

- **依蘭**精油：以2滴塗抹在手腕，深深吸聞以減少心理躁動。

當腦袋過度興奮（思想不斷產生）。

深度治療

- **乳香**精油：15滴（回歸自我）
- **依蘭**精油：30滴（放手）
- **紅桔或桔葉**精油：90滴（放鬆）
- **昆士蘭堅果油**：裝滿15 ml

精神上的提升和自我重新聚焦。將調合油裝入滾珠瓶或小瓶子裡，當負面念頭浮現時，用數滴按摩手腕。一旦感覺需要時，此調合油將能使腦子靜下來。你可以視需求而經常塗抹使用。

如果你嘗試這種放鬆按摩呢？

在德國黑森林的黑森林巴爾診所（Schwarzwald Baar Klinikum）裡，使用以下調合油按摩以改善患者的睡眠：

- **真正薰衣草**精油：4滴（高劑量有抗焦慮和催眠作用）
- **甜馬鬱蘭**精油：2滴（愉快和輕度助眠）
- **檸檬尤加利**精油：2滴（鎮定）
- **紅桔**精油：1滴（非常鎮定）
- **聖約翰草浸泡油**：25 ml

這種放鬆調合油適用所有人。

神經質

什麼是神經質？以暴風雨為例，暴風雨來臨之前，人會感到緊張、壓抑、焦慮和緊張：空氣中充滿正離子。一旦雨水「落下」，大氣中就會充滿負離子，人就會感到舒緩、輕鬆、放鬆。這些離子與我們將要使用的某些精油中所含的「放鬆」分子具有相同的化學性質。

⚠ 緊急護理

- **佛手柑**或**甜橙**精油：用 2 滴塗抹手腕，深深吸聞以保持舒緩。

請小心使用這些具有光敏性的精油，避免在塗抹後 3～6 個小時內將手腕曝曬於陽光下。

深度治療

- **真正薰衣草**精油：2 滴（抗焦慮）
- **依蘭**精油：2 滴（不要再想了）
- **穗甘松**精油：1 滴（接地）
- **甜杏仁油**：30 ml

在卡爾斯魯厄醫院（Städtisches Krankenhaus），這種鎮靜油被用在撫觸和／或加壓按摩。該配方在姑息治療中也很有幫助。

照護者貝拉齊耶拉・佩里耶（Braziella Perrière）的見證

「我按照醫生處方（用真正薰衣草精油）在家中為年輕患者按摩她的父母在房間：媽媽在玩填字遊戲，爸爸在看報紙，他們從眼角監看女兒。結果在按摩快結束時，我讓所有人都睡著了：病患，她的父親和母親。

幾天後他們的孩子去世時，我收到了一張精美的卡片：「謝謝您陪伴我們的女兒，讓她到薰衣草田裡奔跑了。我們以前都在南部度過夏天，薰衣草對我們而言代表著歡樂和平靜。那天下午我們度過了美好時光。」

貝拉齊耶拉・佩里耶是安錫附近巡迴姑息治療小組的照護者。

睡眠問題

請見「失眠」P.379。

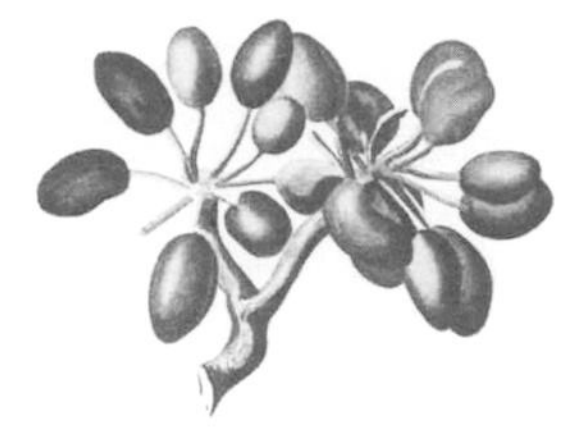

消化問題

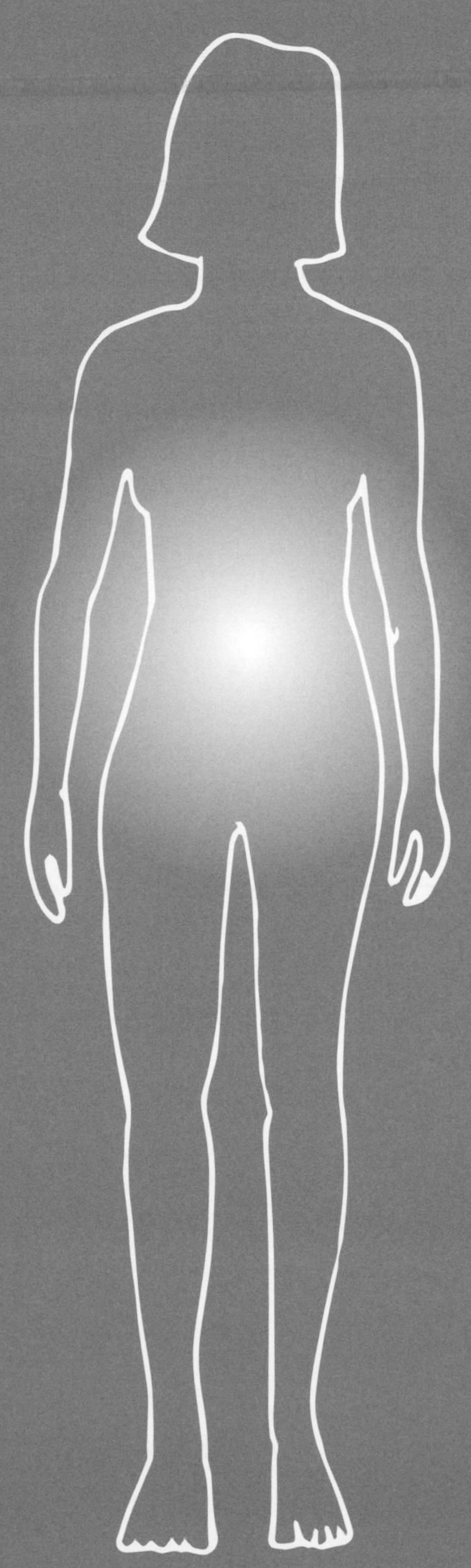

肚子痛、腹脹、噁心……消化道疾病常常不受重視。但是某些症狀應該是在提醒你，不要忽略醫療諮詢，尤其是持續幾天以上的身體不適。在法國，消化系統疾病是就醫的首要原因，以至於有十分之七的法國人會說他們經常為消化系統疾病所苦。而近 600 種不同疾病被列為可能是導致這些問題的原因。

胃酸過多

請見「胃灼熱」P.386。

吞氣症

吞嚥空氣是正常現象，但如果吞嚥過多並到了消化系統，則會出現吞氣症。當出現某些病症例如鼻咽疾病，它可能會惡化。就如腹脹一樣，它屬於輕度功能性障礙的消化系統疾病（稱為消化不良）。

⚠ 緊急護理

- **月桂**精油：飯後 1 滴與口服載體一同服用，為期 2～3 天。

深度治療

- **藏茴香**精油：60 滴
- **豆蔻**精油：30 滴
- **沉香醇百里香**精油：30 滴

餐後以 2 滴複方精油與小麵包球或其他口服載體一同服用。若較喜歡按摩肚子，則可以將它稀釋於少許杏桃核油使用。

更多建議

- 過量食用不溶性纖維（例如麥麩）會導致腹脹、腸胃脹氣，並阻礙某些維生素的吸收。
- 定時飲食，避免咀嚼口香糖，那是造成吞氣症的主要原因。

厭食症

與厭食症相關的術語有兩種：心因性厭食症（需要嚴謹的醫療諮詢，在本書不予介紹）和非心因性厭食症（或食慾不振）。後者對應於各種原因的非自願性食慾不振，因此，可能會影響人的生活。食慾不振的原因可能是身體的（病毒、細菌感染、發炎症候群、慢性疼痛、發燒、癌症……），也可能是心理的（焦慮、憂鬱、創傷、情緒衝擊……）。

深度治療

- **葡萄柚**精油：15 滴。
- **芫荽籽**精油：10 滴
- **薑**精油：15 滴
- **胡椒薄荷**精油：2 滴

用餐前 30 分鐘，將 3 滴複方精油加入少許植物油一起服用。

對於孕婦，僅從懷孕第四個月開始服用，並從該配方刪除胡椒薄荷。

更多建議

在服用這種複方精油的同時，請選擇喜歡的食物：你可能會吃完一整盤的食物，甚至可能再拿一盤！

腹脹、腸胃脹氣

腸胃脹氣是由氣體堆積引起的，如果無法迅速排除氣體會導致腸鳴、肚子咕嚕咕嚕叫，甚至還會疼痛。

不可不知

所有消化系統問題（腹脹、腸胃脹氣、肚子腫脹，甚至是肝臟疲勞）都可用月桂純露：飯後服用 1 茶匙或加入菜餚和湯（小扁豆、四季豆……）。除了處理消化問題，月桂純露還能補充精力，因為它可以消除疲勞！

⚠ 緊急護理

- **月桂**精油：1 滴與小麵包球服用或 2 滴稀釋於少許植物油，逆時針按摩肚子。

若還是無法緩解，可以嘗試以下深度治療的完整配方。

深度治療

- **豆蔻**精油：1 滴
- **胡椒薄荷**精油：1 滴
- **芫荽籽**或**藏茴香**精油：1 滴

不舒服時，將以上 3 滴精油與 1 茶匙橄欖油一起服用。這種促進消化的配方能非常有效解除胃脹氣。

更多建議

- 不要吃得太快，要細嚼慢嚥。
- 避免：咀嚼口香糖，喝有氣的碳酸飲料，以及兩餐之間的零食。
- 富含高纖維的飲食（堅果、全穀物、未去皮的水果、小扁豆、乾腰豆、生菜、高麗菜、玉米和洋蔥）會促進腸道蠕動，進而造成脹氣和腹瀉：暫時少吃纖維食物、生菜，飯後吃水果。
- 烹調這些食物時，請加入 2 撮蘇打粉，2～3 片月桂葉或在烹飪水中加入 1 滴月桂精油。百里香、野地百里香、迷迭香或冬季香薄荷等，芳香植物是極好的「抗發酵」劑，可用於所有菜餚。

貪食症，想吃甜食／鹹食

你是否有不餓時卻有無法控制的飲食慾望，特別是對甜食和高熱量食物？這對健康和身材的影響是可怕的。精油不一定能治癒相關的心理障礙，但可以幫助你避免暴飲暴食。

⚠ 緊急護理

- **玫瑰天竺葵**精油：想吃甜食時，以 2 滴與口服載體中性錠片或小麵包球一起服用。

該精油還可以顯著調節一些偏高的血糖，每日 1 回，每週服用 5 天（可依此方式長期服用）。

若想吃甜食，也可以使用玫瑰天竺葵純露。如其精油一樣，對胰臟有很重要的作用，可以調節對糖的渴望，並且有降血糖作用。飯前或飯後服用 1 茶匙，若是糖尿病前期，可每天服用 2～3 回。

請注意，若正在接受糖尿病治療，請諮詢醫生。

想吃鹹食

- **葡萄柚**精油：飯前 15 分鐘服用 1～2 滴，將精油滴入嘴裡，含在舌下一會兒再吞嚥。再倒 2 滴於手腕，並連續深深吸聞 5 回合。

該精油具有光敏性。等 6 個小時後再曝曬於陽光下。

深度治療

- **胡椒薄荷**精油：60 滴（解毒）
- **馬鞭草酮迷迭香**精油：30 滴（脂解）
- **檸檬**精油：60 滴（排毒）
- **沉香醇百里香**精油：30 滴（調節食慾）

嘗試使用這種具有排毒特性的抗飢餓配方：在早晨和傍晚有飢餓感時，將 2 滴精油與口服載體一同服用。或塗抹在手腕，並深深吸聞。每個月使用 15 天。

請注意，勿連續使用，請中斷休息至少 15 天再使用，因其中的馬鞭草酮迷迭香長期使用會產生神經方面的副作用。

抑制食慾或有食物強迫症的配方

- **錫蘭肉桂**精油：5 滴（斷開嗅覺黏膜）
- **丁香花苞**精油：5 滴（斷開嗅黏黏膜）
- **苦橙葉**精油：5 滴（放鬆）
- **綠桔**精油：5 滴（放鬆）

這種抑制食慾的嗅吸棒將幫助你抑制嘴饞的渴望。將精油浸入棉芯，並在食慾襲來時拿出來嗅聞。每天最多 5 次。特別嗜吃甜食的人可在配方加入 5 滴**玫瑰天竺葵**精油。

請留意，請勿使用於孕婦或 12 歲以下兒童。

胃灼熱

針對這種症狀請避免自行用藥，因這種症狀可能會隱藏胃癌等嚴重的疾病。胃癌在所謂「工業化」國家裡消失了，但令人擔憂的是它又出現在五十幾歲中年人身上。「胃灼熱」症狀被忽略是顯而易見的，通常可以在沒有醫療診斷的情況下使用在藥局出售但沒有處方箋的抗胃酸藥以自行治療。身為一名藥師，我只能感嘆有越來越多的人使用抗胃酸藥。長期使用這些藥物會導致胃的 pH 質升高，造成人體必需元素的吸收不良。

⚠ 緊急護理

- **羅馬洋甘菊**精油：2 滴與口服載體或 1 茶匙優質蘆薈汁一同服用。

在兩頓主餐之前或有症狀時服用。

深度治療

- **羅馬洋甘菊**精油：1 滴（抗酸）
- **綠薄荷**精油：1 滴（助消化）
- **阿密茴**精油或**豆蔻**：1 滴（抗痙攣）

在兩頓主餐之前，將此複方精油與一茶匙食用油一起服用。最多 3 週。對於急性胃炎，餐後可以上列精油各 1 滴，按摩太陽神經叢的部位（最多 1 週）。

更多建議

- 在固定的時間緩慢進食並細嚼慢嚥（咀嚼越多，胃產生的酸越少）。晚上輕食，至少在睡前 2 小時吃完。
- 避免穿太緊、擠壓肚子的衣服。
- 學會管理壓力。
- 酸性的胃也可能缺少益生菌，補充益生菌通常可以減少灼傷。請諮詢藥師，因為益生菌有很多種，而其中一些會使人發胖。

膽結石

請見〈與運動相關的疼痛／其他疼痛〉的「腎絞痛或膽結石」P.326。

消化道結腸炎

這是結腸疼痛的發炎，來自各種不同的原因。我們可以區分為一種主要由感染（細菌、病毒、寄生蟲）引起的急性結腸炎，可透過瀉藥或放射療法，另一種是由克隆氏症、潰瘍性結腸炎或功能不良的腸道疾病所引起的慢性結腸炎。

深度治療

- **羅馬洋甘菊**精油：15 滴
- **胡椒薄荷**精油：45 滴
- **黑胡椒**精油：30 滴
- **月桂**精油：30 滴

在大餐飽足後或在胃灼熱開始時，將 2 滴以上的複方精油和小麵包球、中性錠片、一顆方糖一起服用，持續 2 天，若有必要，可再繼續服用。

腸躁症（症候群）

這種腸道疾病通常是由壓力引起的。該症候群表現為時而便秘，時而腹瀉，是一種單純的功能性不良症狀，並非疾病。雖然只是一種輕度症狀但讓每天感覺很不愉快。

⚠ 緊急護理

- **胡椒薄荷**精油：有症狀時，以 2 滴與口服載體一同服用，最多連續使用 4 天。

一項研究顯示，胡椒薄荷精油可緩解腸躁症的症狀（依據研究，服用 1～2 顆 180～200 mg 膠囊，為期 24 週，即每回服用 6～8 滴），將有很大的幫助！

請注意：禁用於孕婦、哺乳期婦女，高血壓或癲癇患者。

深度治療

- **綠桔**精油：60 滴（安撫、助消化）
- **真正薰衣草**精油：60 滴（安撫）
- **胡椒薄荷**精油：30 滴
- **瓊崖海棠油**：50 ml

以此高濃度調合油 5 滴按摩疼痛的部位，最多使用 5 天。若有必要，可以每週使用 5 天。

更多建議

在便秘期間，與那些不易患腸躁症症候群的人相比，更應避免使用所謂的刺激性通便植物（番瀉葉、歐鼠李、鼠李樹皮）以及對抗療法使用的樂可舒瀉藥（請見「慢性便秘」P.387）。

慢性便秘

便秘，特別是在老年人中是個大問題，尤其是他們缺乏運動而為這種症狀所苦。

⚠ 緊急護理

- **薑**精油：1 滴與口服載體一起服用，每日 1～2 回。

症狀會迅速被改善。此配方可用於小孩（3 歲以上），但以按摩方式使用，以 1 滴稀釋於少許身體乳，再按摩腹部。

深度治療

- **芳樟或苦橙葉**精油：1 滴（刺激蠕動）
- **薑**精油：1 滴（刺激蠕動）
- **黑胡椒**精油：1 滴（舒緩、止痛）
- **杏桃核油**：2 滴

以此令人放鬆的芳香配方按摩腹部，每天 2 次，為期 1 週。

更多建議

- 每日應多攝取富含纖維的食物。但食用過多不溶性纖維（例如麥麩）會導致腹脹、腸胃脹氣，並會妨礙某些維生素的吸收。
- 定時進食。
- 多喝水，尤其是富含鎂的水（每天至少 1.5 公升）並增加飲食中足夠的纖維含量以徹底解決便秘問題。
- 保持規律運動。

以花草茶或錠片出售的某些瀉藥，特別是被稱為「刺激劑」的瀉藥，對結腸黏膜非常的刺激（特別是基於番瀉葉、歐鼠李、鼠李樹皮、大黃、羅望子、樂可舒瀉藥……），長期使用會導致結腸癌。因此，我們必須儘量避免使用這些瀉藥，尤其是不要長期使用。

偶爾便秘

若是因為正在旅行或氣溫升高而便秘……別擔心，精油會派上用場！

⚠ 緊急護理

- **黑胡椒**精油：2 滴稀釋於少許植物油或身體乳。

以順時針方向輕輕按摩腹部。也可以在飯前服用一勺食用植物油加 1 滴精油。

深度治療

- **黑胡椒**精油：1 滴
- **胡椒薄荷**精油：1 滴
- **薑**精油：1 滴

便秘時，可將這種潤腸通便的配方與 1 茶匙橄欖油或小麵包球一起服用。你的腸蠕動會受到刺激，活化膽汁，相關的消化系統疾病會減少，可幫助恢復正常排便。

不可不知

薩爾曼醫師在馬爾穆蒂耶（Marmoutier）的皮耶-瓦多（Pierre-Valdo）中心接待有多種智力障礙的人，醫師發現自閉症患者在有便秘的狀況下會變得更有攻擊性。使用膠囊配方以處理便秘被證明是有效的，而且不需要提高用於安撫這些非常敏感的患者在抗精神疾病或抗焦慮藥的劑量。

胃痙攣

請見「胃灼熱」P.386。

克隆氏症

請見「克隆氏病」P.390。

飲食不均衡

請見「貪食症」P.385。

腹瀉（與壓力有關）

在面試、考試前會肚子痛，想去洗手間嗎？那可能患有與壓力相關的腹瀉。通常當我們處於「緊張狀態」時，它就會發作。

⚠ 緊急護理

- **綠桔**精油：1～2 滴和口服載體服用（放鬆，調節腸道蠕動）。

早、午、晚服用，讓精油和口服載體在嘴裡融化吸收，持續數日。

深度治療

- **甜馬鬱蘭**精油：1 滴
- **苦橙葉**精油：1 滴
- **月桂**精油：1 滴

以這三滴純精油或稀釋於任選的少許植物油，以逆時針方向按摩腹部。

更多建議

無論是什麼原因的腹瀉，有時會導致大量的水分流失，因此建議食用含鹽或含糖的開水以幫助身體補水。若在治療 2 天後還持續腹瀉，則必須諮詢醫師和繼續補充水分。

消化不良

由於營養不足和沒有吃對食物，消化系統疾病在現代社會非常普遍。在美國，有 6000～7000 萬人受此問題困擾，並產生疼痛的症狀。通常這些疾病的起源與結腸被感染，出現寄生蟲或缺乏有益細菌有關，而這是纖維攝入不足和消化酶生成不足的直接結果。

⚠ 緊急護理

- **綠薄荷**或**藏茴香**精油：1～2 滴和口服載體一起服用。

早晨和中午服用（若有睡眠問題難以入睡，則避免晚上服用），為期 2～3 天。

請注意，請勿長時間使用，因為這些精油含有藏茴香酮，若長期服用可能會有神經毒性。

深度治療

- **月桂**精油：30 滴（抗發酵）
- **薑**精油：30 滴（助消化）
- **芫荽籽**精油：30 滴（助消化）
- **榛果油**：15 ml

三餐飯後以 3 滴調合油按摩腹部和肝臟部位（肋骨的右下方）。若是慢性消化不良，則每週最多按摩 5 天。

肝臟和一般的引流排毒

濕疹、牛皮癬、凌晨 1 點至 3 點之間半夜醒來……你以為已經試過了所有方法。但是，是否考慮過排毒？在很多情況下，引流和排毒治療常常被低估，然而這是讓身體更健康的真正基石。

在每次換季時都要讓身體排毒，這有助於我們五個排泄器官（肝臟、腎臟、皮膚、肺和腸道）清除毒素、排出造成多種疾病或吃太多的真正廢物。排毒是針對有慢性病或重度藥物治療的患者。無論如何，結合排毒與礦物質療法是不可或缺而且非常有用，但可惜的是很少被運用。

深度治療

- **胡椒薄荷**精油：45 滴
- **馬鞭草酮迷迭香**精油：15 滴

- **杜松漿果**精油：5 滴
- **胡蘿蔔籽**精油：5 滴
- **圓葉當歸**或**芹菜籽**精油：10 滴

早、晚在用餐前，將 2 滴複方精油和小麵包球或中性錠片一起服用，為期一個月。此配方特別適用於有皮膚病，例如濕疹、牛皮癬，尤其在發炎（肌腱炎類型）後的恢復運動或在重度藥物治療後。

精油的特性也可以透過使用純露來體現：

排毒療癒

- **胡椒薄荷**純露：30 ml
- **馬鞭草酮迷迭香**純露：30 ml
- **圓葉當歸**純露或**格陵蘭喇叭茶**：30 ml

在 100 ml 瓶裡倒入以上純露各 30 ml。每晚睡前服用此複方純露 2 茶匙，為期 3 週。

早上的另一種選擇

- 1 湯匙胡椒薄荷純露和 1 瓶黑蘿蔔精華液和半顆檸檬汁

肛裂

請見〈皮膚問題和口腔照護〉P.300。

腸胃脹氣

請見「腹脹、腸胃脹氣」P.384。

肝臟

請見「肝臟和一般的引流排毒」P.388。

腸胃炎

在法國，大多數急性腹瀉病例與病毒源的腸胃炎有關，是一般最常見而且是短期的症狀。該治療有三個主要目標：透過衛生改善以防止感染、避免脫水、減少腹瀉的次數和持續的時間。

⚠ 緊急護理

- **月桂**精油：早、午、晚以 2 滴與口服載體一起服用，持續 3 天。

深度治療

- **錫蘭肉桂**精油：1 滴（抗生素）
- **胡椒薄荷**精油：1 滴（助消化）
- **月桂**精油：1 滴（抗發酵）

將此「抗旅行者腹瀉」複方精油與口服載體一起服用，在三餐前口服，直到明顯改善為止（最多 5 天）。

更多建議

- 食用益生菌以及含益生菌的食物，益生源對於重新平衡受干擾失衡的腸道菌群很重要。然而要確保不要和精油同時服用。在藥局出售的高嶺土在「安撫」消化道不適非常有效，因而可以減少腹瀉，從而減少脫水。
- 當停留在有風險的地方時，不要吃沒有清洗的水果和蔬菜，要自己剝皮處理並且吃煮熟的東西。只能飲用包裝完整或煮沸過的開水。
- 避免吃辣的、綠色蔬菜、水果、乳製品、生菜，碳酸飲料、喝酒、抽菸和太冷的食物。富含纖維的飲食會引起腹瀉。
- 當我去有「旅行者腹瀉」風險的地方時，我總是隨身攜帶抗感染膠囊放在盥洗包。例如：芳香典籍的「力量（Force）」、普羅芳的膠囊 2（Olecaops 2）、GAE Naturactiv、Aromasantis DIA，早、晚服用一顆以預防用（最多 15 天）或若有腸胃炎則早、午、晚各服用 2 顆。

脹氣

請見「腹脹、腸胃脹氣」P.384。

宿醉

請見「消化不良」P.388。

痔瘡

請見〈皮膚問題和口腔照護〉P.300。

肝炎

請見「肝臟和一般的引流排毒」P.388。

橫膈膜疝氣

請見「胃灼熱」P.386。

膽功能不全

該術語包括各種消化系統症狀，例如：噁心、嘔吐、長舌苔、頭痛、胃「絞痛」、消化緩慢。原因可能來自肝臟問題、酗酒，大量服用對肝臟有害的藥物。膽囊收縮變緩慢，膽汁不再發揮其排毒功能，分解脂肪、酒精和其他難以吸收物質的功能。

⚠ 緊急護理

- **胡椒薄荷**精油
- **檸檬**精油

預防用：在大吃大喝前，將上述精油各一滴與口服載體一起服用。

治療用：最初症狀出現時，將精油各一滴稀釋於一瓶黑蘿蔔精華液（例如：藥局販售 Raphanus Potier®），稀釋混合後服用。每天喝 3～4 回，持續 1～2 天。

深度治療

- **側柏醇百里香**精油：30 滴
- **綠薄荷**精油：15 滴
- **檸檬**精油：45 滴
- **藏茴香**精油：30 滴

在有症狀或治療期間，早、晚服用此複方精油 2 滴，每 5 天休息 2 天。

軼聞趣事

- 在藥局某個週六下午，我的藥師同事當時還是單身，非常喜歡在外面喝酒，他嘲弄地問我（因為他並不全然相信精油），是否有「現貨」可以讓他大喝一場，而且隔天還能如常上班工作。於是我向他推薦這個配方，當晚他就嘗試了。隔週我們再見面時，他還來不及跟我親臉頰打招呼就趕緊告訴我，那個配方實在太有效了，以至於他和他的朋友們能夠喝比平時更多的酒而相安無事！但不要因此就邀請朋友來喝過量的酒！
- 這也是藥師學生們的小訣竅：作為預防措施：他們建議在吃大餐前服用 1 包乙醯半胱氨酸（強化肝臟再生）。作為治療方法：早、午、晚各服用 1 包，持續 1～2 天；也可以在早上喝些溫溫的檸檬汁。

暈車

對你來說，是一趟伴有噁心、嘔吐和冒冷汗的旅行嗎？幸運的是，精油可為這些小問題提供奇蹟般的緩解！

⚠ 緊急護理

- **檸檬**精油：1 滴

出發前與口服載體或順勢療法錠片一起服用。在旅途中，可以每小時服用一次。

深度治療

- **胡椒薄荷**精油：30 滴
- **檸檬**精油：60 滴
- **薑**精油：30 滴

將 2 滴複方精油放在頸靜脈（位於耳朵下方，靠近頸動脈的靜脈），並盡情吸聞，或與小麵包球或中性錠片一起服用，每天最多 3 回。

按摩頸靜脈後要當心太陽，在使用後 3 個小時內不要曝曬於太陽。

克隆氏病

克隆氏病是腸道的慢性發炎疾病，會影響腸道的所有部位。但一般來說，有三個部位特別會被影響：結腸、肛門和小腸末端（迴腸）。這種疾病從突然發作到緩解期的過程，患者可能會察覺到症狀完全消失。如今，可以長期緩解症狀並治療病變。

⚠ 緊急護理

- **綠桔**精油：將 2 滴稀釋於少許身體乳。

瘀攣和疼痛出現後立即按摩肚子。每天最多 4 次。

深度治療

- **岩玫瑰**精油：4 滴（調節免疫）
- **玫瑰天竺葵**精油：4 滴（收斂）
- **甜馬鬱蘭**精油：4 滴（鎮定）
- **檸檬馬鞭草**精油：6 滴（鎮定）
- **瓊崖海棠油**：6 滴

早、晚按摩下腹和下背（最多 3 週，然後停 1 週，若症狀還沒解除就重複療程）。

請注意，該配方可作為當前藥物治療的輔助方法，並無法取代藥物治療。

你們知道嗎？

透過微量營養素和改變飲食習慣，可以大大減輕這種令人虛弱的疾病，甚至可能完全緩解。若患有克隆氏病，那麼看專門研究微量營養素的醫師是很好的選擇。

食慾不振

食慾不振（失去飲食慾望）是在很多情況下會發生的症狀。它可能是許多身體和心理疾病的警訊，以及許多症狀產生的結果。飢餓和飽足感的機制走著複雜的途徑。任何干擾這些途徑的因素都可能導致食慾不振。

食慾不振的根源可能是吃不好或飲食習慣不良，例如一直咀嚼口香糖會刺激飽足感、吃太多或喝太多含糖飲料。

此外，病人常常容易覺得食慾不振。事實上他們的身體被調動起來與疾病作戰，因而降低食慾以儘量節省精力。味覺、嗅覺的喪失，甚至一直有噁心感都可能導致這種不容忽視的問題。

稍微釐清一下：食慾不振與厭食症不同，後者是一種心理疾病，主要表現在對瘦的癡迷，為了滿足這種癡迷，患者有非常精細的控制策略，擁有對減重不可改變的渴望，並且拒絕進食。

注意：這裡的建議是提供給成人和 3 歲以上兒童。對於年齡較小的孩子，請見〈嬰幼兒（0～6 歲）〉P.344。

⚠ 緊急護理

- **沉香醇百里香**精油：加 20 滴入 1 公升橄欖油（或其他食用油）。

用於烹飪（甚至熟食），儘快加入菜餚，以溫和刺激食慾。

深度治療

- **沉香醇百里香**精油：20 滴
- **檸檬**精油：25 滴
- **薑**精油：5 滴
- **黑胡椒**精油：5 滴

對於有進食困難的人，在用餐前將 2 滴複方精油與小麵包球一起服用。也可以在患者到達用餐的空間前先以該配方 3 滴擴香。

- **葡萄柚**精油：15 滴
- **杜松漿果**精油：1 滴
- **佛手柑**精油：15 滴

擴香以喚醒味蕾或調節大胃王的食慾，可在用餐前以擴香儀加 10 滴複方精油擴香，或深深吸聞此香氣。

不可不知

- 在日本，黑胡椒精油已在老年人中測試，因此產生了水溶性薄片式食物的補給品，可放在舌頭上以刺激味蕾的溫暖感受器。的確，透過黑胡椒精油產生的嗅覺或口腔刺激可改善吞嚥。吸聞這種香料還會增加 P 物質（神經傳導物質）的循環濃度，P 物質的分泌不足與吞嚥和咳嗽反射的強弱有關。研究得出結論，行動不自主需依賴旁人協助的老年患者，他們誤吞風險和經常發生的支氣管呼吸併發症的機率降低了。

- 在圖爾醫院的一些部門，研究人員建立一間嗅覺室，患者在進食前先進去吸聞一下，而提振食慾的效果非常好。

口氣不佳（口臭）

請見〈消化問題〉的「口臭」P.392。

藥物（長期服藥）

請見「肝臟及一般的引流排毒」P.388。

消化道黴菌感染

鵝口瘡、念珠菌感染、舌苔發黑、消化道或口腔黴菌感染……這幾種不同的名稱都是指由黴菌引起的疾病：黴菌感染。體質在這時候扮演很重要的角色，因為黴菌感染通常是一般身體狀況差的癥狀，以及因為藥物（化學療法、抗生素）或營養不良或免疫系統變弱的疾病。

⚠ 緊急護理

- **月桂**精油：1 滴與口服載體一起服用，並在嘴裡融化吸收，每日 3 回，為期 5 天。

深度治療

- **茶樹**精油：5 ml（150 滴）
- **胡椒薄荷**精油：5 ml（150 滴）
- **玫瑰草**精油：3 ml（90 滴）

將 2 滴複方精油與口服載體一起服用，早、午、晚各 1 回，為期 5～10 天。

更多建議

- 每次用餐後都要漱口：使用 30 ml 水或加入一茶匙蘇打粉的漱口水。
- 增強免疫體質：食用優質益生菌，以便儘快恢復腸道菌群。
- 減少「快糖」和「慢糖」[1]（包括水果、果汁、穀類食物等）的攝取，因為這是黴菌最喜歡的養分而且還有助於它們繁殖！

消化道痙攣的噁心

噁心是一種我們曾經都經歷過令人不舒服的消化系統不適感。它跟嘔吐有關或在嘔吐（請見「嘔吐」P.393）前的感覺，但並不是互為必然的關係。噁心是體內的自然反射，試圖排出人體認為有害的物質。噁心和嘔吐是住院患者的主訴症狀。

⚠ 緊急護理

- **薑**精油：2 滴與半顆方糖或小麵包球一起服用。

每 15 分鐘服用 1 回，直至明顯改善。每天不超過 6 滴，持續 2 天。

深度治療

- **胡椒薄荷**精油：30 滴
- **熱帶羅勒**精油：30 滴
- **薑**精油：30 滴

2 滴複方精油與口服載體一起服用，每天最多 5 回。

更多建議

- 試試穴位按摩以緩解噁心感：以拇指用力按壓手腕中間（食指和中指按壓手腕另一側），持續 30 秒。
- 躺下幾分鐘並冰敷額頭。

食道炎

請見「胃灼熱」P.386。

1　譯註：快糖食物＝高升糖食物＝升糖指數高於 70 的食物。慢糖食物＝低升糖食物＝升糖指數小於 55 的食物。

腸道寄生蟲

這是指寄生在我們大腸裡的蠕蟲，是腸道寄生蟲的主因。這種蠕蟲通常在兒童體內，卵產於肛門、引起搔癢、腹瀉和造成些微的緊張。孩子很容易去搔癢並將手放入嘴裡，而造成自我感染或傳染給同學。

深度治療

- **沉香醇百里香**精油：30 滴
- **羅馬洋甘菊**精油：60 滴
- **大蒜**精油：10 滴
- **橄欖油**：15 ml

將 6 滴調合油填入空的 1 號膠囊，以避免這些精油釋出味道。早、晚服用 1 顆膠囊持續 3 天。15 天後再服用 3 天，以完全清除腸道內的蠕蟲。

此配方適用於成人和 8 歲以上兒童。

潰瘍性結腸炎

請見「腸躁症」P.386。

大快朵頤

請見「肝臟及一般的引流排毒」P.388。

戒酒

由於這些飲酒過量的原因很多，這是一個需要停止的複雜病理，所以需要長期而深入的心理陪伴追蹤。不要猶豫，請「採取行動」以尋求協助，千萬不要輕忽酗酒的行為，即使剛開始不嚴重也要提醒身邊的人。

深度治療

- **甜馬鬱蘭**精油：40 滴
- **歐白芷根**精油：20 滴
- **佛手柑**精油：20 滴
- **綠桔**精油：40 滴
- **桔葉**或**日本柚子**精油：60 滴

倒 2 滴複方精油在手帕或手腕上嗅聞，當想要喝酒時就吸聞，每天最多 5 次而不會有任何風險。

或將 20 滴複方精油滴在嗅吸棒的棉芯，以隨身攜帶並在想喝酒時拿出來嗅聞。

胃潰瘍

請見「胃灼熱」P.386。

嘔吐

嘔吐通常與噁心（請見「消化道痙攣的噁心」P.392）有關，是指透過痙攣的形式而從嘴巴強行排出胃裡的東西。這種排出是通過腹部肌肉、橫膈膜和胃部肌肉的劇烈收縮而發生的。

⚠ 緊急護理

- **胡椒薄荷**精油：2 滴

用 2 滴**胡椒薄荷**純精油按摩頸動脈（位於頸部的兩側），每天 2 次。

深度治療

- **胡椒薄荷**精油：8 滴
- **檸檬**精油：8 滴
- **薑**精油：8 滴
- **芫荽籽**精油：8 滴

將此複方精油填入嗅吸棒，並深深吸聞，每天最多 5 次。

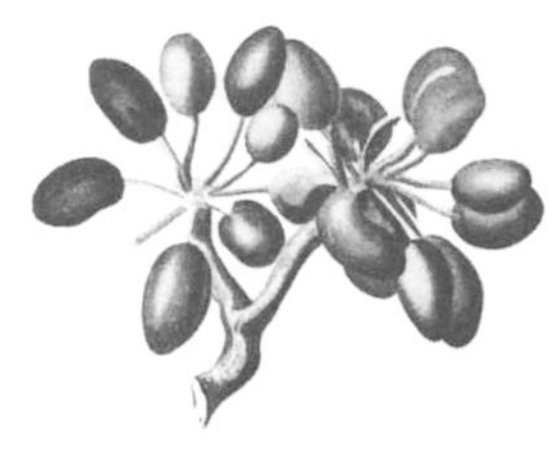

內分泌／心臟／循環問題

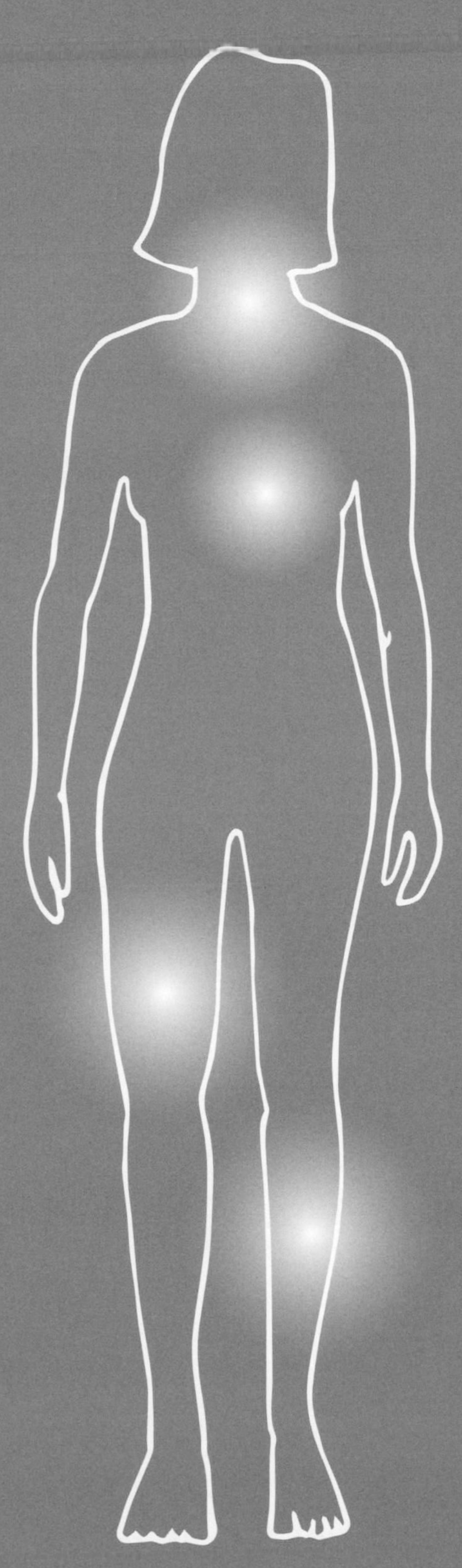

無法歸類於完整主題章節的疾病會放在這個簡短的章節中，然而重點是可以為你們提供解決方法。這些疾病一般在對抗療法已得到很好的照顧，但你們知道芳香療法仍然可以有所助益嗎？有些精油比較不為人知，甚至是罕見精油，但卻可以幫助避免許多併發症。

膽固醇

雖然我們常常將膽固醇視為身體的敵人，但必須了解膽固醇對身體是不可或缺的。它是真正的脂肪物質，細胞膜、大腦以及皮膚（尤其是臉部！）的其中一種組成物質。還好有它，才能製造維生素 D、膽汁和許多荷爾蒙（包括性激素）。

膽固醇主要來自肝臟（75%）和食物（25%），可以從某些富含水果和蔬菜的食物獲得，例如著名的希臘「克里特島」地中海飲食。這種飲食的美譽其來有自，因為它有利於「好膽固醇」的攝取，也就是初榨植物油所含的 omega-3，而這些植物油又稱為「冷壓初榨植物油」像亞麻油、核桃油、油菜籽油、山茶花油……，但是千萬要避免攝入某些油和熟食油脂含有氧化的 omega-3，才不會罹患高血脂。

⚠ 緊急護理

- **格陵蘭喇叭茶**或**側柏醇百里香**精油：早、晚 1 滴與口服載體一起服用，每個月口服 15 天。或各倒 1 滴在中性錠片服用，每週 5 天，每個月 15 天。
- 透過皮膚吸收途徑：在 5 ml 植物油裡加入以上兩種精油各 1 滴，早、晚按摩肝臟部位，每週 5 天，每個月 15 天。

必須在這兩種使用方式裡選擇一種（不要重複累加使用）。

深度治療

- **馬鞭草酮迷迭香**精油：30 滴
- **義大利永久花**精油：30 滴
- **胡蘿蔔籽**精油：30 滴
- **檸檬**精油：60 滴

取 2 滴複方精油和口服載體一起服用，每日 2 回，每週 5 天，為期 3 週，共計 15 天。

由於馬鞭草酮迷迭香精油具有潛在的神經毒性，因此不建議連續使用。這些配方僅是當前藥物治療的輔助療法，無法取代藥物治療，請勿自行停藥替代。

建議

- 上午 9 點以前，吃一頓豐盛的早餐，攝取富含脂肪的食物（奶油、水煮蛋、魚、白肉等），之後就少吃飽和脂肪的食物。
- 優先選擇無油料理：蒸熟、水煮、放入烤箱、串燒和放入烤紙中蒸烤。
- 食用大量的 omega-3 脂肪酸：菜籽油、大豆油、核桃油、榛果油。
- 每週至少吃 3 次魚（野生富含脂肪的魚）或去皮的家禽肉品，白肉和瘦火腿。
- 肝臟排毒治療後，將有助於降低膽固醇的治療更有效（請見 P.388）。

甲狀腺失調

超過 85 歲的長者三分之一有此疾病，當然也包括年輕人，但主要是女性，

這些疾病很難治療。微妙而一絲不苟的調節是反覆又必要的過程。若荷爾蒙失調，會有很多令人不愉快的症狀：心律不整、睡眠問題、消化不良、出汗過多、情緒不穩、體重和性慾變化……。

使用建議的配方前應該知會一下內分泌科醫生或一起討論，並應進行定期的血液檢查。

甲狀腺功能亢進

甲狀腺功能亢進是甲狀腺過度活躍，會產生過量的甲狀腺激素。容易患甲狀腺功能亢進是女性、患有

自身免疫性疾病、有家族病史，大量食用含碘食物以及有甲狀腺腫大（喉嚨腫塊，長期因甲狀腺功能亢進造成的）的狀況。

深度治療

- **沒藥**精油：60 滴（抑制甲狀腺）
- **甜馬鬱蘭**精油：60 滴
- **小茴香**精油：60 滴

口服：2 滴複方精油和中性錠片一起，三餐飯前服用，每週 5 天。

甲狀腺功能低下

甲狀腺功能低下是最常見的甲狀腺疾病。當甲狀腺的活性降低並且不再釋放足夠的激素時，就會發生這種疾病。甲狀腺激素含量降低會使人體正常機能減慢。

大約有 1.5～2％女性和 0.2％男性的甲狀腺功能低下患者無法治療，並且隨著年齡的增長而比例更高。65 歲以上的女性有 10％甲狀腺功能低下的癥狀。

深度治療

- **丁香花苞**精油：30 滴（激勵甲狀腺）
- **綠香桃木**（摩洛哥）精油：60 滴（激勵甲狀腺）

除了治療外，三餐飯前倒 2 滴複方精油在中性錠片上服用。僅在患者出現甲狀腺功能低下的症狀時服用。每個月最多 5 天。

糖尿病（非胰島素依賴型）

糖尿病被認為是本世紀的「文明病」之一，分為兩種病理。I 型糖尿病又稱「胰島素依賴型」，大部分出現在兒童時期。II 型或「非胰島素依賴型」糖尿病的特點在於胰島素分泌減少和細胞對胰島素的抵抗，因此糖進入細胞變得更加困難。強調衛生和飲食習慣的重要性永遠不嫌多，例如克里特島地中海飲食或運動，都可使胰島素發揮更好的作用，使糖更容易進入我們的細胞。因此可以延遲 II 型糖尿病的治療。

這些建議適用於空腹時血糖較高的人或II 型糖尿病的初期患者，希望在第一時間能自然調節血糖的人。

⚠ 緊急護理

一旦診斷出 II 型糖尿病，並且在開始治療之前：

- **玫瑰天竺葵**精油

加 2 滴於中性錠片或空膠囊，早、晚服用，每週 5 天，為期 1 個月。若有必要，可重複療程。

經皮膚途徑：以 2 滴精油稀釋於 5 ml 植物油，按摩胰腺部位。

臨床軼聞

我曾經建議一位個案以中性錠片服用玫瑰天竺葵精油。兩天後他回來找我，很幽默地跟我說，我必須給他另一種方式來使用這種精油。因為他覺得早餐像是「種下」一束天竺葵的花朵，整個早上時不時「冒出」天竺葵的香氣。原來他在喝一杯熱咖啡的同時就吞下了精油……這剛好非常容易將這種氣味從消化道帶回嘴裡！從那以後，他就用空膠囊滴入精油並以冷飲服用，就沒事了！

深度治療

- **玫瑰天竺葵**精油：30 滴
- **義大利永久花**精油：30 滴
- **檸檬**精油：60 滴

為了讓身體排毒，每天早、晚以 2 滴抗糖尿病的複方精油與口服載體一起服用，療程為期 3 週，每兩個月做一次身體排毒。

更多建議

- 每天吃三到四餐不為過，而且很重要。
- 食物的血糖指數（或升糖指數 Glycemic index，或 GI）是所有糖尿病患者都必須了解的基本概念。血糖指數可以衡量食物快速而急劇增加血糖的含量：對應於葡萄糖，它在 0 到 100 之間變化，最大值是 100。高血糖指數：馬鈴薯、煮熟的胡蘿蔔、蠶豆、南瓜、西瓜、蜂蜜、白麵包，可頌麵包、白米飯、玉米片、蘇打餅…。
- 低血糖指數：生胡蘿蔔、綠色蔬菜、小扁豆、番茄、茄子、大蒜、洋蔥、義大利麵食、花生、杏桃、桃子、果糖、全麥麵包。從網路上可以輕鬆找到升糖指數食物的完整清單。

高血壓、心悸

無論是由於年齡、飲食、超重、糖尿病還是缺乏運動，高血壓目前影響著 1400 萬名患者，其中大多數人都忽略了這種沉默的疾病。然而，診斷是必要的，因為它會演變而導致嚴重的疾病，例如中風或心臟病發作。先聲明一下，精油不能取替醫療諮詢或藥物治療。精油將是藥物治療的輔助療法，而在這種情況下是有效的。

▲ 緊急護理

- **苦橙葉**精油+**真正薰衣草**精油+**依蘭**精油

以 2 滴複方純精油或稀釋於少量植物油，在血壓上升時，按摩手掌並深深吸聞數秒鐘。

深度治療

- **苦橙葉**精油：30 滴（降血壓）
- **真正薰衣草**精油：60 滴（降血壓）
- **依蘭**精油：30 滴（降血壓）

例如將上述精油倒入 10 ml 乾淨的空瓶。以此複方精油每天按摩 2 次心臟或太陽神經叢（儘量靠近心臟）。該配方也使人非常放鬆，若有需要可以每天使用。*請記住，這只是當前藥物治療的輔助療法，而不應中斷藥物治療。*

不可不知

每天量測你的血壓，並聆聽你的身體。心悸、耳鳴、不尋常的頭痛可能是血壓升高的癥狀。

某些精油會讓血壓上升：胡椒薄荷、野地薄荷、樟樹、胡蘿蔔籽、樟腦迷迭香、穗花薰衣草和醒目薰衣草（非詳盡清單），以及減少使用：肉桂、丁香花苞、百里酚百里香和香荊芥酚百里香、野馬鬱蘭。上述精油將由芳療師協助以減少或酌量使用。也要避免食用甘草，減少喝茶和咖啡。

測試呼吸一致

當心臟有問題時，患者會在醫院學習如何練習呼吸一致。只需要每分鐘呼吸 6 次（6 次吸氣和 6 次吐氣），持續 3 到 5 分鐘，就可以進入呼吸一致，也就是 6 次的吸氣 5 秒，再吐氣 5 秒。透過鼻子深深吸氣 5 秒鐘，同時配合腹式呼吸（即讓肚子漲起來），再以腹式呼吸從嘴巴深深吐氣 5 秒鐘。重複交替吸氣／吐氣 18～30 次（每分鐘 6 次呼吸，3～5 分鐘）。我們可以在網路上找到一些非常實用的小影片，以便很容易跟著節奏練習。理想的狀況是每天練習 3 次，3～4 週後即可感到明顯的效果（安撫感、內心平靜）。

低血壓、血壓降低

我們經常聽說高血壓，但很少聽到低血壓的情形，不然就用「死氣沉沉，反應很慢！」的說法來自嘲。血壓越低，可能壽命越長。如果每天沒有疲勞、不適、頭昏眼花的症狀，這對患者而言並不是個問題。可能容易發生所謂的「姿勢性」低血壓，這意味著再站起來時會「眼冒金星」。

▲ 緊急護理

- **黑雲杉**精油：早晨和中午（若有睡眠問題，則應避免在晚上使用）服用 1～2 滴。

還可以在手腕內側塗抹 1 滴並深深吸聞，每天最多 3 次，會立馬「鞭策給力」並持續一段時間。

深度治療

- **黑雲杉**精油：60 滴（提升血壓）
- **胡椒薄荷**精油：30 滴（提升血壓）
- **龍腦百里香**精油：30 滴（提升血壓）
- **杏桃核油**：裝滿 20 ml

起床時，以此調合油按摩腎上腺部位，中午再塗抹一次。最多可以連續使用 5 天。若是慢性病，則每週僅使用 5 天。這些令人提振的精油從一開始就可以長期協助你恢復血壓。

更多建議

許多藥物會引起低血壓。多喝水以及定期補充水分，尤其要多喝熱鹹湯或甘草湯劑。飯後避免突然大動作改變姿勢。睡覺時將頭部和胸部略微抬高（10 公分）。慢慢（用 10 秒）起床，分解動作，並預想在躺著和站起來之間轉換的步驟。在「有風險」的地方加裝支撐的設備，以利起身（靠近床邊、在廁所裡……）。若感到不適，請躺下來將雙腿抬高，頭朝下（即低於身體的其他部位）。定期運動（步行）以幫助血液循環。

雙腿沉重

主靜脈沒力、循環不良、遺傳……將近 70％女性和 30％男性有雙腿沉重的問題——這等同於法國有 1800 萬名患者。雙腿沉重的問題大大影響患者的生活品質，主要症狀是當一天結束時腿部的重量感增加，當天氣炎熱時，晚上會抽筋、有灼熱感，無法長時間站立而不動（旅行坐飛機時有發生靜脈炎的風險，因此可以帶壓力襪出門）。

⚠ 緊急護理

- **胡椒薄荷**精油：將 2 滴加入一大塊預先放入冰箱的蘆薈凝膠，晚上淋浴後拿出來在手上充分乳化後按摩疲憊的雙腿。

不適用於孕婦、哺乳期婦女、6 歲以下兒童、癲癇患者。

深度治療

- **大西洋雪松**精油：45 滴
- **絲柏**精油：45 滴
- **胡椒薄荷**精油：15 滴
- **檸檬**精油：45 滴
- **瓊崖海棠油**或**蘆薈凝膠**：裝滿 50 ml

此療程可以使用 15 天。若要使用更長的時間，請從配方刪除絲柏（禁用於癌症）。登機前，可以用這種配方按摩腿，旅途中若有需要，可以再塗抹於壓力襪上。

水腫

請見〈美容，身體和頭髮護理〉的「水腫型橘皮組織」P.418。

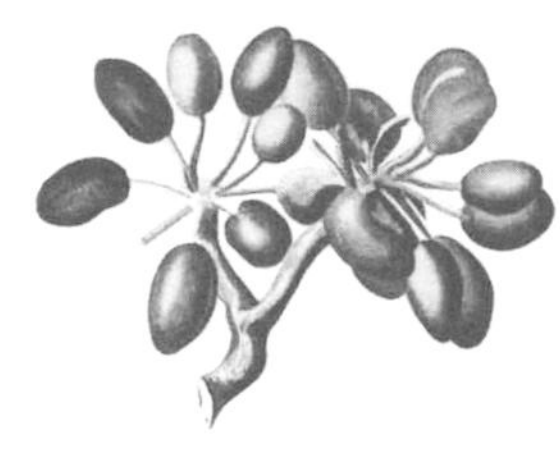

癌症支持陪伴

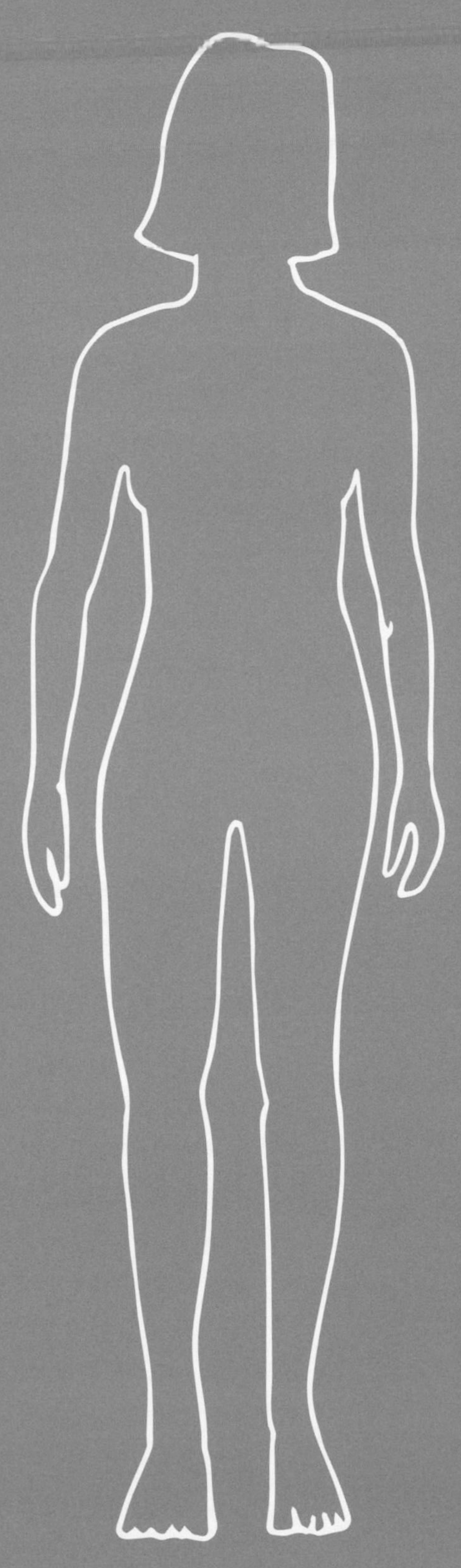

癌症對於癌患來說是一場艱難的考驗，當然，對於他們身邊的人來說也是如此。倘若癌症無法痊癒，那麼身邊的人對患者將扮演更重要的角色。因而有必要了解該如何與癌患共處，該如何跟他說話，以及幫助他抗癌，或至少減輕他的痛苦。

當一個人得知自己患有癌症時，對於他以及整個家庭來說，這種情緒是強烈而難受的，家人會感到忐忑不安，而家人對癌患的支持更是重要。

溝通是必要的，例如與親人和孩子（無論年齡多大）進行交流，可以幫助他們理解可能發生的變化（疲倦、悲傷、落髮等），必須真誠對話。作為一個病人，接受自己的悲傷是很重要的，或者，如果我們是身邊親密的人，也不要羞於表現自己的悲傷。擔心、沮喪、煩躁、恐懼乃是正常現象。憐憫對病人不好，他需要每個人保有如常的自然態度，生活必須以最正常的方式繼續下去。

放射治療腫瘤學家（和空手道 5 段）提耶里・布葉（Thierry Bouillet）醫師說明，適當的運動鍛煉對患者學習抗癌的重要性。10 年前他與專業運動員戴蔻特先生（C. J.-M. Descotes）共同創立癌症武術與資訊（CAMI：Cancer Arts Martiaux et Information）。「生病了，讓我們討厭這個使自己受苦的身體，這個傷痕累累的身體有時會被肢解，直到你入睡了，才能忘記它。實行身體鍛煉可使你重新擁有它，重新找回失去的感覺。釋放因壓力帶來的緊張感，讓我們恢復對身體的掌控。運動還有助於清除化學療法產生的有毒化學物質。有助於忘記治療後隨之而來的疲倦感，並將它轉換成更健康、更能忍受的疲倦感。」

更多相關訊息，請參考：www.sportetcancer.com/。

不可不知

本章以醫院使用的經驗和配方為例以說明。

在越來越多的醫院中，癌症患者受益於多樣而個人化的照護。所有芳香療法的藝術可以表現於結合使用效果和氣味帶來的愉悅感。對於患者，他們的家人和醫療團隊而言，芳療從支持照護到情感陪伴的結果是顯而易見的。

服藥引起的痘痘

許多藥物有時會促使非常難看的痘痘從臉上冒出來，而且還會長到身體。

⚠ 緊急護理

- **松紅梅**精油（若沒有就用**茶樹**精油）：用棉花棒沾 1 滴精油塗抹痘痘。

深度治療

- **玫瑰天竺葵**精油：30 滴（收斂皮膚）
- **松紅梅**或**茶樹**精油：20 滴（抗感染）
- **苦橙葉**精油：20 滴（抗感染）
- **荷荷芭油**：裝滿 50 ml

早、晚塗抹於患部或如果臉上冒出太多痘痘就塗抹整臉。

等待的痛苦、宣告的驚嚇

基本照護

為了對抗焦慮、與疾病和治療有關的恐懼，這裡有兩種配方可以擴香或吸聞。

- **苦橙葉**精油（放鬆）
- **桔葉**或**綠桔**精油（放鬆）
- **熱帶羅勒**或**羅馬洋甘菊**精油（非常舒緩）
- **甜馬鬱蘭**精油（舒緩）

均等加入嗅吸棒或擴香儀。

或者

- **甜橙**精油（太陽的氣味）
- **真正薰衣草**精油（抗焦慮）
- **羅馬洋甘菊**精油（非常放鬆）

均等加入嗅吸棒或擴香儀。

該配方已成功應用於一些醫院的腫瘤血液科。

化療引起的潰瘍和口腔黴菌感染

這裡的潰瘍是與化學療法、放射療法相關的黏膜發炎。通常發生在嘴裡，於是我們稱它為口腔炎。這種發炎有時會影響整個消化道，並伴有更多的擴散性病變，從而影響生殖器黏膜或眼結膜。

一項研究顯示，患有口咽癌並接受相關的化學和放射治療的患者，發生口腔潰瘍的風險高達 80%。

⚠ 緊急護理

- **茶樹**精油：經醫生同意，可在三餐飯後以 1 滴漱口。
  該方法可降低 20% 口腔潰瘍和黴菌感染的風險。

深度治療

潰瘍

- **茶樹**精油：30 滴（抗感染）
- **丁香花苞**精油：10 滴（抗感染）
- **月桂**精油：30 滴（麻醉）
- **食用植物油** 10 ml

以棉花棒沾 1 滴調合油，每天輕刷潰瘍處 3 次。

口腔黴菌感染

- **茶樹**精油：60 滴
- **胡椒薄荷**精油：5 滴
- **斯克拉非（Sucralfate）懸液劑**：10 包（ulcar 或 kéal 的品牌皆可），這種藥物是鎮靜胃灼熱的懸液劑。這裡指的是特別能安撫經歷過癌症治療的化療產品導致的灼傷
- **濃度 1.4% 蘇打粉**：500 ml

蘇打粉可使身體恢復鹼性 pH 值（反酸）。引起黴菌感染的真菌不喜歡鹼性 pH 值。因此這些產品與精油協同作用可根除黴菌感染。每餐飯後含 15 ml 漱口，如果可以，請在口腔內停留靜置 5 分鐘。

對薄荷腦過敏的人要謹慎使用。

化學療法（陪伴）

2004 年諾貝爾醫學獎的成就——發現當我們聞到一種氣味時，它會永久存留在我們的記憶裡，並連結第一次聞到該氣味時產生的情境。普魯斯特著名的瑪德蓮蛋糕是非常有名的例子。鼻子要記住一組混合的氣味比單個氣味更困難。與使用單一氣味的情況相比，複方調合的氣味在經歷諸如癌症之類的艱難時期更有支持感，若使用單方精油，在日後多少會喚起一些癌症的嗅覺回憶。這就是為什麼我建議在這個時期使用複方精油來陪伴共度難關，而不使用單一精油。

這是由洛林癌症中心的芳療專業藥師羅宏・奧基歐（Laurent Occhio）提出和使用的兩種原始配方，可讓患者感到舒緩和放鬆。同樣地，許多護理師告訴我們，他們的病人（以及他們身邊的人）經常要求他們提供一種能讓人微笑並提振精神的氣味。

兩種愉快的擴香配方

1）

- **紅桔**精油：50%
- **羅馬洋甘菊**精油：20%
- **苦橙葉**精油：30%

2）

- **甜橙**精油：40%
- **真正薰衣草**精油：40%
- **苦橙葉**精油：20%

促進癒合

⚠ 緊急護理

- **義大利永久花**精油：2 滴加入山金車凝膠，每日塗抹 3 次以預防血腫。

深度治療

預防和血腫護理

- **義大利永久花**精油：2 滴（促進癒合、預防蟹足腫，即腫厚的疤痕）
- **月桂**精油：2 滴（抗感染、止痛）
- **山金車**凝膠：10 g

以此調合凝膠按摩血腫處或有瘀傷風險的部位或傷口周圍的瘀青，每天最多塗抹 2 次。

預防和促進蟹足腫疤痕的癒合

- **義大利永久花**精油：30 滴（促進癒合、脆弱皮膚）
- **岩玫瑰**精油：30 滴（止血）
- **胡蘿蔔籽**精油：30 滴（促進再生）
- **穗花薰衣草**精油：30 滴（促進癒合、消毒）
- **聖約翰草浸泡油**：裝滿 50 ml

每天以 5 滴調合油按摩疤痕（拆線後）3 次。塗抹後不要讓疤痕曝曬於在陽光下。

摘除淋巴結後減少或避免淋巴結腫大

- **義大利永久花**精油：60 滴（抗水腫）
- **熏陸香**精油：30 滴（紓解靜脈和淋巴腫脹）
- **大西洋雪松**精油：60 滴（紓解淋巴腫脹）
- **檸檬**精油：30 滴（促進循環）
- **瓊崖海棠油**：25 ml
- **杏桃核油**：裝滿 50 ml

根據物理治療師的建議，每天 2 次按摩患處，或有風險的部位：如果物理治療師可以配合，理想的療程時間是在淋巴引流排毒期間。

該配方不含任何被認為會致癌的分子，因此可以安心使用。

放射治療後的皮膚炎

請見「放射治療（陪伴）」P.405。

流鼻血

不幸的是在化療期間用某些對抗療法的分子組合，流鼻血是很常見的。這是很常見主訴症狀，而以下配方能有效降低這個問題。

⚠ 緊急護理

- **岩玫瑰**精油：1 滴（止血）
- **玫瑰天竺葵**精油：1 滴（止血）
- **杏桃核油**：3 滴（潤滑）

一旦出血時，將這幾滴倒在止血敷料或無菌敷料。凱瑟琳進一步說明，添加植物油可增加潤滑度以及減低刺激性，因為純精油滿強的！

手腳起紅斑、灼傷

有些化學療法會引起搔癢、刺痛、發紅、灼熱。以下是盧森堡一家腫瘤醫院使用的治療方法：

- **超級醒目薰衣草**精油：60 滴（促進癒合、舒緩）
- **摩洛哥堅果油**：50 ml

施作輕柔的按摩（輕度按摩），視需求可以進行數次。

皮膚搔癢和過敏

- **德國洋甘菊**精油：2 滴（止癢）
- **甜杏仁油**：10 滴

施作輕柔的按摩（輕度按摩），視需求可以進行數次。請注意，這些溫和的按摩也能用於姑息治療。

肌肉流失（止痛按摩）

有時止痛藥的效果不佳，甚至無效。然而紓解他人的疼痛是很重要的，對患者（通常在生命末期）按摩的效果是非常有用的。而這裡有一種止痛配方，可幫助患者感到舒緩和鎮靜。

- **山雞椒**精油：30 滴
- **月桂**精油：30 滴
- **依蘭**精油：10 滴
- **超級醒目薰衣草**精油：30 滴
- **瓊崖海棠油**：裝滿 50 ml

以此止痛又放鬆的調合油輕柔按摩，每日1～2次。

血腫（預防）

請見「促進癒合」P.403。

感染（預防）、疲倦

免疫防禦力在化療期間受到嚴重的破壞。為了避免所有的病毒和其他感染，這裡有一個增強免疫系統的配方，是安妮瑪麗・紀侯（Anne-Marie Giraud）醫生開的，她在馬賽以抗癌精油配方聞名。

- **桉油醇樟**精油：2 滴
- **乳香**精油：1 滴

早、晚塗抹手腕或腳底，每週使用 5 天。

外科手術

請見「促進癒合」P.403。

噁心、嘔吐

嘔吐是由中樞神經系統控制的基本保護機制，可以立即清除可能對身體有毒的物質。嘔吐反射受到大腦許多部位、咽喉、胃腸系統或心血管系統影響。

有許多研究，有些精油可以減輕因化療引發的噁心。這些研究發掘的明日之星是薑精油，在某些研究中發現它在 5 分鐘內幾乎可以解除所有因化療誘發的噁心感，另一種精油是胡椒薄荷精油。

⚠ 緊急護理

- **薑**或**胡椒薄荷**精油：2 滴，一旦噁心發作則立即滴在手帕上嗅聞，視需求可以重複數次。

深度治療

- **綠薄荷**或**胡椒薄荷**精油：10 滴
- **芫荽籽**或**檸檬**精油：10 滴
- **薑**精油：10 滴

將以上複方精油滴入嗅吸棒。需要時打開嗅吸棒深深吸聞。也可以在化療開始前 30 分鐘吸聞。科學研究顯示，吸聞薑精油可以在 5 分鐘內，將化療後的噁心感減少 70%。

放射治療（陪伴）

在這裡你會發現許多醫院使用的配方不同（在法國和德國皆是如此），無非是為了好好管理**壓力**或照護**放射治療後**的皮膚炎。

抗壓力配方（放療前）

- **羅馬洋甘菊**精油：10 滴
- **綠桔**或**苦橙葉**精油：10 滴
- **甜橙**精油：10 滴

在候診室等待而焦慮、緊張時，將複方精油加入嗅吸棒的棉芯裡吸聞或擴香儀中擴香。在法國，這簡單的配方被許多醫院用來緩和放療前的緊張氛圍。

⚠ 放射治療後緊急護理

安妮瑪麗・紀侯（Anne-Marie Giraud）醫師（馬賽）發表了關於使用綠花白千層精油治療**放射治療後**的皮膚炎，其結論真是鼓舞人心：大大減少放療後的灼傷甚至毫髮無傷。

- **綠花白千層**精油：放射治療後，以 1 滴稀釋於放療師開的含天然成分的乳霜（不含石蠟或凡士林），療程結束後使用，每天最多塗抹 3 次。

作為極端的預防提醒而提出一個缺點，該精油所含的綠花醇是類雌激素，因此在某些情況下，例如治療乳腺癌、子宮癌或攝護腺癌的放療，我們將以它不含「類荷爾蒙」的小妹：茶樹精油取代。

深度治療

放射治療後的按摩油

- **綠花白千層**或**茶樹**精油：120 滴（保護皮膚）
- **真正薰衣草**精油：60 滴（灼傷癒合）
- **金盞菊浸泡油**或**黑種草油**：裝滿 50 ml

在整個放療期間，每天塗抹被治療的部位 3 次。

此外，吉塞拉・布拉瑟（Gisela Blaser）護理師在德國許多醫院使用芳香療法，她多年來在放療前和放療後都使用以下配方。而在法國，該配方只能用在放療結束後，因為任何脂肪物質都可能使皮膚上的放射線偏轉。

- **綠花白千層**或**茶樹**精油：60 滴
- **真正薰衣草**精油：60 滴
- **沙棘油**：20 滴
- 非濃縮的**蘆薈膠**：95 ml

輕柔撫滑皮膚。

吉塞拉・布拉瑟的更多建議

除此之外，建議每天食用不含防腐劑的蘆薈汁。若放療的部位靠近臉部和嘴巴，則在治療後用沙棘油漱口。

這些照護可以舒緩在這些治療過程受傷的黏膜，並防止任何黴菌感染或其他感染問題。

以塗抹皮膚來預防放射性皮膚炎（在療程中和療程結束後）

- **茶樹**精油：60 滴（皮膚輻射防護）
- **綠花白千層**精油：60 滴
- **真正薰衣草**精油：60 滴
- **智利玫瑰籽油**：按壓 2 次

在療程開始時塗抹，療程結束 1 小時後再塗抹，每天最多 3 次。請留意，在下次療程前 4 小時內不要塗抹。

若有荷爾蒙依賴性癌症（攝護腺癌、乳腺癌、子宮癌），請用茶樹精油取代綠花白千層。

荷爾蒙療法（陪伴）

虛弱、流感症候群、易怒、失眠、憂鬱等心理疾病……。

⚠ 緊急護理

- **桉油醇樟**精油：1 滴

和口服載體一起服用，每日 3 回，一週服用 5 天。

深度治療

減少與荷爾蒙療法有關的熱潮紅

- **橙花**純露：1 茶匙
- **胡椒薄荷**純露：1 茶匙

當有熱潮紅盜汗時，每天最多可服用 3 回。

其他皮膚護理

- **胡椒薄荷**精油：60 滴
- **義大利永久花**精油：60 滴
- **檸檬**精油：60 滴
- **杏桃核油**：裝滿 50 ml

早、晚，以按壓 3 次的量以打圈方式按摩肚子。

生活（罹癌後重生）

重長頭髮

- **桉油醇迷迭香**精油：20 滴
- **依蘭**精油：40 滴
- **蓖麻油**：10 ml
- **杏桃核油**：10 ml

在洗髮前，將這種髮油塗在乾頭髮上，如果可以的話，用熱毛巾包頭至少 15 分鐘。

- **薑**精油：20 滴
- **依蘭**精油：40 滴
- 成人超溫和**洗髮精**：20 cc

使用前請搖勻。每週使用 3 次這種洗髮精洗頭。

保護指甲

- **檸檬**精油：3 ml
- **蓖麻油**或指甲修護液（Evonail®）：10 ml

在整個治療過程中，每天晚上在指甲上塗抹 1 滴。蓖麻油可以促進指甲和所有「皮膚附屬器官」（指甲、頭髮、體毛、睫毛、眉毛）再生，這個配方的使用結果真是驚人啊！

更多建議

要使眉毛和睫毛再生，請在手指（非常乾淨）滴 1 滴蓖麻油，用手指搓熱這滴植物油，然後再塗抹眉毛和睫毛，這樣再生速度會更快（塗抹時請注意不要超出到皮膚，以免眉毛周圍長出難看的毛髮！）。

乾、粗糙的皮膚

- **玫瑰天竺葵**精油：30 滴
- **胡蘿蔔籽**精油：8 滴
- **紅桔**精油：15 滴
- **摩洛哥堅果油**或身體乳：50 ml

每天以此輕輕按摩身體。

生命末期（支持）

無論是為了留下來的人還是離開的人，一對一客製化的嗅覺治療諮詢將能精確找到最適合的精油。精油在情感方面能發揮一種真正的支持感，帶來個人化的協助，使每個人都能有抒發自己的困難和被傾聽的珍貴片刻。

喪事、心理驚嚇

- **大馬士革玫瑰**精油：10 滴（若失去配偶或朋友）
- **沒藥**精油：20 滴
- **乳香**精油：10 滴
- **杏桃核油**：適量 10 ml

在面對困難時，以此按摩手腕並吸聞，若需要可以一直重複使用。

若該驚嚇與失去孩子或父母有關，請在配方加入（或替換大馬士革玫瑰精油）：

- **橙花**精油：10 滴

一些精油指南

- 大西洋雪松：喚起靈魂並重新獲得平衡。
- 岩玫瑰：靈性的提升。
- 絲柏：喚起靈魂並重新獲得平衡。
- 乳香：靈性的提升。
- 沒藥：有助於癒合，並嘗試接受痛苦。
- 穗甘松：陪伴「活下來的人」。
- 橙花：親人的愛。
- 加拿大鐵杉：安慰、放手、提振。
- 大馬士革玫瑰：無條件的愛。

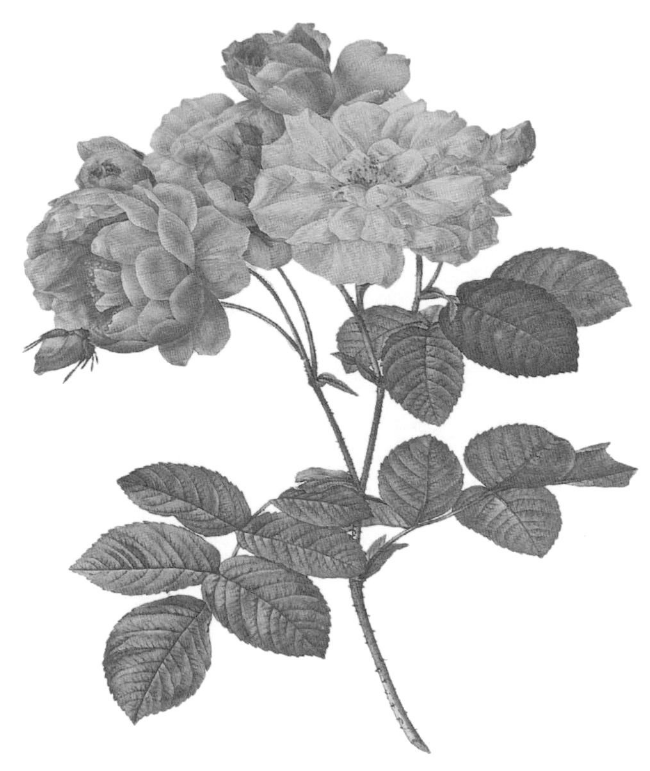

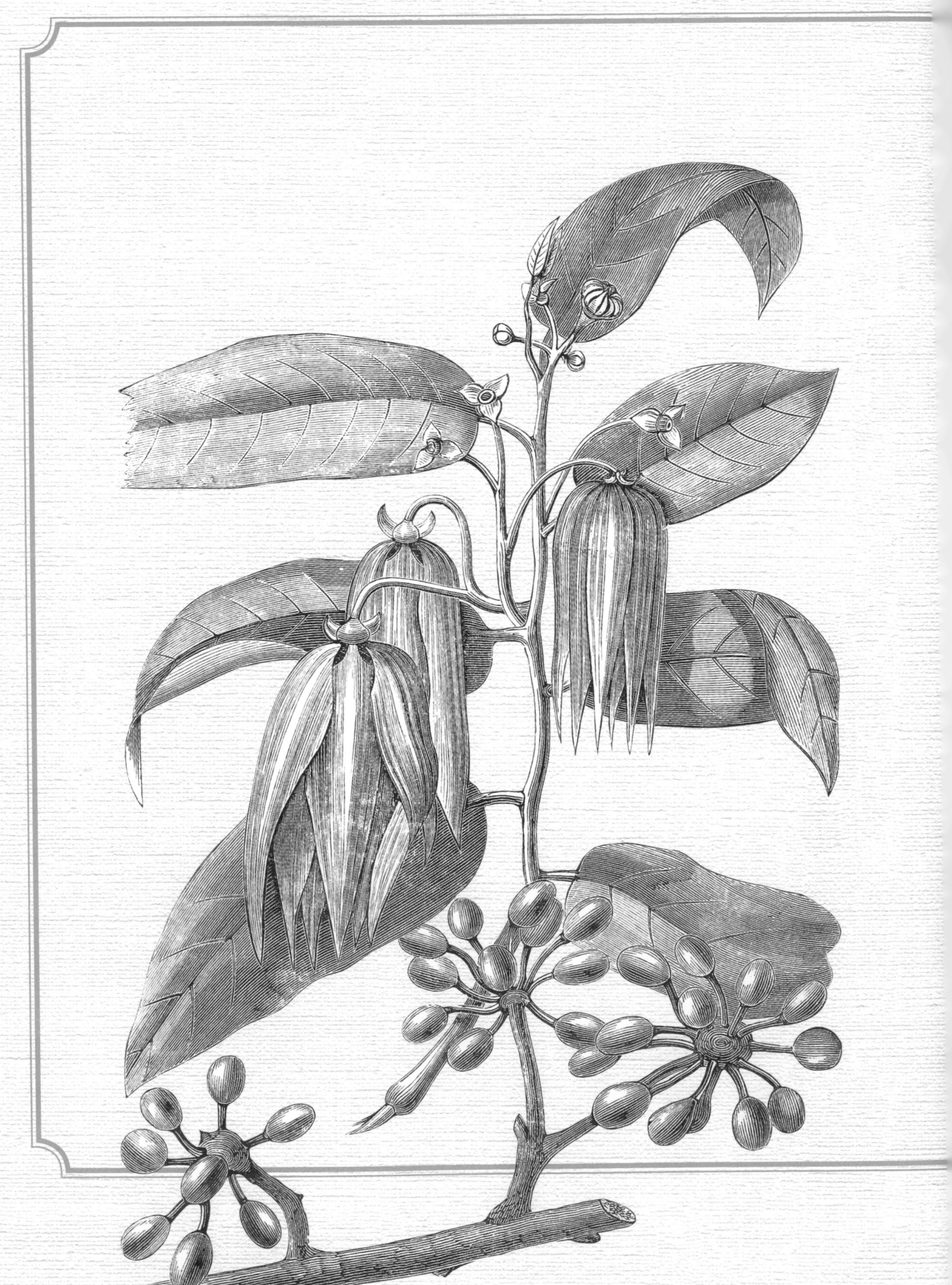

Part 5

幸福生活和其他照護

美容、身體和頭髮護理

美容是精油除了療癒用途之外最被看重的部分。多數的美容護理用在按摩或皮膚保養。因此必須遵循相同的注意事項，就是我們介紹每支精油時提到的（可以隨時參考本書介紹精油的篇章）。所以在使用含有某些精油的保養品時，必須考慮光敏性、過敏、癲癇以及服用某些藥物有關的問題，和其他風險。當然，孕婦和哺乳婦女應確保不使用被列入禁忌的精油，請參考每支精油的注意事項及其限制。
還可以在〈皮膚問題和口腔護理〉P.300 的疾病找到其他配方，例如青春痘、曬傷、疤痕等。

四個黃金法則

規則一

首先，請徹底將手洗淨，並務必使用潔淨、乾的以及用 90％酒精消毒過的器具，以降低產品污染的風險，然後將產品存放於陰涼處以減少變質的風險。

規則二

若要調製的產品比較容易氧化，請使用有色玻璃（例如琥珀色）存放，以避免空氣和光影響護膚品的穩定性，並在兩個月內使用完畢。

規則三

太多的意外事件與皮膚的濫用精油有關。由於缺乏某些精油對皮膚毒性的知識，已經造成一些嚴重的傷害，例如灼傷臉部。請務必諮詢醫生或芳療藥師以確保所選的精油，可以毫無風險地塗抹皮膚！

規則四

對每個人而言，最佳的保養是要確保對護膚品不會過敏。因此若擔心對某些「成分」過敏，那麼請用 1 滴塗抹在手肘內側。如果 48 小時內未發生任何反應，則毫無疑問：你沒有過敏！

一些換算和縮寫

1 湯匙 ＝ 15 ml 的水

1 甜點匙 ＝ 10 ml 的水

1 茶匙 ＝ 5 ml 的水

至於滴管，「藥用」滴管 1 ml 等同於 40 滴。但是依據不同的實驗室，滴管的滴數有所不同（從每毫升 25～40 滴不等），我們在本書的配方則採用平均值每毫升 30 滴。

須知的藥學術語：

aa：「均等」，也就是「加入每種劑量相同」的精油。

qsp：「足量」。

臉部護理

初步測試：哪些精油適合你的皮膚？

精油飽含無數有利於皮膚的分子。但需先診斷皮膚類型及其狀況以善用精油。只需回答以下問卷就有答案囉！

1- 早晨醒來梳洗後：

a- 我的皮膚緊繃，而且持續一整天。

b- 不管我用什麼肥皂洗臉，早上就開始臉泛油光。

c- 上午 10 點左右，我的鼻子出油，但臉頰緊繃。

2- 現在如何定義你皮膚的光澤？

a- 我的膚色每天看起來都很灰暗，有細紋。

b- 我的膚色通常無光甚至暗沉，沒有光澤。

c- 我的膚色不均。

3- 仔細觀察，你如何評價自己的皮膚？

a- 很好，毛孔緊緻。

b- 膚質厚，看得見很多毛孔粗大。

c- 只有鼻子和額頭的毛孔粗大是明顯的。

4- 你皮膚問題多久會出現一次？

a- 沒有問題！在我十幾歲時已長過痘痘了。

b- 非常頻繁，滿臉都是！找不到有效的解決方式，因為我的皮膚科醫生都避免使用太過強烈的治療方法。

c- 仍然經常出現，眉宇間的鼻子上有黑頭粉刺！

若有多個「a」，是乾燥肌膚。

除了保濕外，你的皮膚還需要滋養！梳洗後，水脂膜被破壞了，皮膚無法再造水脂膜，因而整天有令人不舒服的緊繃感！準備一種以植物油為底的保養品，並在其中添加精油，這會帶給皮膚所需要的舒適感。

若有多個「b」，是油性肌膚。

你需要的是合適的清潔用品，但不要太頻繁洗臉，以免迫使皮膚產生更多油脂。最好挑選能迅速滲透的「清爽」植物油。選擇能夠讓毛孔緊緻的精油，又能破壞造成這些皮膚問題的細菌，而讓臉有光澤。

若有多個「c」，是混合性肌膚。

處理起來比較麻煩，最理想的是在晚上使用針對乾性肌膚的護理，但在所謂的「T」部位（從前額到鼻子，有時到下巴）使用油性肌膚護理。每週一次或兩次，僅在晚上使用以檸檬為主的溫和去角質療法，其 AHA（果酸）將清除老化細胞，同時使你恢復容光煥發（若皮膚太敏感，則避免使用）。

關於皮膚的狀況？

有三種容易辨識的皮膚狀況：

- **脫水肌膚**：其特徵是嘴巴和眼睛周圍有脫水紋路。
- **敏感肌膚、耐受性差**：經常發紅和發炎的皮膚。
- **熟齡肌膚**：皺紋和不夠緊緻定義為「熟齡」肌膚。懂得從 30 歲開始日常保養，得以延緩衰老跡象！

無論你的皮膚類型和狀況如何，最重要的是補充水分：水嫩的皮膚就是幸福肌膚！所有植物油都能透過加強皮膚的水脂屏障，以防止皮膚脫水。植物油的種類很多，一定有一種適合你。請從下列護理方式找出最適合自己的，而其香氣如同額外的獎勵，還會帶我們一起神遊。

微胞水或膠束水[1]（適合所有肌膚）

這種非常溫和的護理適合所有類型的皮膚，甚至是最敏感的肌膚：為了讓膚質更好的皮膚護理，沒有什麼能打敗乾淨、徹底清潔而純淨無瑕的皮膚！口服排毒療法（請見 P.304）也很有助益。

- **橙花純露**：250 ml
- **硫酸化蓖麻油**（合成的表面活性劑）：3 ml
- **玫瑰籽油**：5 滴
- **橙花精油**：1 滴

先混勻純露、硫酸化蓖麻油和植物油，再加入橙花精油攪拌。

早、晚使用這個化妝水塗抹乾淨的皮膚。

舒緩化妝水（適合所有肌膚）

- **真正薰衣草純露**：15 ml
- **羅馬洋甘菊純露**：15 ml

將此複方純露倒在柔軟的化妝棉或卸妝棉，再將它塗抹整張臉。針對非油性肌膚，每天使用 2 次這些純露就可以充分清潔臉部。可以每週使用一次修復和舒緩面膜（後面會說明）。保持臉部清爽以獲得最佳的保護效果。

卸妝水

- **甘油**：1/2 茶匙
- **純露**：200 ml

依據肌膚類型而選擇純露：

- 熟齡或敏感肌膚：**橙花、玫瑰**

---

1 譯註：例如：Bioderma 貝德瑪卸妝水。

- 易過敏、薄而非常敏感的肌膚：**羅馬洋甘菊**
- 油性或混合性肌膚：**迷迭香和／或薰衣草**

♦ **玫瑰天竺葵**精油：5 滴

♦ **真正薰衣草**精油：5 滴

慢慢加入甘油於瓶裡調合。靜置 4 天，以利成分融合的協同作用。以濾紙過濾後保存在不透明的瓶子。使用前請搖勻。

清潔、修復、滋養面膜（各種膚質）

♦ **胡蘿蔔籽**精油：2 滴

♦ **橙花**精油：2 滴

♦ **高嶺土**：1 湯匙

♦ **昆士蘭堅果油**：1 茶匙

♦ **洋甘菊純露**：用量可以調整以達奶油質地。

將調合物均勻塗薄薄的一層在臉上。靜置 10 分鐘，再以清水洗淨。

注意：若懷疑有皮膚癌（應由醫師或皮膚科醫師檢查），請從配方中刪除胡蘿蔔籽精油。

淨化面膜

♦ **高嶺土或綠礦泥粉**：1 湯匙

♦ **玫瑰純露**：15 ml

♦ **檸檬**精油：3 滴

每週 1～2 次，以高嶺土（溫和的）或綠礦泥粉（油性肌膚專用）特製面膜，以吸收油脂並淨化皮膚。將此調合物薄薄塗在皮膚上並靜置 20～30 分鐘，再沖洗（避開眼睛周圍）。最後以橙花純露清潔。請晚上使用以避免任何光敏反應。

潔淨面膜（各種膚質）

♦ **綠礦泥粉**（或高嶺土，適合乾性、薄而敏感的肌膚）：100 g

♦ **甜杏仁油**：1 茶匙（或 1 茶匙杏仁粉）

♦ **玫瑰天竺葵**精油：5 滴

♦ **真正薰衣草**精油：5 滴

♦ **桉油醇迷迭香**精油：5 滴

♦ **綠花白千層**精油：5 滴

將高嶺土與甜杏仁油調合於適合你肌膚的純露：

- 熟齡或敏感肌膚：**橙花或玫瑰**純露
- 易過敏、薄而非常敏感的肌膚：**羅馬洋甘菊**純露
- 油性、混合性肌膚：**迷迭香和／或薰衣草**純露

最後再添加精油。

該調合物可以在密封瓶中保存數週。使用前用 1 湯匙水或橙花純露或玫瑰純露再次補水。若是乾性肌膚，請用植物油（榛果油）。

在洗淨擦乾的臉上，從下到上以及從鼻翼向外塗抹於臉部和頸部，躺下或浸入浴缸裡（水蒸氣會使毛孔擴張，以利精油充分吸收，而且你也覺得很舒服！）。

將兩片小黃瓜放在眼睛上，放鬆並等待 15～20 分鐘。

再以兩塊卸妝海綿輕輕用溫水擦淨面膜，從下到上以及從鼻翼向外。最後用冷水噴全臉以收緊毛孔。

滋養乳霜

♦ **蜂蠟**：20 g

♦ **植物油** 5 湯匙，依據肌膚類型選擇：

- 乾性至極乾性肌膚：**摩洛哥堅果油或玫瑰籽油**
- 油性肌膚：**荷荷芭油、杏桃核油或昆士蘭堅果油**

將蜂蠟和植物油隔水加熱至熔化，再關火。依據肌膚類型，加入以下精油，攪拌直至完全冷卻並用作晚霜。

酒糟性皮膚炎

♦ **義大利永久花**精油：10 滴

♦ **岩玫瑰**精油：3 滴

♦ **絲柏**精油：3 滴

油性肌膚

♦ **花梨木**精油：3 滴

♦ **去樟腦的迷迭香**精油：3 滴

♦ **玫瑰天竺葵**精油：10 滴

乾燥肌膚和防寒保護

♦ **玫瑰天竺葵**：3 滴

♦ **胡蘿蔔籽**精油：10 滴

♦ **義大利永久花**精油：5 滴

- **摩洛哥堅果油**：1 茶匙

注意：若是懷疑有皮膚癌（應由醫師或皮膚科醫師檢查），請從該配方刪除胡蘿蔔籽精油。

我的美麗小訣竅

只需簡單地在一般使用的乳霜（早上保濕，晚上滋養）添加幾滴精油，視需求而定（在 100 ml 面霜共加入 25 滴，最多 3 種不同的精油）。每調配一罐或一瓶新的保養品（50 ml），都應更換精油的組合，以使皮膚的活性多樣化，並要避免長期使用刺激皮膚，有光敏性等精油的副作用。

一般肌膚護理（抗老化）

- **花梨木**精油：2 滴
- **大西洋雪松**精油：2 滴
- **胡蘿蔔籽**精油：3 滴
- **義大利永久花**精油（科西嘉島）：3 滴
- **摩洛哥堅果油**：15 ml
- **玫瑰籽油**：15 ml

這種抗老化和促進血液循環的調合油將為你的皮膚帶來亮麗的臉蛋。早、晚輕柔洗淨皮膚後塗抹。

注意：若懷疑有皮膚癌（應由醫師或皮膚科醫師檢查確認），請從配方刪除胡蘿蔔籽精油。

乾性肌膚護理

- **芳樟**精油：7 滴
- **天竺葵**精油：7 滴
- **昆士蘭堅果油**：15 ml
- **琉璃苣油**：15 ml

每晚以此調合油塗抹在潔淨、擦乾的臉上。早上則使用你慣用的保濕霜。這將使臉部補水和滋潤。

油性肌膚清潔

- **真正薰衣草**純露：10 ml
- **馬鞭草酮迷迭香**純露：10 ml
- **金縷梅**純露：10 ml

中性到油性的皮膚清潔應儘量溫和，過多的肥皂或過度清潔會傷害皮膚並增加皮脂分泌。每天以化妝棉與此複方純露潔淨整臉。可以讓皮膚的毛孔縮小，以及膚質得以平衡。

夜間護理（油性肌膚）

- **大西洋雪松**精油：7 滴
- **胡蘿蔔浸泡油**：15 ml
- **荷荷芭油**：15 ml

調合以上材料，並每晚塗抹保養。

混合性肌膚

- **玫瑰天竺葵**精油：15 滴
- **摩洛哥堅果油**：15 ml
- **葡萄籽油**：15 ml

確保從「T」部位（額頭、鼻子、下巴）去除多餘的皮脂。這種調合油應該有所幫助，並留意保持臉部其他部位（尤其是臉頰）的保濕。

以純露做舒緩化妝水，可用於酒糟性和敏感肌膚

- **義大利永久花**純露（科西嘉島）：15 ml
- **大馬士革玫瑰**純露：15 ml

這類型的皮膚需要格外謹慎，因為有時會過度反應。因此要小心使用精油，並在手肘部彎曲處測試所選用的每種精油，以檢測可能導致過敏反應的成分。梳洗必須是溫和而謹慎小心；純露非常適合非常敏感的皮膚。還要注意，可體松（壓力荷爾蒙）會使酒糟性皮膚惡化，儘量避免壓力而促進可體松分泌。避免使用去角質磨砂膏而刺激皮膚。推薦使用非常溫和、舒緩和清爽的化妝水，並要保存於陰涼處。

抗皺和抗酒糟性肌膚護理

- **義大利永久花精油**（科西嘉島）：15 滴
- **胡蘿蔔籽**精油：5 滴
- **岩玫瑰**精油：2 滴
- **荷荷芭油**：30 ml

每天或每隔一天塗抹在完全洗淨的臉上。

注意：若是懷疑有皮膚癌（應由醫師或皮膚科醫師檢查確認），請從配方刪除胡蘿蔔籽精油。

早晨護理（熟齡肌膚）

- 大馬士革玫瑰精油：5 滴
- 芳樟精油：20 滴
- 琉璃苣油：10 ml
- 葡萄籽油：8 ml
- 昆士蘭堅果油：10 ml

針對熟齡肌膚，主要重點在保濕。保護皮膚免於日曬，因為太陽光會導致自由基的產生，而形成皺紋。選擇具有抗皺特性的滋潤型植物油和促進皮膚再生的精油。每天以此調合油 3～5 滴塗抹整臉、頸部和胸前。

夜間修護（熟齡肌膚）

- 花梨木精油：10 滴
- 綠花白千層或義大利永久花精油（科西嘉島）：10滴
- 摩洛哥堅果油：30 ml

每晚以 3～5 滴調合油塗抹整臉、頸部和胸前。

抗老化面膜

- 超細高嶺土：15 ml（約 1 湯匙）
- 摩洛哥堅果油：10 ml（約 1 甜點勺）
- 玫瑰草精油：1 滴
- 天竺葵精油：1 滴
- 礦泉水：15 ml

準備好該面膜並立即塗抹於臉，請避開眼睛，最後再徹底洗淨。

良好的生活習慣

選擇多樣而特別富含維生素的食物，以使皮膚均衡而不缺任何養分，維生素 C（奇異果、甜橙、檸檬、花椰菜……）和維生素 E（穀類，小麥胚芽……）是你的好朋友。胡蘿蔔、綠茶裡的天然抗氧化劑，將能減緩老化的現象。也要懂得如何選擇植物油，它們是稀釋精油很好的基底。不論是抗老化、舒緩或補水，一定可以找到最適合你肌膚和當前需求的植物油（請見 P.56 及其後續）。

眼周護理

眼周抗皺凝膠

- 義大利永久花純露：1 ml
- 蘆薈凝膠：10 ml

將純露與蘆薈凝膠調合後倒入鋼珠頭滾珠瓶。存放於陰涼處。以凝膠輕擦眼眶骨頭。

黑眼圈護理

- 義大利永久花純露：半杯
- 綠茶：1 包

慢慢加熱純露，再泡綠茶。放涼後，輕拍黑眼圈和浮腫處。靜置 5 分鐘。

眼周緊緻凝膠「類肉毒桿菌」

- 蘆薈凝膠：20 ml
- 頭狀薰衣草精油：只要 1 滴就可以了！

該精油被認為有「類肉毒桿菌」效果，因此已在化妝品界被廣泛使用！將精油與凝膠在研缽裡攪拌，再倒入鋼珠頭滾珠瓶，並存放於冰箱。以凝膠輕擦眼眶骨頭。

注意！

有些人想要讓這種凝膠更速效，顯得更年輕，就在配方裡多加了幾滴精油。結果最後讓皮膚發紅發熱！請先在手肘彎曲處測試 1 滴頭狀薰衣草精油 20 分鐘：若有一點點反應，請不要使用，並用 1 滴義大利永久花精油取代。

各種護理

這裡有一些保養配方，可以替代藥局或藥妝店販售的產品。請參考本章開頭列出的黃金法則，選擇最適合的精油，你可以在家中製作自己的保養品。

保濕護唇膏

- 乳油木果油：9 g

- **蜂蠟**：9 g
- **摩洛哥堅果油**或**荷荷芭油**：5 g
- **紅桔**或**葡萄柚**或**甜橙**或**檸檬**精油（檸檬有去角質作用，若嘴唇流血，請勿選擇）：5 滴

  或
- **甜橙**精油：3 滴
- **玫瑰天竺葵**精油：2 滴

需要一個精密磅秤來製作這款護唇膏。將你要使用的容器放在秤上（我用巧克力火鍋的設備，但用平底鍋隔水加熱），將磅秤歸零後直接在容器裡秤乳油木果油、蜂蠟和摩洛哥堅果油或荷荷芭油（要很精確！）。用文火慢慢加熱或隔水加熱，所有材料融化後，用筷子、杵或小茶匙充分攪拌，最後加入精油，再倒入小罐子。

可以塗抹嘴唇或身體（請製作大容量油膏），由於它不含水，因此非常容易保存（1～6 個月）。

抗疱疹油膏

如上相同的做法。

- **預防用**：以**桉油醇樟**精油 5 滴和**綠花白千層**精油 5 滴取代柑橘類精油。
- **治療用**：以**桉油醇樟**精油 3 滴、**綠花白千層**精油 3 滴和**真正薰衣草**精油 4 滴取代柑橘類精油。

手部護理

手龜裂、太乾、患有雷諾氏症候群……

這些症狀在藥局的詢問度很高，但有些患者就是找不到合適的乳霜，不是修復性不足、促進癒合力不夠，就是太油或保濕不足，很難滿足所有需求！再一次的，精油的特性會讓你嘆為觀止：

- **真正薰衣草**精油：60 滴
- **胡蘿蔔籽**精油：30 滴
- **義大利永久花**精油（科西嘉島）：30 滴
- **荷荷芭油**或**蓋倫乳霜**（藥局有售）：裝滿 50 ml

真正薰衣草精油和**胡蘿蔔籽**精油有極好的皮膚再生作用，具有癒合和舒緩效果。**義大利永久花**精油透過加強血液循環而為皮膚提供所有自我修復所需的養分。因此，它是雷諾氏患者的理想選擇。

止汗凝霜

- **滑石粉**：100 g（或 50 g **蘆薈凝膠**或中性乳霜）
- **90%**酒精：5 ml
- **快樂鼠尾草**精油：15 滴
- **絲柏**精油：8 滴
- **岩玫瑰**精油：8 滴
- **玫瑰天竺葵**或**玫瑰草**精油：8 滴
- **胡椒薄荷**精油：8 滴

攪勻以上所有材料。

請注意，該配方禁用於有高血壓或癌症病史的婦女（因含有快樂鼠尾草和絲柏）。

特殊情況：磨皮雷射

皮膚磨皮雷射是移除皮膚表層以使它快速更新（比磨砂膏快 10 倍）。它可以處理有些皮膚問題或消除一些不想要的刺青。最近的一項研究顯示，用德國洋甘菊精油（在敷料中添加）以減少滲血和收乾傷口。

先使用

- 德國洋甘菊精油：1 滴

  與天然而舒緩的蓋倫乳霜調合。

按摩油

- **胡蘿蔔籽**精油：30 滴（促進皮膚再生和祛疤）
- **真正薰衣草**精油：30 滴（舒緩和癒合）
- **冬青白珠**或**芳香白珠**精油：15 滴（溶解角質層，可減少皮膚增生）
- **荷荷芭油**：裝滿 20 ml

為了更加速皮膚科醫師磨皮雷射治療的效果，可以在療程結束後和每晚使用護理。每天以此調合油按摩患部 3 次，直至明顯改善。

注意：若懷疑有皮膚癌（應由醫師或皮膚科醫師檢查確認），請從配方刪除胡蘿蔔籽。

褐斑或老人斑（斑點）

每個人從四十多歲開始，或多或少都會有斑。但是經常在外面曬太陽的人以及天生皮膚較白皙，較敏

感（發紅、曬黑）的人最容易出現。曬斑對健康無害，剛開始是淺色斑，這些米色斑點多年後逐漸變成褐色。

- **胡蘿蔔籽**精油：1 滴稀釋
- **玫瑰籽油**：1 滴（或少許護手霜）

晚上輕柔按摩斑點處，為期數週。

注意：若懷疑有皮膚癌（應由醫師或皮膚科醫師檢查確診），請從配方刪除胡蘿蔔籽。

祛褐斑的油

- **芹菜籽**精油：2 滴
- **胡蘿蔔籽**精油：2 滴
- **檸檬**精油：10 滴
- **玫瑰籽油**：5 ml

直接塗抹或與晚霜混合使用數週。這很有效。

注意：若懷疑有皮膚癌（必須由醫師或皮膚科醫師檢查確診），請從配方刪除胡蘿蔔籽。此外，由於檸檬精油的關係，塗抹後 3 小時內請勿將自己曝曬於陽光下。

檸檬：使人亮麗的精油！

它是多才多藝的精油，會讓你變得更美：在晚上睡前使用，一覺醒來即可讓你的容光煥發。和洗髮精一起或洗髮後使用，可以讓頭皮重拾平衡，使頭髮變得閃閃動人。加入滋養型植物油如蓖麻油，可去除指甲上難看的斑點。但請注意：儘管皮膚科和保養品都證實它有許多好處，但塗抹皮膚 3 小時後不要讓自己曝曬於陽光下！

- **指甲上的斑點**：2 滴檸檬精油加 1 滴蓖麻油。每天至少以此調合油按摩指甲 1 次。
- **有光澤的頭髮**：洗完頭後在免沖洗的護理產品中加入數滴檸檬精油，並塗滿整個頭髮。塗抹後 3 小時內避免曝曬於太陽。
- **使肌膚亮麗的乳霜**：將數滴檸檬精油調合於晚霜（避免與光敏性有關的問題）。

塗抹皮膚後 3 小時內不要曝曬於陽光。

足部美容

- **粗鹽**：2 撮
- **穗花薰衣草**精油（去死皮）：5 滴

  或
- **玫瑰草**精油（收斂、抗黴菌感染）：5 滴

將粗鹽和所選的精油拌勻，再倒入一盆溫水。將腳浸入泡 10 分鐘，然後把握這個放鬆的時刻來閱讀、冥想……或單純享受當下！

腳和指甲去角質膏

- **荷荷芭油**：2 湯匙
- **蓖麻油**（促進指甲再生）：1 茶匙
- **蜂蜜**：1 茶匙
- **葡萄柚**精油（去角質、消毒）：10 滴
- **罌粟籽或薰衣草乾燥花**：1 茶匙

在碗中（非金屬）將所有材料拌勻，並以此按摩腳幾分鐘，這樣同時有滋養和去除角質的作用！如果可以，儘量讓調合油停留在腳上過夜（夜裡皮膚會再生以及癒合）。

芳香浴鹽

- 粗鹽或精鹽

純粹出於治療目的：若是乾癬，請用未精製粗鹽或死海的鹽。

為了開心和美觀：請用粗鹽或細白鹽，因為如果你想給沐浴鹽上點顏色，灰色的未精製粗鹽將無法展現你要的顏色。

- 食用色素（選配）

花瓣或乾躁葉子，必要時可與所選用的精油搭配：玫瑰、薰衣草、金盞菊、矢車菊……；芙蓉葉或金縷梅葉等用於加強循環。

- 1 種或多種精油，具體取決於氣味和／或所需的用途（請參見下文）。

在密封的玻璃罐裝入四分之三的鹽，再加入精油（若需要可加食用色素），充分攪拌，每天至少攪拌 1 次，為期 1 週以滲透到鹽裡，最後再添加花朵或葉子就可以使用了。

使用幾種食用色素，可以製成不同的顏色「層次」，但所有個別的顏色都必須用同一種精油製作，因為一旦倒入罐子，精油揮發性影響會使顏色混摻；製作每種顏色的精油沐浴鹽，請搖勻並放置一週，最後再將不同顏色倒入罐子。

將所需的鹽放入浴缸（通常 1～2 撮）。對於居家沐浴療法，請使用未精製的粗灰色鹽，以提供性質類似海水的效果（每次 2～3 大勺）。這些浴鹽可以保存 1～6 個月。因為精油的揮發性，必需存放於廣口瓶密封。

選擇哪種精油？

佛手柑：殺菌和除臭
洋甘菊：助眠、放鬆
檸檬：淋巴引流
絲柏：促進靜脈血液循環
杜松漿果：風濕病、青春痘、乾癬，皮脂分泌過多
玫瑰天竺葵：濕疹、膿疱瘡，皮脂分泌過多
薰衣草：鎮定神經和肌肉、皮膚癒合、皮膚再生
甜馬鬱蘭：肌肉疼痛
苦橙：抗壓、抗憂鬱、油性皮膚
玫瑰草：皮膚細胞再生
廣藿香：皮膚癒合、皮膚再生、強化靜脈循環
歐洲赤松：風濕病、關節炎、痛風、耳鼻喉疾病
迷迭香：激勵（晨間沐浴）、強身、鎮痛
檀香：促進循環、發汗、排毒、循環
依蘭：激勵性慾、抗憂鬱

美白消毒牙膏

- **高嶺土或綠礦泥粉**：4 湯匙
- **純露：胡椒薄荷、洋甘菊**（敏感牙齦）**或義大利永久花**（出血牙齦）：2 湯匙
- **蘇打粉**：2 湯匙
- **葡萄柚籽萃取液**：2 滴
- **胡椒薄荷**精油：3 滴

或者，若是使用順勢療法的情況（以下取代胡椒薄荷）：

- **山雞椒**精油：1 滴
- **檸檬**精油：2 滴

使用研杵將高嶺土、純露和蘇打粉在研缽裡充分攪拌後，加入葡萄柚籽萃取液，最後加入選定的精油。每天塗抹在牙刷以清潔牙齒，甚至每天清潔數次。這個特製牙膏可以保存 1～6 個月。

自製固態牙膏

這種牙膏非常有效而且很容易製作，適合 6 歲以上全家一起使用（但孕婦和哺乳婦女應避免使用）。

- **綠礦泥粉**：4 湯匙
- **胡椒薄荷**純露：3.5 湯匙
- **蘇打粉**：4 撮
- **植物甘油**：1.5 湯匙

以研磨棒在研磨缽混合以上材料，每天塗抹於牙刷以清潔牙齒，甚至每天使用數次。

美白牙齒護理

- **檸檬**精油：2 滴
- **茶樹**精油：1 滴
- **雙氧水稀釋 10 倍**：2 ml
- **含酒精漱口水**：15 ml

每隔一天在晚上以這種漱口水漱口，為期 15 天，接下來每週最多使用一次。

請遵循雙氧水的建議劑量，並觀察灼傷的痛感和口腔黏膜變色的狀況。

保養爽身粉

- **滑石粉**：100 g
- **90°**酒精：5 ml
- **精油任選**：10～15 滴（請參考以下建議）

在研磨缽裡先將精油與酒精混合，再添加約 10 g 滑石粉拌勻以成糊狀，然後逐漸添加剩餘的滑石粉，我們會觀察到隨著攪拌製劑的速度，酒精會漸漸蒸發直到留下細緻而乾的爽身粉。

臉或身體的去角質凝膠

- **蘆薈凝膠**：2 湯匙
- **去角質顆粒**：2 茶匙（請見下文）
- **昆士蘭堅果油**或**杏桃核油**：2 湯匙
- **洋甘菊**或**薰衣草**或**橙花**純露：2 茶匙
- **依蘭**精油：4 滴

  或
- **胡椒薄荷**精油以感受夏天非常清涼的感覺：4 滴

以研磨棒將前四種成分在研磨缽中攪拌，充分攪勻後再加入精油拌勻。

塗抹在洗淨擦乾的臉或沐浴後的身體，避免使用於敏感和私密部位。以上製劑可以保存 1～6 個月。

去角質顆粒

- 竹纖維：臉（一週一次）
- 罌粟籽：輕柔擦洗臉部（適用敏感肌膚，每週 1～2 次）
- 粗鹽：每週一次，可強力去除身體角質

抗橘皮組織護理

許多女人（男人比較少有這類困擾）想擺脫這些難看凹凸不平的橘皮組織……以下是有效配方，但將需要耐心和恆心！

橘皮組織和超重

15 天療程：（濃度 15%）

- **大西洋雪松**精油：60 滴
- **檸檬香茅**精油：30 滴
- **綠薄荷**精油：30 滴
- **檸檬**精油：60 滴
- **杏桃核油**：裝滿 50 ml

以促進循環方式或以「拍打和滾動」（以手指捏和滾動皮膚）按摩法，以及配合由下往上的方向往心臟按摩。若要長時間使用，請將配方的精油劑量減半。最多使用 1 個月。

此配方比稍後的配方更能消解脂肪（即「吞噬脂肪」）。

請注意，檸檬精油具有光敏性：塗抹後的部位在 12 小時內請勿曝曬於陽光。

水腫型橘皮組織

- **大西洋雪松**精油：60 滴
- **維吉尼亞雪松**精油：30 滴
- **絲柏**精油：45 滴
- **昆士蘭堅果油**：裝滿 50 ml
- 若有發生腫脹（水腫），請添加 30 滴**熏陸香**精油

調合上列材料。每天 2 次或至少每晚按摩下肢，如果可能的話，請在晚上 6 點之前按摩（腎臟過濾在晚上 6 點以後的效果較差）：從腳開始，然後以穩定而輕柔的力道向上按摩，朝心臟的方向。

注意：有個人或家族癌症史的人禁用此配方。

纖維型橘皮組織

這種老橘皮組織很難觸及，深而密實，將需要時間和大量按摩，但會變得較不明顯或甚至更好。

- **義大利永久花**精油：150 滴
- **熏陸香**精油：30 滴
- **絲柏**精油：30 滴
- **檸檬**精油：60 滴
- **摩洛哥堅果油**：裝滿 50 ml

以促進循環方式或以「拍打和滾動」（以手指捏和滾動皮膚）按摩法，以及配合由下往上的方向往心臟的按摩。

警告：有荷爾蒙依賴性癌症的個人或家族史的人禁用此配方。

抗橘皮組織綠茶

1 杯的量

葡萄柚精油：2 滴

1 茶匙**有機綠茶葉**（或 1 包有機綠茶）

熱壺後將茶葉或茶包放入茶壺濾網。將 2 滴精油滴在茶葉（或茶包）裡以浸泡。待水開了，將煮沸的水倒入茶壺，蓋起來浸泡 7～10 分鐘，然後飲用。

抗妊娠紋護理

這種「撕裂」紋路是由於皮膚過度擴張，導致膠原纖維的斷裂。妊娠紋通常與青春期體重增加和大腿變胖、減重的變化、懷孕或肌肉質量增加太快以至皮膚來不及調節適應有關。這很難處理，但可以試試以下配方以改善。

- **義大利永久花**精油：30 滴
- **馬鞭草酮迷迭香**精油：30 滴
- **玫瑰天竺葵**精油：60 滴
- **玫瑰籽油**：50 ml

以此配方柔捏按摩妊娠紋。每天 3 次。

孕婦和哺乳期婦女禁用此配方。

頭髮護理

頭髮無光澤、軟塌和受損，是檢視髮質狀況不佳的第一個跡象。重要的是觀察它們的變化並好好照顧頭髮。為了健康、柔軟、絲滑般的頭髮，請遵循我們的芳香建議。

頭髮保養

- 每天用野豬鬃刷梳理頭髮，它們會吸收頭髮的天然油脂，並分送給所有的髮絲，而使頭髮恢復活力。
- 使用木頭或玳瑁梳子，因為它們產生的靜電比塑膠梳子少，頭髮比較不會斷裂和疲乏失去彈性。
- 沖洗頭髮久一點（在指間有澀感），最後用冷水沖一下讓頭皮緊縮。這會使頭髮更閃閃發亮。
- 每週一次用滋養和淨化精油按摩頭皮（請參見下文）。
- 依據你想要的效果（請見下面配方），在你慣用的洗髮精（中性、超級溫和）加入 60 ~ 120 滴精油（100 ml 洗髮精和最多 3 種不同的精油）。
- 每次換新的洗髮精（100 ~ 200 ml），就要更換精油配方以使頭皮吸收多樣化的活性，以及避免長期使用的副作用：例如精油對皮膚的刺激性、光敏性等。

注意，請勿在 4 歲以下兒童使用精油，因為他們的頭皮還沒有防護作用，而精油可能會進入體內循環。

雞蛋護髮「膜」（適用所有髮質）

- **大西洋雪松**精油：10 滴
- **桉油醇迷迭香**精油：10 滴
- **羅馬洋甘菊**精油：10 滴
- **真正薰衣草**精油：10 滴
- **絲柏**精油：10 滴
- **蛋黃**：1 個
- **萊姆酒或伏特加**：5 ml
- **橄欖油**：15 ml

以此配方按摩頭再靜置 10 分鐘，後用溫和洗髮精乳化搓洗，再徹底沖洗乾淨。

去頭皮屑和抗寄生蟲洗髮精

- **桉油醇迷迭香**精油：60 滴
- **茶樹**精油：30 滴
- **檸檬**精油：30 滴
- 成人**超溫和洗髮精**：100 ml

充分搖晃以使精油和洗髮精融合（之後要使用時無需再搖晃）。塗抹後應靜置幾分鐘（每次洗頭按壓 1～2 次的量），再沖洗。每週最多可以使用 3 次，它既溫和又有效。

頭髮的好朋友

- **天竺葵**精油：收斂頭皮，可調節油性頭皮，使頭髮恢復無比的光澤和滑順！
- **依蘭**精油：透過調節皮脂分泌，該精油可以保護頭髮。具有淨化和很好的促進頭髮生長特性！
- **桉油醇迷迭香**精油：滋潤髮質，清潔頭皮。
- **超級醒目薰衣草**精油：在法國有很多地區用來清潔和防蝨子。
- **茶樹**精油：清洗頭皮以抵抗所有類型的頭皮屑，若頭皮有感染或寄生蟲、乾癬也可以使用。從加入洗髮精洗頭開始，即可展現它非凡的抗菌能力，廣效又有效。

- **檸檬**精油：清潔頭皮以抗頭皮屑，以及除去蝨卵，收緊毛鱗片使頭髮有光澤。

促進頭髮再生洗髮精

- **桉油醇迷迭香**精油：20 滴（清潔和刺激）
- **依蘭**精油：20 滴（促進再生）
- **檸檬**精油：20 滴（促進循環和淨化）
- 成人**超溫和洗髮精**：100 ml

充分搖晃以使精油和洗髮精融合，之後使用時無需再搖晃了。塗抹後應靜置幾分鐘（每次洗頭按壓 1～2 次的量）再沖洗。每週最多可以使用 3 次，它既溫和又有效。此洗髮精配方可以用在化療期間、懷孕或其他落髮原因。

油性髮質洗髮精

- **桉油醇迷迭香**精油：20 滴
- **天竺葵**精油：20 滴
- **檸檬**精油：30 滴
- **綠礦泥粉**：2 茶匙
- 成人**超溫和洗髮精**：100 ml

充分搖晃以使精油和洗髮精融合，之後使用時無需再搖晃了。塗抹後應靜置幾分鐘（每次洗頭按壓 1～2 次的量），再沖洗。每週最多可以使用 3 次。

乾性髮質的修復膜

- **依蘭**精油：30 滴
- **天竺葵**精油：30 滴
- **荷荷芭油**：10 ml
- **蓖麻油**：5 ml
- **蛋黃**：1 個

將所有材料混合在一個碗（非金屬材質的），然後塗抹在頭髮上（請避開一般不會乾燥的髮根）。梳理頭髮，使該髮膜均勻分佈在髮絲上，用一條溫毛巾蓋在頭髮上，靜置 10 分鐘，再以溫和洗髮精洗淨。你也可以用此配方於染髮保養。

以精油烹飪

精油不僅被運用於醫學或美容，也用於烹飪以變化風味和提味，自然而然有利於取代人工香料。精油很實用，因為常年都可用，還可以替代藥草和香料。因為精油可增添食物的風味，使用於烹飪可讓我們少用些鹽、糖或油，而且一滴精油僅含 2 卡路里；因此成了糖或油的重要替代品。

使用注意事項和建議

- 並非所有的精油都是可食用的，只能使用可食用的精油，因為有些有毒，甚至刺激性很高。有毒精油是那些富含酮類和內酯的精油。
- 請務必稀釋精油，切勿攝取純精油。使用前請檢查確認自己是否過敏。以下食譜不適用於孕婦或哺乳期婦女、6 歲以下嬰幼兒或過敏者。
- 即使多用一滴精油都會讓食物變得食不下嚥，請另外在單獨的容器倒精油（請見下一點）。最重要的是，必須嚴格遵守食譜中指示的劑量，因為精油是高度濃縮的物質。
- 為了使精油均勻摻入食物，在添加前必須先稀釋於油脂或酒精的基底。若要用於鹹食，請先將精油與植物油、蛋黃、醬料、美乃滋混合；若是甜食，最合適的稀釋基底是蜂蜜、麵團、糖、龍舌蘭糖漿或楓糖漿、奶油、融化的巧克力、些許的蘭姆酒等。
- 最好在烹飪完成後添加精油，以儘量保持較多的香氣。
- 若對劑量有疑問，請不要冒險：僅使用一滴精油。
- 請務必使用有機精油，有遵守精確的食品標準（例如：有機認證 Ecocert 或 Nature & Progrès）。對於要拿來入菜的精油品質，絕不能妥協：勿用非有機，隨便的精油！否則很有可能會吃到精油含有農藥的風險！

甜食

精油使用於甜點和糖果真是太美妙了，可以帶來了無與倫比的味道。以下是可以在家製作的美食食譜。請注意遵守劑量，並留意左列提的使用注意事項。

含山雞椒精油的蘋果泥／西洋梨醬

4 人份｜準備時間：15 分鐘｜烹飪：15～20 分鐘

- （金）**蘋果**：1 kg
- **西洋梨**：1 kg
- **檸檬汁**：1 顆
- **蔗糖**：75 g
- **山雞椒**精油：1 滴
- **檸檬**精油：2 滴

削蘋果和西洋梨的皮，去心並切成四等分。放入砂鍋並加 3 湯匙的水、檸檬汁和糖，蓋起來以小火燉煮約 20 分鐘。煮好後再添加精油，並充分攪拌混合。可以溫溫的吃或吃冷的。

一些美食建議

- 用於果醬，等到最後一刻，將精油先倒在湯匙裡再去攪拌果醬，充分拌勻後再裝瓶。
- 若你想準備香氣十足的水果沙拉，只要將精油先稀釋於蜂蜜或龍舌蘭糖漿，再淋在水果沙拉。
- 精油可為焦糖布丁帶來驚人的提味效果。只要先將精油稀釋於蛋黃再使用。
- 用於蛋糕，可以在送入烤箱前將精油加入麵團，並攪拌均勻。由於蛋糕麵團通常是油脂和甜的，因此摻入精油沒有問題。

• 用於甘納許黑巧克力醬，先將精油稀釋於液體奶油。離開火源再加入巧克力。

真正薰衣草法式酥餅

一盤酥餅｜準備時間：10 分鐘｜烘烤：25 分鐘

- **麵粉**：200 g
- **融化的奶油**：100 g
- **雞蛋**：1 個
- **真正薰衣草**精油：5 滴
- **蔗糖**：50 g
- **乾燥薰衣草花**
- **糖粉**要做最後的糖霜

將烤箱預熱 180°C。用手混合麵粉和奶油，直到有酥餅的稠度。在碗裡打蛋，加入 5 滴薰衣草精油，混合均勻。將糖和雞蛋加入麵粉，並用手攪拌。將麵團鋪在撒上麵粉的地方，用餅乾模具切出形狀，再放到襯有烤紙的烤盤，然後烘烤 25 分鐘。

綠番茄醬佐柑橘類精油

10 罐 250 g｜準備時間：30 分鐘｜烹飪：1 小時

- **綠番茄**：4 kg
- **蔗糖**：2 kg
- **黃檸檬**：2 顆
- **蘋果**：2 kg
- **葡萄柚**精油：2 滴
- **檸檬**精油：1 滴
- **甜橙**精油：2 滴
- **紅桔**精油：2 滴

將番茄洗淨、擦乾、切成小塊，再與蔗糖和檸檬汁混合。慢燉直到收汁並且果醬開始變稠，然後加入去皮切碎的蘋果，小火煮 30 分鐘，要不時攪拌以防黏鍋。最後再添加精油，裝罐完成。

玫瑰天竺葵沙巴雍（Sabayon）

4 人份｜準備和烹飪：10～15 分鐘

- **蛋黃**：5 個
- **龍舌蘭糖漿**：100 ml
- **甜白葡萄酒**：150 ml
- **玫瑰天竺葵**精油：1 滴

將所有食材（精油除外）放入一個大碗，用小火隔水加熱。用打蛋器拌勻，直到有濃稠慕斯的蛋奶醬。熄火再加入精油充分攪拌。最後將完成的沙巴雍倒入杯子或小模子。最後加入一勺香草冰淇淋或一些紅色莓果就可以立即享用了。

無麩質和無奶的柑橘香餅

8 人份｜準備時間：20 分鐘｜烘烤：50 分鐘

- **杏仁奶**：100 ml
- **刺槐蜂蜜**：300 g
- **栗子粉**：250 g
- **發酵粉**：1 包
- **杏仁粉**：50 g
- **雞蛋**：1 個
- **薑**精油：1 滴

用在不同甜點的精油

精油	強度	水果泥	果醬	水果沙拉	焦糖布丁	蛋糕	巧克力甘納許（Ganache）
檸檬、佛手柑、甜橙、紅桔、葡萄柚	+	2 滴	2 滴	2 滴	2 滴	2 滴	2 滴
錫蘭肉桂	+++	不	不	不	不	可	不
薑	++	可	可	可	可	可	可
綠薄荷	+++	不	不	不	不	可	可
真正薰衣草	++	可	可	可	可	可	不

當然，精油的強度越大，需要添加劑量就越少。一般而言，**肉桂、薑和綠薄荷精油都不得超過 1 滴。**

- **錫蘭肉桂**精油：1 滴
- **丁香花苞**精油：1 滴
- **檸檬**精油：1 滴
- **甜橙**精油：2 滴
- **葡萄柚**精油：2 滴

將烤箱預熱 170°C。慢慢加熱杏仁奶和刺槐蜂蜜，開始煮沸就熄火。將麵粉和發酵粉放入碗中充分攪拌，再加入杏仁粉。拌勻再挖個小洞，慢慢加入一點點杏仁奶和刺槐蜂蜜與精油混合，用勺子不斷攪拌，再拌入雞蛋。在模具上塗奶油，倒入麵團後放入烤箱 50 分鐘。

調味白乳酪

1 人份個人鍋

- **檸檬**或**甜橙**或**紅桔**精油：1 滴

將精油加入白乳酪裡充分拌勻。

調味蜂蜜

1 罐 250 g

- **真正薰衣草**或**側柏醇百里香**精油（處理喉嚨痛）：5 滴
- **綠桔**精油：10 滴
- **甜橙**精油：10 滴

直接加入罐子裡拌勻。

例如，用它來為花草茶和白乳酪增加甜度（不用精油調味過的白乳酪，因此不能用上面已調味過的白乳酪！）。

鹹食

調味植物油

將植物油與以下精油加在一起：

- **龍艾**調味植物油：龍艾精油 10 滴加入 50 ml 植物油。可完美搭配肉和魚；
- **迷迭香**和**百里香**調味植物油：50 ml 植物油加入 2 滴迷迭香精油與 2 滴百里香精油。搭配烤肉和沙拉；
- **胡椒薄荷**調味植物油：1 滴胡椒薄荷精油加入 50 ml 植物油。用於沙拉、藜麥冷前菜或塔布勒（taboulé）沙拉；
- **檸檬**、**甜橙**或**葡萄柚**調味植物油：50 ml 植物油加入 7 滴檸檬精油或甜橙或 4 滴葡萄柚。用在魚的鹹派（檸檬精油）和開胃藜麥前菜（甜橙精油）。

好好選擇植物油

選擇深色瓶裝的冷壓初榨植物油。植物油的品質越高，你的調味油就越好！

你可以用：

- **橄欖油**：富含單元不飽和脂肪酸、脂肪酸（omega-9）。可以當成食用油而不會增加膽固醇；帶點水果味。
- **芥菜籽油**：富含 omega-3 多元不飽和脂肪酸。不適用烹飪。但跟核桃油、榛果油、大豆油一樣可以幫助身體抵抗過多的膽固醇。儘量選擇最優質的植物油！
- **葡萄籽油**：像橄欖油一樣富含 omega-9，可用於烹飪，又可以促進血液循環。它沒有味道，因此可以完全釋放加入的精油香氣。
- 避免食用富含 omega-6 脂肪酸的油：例如：葵花籽油、小麥胚芽油。這些植物油在法國被過度食用。在法國飲食中的 omega-6／omega-3 比例（理想情況是 4：10）為 15：30，導致維生素 E 攝取過量，並引起「壞」前列腺素的產生：而造成發炎、過敏等狀況。

其他用於沙拉、魚或肉的植物油建議

- **橄欖油**、**芥菜籽油**、**核桃油**或**榛果油**：500 ml，視情況添加於：

沙拉、塔布勒沙拉：龍艾精油 1 滴、綠薄荷精油 1 滴、甜橙精油 7 滴

魚類：月桂精油 5 滴、檸檬精油 7 滴、蒔蘿精油 5 滴

肉類：側柏醇百里香精油 4 滴、大蒜精油 2 滴、馬鞭草酮迷迭香精油 2 滴

- **橄欖油**、**芥菜籽油**、**核桃油**或**榛果油**、**亞麻籽油**、**亞麻薺油**、**黑種草油**或其他富含 omega-3 的植物

油：500 ml

可以依需求任選添加：5 滴月桂精油或 1 滴胡椒薄荷精油或 7 滴檸檬精油或 7 滴甜橙精油或葡萄柚精油。

冬天的芳香食用油

- **有機特級初榨橄欖油**：100 ml
- **薑黃**精油：4 滴
- **黑胡椒**精油：2 滴
- **秘魯胡椒**精油：3 滴
- **大蒜**精油：1 滴

直接在噴霧瓶裡加入精油和橄欖油。這很適合用來讓比薩、義大利麵、肉類等提味。

快速調味的方法

- 鹹的白乳酪：4 人份。加入 1 滴桉油醇百里香精油。
- 調味麵：100 g 義大利麵。將 1 滴檸檬精油或龍艾精油與少量植物油一起加入煮麵的水。
- 小扁豆和白腰豆：150 g。煮好後加入 1 滴月桂精油（避免脹氣）。
- 冬天的熱湯：一碗湯。加入 1 滴馬鞭草酮迷迭香精油。
- 肉醬：100 g 肉。將 1 滴月桂精油或側柏醇百里香精油加入肉醬。
- 魚醬：200 g 魚。檸檬精油 4 滴、龍艾精油 1 滴、月桂精油 1 滴。將這些精油加入奶油醬。

綠薄荷豌豆湯

4 人份｜準備時間：5 分鐘｜烹飪：15 分鐘

- 清淡的**雞湯**：500 ml
- **冷凍豌豆**：150 g
- **奶油**：25 g
- **綠薄荷**精油：1 滴

將雞湯燒開，加入豌豆煮 10 分鐘。以手持攪拌器與奶油拌勻（千萬不要用食物調理機，因為會噴出來！），用細網過篩，確認調味後再添加 1 滴綠薄荷精油。

檸檬香茅和羅勒鴨肉

4 人份｜準備時間：30 分鐘｜烹飪時間：15 分鐘

- **鴨肉**：2 片
- **鳳梨**：1/2 個
- **豌豆**：300 g
- **紫洋蔥**：2 顆
- **橄欖油**：2 湯匙
- **檸檬香茅**精油：2 滴
- **薑**精油：1 滴
- **大蒜**精油：1 滴

將鴨肉切成 1 公分厚的肉片，鳳梨去皮切成小塊。將豌豆去莖，在沸騰的加鹽水裡煮 2 分鐘瀝乾。將洋蔥去皮切碎。預熱炒鍋或平底鍋，倒入橄欖油，熱鍋時炒洋蔥 3～4 分鐘，用木勺不斷攪拌。加入鴨肉，以高溫煎肉 2 分鐘讓表皮焦黃，再加入鳳梨、豌豆，最後加精油。撒點鹽和胡椒粉，繼續攪拌再炒 3 分鐘。

大溪地的特色柑橘調味魚

6 人份｜準備時間：15 分鐘｜浸泡：2～3 小時

- **椰奶**：300 ml
- **葡萄柚**精油：2 滴
- **甜橙**精油：2 滴
- **新鮮鮪魚**：700 g
- **檸檬**：6 顆

在碗裡混合椰奶和精油。將鮪魚切成薄片，放入沙拉碗，加鹽和檸檬汁。用檸檬汁浸泡鮪魚 2～3 個小時後就可以享用了。將檸檬汁瀝掉，加入事先調味的椰奶。撒點鹽之花、胡椒後，趁新鮮品嚐。

飲品

調味糖漿

這些調味糖漿可用於飲料當基底或讓甜點提味。

100 ml 糖漿｜準備時間：20 分鐘

- **糖**：70 g（最好選擇果糖，因為它的甜味比蔗糖多，而且對血糖的影響不大。該糖還可用於糖尿病患者的甜食製作。）

- 水：35 ml
- 適用於糖漿調味的**食用色素**（選項）：1 滴

薄荷糖漿：2 滴胡椒薄荷精油＋1 滴綠色食用色素

甜橙糖漿：5 滴甜橙精油＋1 滴橙色食用色素，若沒有則用 1 滴黃色食用色素和 1 滴紅色食用色素混合使用

紅桔糖漿：3 滴紅桔精油＋1 滴橙色食用色素

用於檸檬汽水的糖漿：5 滴檸檬精油＋1 滴黃色食用色素

柑橘味糖漿：2 滴檸檬精油＋2 滴甜橙精油＋1 滴葡萄柚精油＋1 滴橙色食用色素

將水和糖煮沸，直到糖完全融化。過篩後冷卻，再添加所選的精油並搖勻。

夏天的檸檬汽水

1.5 公升的分量

- 4 顆**檸檬**汁（約 100 ml）
- **蔗糖**（或 100 g 龍舌蘭糖漿）：150 g
- **氣泡水**：1.25 公升
- **天竺葵**精油：1 滴
- **檸檬**精油：1 滴

煮檸檬汁和糖（或龍舌蘭糖漿），冷卻。將龍舌蘭糖漿、檸檬汁和精油倒入 1.5 公升瓶，再加入氣泡水。靜置一下就完成囉！

特製風味茶

誰沒聽過英式伯爵茶？製作起來很簡單，就是結合佛手柑精油 1 滴與 2 g 紅茶。雖然基本上精油不溶於水，但茶卻是個特別的例外，它可使每包茶（或 2 g 茶葉）溶解 0.5～1 滴精油。實際上，當茶浸泡超過 3 分鐘後，單寧酸（茶色的主要來源）會溶入水裡，並使精油溶解。最好使用柑橘類精油或綠薄荷或胡椒薄荷 0.5 滴（先將精油倒在開胃酒的調酒木匙），再將這滴或半滴精油加入茶包或茶葉。

以 70°C 水倒入杯子，再放入加了精油的茶包或茶葉，最少泡 3 分鐘：你的特製伯爵茶（或其他風味茶）就好了！

微酸薄荷茶

一個大茶壺的分量

- **綠茶**：6 茶匙
- **胡椒薄荷**或**綠薄荷**精油：2 滴（就 2 滴，不能再多了！）
- **檸檬**精油：8 滴

煮沸 1 公升水，然後倒入 1 公升玻璃瓶，將要沖泡的茶葉倒入瓶裡，10 分鐘後再添加精油，靜置一下就好了。這種茶具有舒緩噁心和促進肝臟再生的作用，可依你的喜好熱飲或冷飲皆可。

助興的水果雞尾酒

2 公升的分量

- **黃色綜合果汁**：1 公升
- **紅色綜合果汁**：1 公升
- **薑**精油：1 滴
- **錫蘭肉桂**精油：1 滴
- **胡椒薄荷**精油：1 滴

混合果汁後再加入精油。靜置一下就可以享用冷飲（1 杯），就像一般的果汁一樣好喝。大約可以保存在冰箱 4 天。

居家精油

消毒、防腐、抗微生物和抗菌、抗真菌、消毒、去污、驅蟲、芳香作用……精油在居家的天然清潔中占有一席之地。

精油在家居產品的角色

越來越多的部落格或網站提倡減少消費、極簡主義、獨立自主等而建議不要使用精油，抨擊其生產方式、進口方式、產地……這些作者認為精油被當成香水使用以「蓋掉」家用或護理產品成分的氣味。

就我個人而言，偶爾用3滴從留尼旺島帶回來珍貴如珠寶的梔子花精油是因為這種梔子花的奇妙氣味大大撫慰我，並讓我放手，具有很好的療癒作用。在家裡，我在洗衣粉加入茶樹精油或薰衣草，那是因為它們具有殺菌作用，而不是為了掩蓋肥皂的氣味。在洗碗精滴了幾滴天竺葵精油，是為了保護皮膚和讓它柔嫩；用於牙膏，可以強化牙齦或美白牙齒。

我個人使用精油不是「為了好玩」或僅僅是為了它們的香氣。

噴霧劑

在藥局（或其他銷售點）賣出成千上萬的淨化空氣噴霧劑，特別是那些含有很多精油的產品，我們應謹慎而明智地使用。確實，複雜的複方精油可能會增加各種過敏的風險，卻沒有提升它的效果。精油以酒精為載體媒介，而酒精本身會刺激呼吸道。消毒用的複方精油（具防腐性和抗菌性，因此特別會刺激支氣管黏膜）和酒精調合後對呼吸道極具刺激性，特別是氣喘患者、呼吸衰竭和體弱的人（嬰兒、兒童、老年人和小型寵物）。噴霧後空氣存留的揮發性有機化合物（VOC）的劑量比肺部脆弱的人可接受的劑量高出1,000倍。

如果是自製噴霧劑，請避免混用太多種精油（有些產品顯示40～50種，甚至更多！），而自製噴霧劑最好是含少量酒精或藉由水氧機擴香，甚至最多使用5～6種精油即可。

小心！

某些寵物（貓，倉鼠等）在吸入這種噴霧劑後死亡。因此，請務必小心使用，最好在早上離開家裡之前使用以消毒房間，但請避開有兒童、可能會有影響的人和寵物在場時使用。

防塵蟎、殺蟲、環境消毒噴霧劑（適用於全家）

- **檸檬香茅**精油：30滴
- **真正薰衣草**精油：60滴
- **檸檬**精油：75滴
- **玫瑰天竺葵**精油：30滴
- 泡澡的**中性基質**：30 ml
- **蒸餾水**：裝滿100 ml

將所有材料加入噴霧器，然後噴在房間、床上用品、沙發或任何需要消毒的地方或物品。

驅蚊和防蟲噴霧（預防用）

- **穗花薰衣草**精油：10滴
- **玫瑰天竺葵**精油：15滴
- **檸檬尤加利**精油：30滴
- **乳化劑**（Tween®20乳化劑或泡澡的中性基質或分散劑）：15 ml
- **蒸餾水**：裝滿30 ml

- 30 ml 噴霧瓶

先將精油倒入噴霧瓶，再加乳化劑，並確認精油有完全溶解再加蒸餾水，噴在被叮咬的身體部位。此噴霧劑可以保存 3 個月，不用時最好放入冰箱。

清潔用品

「春天大掃除」多功能清潔劑

- **蘇打粉**：2 湯匙
- **白醋**：1 湯匙
- 複方精油：1～3 湯匙。（例如 1 湯匙**檸檬**精油、1 湯匙**超級醒目薰衣草**精油和 1 湯匙**茶樹**精油）

將蘇打粉倒入裝有 2 公升熱水的罐子裡混合。在玻璃杯倒入白醋和上述的複方精油。因為這樣的混合會冒泡泡，所以要慢慢倒入罐子。蓋上並均勻搖晃（完成後不要再打開瓶蓋）。每次使用前搖一下，用清潔海綿沾此清潔劑，擦拭要消毒物品的表面（工作台、垃圾桶）。若要清潔瓷磚和其他表面，請用水稀釋 25%（1／4）。

消毒水

- **甜橙**精油：10 滴
- **茶樹**精油：40 滴
- **檸檬香茅**精油：10 滴
- **伏特加酒**：3 湯匙

將所有材料倒入噴霧瓶中混合。以此消毒水噴不乾淨的地方和摸完不乾淨物體的手。

百潔液

- 500 ml 不透明瓶
- 漏斗
- **蘇打粉**
- **精鹽**
- **中性皂液**（或環保洗碗精）：1 湯匙
- **超級醒目薰衣草**精油：60 滴

使用漏斗將蘇打粉裝入瓶裡到一半的量。依序加入 1／5 或 1／4 匙食用鹽，中性皂液和超級醒目薰衣草精油（對油脂有溶解作用）。用水加滿瓶並搖勻。每次使用前要搖一下。請小心易碎的表面，尤其是陶瓷爐（因為此百潔液有含鹽）。

木質傢俱保養品

- 小噴霧瓶（50 ml）
- **檸檬汁**（最好是有機的，瓶裝的）或**白醋**：5 湯匙
- **橄欖油**：5 湯匙
- **檸檬**精油：20 滴

在噴霧瓶裡混合所有材料後並關緊瓶子。噴在要處理的表面，再用抹布擦拭。

窗戶和鏡子清潔產品

- **白醋**：125 ml
- 不含礦物質的**軟水**：125 ml
- **檸檬**精油：10 滴

混合以上材料，噴在要清潔的表面，然後用超細纖維抹布擦乾或用捲成球狀的報紙擦乾。

小訣竅

如果淋浴時鏡子上有霧，就用超細纖維抹布加 1 滴檸檬精油擦拭（每天花 5 秒鐘，就無需再定期維護了）。

木地板保養

- **白醋**：500 ml
- **佛手柑**精油：20 滴
- **檸檬**精油：20 滴
- **海松**精油：10 滴

將所有材料混合於 500 ml 熱水，以平板拖把或旋式拖把沾溼此保養液，先小範圍擦拭。請避免太濕，最後以乾的拖把擦乾。

清潔亞麻地板、瓷磚、玻化地板

- **黑皂液**：1 湯匙
- **超級醒目薰衣草**精油：15 滴

將黑皂液和精油倒入一桶水。用超細纖維拖把清洗表面。對於頑固污漬：可用 1／3 蘇打粉和 2／3 浮石粉以及 5 滴檸檬精油製成的混合泥塗抹其上。等

乾了，擦洗後再用水和黑皂液沖洗。

廚房用品

環保洗碗精

- 500 ml 空瓶
- 漏斗
- **蘇打粉**
- **中性皂液**（或環保洗碗精）：80 ml
- **甜橙**精油或**真正薰衣草**或**葡萄柚**（對手無刺激性）：15～20 滴

在瓶中加入 1 茶匙蘇打粉、液態皂或環保洗碗精，再用水加滿。最後加入 15～20 滴甜橙精油或真正薰衣草或葡萄柚，慢慢搖勻。

清洗燒焦的鍋底

- 將鍋子浸泡在 1／3 醋和 2／3 水的混合液，再加 15 滴超級醒目薰衣草精油，靜置一個晚上。
- 剛煮完後：加入少許醋、精鹽和 5 滴葡萄柚精油。浸泡到鍋巴掉落。
- 在鍋子裡加 2 湯匙蘇打粉、2 湯匙醋、10 滴檸檬精油，加水煮 10 分鐘。
- 要拋光金屬部分，請使用以下混合泥：均等的蘇打粉、燒木頭的灰燼、水和 15 滴超級醒目薰衣草精油。充分拌勻直至泥狀並以此刷洗。

水壺、咖啡壺等的除垢

若要除垢，請用加了白醋的水（50%水和 50%醋）燒開，加入 12 滴檸檬精油，然後可以用這個含有檸檬醋的水去除蓮蓬頭和水龍頭的水垢。

冰箱除臭

將檸檬切成兩半，然後在檸檬上倒 20 滴檸檬精油。再放入冰箱。每月更新一次半顆檸檬。

在洗衣間的運用

衣物的去漬噴霧

- **硼砂**：1 茶匙
- **馬賽液體肥皂**（或黑皂液）：1 茶匙
- **甘油**：1 茶匙
- **茶樹**精油：10 滴

將硼砂溶解在一杯熱水，再加入其他材料。不論是哪種污漬，先噴在需要處理的地方。靜置 2 分鐘，然後跟平常一樣洗衣服。

以燒木頭的灰燼製作洗衣精[1]

將 2 杯灰燼倒入 1 公升的水裡浸泡至少 24 小時，偶爾攪拌。將咖啡濾紙放入漏斗以細細過濾灰燼。每次洗滌就使用 2 杯這種特製的洗衣精，並在洗衣機的洗衣精槽裡加入 2 滴超級醒目薰衣草精油。

衣服的污漬

蛋漬：將 1 滴檸檬精油加入 1 茶匙稀釋 30 倍的雙氧水（3%），以該混合液擦洗。

紅酒漬：倒 1 滴葡萄柚精油，立即用白酒或氣泡水擦拭污漬，再撒上鹽。

沾到口紅：在少許 70%變性酒精中加入 1 滴檸檬精油，搓揉幾分鐘後再沖洗。

紅色漿果污漬：在溫水中浸泡 5 分鐘，然後與 1 滴超級醒目薰衣草精油和少許肥皂擦拭。不要沖洗，把衣服鋪在陽光下曬，再放入洗衣機清洗。

污油和瀝青污漬：儘快塗抹油脂。用刀子先刮除還未穿透到衣服的污油。浸泡在沸騰的牛奶中數次並揉捏衣物來軟化其餘的部分。然後用松脂精油擦拭污漬，並倒入索米爾耶礦石粉（Sommières）（或西班牙白粉或高嶺土）。靜置數小時，若有必要就再重複處理。

鏽跡：在上面擠檸檬汁加 1 滴檸檬精油，再

1 法國古法製作洗衣精的方法，請搜尋 YOUTUBE 上的影片——La lessive 100 % naturelle à la cendre de bois - Météo à la carte

撒上鹽。等乾了再放入洗衣機清洗。

油漆或墨水污漬：浸泡在添加 1 滴松脂精油的溫牛奶，更換這個加精油的溫牛奶，直到顏色不再改變，再用肥皂水清洗並徹底沖洗。

清潔熨斗底部

將棉布浸入白醋和 1 滴葡萄柚精油，並加入幾撮精鹽。擦拭熨斗底部直至乾淨為止。

消毒衣物

如果屋子裡有任何感染或傳染的風險，請將床單和睡衣先浸入加了 10 滴茶樹精油的水裡。

其他小訣竅

去除黃垢（浴廁）

將衛生紙或紙巾浸入含 1 滴葡萄柚精油的白醋。將此浸透的紙張鋪在污漬上（應該是貼著）。靜置幾分鐘到幾小時，然後再以清潔海綿擦拭並沖洗。

廁所除臭

將搗碎的高嶺土放入杯子，並定期倒入幾滴以下複方精油：3 滴葡萄柚精油、2 滴檸檬精油、2 滴超級醒目薰衣草精油、2 滴甜橙精油、1 滴歐洲赤松精油。

預防壁櫥（或小房間）散發出難聞的氣味

在櫥櫃裡放一杯蘇打粉，或浸入 20 滴檸檬精油的棉花。

房間除臭（陳年惡臭）

煮沸 1 公升含有醋（1／3 白醋）的水，再加入 60 滴葡萄柚精油和 30 滴胡椒薄荷精油。將整鍋芳香水放在房間的中心點至少 1 小時。你和家裡所有成員（包括大大小小的寵物！）在這段時間都要離開這個房間。

疏通阻塞

先嘗試用吸盤疏通管道。如果仍然堵塞，而且手邊有一般的山水虹吸管，請擰開下面，抽空，沖洗並再次擰緊。若不行就倒入 1 杯蘇打粉、1 杯鹽、1 杯含有 60 滴超級醒目薰衣草精油的白醋，透過吸盤攪拌這些混合物，等待 30 分鐘，倒入沸水，再次用吸盤處理。

保養水管

- 玻璃罐
- 蘇打粉
- 精鹽

倒 1 杯蘇打粉和 1 杯精鹽入玻璃罐，再加 20 滴醒目薰衣草精油。搖勻，以使精油溶解，倒 3 湯匙到水管，再倒入含醋的沸水。

去除淋浴門和浴簾的水垢

對於積滿皂垢的淋浴門：用清潔海綿和 3 滴超級醒目薰衣草精油和加熱的醋擦拭。至於同樣佈滿水垢的浴簾，請將它在浸泡在含醋和 15 滴檸檬精油的熱水裡至少 1 小時。

預防衣櫥長塵蟎

你可能已經將衣櫥裡古代樟腦丸換成雪松木了。當這些雪松木沒有氣味時，你可以扔掉，也可以保留起來並倒上 10 滴大西洋雪松精油。你也可以在衣服裡放入一袋乾燥薰衣草，並不時在上面滴幾滴超級醒目薰衣草精油。

同樣地，在布或擴香鵝卵石上倒幾滴棉杉菊精油，將它放入衣櫥裡也可以驅蟎蟲。

寵物的獸醫芳療

芳香療法是一種有效的療癒武器，可對抗某些疾病，從而避免藥物殘留（源於現代醫學的化學藥物），而這些殘留可能會累積在體內而阻塞排毒器官。因此，芳香療法不僅可以使我們緩解壓力，還可以使我們的寵物更健康、更長壽。

但是有兩個重要原因讓我們在寵物身上用精油要更謹慎：一方面牠們與生俱來對氣味「超級敏感」；另一方面各個物種具有特殊的生理特性，會導致牠們對精油的轉化和分解代謝能力有差異性[1]。

動物比我們擁有更加發達的感覺，而嗅覺就是其中之一。貓、狗和馬是所謂的「宏觀」個體，這意味著氣味在牠們的生活占有重要地位。在這裡，通過範例和比較，顯示某些物種的「宏觀」指數（依據瓦杜雷爾（Vadurel）和高尼（Gogny）的說法，嗅覺區和大腦半球的百分比）：食蟲類：134.2／嚙齒動物：24.4／貓：5.9／馬：5.1／狗：10.1／人：0.29。這些指數使我們更能理解嗅覺環境的重要性。你是否發現精油具有強烈的氣味？那麼想像一下我們四隻腳朋友的感受！

芳香衍生物會在某些器官（例如肝臟）代謝，肝臟是人體真正的排毒器官。在這些器官酶會將葡萄糖分子移植到最具腐蝕性的衍生物（酚類、酮類等），以增加它在體液（尿液等）中的溶解度，從而降低其有害作用。動物具有「解毒」酶（葡萄糖醛酸轉移酶），但在一些圈養肉食動物體內的這種酶卻減少了，例如貓，牠體內卻完全沒有（因此必須限制精油的使用）。

狗

特別注意事項

狗的嗅覺黏膜襯在一個巨大的表面，甚至延伸到額竇。一個特定的器官也參與其嗅覺機制：犁鼻器（雅各布森氏器官），參與費洛蒙的分析和治療。

不同種類的狗，其差異如下：

拉布拉多：2.2 億個受體細胞，200 平方公分的嗅覺黏膜。

德國牧羊犬：2 億個受體細胞，200 平方公分的嗅覺黏膜。

狼犬：1.47 億個受體細胞，85.3 平方公分的嗅覺黏膜。

尋血獵犬：受體細胞的數量高達 40 億。

可以使用精油的途徑：

- **口服**：添加到食物或膠囊。也可以服用純露。
- **通過皮膚途徑**：按摩（剃毛或不剃毛的狀態）。
- **擴香**：例如使用擴香儀。但是狗的嗅覺天賦是如此發達，從長遠來看，牠可能不喜歡這種精油應用途徑。牠們跟人類一樣在擴香時可能會打噴嚏。若是這樣就關掉擴香儀，也先不要用該配方擴香。
- **通過耳道**：狗狗耳道（彎曲的）的特殊生理解剖結構得以使用精油。但應稀釋於植物油，這對狗狗的耳朵感染或其他寄生蟲非常有效。

1　此篇是由本書作者馮絲華茲・庫伊克・馬里尼葉（Françoise Couic Marinier）指導，由藥學技術員、獸醫芳療和植物療法專家雷諾・皮耶・蒂博（René-PierreThibault）撰寫。

重要！

- 作為預防原則，在懷孕或哺乳期的雌性動物或小於一歲的幼犬，應在獸醫同意的情況下再使用精油。而最好使用純露。
- 關於狩獵犬，在狩獵開始前 3 小時避免使用精油，因為會干擾牠們的嗅覺。

皮膚膿腫、灼傷、破皮流血、肉墊刺傷

- **真正薰衣草**精油：2 ml（60 滴）
- **月桂**精油：1 ml（30 滴）
- **古巴香脂**精油：1 ml（30 滴）
- **荷荷芭油**：6 ml

按摩：每天 3 次以敷料局部包紮，直至完全癒合。

在開始治療時，為了讓膿腫「成熟」，可以將上述調合油 10 滴與綠礦石粉 1 湯匙混合。然後在紗布塗厚厚的一層，每天敷 2 次。以敷料沾薰衣草純露清潔。

皮膚病、濕疹、掉毛

- **波旁／玫瑰天竺葵**精油：3 ml（90 滴）
- **芳樟**精油：3 ml（90 滴）
- **古巴香脂**精油：2 ml（60 滴）
- **胡蘿蔔籽**精油：2 ml（60 滴）
- **荷荷芭油**：20 ml
- **紫蘇籽油**：20 ml

按摩：局部塗抹在受傷部位，每天2次，為期7天。

關節痛、風濕病

在動物哀嚎、跛腳等狀況時，以下建議無法取代獸醫的諮詢診斷。

如同人類醫療，治療動物的風險只是掩蓋疼痛。動物因而緩解疼痛，但是較不疼痛的部位還繼續發炎，而這可能會導致受傷、癱瘓、骨折或其他更嚴重的症狀。

- **檸檬尤加利**精油：3 ml（90 滴）
- **卡塔菲**精油：3 ml（90 滴）
- **冬青白珠**精油：2 ml（60 滴）
- **真正薰衣草**精油：2 ml（60 滴）
- **瓊崖海棠油**：40 ml

按摩疼痛部位：若是 10 公斤的狗，每天以 15 滴塗抹 2 次，為期 7 天。如果動物不痛了，請繼續完成 7 天的療程。也可以用 10 滴調合油加 1 湯匙綠礦石粉以局部敷用。

中毒、吃太飽的嘔吐

請獸醫診斷，將視情況使用催吐劑、灌腸劑或排毒藥。

- **檸檬**精油：1 ml（30 滴）
- **胡蘿蔔籽**精油：1 ml（30 滴）
- **馬鞭草酮迷迭香**精油：1 ml（30 滴）
- **榛果油**：3 ml

口服：以 10 公斤的狗而言，在情況不嚴重時，每小時服用 1 滴，連續 5 小時。待獸醫治療後，還可以使用此配方幫助動物身體的再生作用，每日 3 回持續 2 天。

打獵或長時間散步後的肌肉疲勞

- **真正薰衣草**精油：2 ml（60 滴）
- **甜羅勒**精油：1 ml（30 滴）
- **絲柏**精油：1 ml（30 滴）
- **杏桃核油**：45 ml

按摩疼痛部位：對 10 公斤的狗而言，以 15 滴塗抹，每天 2 次持續 7 天。如果動物不痛了，請繼續塗抹完成 7 天的療程。也可以用 10 滴調合油加 1 湯匙綠礦石粉以局部敷用。

細菌或黴菌感染的疾病

對於人類來說，理想的做法是進行芳香族譜圖[2]（L'aromatogramme），以針對特地細菌給予最有效的精油。但在沒有芳香族譜圖的情況下，可以使用以下配方。

- **胡蘿蔔籽**精油：25 滴
- **百里酚百里香**精油：20 滴

---

2 芳香族譜圖是一種體外測量抗菌、抗病毒、殺菌、抗寄生蟲能力等的方法。

- 丁香花苞精油：20 滴
- 玫瑰草精油：20 滴
- 歐洲赤松精油：15 滴

口服：對 10 公斤的狗而言，每回 3 滴與食物一起服用，每日 4 回持續 5 天。在口服治療時，建議配合使用以下配方擴香。

- 沉香醇百里香精油：20 滴
- 澳洲尤加利精油：40 滴
- 甜橙精油：30 滴
- 歐洲赤松精油：20 滴

擴香（若是成年狗，則每小時擴香 20 分鐘）。每天擴香 4～5 次，為期 3～4 天。

口臭

- 月桂精油：1 ml（30 滴）
- 芫荽籽精油：1 ml（30 滴）
- 薑精油：1 ml（30 滴）
- 芥菜籽油：3 ml

口服：以 5 公斤的狗為例，取 1 滴調合油與食物或膠囊服用。若體重超過 20 公斤，就每日服用 2 回。如有必要，則每週服用 5 天繼續治療。

中耳炎、耳蝸寄生蟲

- 丁香花苞精油：1 ml（30 滴）
- 月桂精油：1 ml（30 滴）
- 玫瑰草精油：1 ml（30 滴）
- 義大利永久花精油：0.5 ml（15 滴）
- 紅花籽油：25 ml
- 黑種草油：25 ml

耳道途徑：對於體重不足 10 公斤的狗，將 2 滴調合油倒入狗的耳道（好好搓揉牠的耳朵，以使調合油儘量滲入耳道，因為牠們的耳道又長又彎）。或用特殊的狗專用棉花棒（更長），每天使用 3～4 次，持續 4 天。若體重超過 10 公斤，請用 4 滴，如上使用方法。

無論如何，請定期清潔狗的耳垂。如果狗狗經常搖耳朵，可能是耳道寄生蟲問題。

跳蚤（預防或治療）、蝨子（預防）和其他蟲的叮咬

- 大西洋雪松精油：1 ml（30 滴）
- 丁香花苞精油：1 ml（30 滴）
- 波旁／玫瑰天竺葵精油：5 ml（150 滴）
- 山雞椒精油：5 ml（150 滴）
- 爪哇香茅精油：3 ml（90 滴）
- 昆士亞精油：5 ml（150 滴）
- 乳化劑（增溶劑）：5 ml

按摩（頸部、腹部、耳後、大腿、太陽穴、前額）：稀釋於 400 ml 水和蘋果醋（水和蘋果醋各 200 ml），或最好是稀釋於 400 ml 純露（真正薰衣草和羅馬洋甘菊各 200 ml），噴在專用於此用途的乾毛巾，再擦拭以上列出的部位。

作為跳蚤的治療方法，每天擦拭患部 2 次，直到跳蚤消失。別忘了消毒環境（地毯、地板、木地板等），這些地方是跳蚤（與蝨子不同，蝨子很容易依附在人身上）可以長期存在的場所，並在天氣變熱時重新繁殖。

跳蚤僅將生命的 5%花在動物身上。當你發現寵物身上有跳蚤時，表示環境中可能已經有二十幾隻跳蚤了！

重要！

在處理蝨子的情況下，這種調合油僅是預防用。事實上，什麼都不應塗抹在有蝨子的動物身上。醚類或胡椒薄荷精油甚至其他精油，只會釋放蝨子頭前半部（頭的前部和尖端部分）的微生物，從而將致命的疾病（如胞漿菌病）傳染給狗。剛開始使用蝨子拉除器去除蝨子就可以了，拔除蝨子後，再用平常使用的殺菌劑或真正薰衣草精油和丁香花苞精油消毒，這也可以促進傷口癒合。

驅蟲

- 胡蘿蔔籽精油：2 ml（60 滴）
- 豆蔻精油：1.5 ml（45 滴）
- 野馬鬱蘭精油：1.5 ml（45 滴）

- 百里酚百里香精油：1,5 ml（45 滴）
- 黑種草油：5 ml

口服：以 5 公斤的狗為例，早、晚服用 1 滴，持續 3 天。這個配方可以每半年使用一次，可能減少甚至避免使用「慣用的」驅蟲劑。

貓

特別注意事項

貓的生理敏感性高於狗。因而精油的毒性對貓科動物影響更大，所以使用劑量和途徑要更加謹慎。

貓的皮膚非常敏感，對精油的耐受性不高。因此，我們要儘量避免搓揉牠們的皮膚。若是必要，則無需重複療程，特別是當貓的接受度不好和出現異常的皮膚反應時！

然而，在貓肉墊局部使用精油仍然是可行的。實際上，飼養在家的肉食動物，牠們的肉墊血液循環是滿好的。因此可以藉由皮膚吸收使用某些精油，最好是塗抹在後腿以避免牠們舔到精油。

作為預防原則，在懷孕或哺乳期的雌性動物或小於 1 歲的幼貓，精油運用應在獸醫同意下使用。另外，最好優先使用純露。

令牠討厭的精油

山雞椒（Litsea cubeba）精油的氣味使所有的貓都害怕而逃之夭夭。如果你想阻止貓進入某些地方，則可以將此精油用作防貓驅貓劑！例如為了防止貓掉入聖誕樹而將樹撞倒的風險，只需在樹腳下灑約二十滴山雞椒精油就可以了，每週使用一次。當幼貓高興地玩土挖土時，這個小訣竅對保護你的植物同樣有效，只要在盆栽灑幾滴精油就行了！

可以使用精油的途徑：

- **口服**：添加到食物或膠囊。也可以使用純露。
- **皮膚**：除少數例外的狀況。
- **擴香**：例如使用擴香儀。像人類一樣，擴香可能會引起貓打噴嚏。若是這樣就建議停止擴香，也不要再使用這個會引起牠打噴嚏的配方。

皮膚膿腫、灼傷

- 芳樟精油：2 ml（60 滴）
- 月桂精油：1 ml（30 滴）
- 古巴香脂精油：1 ml（30 滴）
- 荷荷芭油：6 ml

輕拍於皮膚：以輔料局部塗抹，每天 3 次。

貓流感（Coryza）

貓流感是呼吸系統病毒的疾病，特別會發生在社區的貓，以及群聚或獨立未接種疫苗的貓和幼貓。即使沒有接觸，貓流感是極具傳染性的疾病，但對人類沒有傳染性，只是可以透過衣服和鞋子傳染。

貓流感還可以透過一小滴充滿病原菌的液體從一隻生病的貓傳染給另一隻貓，這些病原菌就是在打噴嚏後在空氣散播。即使是已痊癒的貓，仍保有長時間的傳染力。

- 沉香醇百里香精油：1 滴
- 歐洲赤松精油：1 滴
- 桉油醇樟精油：1 滴

擴香：將 3 滴複方精油倒入一鍋熱水中。讓貓在密閉房間吸入蒸氣 15 分鐘。每天 2～3 次，持續 3 天。

- 龍艾精油：1 ml
- 杏桃核油：1 ml

經皮吸收：1 滴塗抹後腿其中一個肉墊。每天 1～2 次。請不要超過 8 天。

跳蚤出沒

使用精油處理貓的跳蚤有時可能會有一些問題。反之，使用純露就不用擔心。

- 真正薰衣草純露：100 ml
- 熱帶羅勒純露：100 ml
- 玫瑰天竺葵純露：100 ml

按摩：噴在專用的乾毛巾，然後以逆毛方向局部擦拭有風險的部位。每週治療 3～5 次。

難聞的氣味，中和尿味

- **真正薰衣草**精油：30 滴
- **苦橙葉**精油：30 滴
- **檸檬**精油：20 滴
- **歐洲赤松**精油：20 滴

擴香：每小時擴香 15 分鐘，每天 2～3 次。

馬

特別注意事項

馬是草食動物，是人類非常忠實的伴侶。牠們容易受到驚嚇，非常敏感，是嗅覺很靈敏的動物。無論是陪伴、賽馬、選美比賽還是訓練，每天在食物和保養方面都必須對牠細心寵愛。

牠的皮膚非常薄，佈滿血管，因此透過皮膚吸收進入血液是非常重要又迅速的途徑。與貓和狗相比，牠們的胃更敏感。因此應避免口服途徑使用精油。

與前面提到的家畜肉食動物不同，馬比較能代謝精油的芳香分子。因此，我們能用那些避免用於貓狗的酮類和酚類精油。

請注意，因為精油某些成分會使篩查測試呈現陽性！因此，在比賽期間，甚至比賽開始前一週，應避免使用芳香療法。

作為預防原則，對於懷孕或哺乳期母馬或 3 歲以下幼馬，應在獸醫同意下使用精油。最好使用純露。

可以使用精油的途徑：

- **口服**：除了服用純露，並不鼓勵口服精油。
- **塗抹皮膚**：按摩（無論是否有剃毛）。
- **擴香**：使用擴香儀。跟人一樣，擴香可能會導致馬打噴嚏。若是這樣就建議停止擴香，也不要再使用這個會引起牠打噴嚏的配方。

皮膚膿腫、感染與否、灼傷

- **穗花薰衣草**精油：4 ml（120 滴）
- **茶樹**精油：1 ml（30 滴）
- **古巴香脂**精油：2 ml（60 滴）
- **荷荷芭油**：10 ml

按摩：以輔料方式局部使用，每天 3 次。

在治療開始時，為了使膿腫「成熟」，可以將部分調合油與綠礦石粉混合，然後塗厚厚一層在輔料上局部敷用，每天 2 次。換敷料時以薰衣草純露清潔患部。

美容、受傷、毛髮再生、皮膚病

- **穗花薰衣草**精油：15 ml
- **依蘭**精油：3 ml
- **大西洋雪松**精油：4 ml
- **胡蘿蔔籽**精油：5 ml
- **玫瑰天竺葵**精油：3 ml
- **荷荷芭油**：40 ml
- **琉璃苣油或小麥胚芽油**：20 ml

按摩：每天 1～2 次，以打圈方式按摩需要處理的患部或全身，持續 4 天。若是每日保養，則在配方加入 250 ml 昆士蘭堅果油。

若有必要，可用薰衣草純露清潔皮膚。若是被割傷或被昆蟲咬傷，如果在鄉下等待治療前，可以先找披針形車前草葉並用力搓擦傷口。

若是皮膚出血，則可以用等量的薰衣草和岩玫瑰純露敷傷口。在以複方純露敷流血傷口之前，應先用浸有岩玫瑰精油的敷布輕拍傷口以止血。

撞傷、瘀青、腫脹、血腫

- **義大利永久花**精油：3 滴

按摩：每天塗抹數次，就能看到驚人而快速的效果。若受傷面積較大，請將精油稀釋於山金車按摩油或山金車浸泡油使用。

疼痛、風濕病

在動物哀嚎、跛腳等狀況時，以下建議無法取代獸醫的諮詢診斷。

如同人類醫療，治療動物的風險只是掩蓋疼痛。動物因而緩解疼痛，但是較不疼痛的部位還繼續發炎，而這可能會導致受傷、癱瘓、骨折或其他與補償作用相關更嚴重的症狀，也會需要更長的時間恢復！

因此，最好在晚上休息不用肌肉或關節時按摩疼痛部位。

- **檸檬尤加利**精油：3 ml（90 滴）
- **卡塔菲**精油：3 ml（90 滴）
- **冬青白珠**精油：2 ml（60 滴）
- **真正薰衣草**精油：2 ml（60 滴）
- **瓊崖海棠油**：10 ml
- **山金車浸泡油**：10 ml

按摩：每天輕輕按摩 2 次需治療的部位。若馬不痛了，則仍需繼續完成 7 天的療程。針對關節痛，可以再一湯匙高嶺土膏藥加 10 滴調合油來敷用。

泥熱病[3]（非寄生蟲）

- **真正薰衣草**精油：4 ml（120 滴）
- **丁香花苞**精油：2 ml（60 滴）
- **玫瑰天竺葵**精油：2 ml（60 滴）
- **西洋蓍草**精油：1 ml（30 滴）
- **茶樹**精油：2 ml（60 滴）
- **椰子油**：100 ml

塗抹皮膚：局部塗抹馬的小腿，每天 1～2 次。

昆蟲叮咬（預防和治療）、夏季皮膚炎

- **爪哇香茅**精油：20 滴
- **玫瑰天竺葵**精油：20 滴
- **穗花薰衣草**精油：20 滴

按摩：預防用：塗抹在最容易暴露的部位，每天 3 次。

治療用：每 5 分鐘按摩一次被叮咬的部位，直到明顯改善為止。

對於夏季皮膚炎（對某些昆蟲叮咬的唾液過敏），將 60 滴精油稀釋於 10 ml 瓊崖海棠油，每天按摩 2 次，持續 5 天。

驅蟲（和抗寄生蟲）

- **茶樹**精油：2 ml（60 滴）
- **昆士亞**精油：2 ml（60 滴）
- **玫瑰天竺葵**精油：2 ml（60 滴）
- **丁香花苞**精油：2 ml（60 滴）
- **胡椒薄荷**精油：0.5 ml（15 滴）
- **穗花薰衣草**精油：1.5 ml（45 滴）
- **乳化劑**（增溶劑）：5 ml

噴霧：將此配方與 250 ml 水或羅馬洋甘菊純露混合於噴霧瓶。使用前務必搖勻，噴灑時一定要保護好馬的眼睛以免被噴到。

局部塗抹：將 1 茶匙倒入 500 ml 熱水。充分混合，然後將海綿或布浸入此混合液，擰乾多餘的水並順著毛髮擦拭。避免接觸眼睛。

賽前衝刺的準備

- **錫蘭肉桂**精油：1 ml（30 滴）
- **冬青白珠**精油：3 ml（90 滴）
- **絲柏**精油：2 ml（60 滴）
- **黑胡椒**精油：1 ml（30 滴）
- **超級醒目薰衣草**精油：3 ml（90 滴）
- **山金車浸泡油**：100 ml

按摩：賽前衝刺前先擦拭敏感容易受傷的部位（肌肉、關節）。

注意！可能會刺激皮膚，因此每週使用不要超過 3 次。

感冒、流感

- **綠花白千層**精油：20 ml
- **桉油醇樟**精油：20 ml
- **澳洲尤加利**精油：20 ml
- **胡椒薄荷**精油：5 ml
- **乳油木果油**或**蘆薈膠**或**卡波姆眼用凝膠**：10 ml

按摩：每天兩次將調合油／凝膠直接擦拭馬的鼻孔，並伴隨輕撫。

神經抽動、焦慮、壓力

- **真正薰衣草**精油：4 ml（120 滴）
- **甜羅勒**精油：2 ml（60 滴）
- **苦橙葉**精油：4 ml（120 滴）
- **甜馬鬱蘭**精油：2 ml（60 滴）

擴香、摩擦按摩：在馬槽擴香或稀釋於 50 ml 植物油，以打圈按摩馬的前胸。

---

3 譯註：泥熱病是馬的一種皮膚炎、抓痕。

有痰咳嗽

- 藍膠尤加利精油：20 滴
- 絲柏精油：10 滴
- 桉油醇迷迭香精油：20 滴
- 歐洲赤松精油：10 滴
- 紅香桃木精油：10 滴
- 杏桃核油：5 ml

按摩和擴香：每天按摩馬的前胸 3 次，持續 4 天。

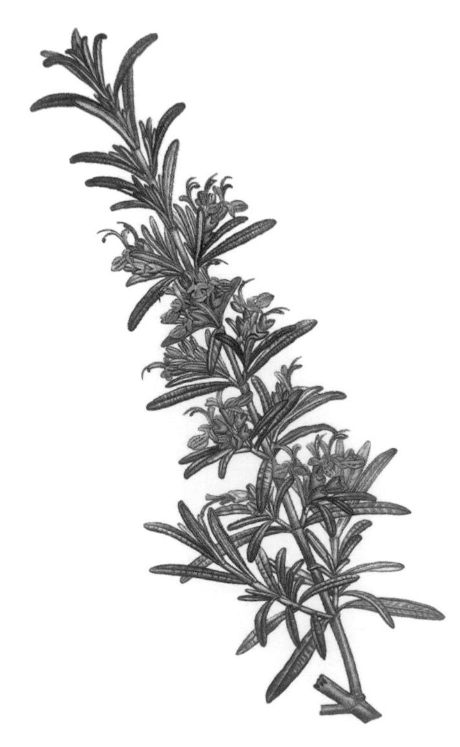

Conclusion 結論

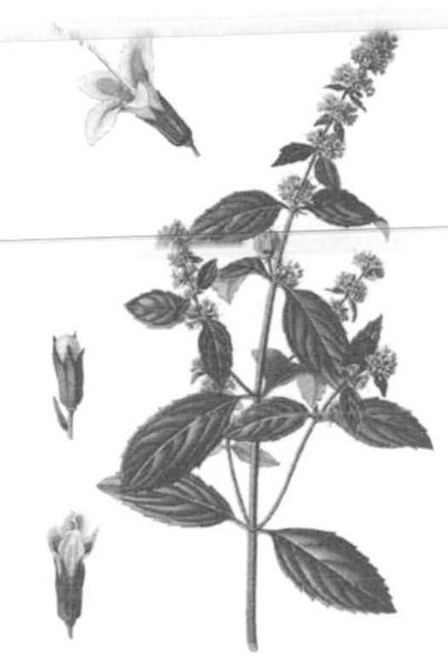

我們已經到了本書的最後：)，安東尼、菲利普、凱文、羅宏、荷內・皮耶和我本人已竭盡全力將所學所知傳遞給你們。有時包含專門的最新研究成果，有關芳香的神奇事蹟和精油資訊與研究。我們還加入毒理學方面的內容，以使芳療「奇蹟」不會對你、身邊的人、藥局客戶或你的病患變成日後或馬上引爆的「炸彈」！

希望你們能在本書得到尋找的答案，也學到一些東西，或者對我們收集的一些生動而痛苦的見證大笑或大哭。

希望將本書獻給我們的孩子以及所有教導芳香療法的優秀老師，既要遵守適應症和禁忌症，也要尊重人和大自然。當前對精油的熱潮並不會導致物種消失（如花梨木），相反地，在世界上最貧窮的國家放棄糧食作物而採用密集種植芳香植物，但當富有的西方人最後說，我們不需要那麼多精油……結果這些精油不是被丟棄就是被低價買入。

沒有考慮到當地居民並沒有從大自然中增加他們國家的財富，這確實令人無法接受。我們不能用那些只為了自己的利益而開發的產品，但徒留眼淚和疾病給耕種的人。每個人都有責任像在其他領域一樣，採取行動實現真正公平和有機的貿易行為。

更不用說那些自稱專家的人，他們在沒有任何知識的情況下進入精油市場——然而具備精油知識是必要的，正如我們已經說過濫用精油會產生毒性——僅考慮利潤，有時甚至提供對健康有疑慮的產品。請保持警惕，並善用本書所說的關鍵重點。

芳香療法對你來說可能不再是個祕密，或至少沒那麼神祕了……我們自己每天都還在學習和使用這些重要而美妙的精油！

借助精油及其各種珍貴的香氣，祝福大家生活愉快而幸福，充滿喜樂而身體健康。希望很快能在新的芳香體驗裡相遇！

馮絲華茲、安東尼，
以及在嗅覺療法、毒理學和獸醫領域的合作夥伴：
菲利普、凱文、羅宏和荷內・皮耶！

Remerciements

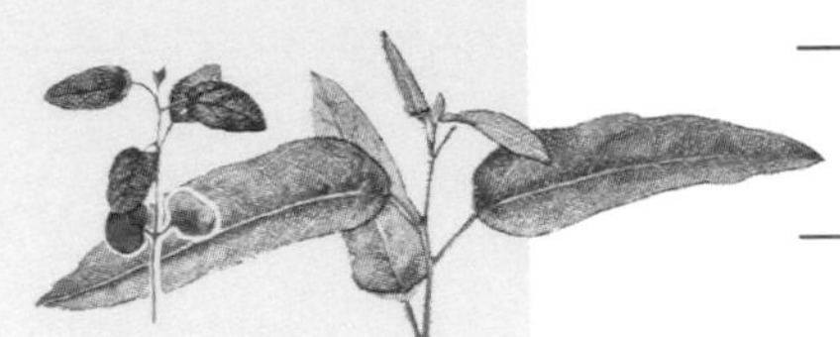

致謝

當完成本書的增訂版時，已經花費了幾年的時間，才能給出最好的自己以及最重要的知識。希望你們閱讀本書時可以經歷我們編寫此書的樂趣！

馮絲華茲

感謝安東尼，花時間在交流與「大家一起但各自在電腦前」辛勤編寫本書！

感謝蘇菲・巴特恰克，提供她很棒的構想，珍貴的協助和友善的情誼。

感謝碧姬・米修、馮絲華茲、克麗絲汀和「舒活大地」所有成員，在各個層面的協助和寶貴的付出！

感謝法比安妮・瓦雷在本書第一版中所做的重要編輯協調工作，也要感謝伊莎貝拉・德拉圖・尼克露，她接下了使內容更完整更豐富的增訂版工作，謝謝她的工作品質以及總是很有建設性、相關的提點。

感謝校正：奧黛麗・波博帝耶、凱瑟琳・施拉姆和艾琳・蘇塞的長期協助。

感謝克萊兒・杜波・蒙特諾，製作了精油示意圖，以及梅樂・勒・托昆畫的醒目薰衣草、野馬鬱蘭和玫瑰草。

感謝平面設計師雨格・弗隆的排版創意。

感謝安東尼・L，他出色和絕妙的想法！

感謝我的父母，讓我的生活和飲食免受污染，讓我了解並允許自己透過在藥學方面的研究以及學習更多大自然的寶藏。我要告訴大家一個祕密：小時候媽媽只在藥局買糖果給我，因為這樣比較健康，所以從我四歲開始就一直希望成為一名藥師（為了整天吃糖果而無害！）。因此，我想像出一種配方可以製作自己的糖果！

感謝我身邊每個人堅定不移的支持並提醒我保持健康，尤其要感謝我的兒子皮耶・安東尼，他理解並接受我的不眠之夜和常常不在家。

還要感謝巴斯卡・普沃斯特、小兒外科醫生安妮・莫洛・勒凱西、席樂薇・維內、麗薩・麥克・艾凡斯、格拉茨・拉・沛綠雅、卡羅・漫克以及在此無法一一答謝的朋友，感謝你們在此書留下美好的見證，尤其是你們每天帶給患者的照護。

謝謝並祝賀克萊兒・高南、羅宏・奧基歐、蘇菲・巴貝雷、查理・皮耶隆、朱莉・索頓、蘇菲・席伯、索琳・茹歐以及所有在芳香療法領域撰寫出色論文的學生。

感謝蓋特佛塞基金會及其成員以科學和安全考量在歐洲推動芳療的努力：蘇菲・莫伊蘭・蓋特佛塞董事長以及教授群：安妮莉絲・羅伯斯坦、雅克・科普菲施密特、羅伯・安東和妮可・吉迪凱利，以科學和安全的方式在歐洲推行芳香療法。我很榮幸能與你們一起參與這個盛事！

感謝史特拉斯堡臨床芳療學系主任安妮莉絲・羅伯斯坦教授的信任和友誼。她正在進行一些非常宏大的芳香療法計畫——妳始終在我們的心裡！

感謝她在第戎的朋友教授安妮・克萊兒・歐佛在大學的芳香療法課程，也感謝所有信任我教學和論文指導的大學生：來自南希的馬塔和史品娜女士，利摩日大學的蔣碧女士和米洛女士，圖盧茲大學的法勃先生和瑪麗・凡斯特蘭德女士，馬賽大學的奧立佛女士和巴黎・笛卡爾大學的布黛芙盧謝女士。

安東尼

感謝我的妻子娜黛菊，她的愛與支持，讓我無後顧之憂完成這本書。

感謝我的父母，鼓勵我的療癒之路，尤其是我的父親保羅・杜布樂（他是牙醫）在撰寫有關口腔護理的段落提供了寶貴的意見。

感謝身邊每個人不斷鼓勵我。

特別感謝馮絲華茲，提供這個特別的機會。我何其有幸可以跟妳一起工作。因為妳，我可以很自豪且開心地將新藥理學的所有知識提供給我們的患者。

感謝所有舒活大地出版社的團隊，包括蘇菲・巴特恰克、法比安妮・瓦雷和碧姬・米修，感謝你們的信任，並讓我參與和你們一起歷經這本書寫作的華麗冒險，尤其感謝你們的付出。

沒有你們，這本書將無足輕重。

貢獻者

感謝優雅的菲利普・巴內樂，他是一位傑出的芳療專家，受過舞蹈和音樂訓練，並照顧我們最偉大的藝術家。他美妙地完成嗅覺療法相關的內容，並以極大的耐心和超級認真的態度重讀增訂版的新增內容。

除了提供特定的專業諮詢外，菲利普・巴內樂還主持專題會議／研討會以提升大眾對芳香療法的認識，他可以依據觀眾的特定需求客製調整內容：與芳療有關的唱歌練習和舞蹈創傷（歌劇院、巴黎國家歌劇院……）、大學、藥局……。

他的工作室或以下網站可以聯絡他：www.philippe-banel.com。

感謝凱文・伯丁，藥局管理師和植物芳香療法專家，他是增訂版的芳香毒理學共同撰寫人。

他擁有微量營養素、植物療法和芳香療法方面的大學文憑，他還精通嫩芽療法，所以可以依據需求為患者提供最適合的療癒方法。凱文・伯丁還為各種群眾主持專題研討會，讓他可以廣為推廣和分享所學的理論與實踐。以下是他的網站和臉書粉絲頁。

www.naturatopia.fr。

粉絲頁：@naturatopiafrance。

感謝羅宏・布里蓋，他是心理學家、性治療師、合格的芳療師和米盧斯醫院中心的自由工作者，法國臨床性學會的正式成員，法語國家性醫學學會會員，國際刑事法院心理學和法醫學性學的法醫專家。

經過不同的培訓之後，他發現芳香療法可以同時滿足患者尋求更天然的解決方法以及符合科學研究對治療管理的要求。無論是在個人工作室或醫院，他每天都會治療許多人的日常生活心理問題和性功能障礙。他的網站如下：

www.sexologue-psychologue-mulhouse.fr。

感謝雷諾・皮耶・蒂博，他是藥局管理師、專業芳療師和獸醫植物療法專家，他在美麗的佛日地區蒸餾以及為動物調製精油配方。

他的網站 www.shop.os-mose.fr，臉書社團「人和動物的植物療法」（phytothérapie pour les humains et les animaux）和獸醫部落格 www.aubonheurdessences.com。

在這裏要謝謝所有的精油蒸餾者，由於他們熱情和了不起的工作，至今仍逐步讓我們發現新的精油（其中一些新的精油已列入本次重新改版的內容），特別感謝 Run'Essence、Astérale、Bel Air、Les Senteurs du Claut、Vitalba、Astratella、Corsica Pam、Golgemma，Michel Sommerard、Essenciagua、Altho 等其他小農蒸餾品牌，我們不一定相識，但安東尼和我感到很幸福，因為我們已感受且沉浸在你們蒸餾精油的美好。在此也要感謝席琳・希匹珀，在該版本的毒理學一章保留她的圖表。

馮絲華茲與安東尼

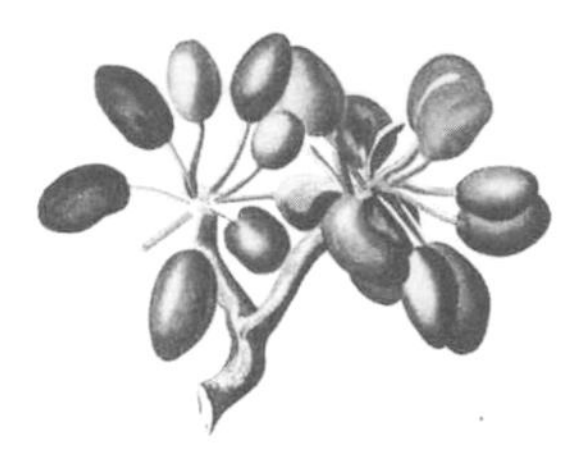

附錄

精油治療樹枝圖

精油治療樹枝圖（一）

依據疾病情況（耳鼻喉感染：鼻子／鼻竇／耳朵、喉嚨痛、咳嗽），這些決策樹能幫助你們輕鬆而快速找到需要使用的精油。

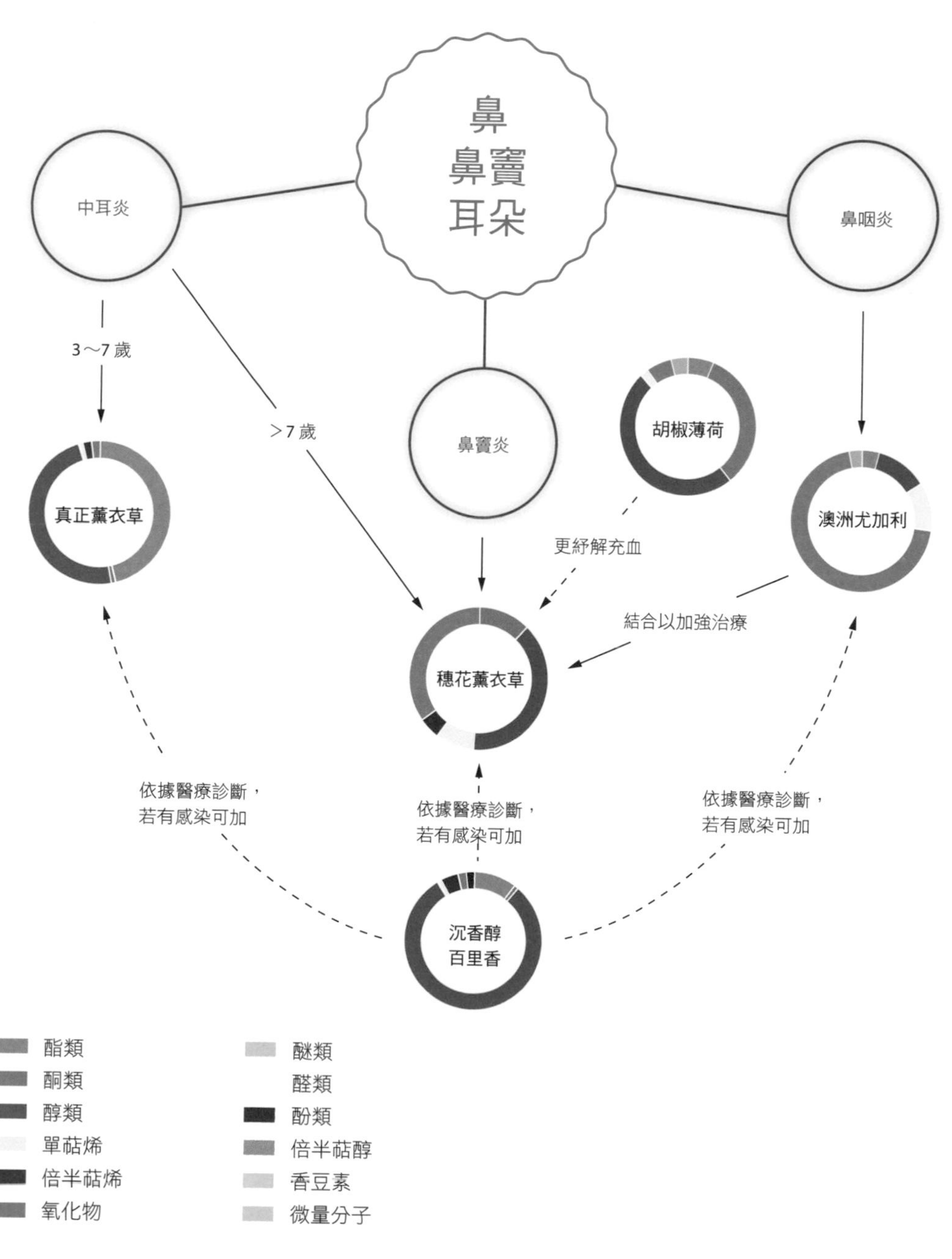

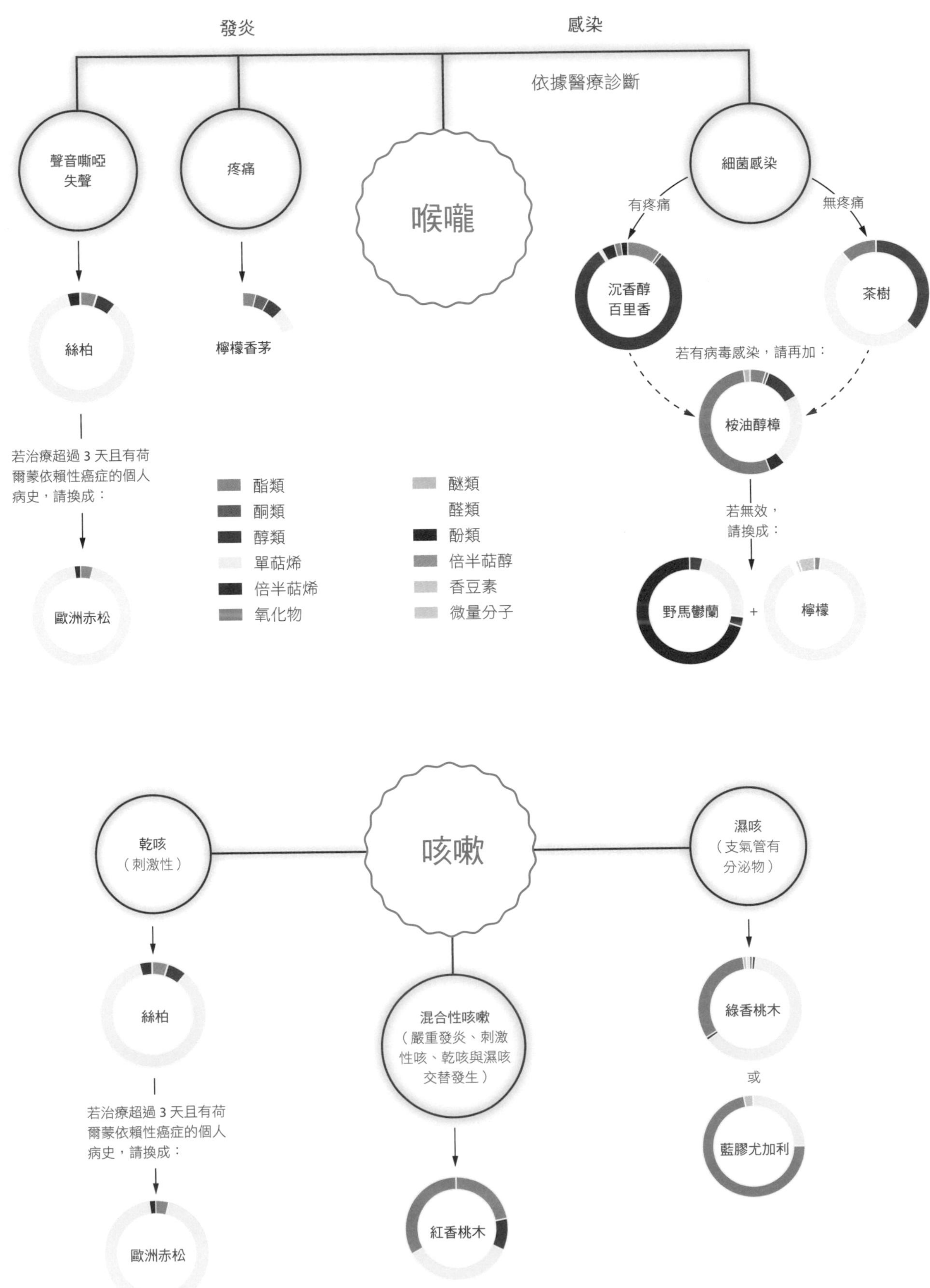
發炎
感染
依據醫療診斷
喉嚨
聲音嘶啞
失聲
疼痛
細菌感染
有疼痛
無疼痛
絲柏
檸檬香茅
沉香醇
百里香
茶樹
若有病毒感染，請再加：
桉油醇樟
若治療超過 3 天且有荷
爾蒙依賴性癌症的個人
病史，請換成：
歐洲赤松
酯類
酮類
醇類
單萜烯
倍半萜烯
氧化物
醚類
醛類
酚類
倍半萜醇
香豆素
微量分子
若無效，
請換成：
野馬鬱蘭
+
檸檬
咳嗽
乾咳
（刺激性）
濕咳
（支氣管有
分泌物）
絲柏
若治療超過 3 天且有荷
爾蒙依賴性癌症的個人
病史，請換成：
歐洲赤松
混合性咳嗽
（嚴重發炎、刺激
性咳、乾咳與濕咳
交替發生）
紅香桃木
綠香桃木
或
藍膠尤加利

精油治療樹枝圖（二）

以下的決策樹將幫助你依據皮膚問題，輕鬆找到需要的精油。

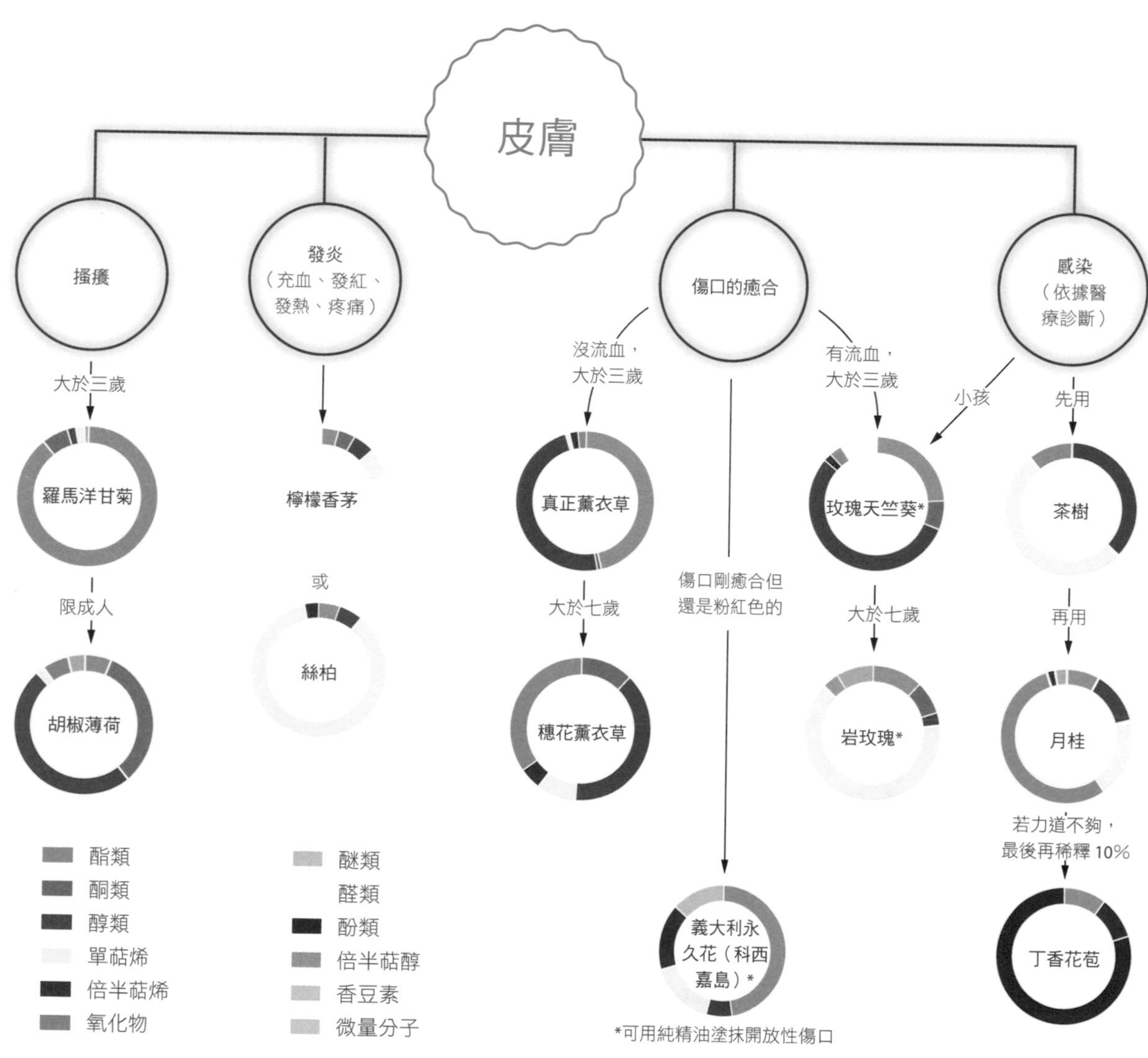

精油治療樹枝圖（三）

以下的決策樹將協助你們依據要治療的疼痛類型來選擇最適合的精油。

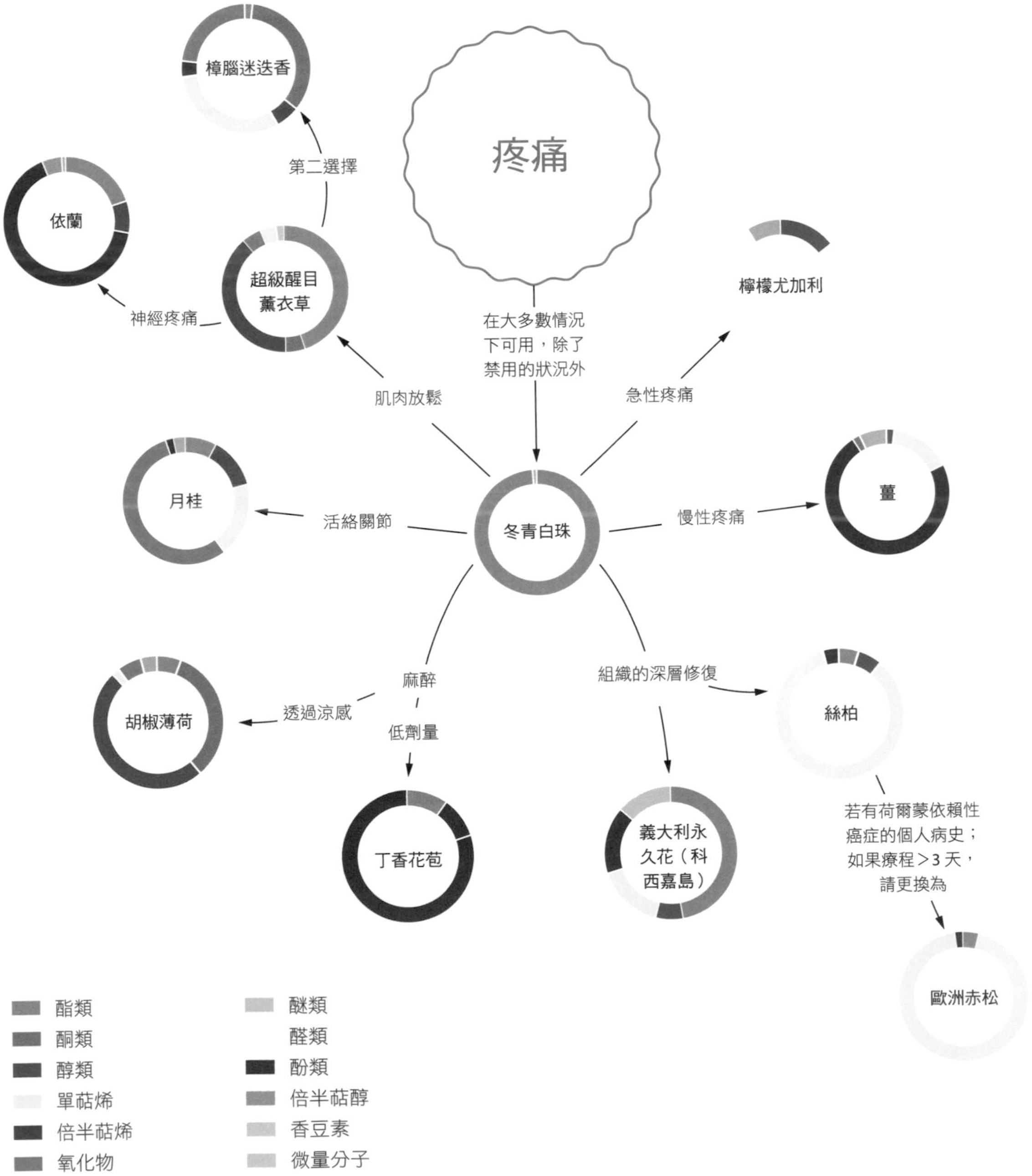

疼痛

在大多數情況下可用，除了禁用的狀況外

冬青白珠

肌肉放鬆 → 超級醒目薰衣草

第二選擇 → 樟腦迷迭香

神經疼痛 → 依蘭

急性疼痛 → 檸檬尤加利

活絡關節 → 月桂

慢性疼痛 → 薑

麻醉 透過涼感 → 胡椒薄荷

麻醉 低劑量 → 丁香花苞

組織的深層修復 → 絲柏

組織的深層修復 → 義大利永久花（科西嘉島）

絲柏：若有荷爾蒙依賴性癌症的個人病史；如果療程 > 3 天，請更換為 → 歐洲赤松

酯類
酮類
醇類
單萜烯
倍半萜烯
氧化物
醚類
醛類
酚類
倍半萜醇
香豆素
微量分子

精油治療樹枝圖（四）

依照所承受的壓力，選擇下列決策樹所列出的精油。

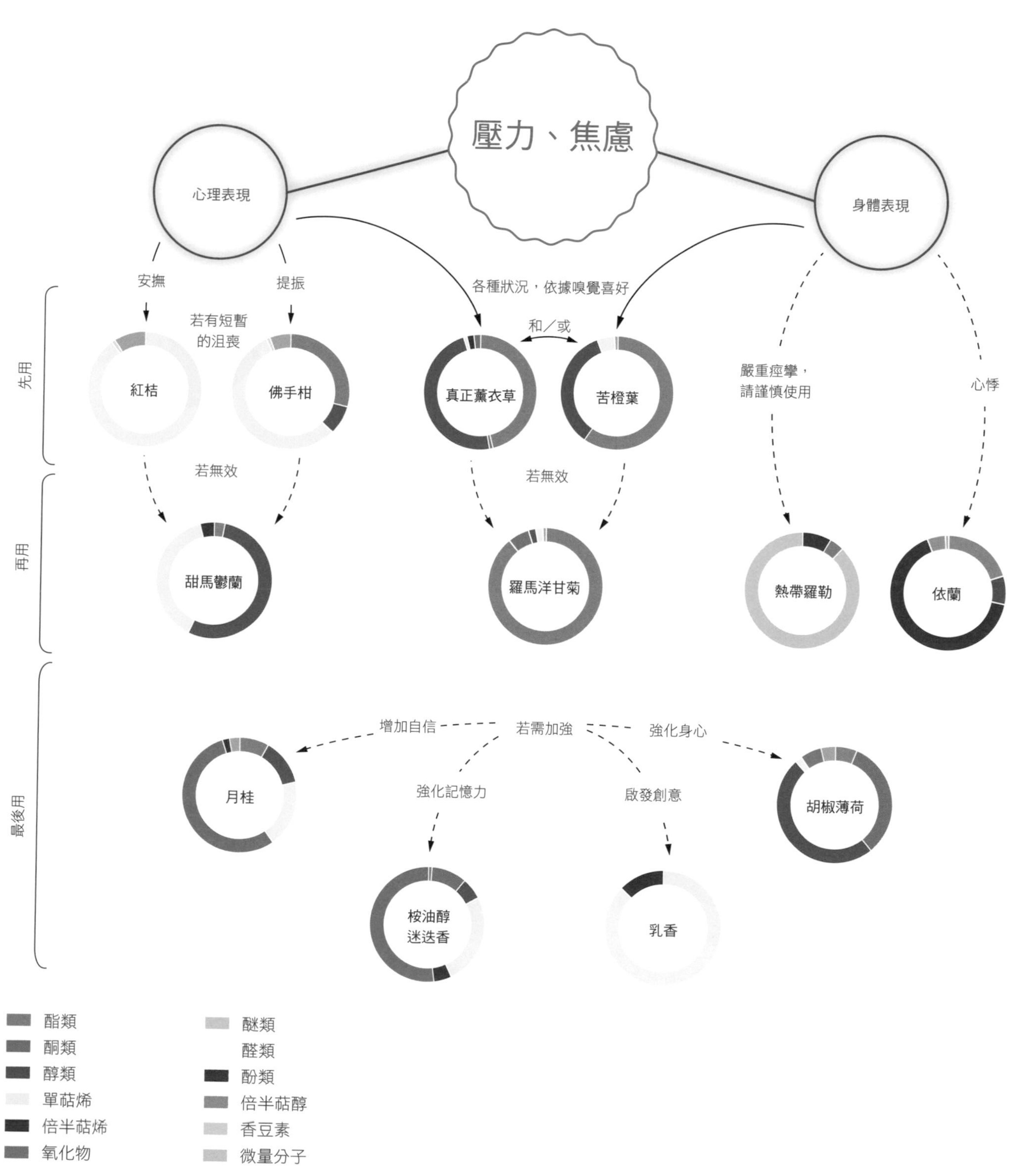

33 種相似精油的化學類型比較

羅勒

一般名稱	熱帶羅勒	甜羅勒	神聖羅勒
拉丁學名	*Ocimum basilicum var. basilicum*	*Ocimum basilicum var. grand vert*	*Ocimum sanctum*
原產地	印度、越南、馬達加斯加	普羅旺斯、地中海地區	印度、亞洲

主要化學家族

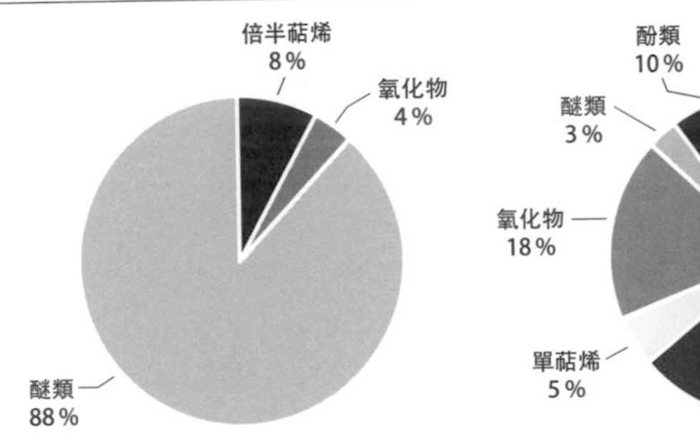

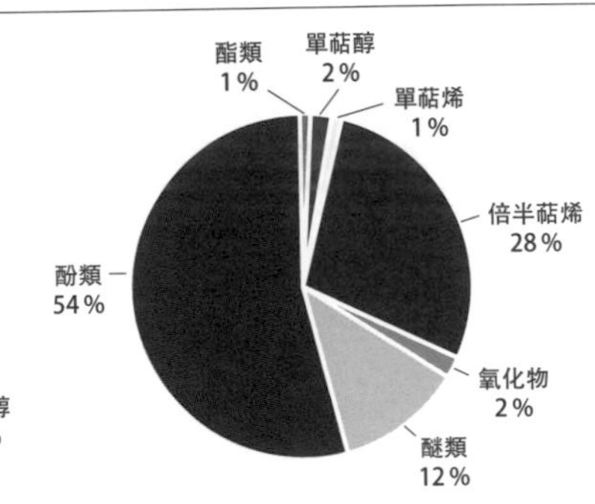

主要適應症	抗痙攣、鎮靜：甲基醚蔞葉酚	溫和抗感染：沉香醇	鎮痛：丁香酚、甲基醚丁香酚 強力抗感染：丁香酚、香荊芥酚

雪松

一般名稱	大西洋雪松	喜馬拉雅雪松	維吉尼亞雪松
拉丁學名	*Cedrus atlantic*	*Cedrus deodara*	*Juniperus virginiana*
原產地	摩洛哥、阿爾及利亞	印度（喜馬拉雅山）	美國

主要化學家族

大西洋雪松：微量分子 6%、酮類 11%、倍半萜醇 5%、倍半萜烯 78%

喜馬拉雅雪松：微量分子 5%、酮類 13%、單萜烯 8%、倍半萜烯 74%

維吉尼亞雪松：微量分子 6%、倍半萜醇 29%、倍半萜烯 65%

主要適應症	消解脂肪、抗橘皮組織：大西洋酮 舒緩、抗水腫、防寄生蟲：喜馬雪松烯、義大利烯 加強淋巴和動脈循環 平衡頭皮	消解脂肪、抗橘皮組織：大西洋酮 舒緩、抗水腫、防寄生蟲：喜馬雪松烯、義大利烯 加強淋巴和動脈循環 平衡頭皮	促進淋巴和靜脈流動、消炎、抗寄生蟲、舒緩：α-雪松烯、β-雪松烯、羅漢柏烯 *注意：對消解橘皮組織沒有作用*

樟樹

一般名稱	芳樟	樟樹	桉油醇樟（羅文莎葉）
拉丁學名	*Cinnamomum camphora CT Linalool*	*Cinnamomum camphora CT camphre*	*Cinnamomum camphora CT 1,8 cineol*
原產地	中國、台灣	越南、日本	馬達加斯加
主要化學家族	（見下圖）	（見下圖）	（見下圖）
主要適應症	**焦慮、失眠、黴菌感染、輕度抗感染、強化淋巴：**沉香醇	**消炎、鎮痛、補身：**1,8-桉油醇、樟腦 **防腐殺菌和讓呼吸道暢通：**1,8-桉油醇、樟腦 *毒性很高，因此要小心使用（酮類含量高）*	**抗感染**：1,8-桉油醇、α-萜品醇 **祛痰**：1,8-桉油醇 **消炎**：1,8-桉油醇 **激勵免疫**：α-萜品醇、萜品烯-4-醇 **滋補神經和神經平衡**：α-萜品醇、乙酸沉香酯

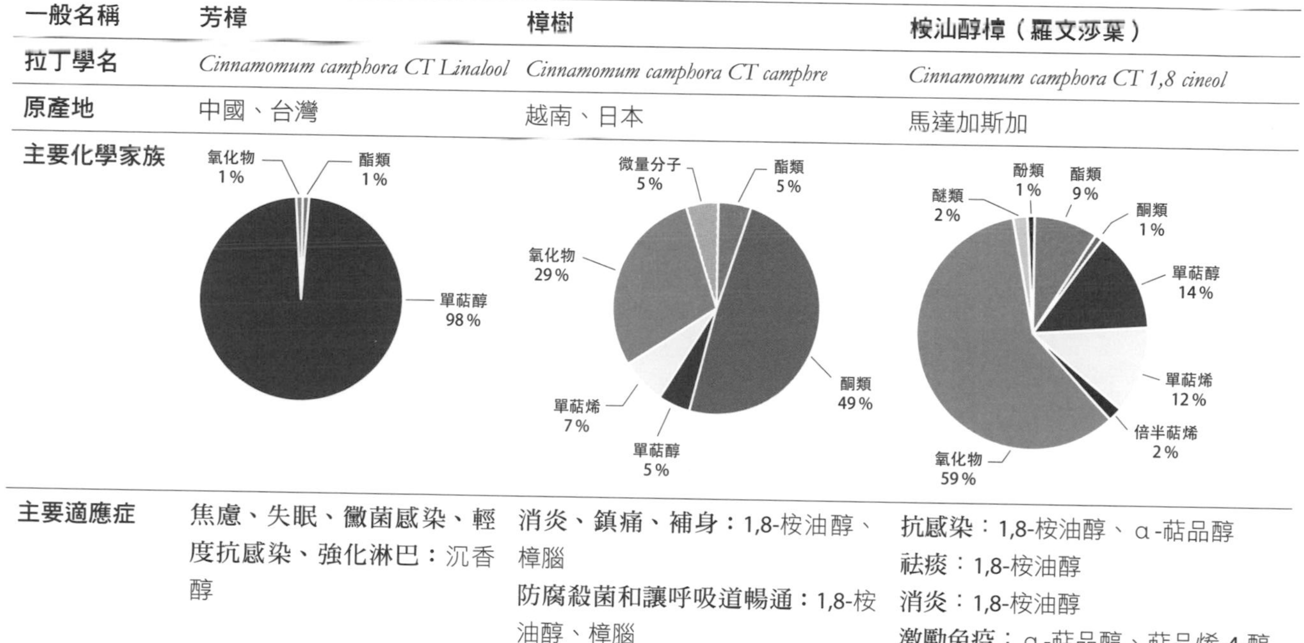

香茅和其他香茅屬（1）

一般名稱	玫瑰草	錫蘭香茅	爪哇香茅
拉丁學名	*Cymbopogon martinii*	*Cymbopogon nardus*	*Cymbopogon winterianus*
原產地	印度、越南、尼泊爾	斯里蘭卡、印度、印尼	印度、印尼
主要化學家族	（見下圖）	（見下圖）	（見下圖）
主要適應症	**溫和而強大的（+++）抗感染、抗菌、抗真菌和抗病毒：**牻牛兒醇	**溫和（++）抗感染、抗菌、抗真菌和抗病毒：**牻牛兒醇 **消炎（+）**：牻牛兒醛、橙花醛 **驅蟲（+）**：牻牛兒醛、橙花醛	**溫和（++）抗感染、抗菌、抗真菌和抗病毒：**牻牛兒醇 **消炎（+）**：牻牛兒醛、橙花醛 **驅蟲（+）**：牻牛兒醛、橙花醛

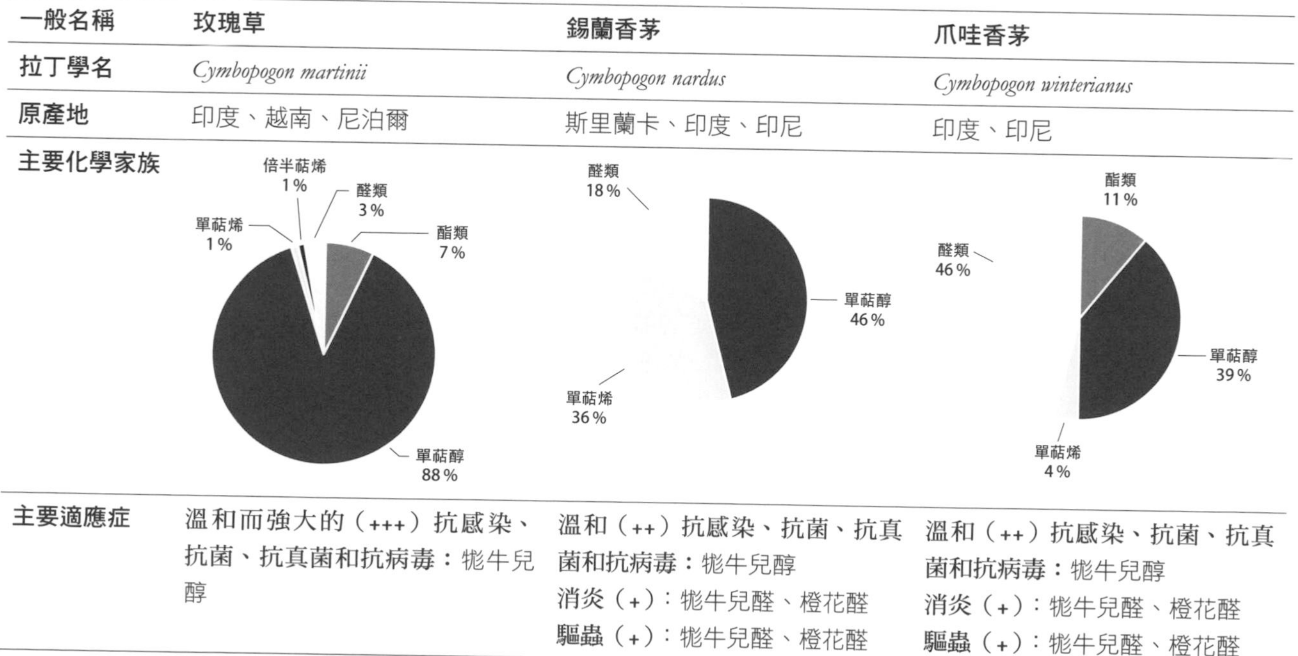

香茅和其他香茅屬（2）

一般名稱	檸檬香茅	東印度檸檬香茅
拉丁學名	*Cymbopogon citratus*	*Cymbopogon flexuosus*
原產地	斯里蘭卡、印度	印度、斯里蘭卡、越南、中國、瓜地馬拉、巴西
主要化學家族	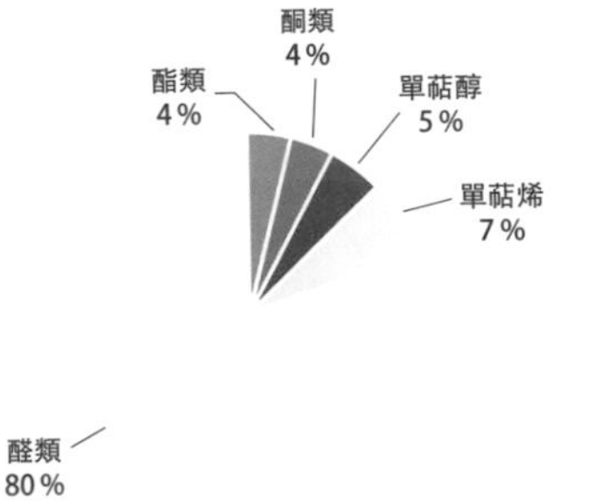 酮類 4% 酯類 4% 單萜醇 5% 單萜烯 7% 醛類 80%	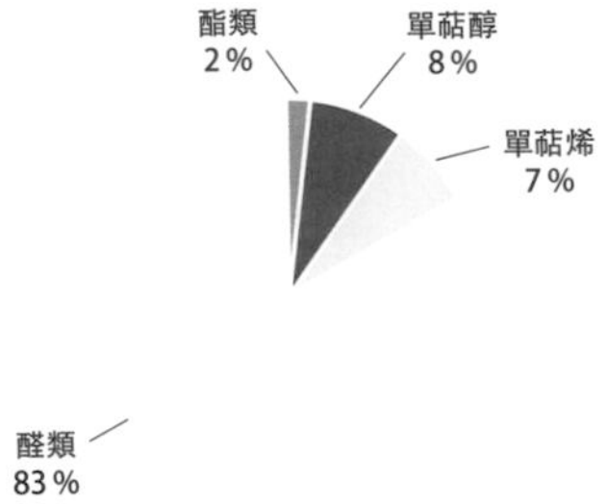 酯類 2% 單萜醇 8% 單萜烯 7% 醛類 83%
主要適應症	消炎（+++）：牻牛兒醛、橙花醛 驅蟲（+++）：牻牛兒醛、橙花醛	消炎（+++）：牻牛兒醛、橙花醛 驅蟲（+++）：牻牛兒醛、橙花醛

針葉樹（1）

一般名稱	歐洲赤松	海松（針葉）	松脂（樹脂）
拉丁學名	*Pinus sylvestris*	*Pinus pinaster*	*Pinus pinaster*
原產地	中歐、法國	法國、科西嘉島、葡萄牙	法國、科西嘉島、葡萄牙
主要化學家族	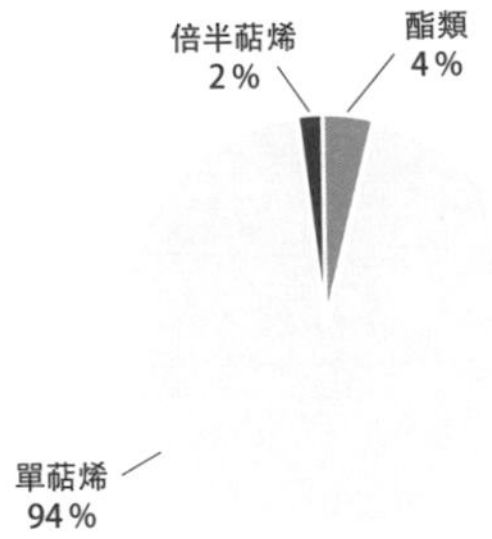 倍半萜烯 2% 酯類 4% 單萜烯 94%	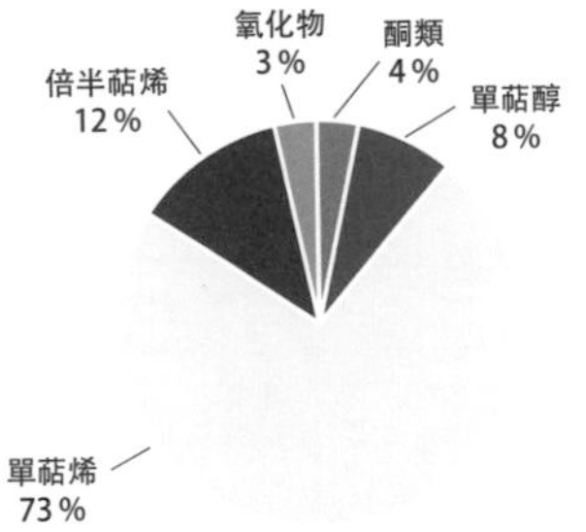 氧化物 3% 酮類 4% 倍半萜烯 12% 單萜醇 8% 單萜烯 73%	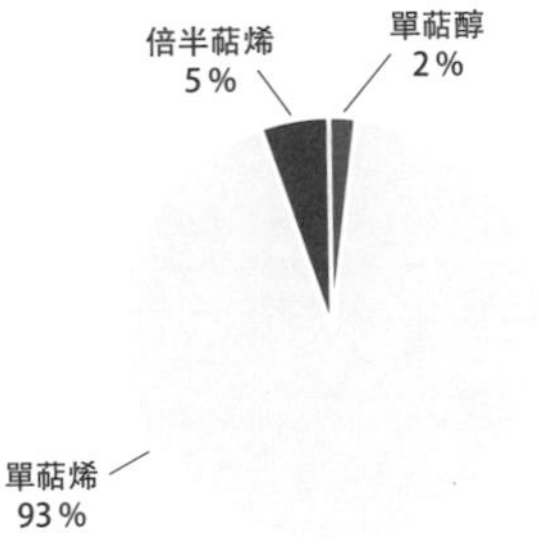 倍半萜烯 5% 單萜醇 2% 單萜烯 93%
主要適應症	消炎、鎮痛（類可體松）、紓解充血（攝護腺、卵巢、淋巴）、滋補（身體、心理）、淨化空氣、疏通呼吸道和止咳：α-松油萜、β-松油萜、檸檬烯、δ-3-蒈烯	淨化空氣、疏通呼吸道、消炎、身心滋補：α-松油萜、β-松油萜、檸檬烯、β-丁香油烴	淨化空氣、疏通呼吸道、增加「氧氣量」、消炎、身心滋補：α-松油萜、β-松油萜、檸檬烯

針葉樹（2）

一般名稱	西部黃松	科西嘉黑松	矮松
拉丁學名	*Pinus ponderosa*	*Pinus nigra, Pinus nigra laricio*	*Pinus pumilionis, Pinus mugo var. pumilio*
原產地	阿根廷	科西嘉島、義大利、西西里島、薩丁尼亞島	中歐
主要化學家族	醚類 30%、酯類 10%、單萜烯 60%	微量分子 8%、醚類 3%、酯類 4%、氧化物 3%、倍半萜烯 2%、單萜烯 80%	微量分子 8%、倍半萜烯 6%、單萜醇 5%、單萜烯 81%
主要適應症	**抗痙攣、肌肉放鬆：**甲基醚蔞葉酚 **消炎和鎮痛、舒緩、放鬆、暢通呼吸道、止咳：**β-松油萜、δ-3-蒈烯、γ-萜烯	**滋補身心、淨化空氣和暢通呼吸道、紓解淋巴和攝護腺充血：**α-松油萜	**滋補身心、淨化空氣和暢通呼吸道：**α-松油萜 **利尿：**松油萜

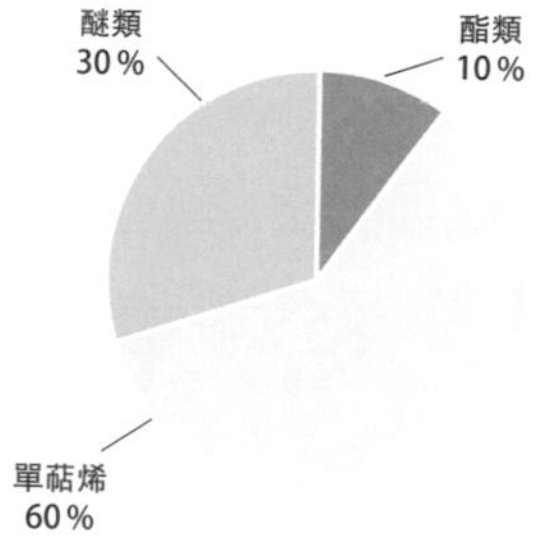

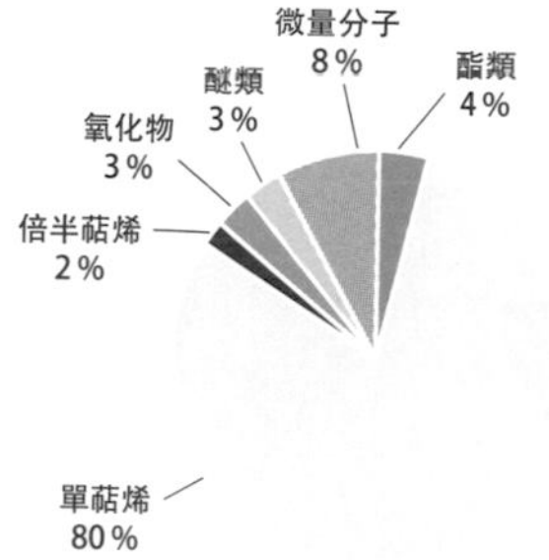

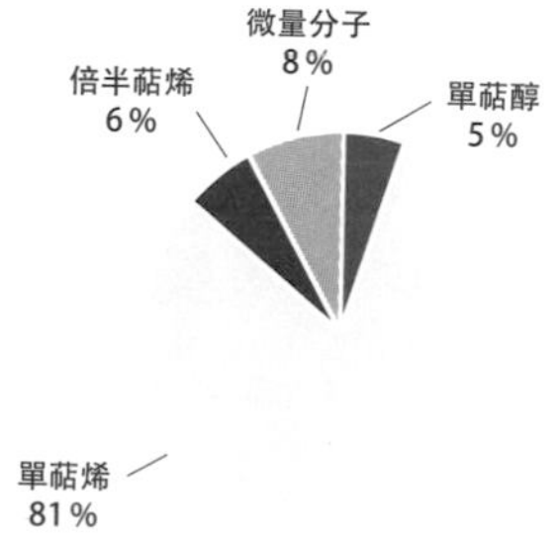

針葉樹（3）

一般名稱	黑雲杉	西伯利亞冷杉	絲柏
拉丁學名	*Picea mariana*	*Abies sibirica*	*Cupressus sempervirens*
原產地	加拿大	俄羅斯	亞洲、地中海國家
主要化學家族	微量分子 8%、倍半萜烯 5%、酯類 37%、單萜烯 49%、單萜醇 1%	微量分子 5%、酯類 30%、單萜烯 65%	倍半萜烯 4%、酯類 5%、單萜醇 6%、單萜烯 65%
主要適應症	**消炎（類可體松）、強力補身：**α-松油萜、樟烯 **強力抗痙攣（消化系統、骨盆腔）：**乙酸龍腦酯 **止咳：**乙酸龍腦酯、δ-3-蒈烯	**抗痙攣、止咳、祛痰：**乙酸龍腦酯、乙酸牻牛兒酯和乙酸橙花酯 **淨化空氣、暢通呼吸道：**乙酸龍腦酯、δ-3-蒈烯 **消炎（類可體松）、紓解攝護腺充血、滋補身心：**樟烯，α-松油萜	**痙攣性咳嗽、失聲、靜脈曲張、雙腿沉重、下肢浮腫、淋巴引流、痔瘡：**α-松油萜、δ-3-蒈烯

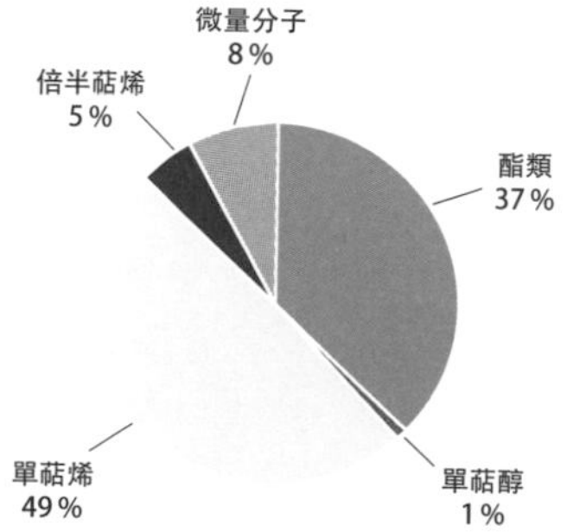

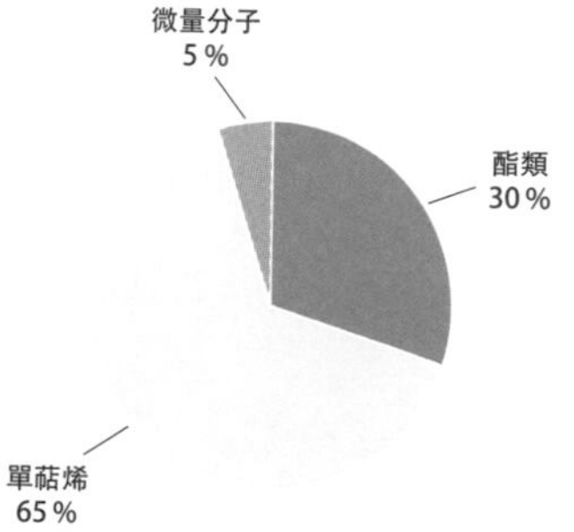

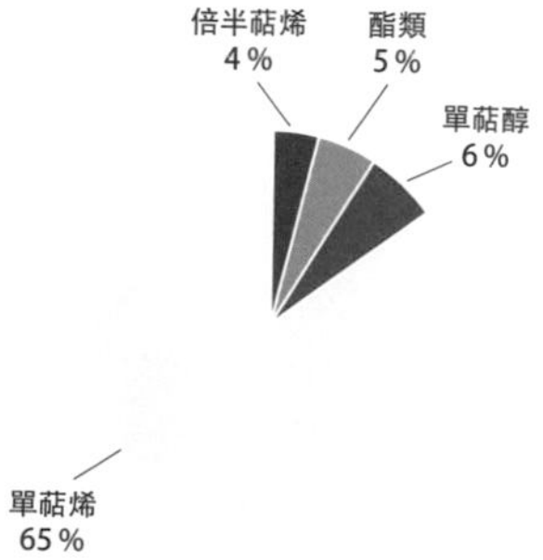

尤加利（1）

一般名稱	澳洲尤加利	藍膠尤加利	多苞葉尤加利
拉丁學名	*Eucalyptus radiata*	*Eucalyptus globulus*	*Eucalyptus polybractea cryptonifera*
原產地	澳洲	西班牙、智利、印度、中國	澳洲
主要化學家族	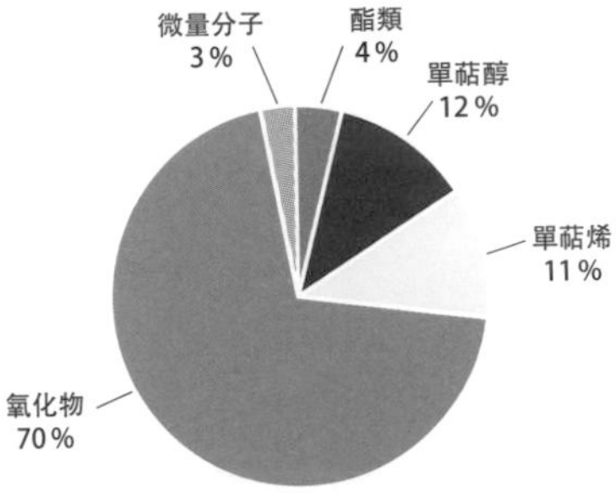 微量分子 3% 酯類 4% 單萜醇 12% 單萜烯 11% 氧化物 70%	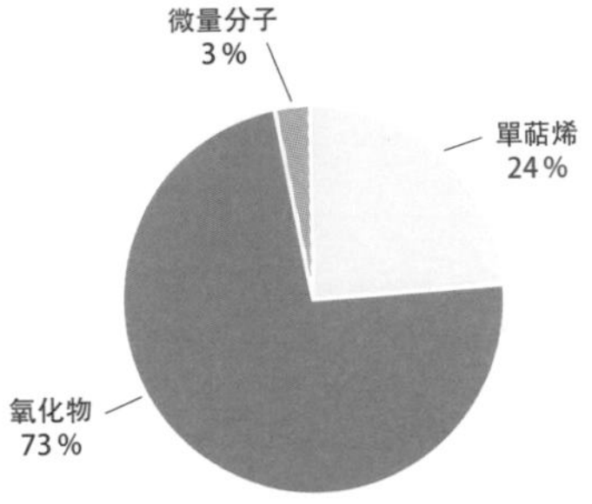 微量分子 3% 單萜烯 24% 氧化物 73%	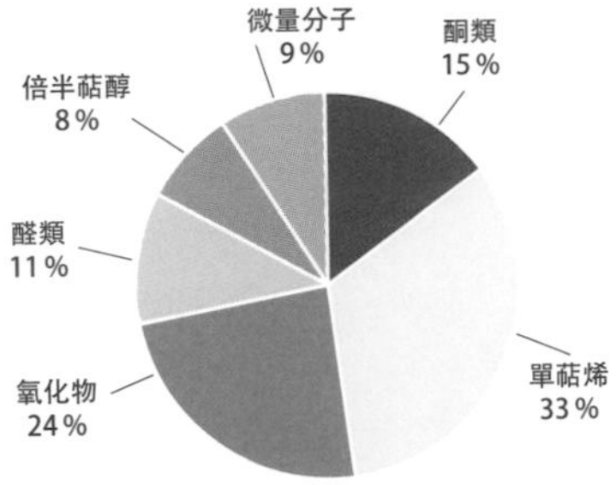 微量分子 9% 酮類 15% 倍半萜醇 8% 醛類 11% 單萜烯 33% 氧化物 24%
主要適應症	**抗菌、抗病毒、消炎（呼吸道）、溶解黏液、緩解鼻咽充血、鼻竇炎**：1,8-桉油醇	**抗菌、抗病毒、消炎（呼吸道）、溶解黏液、緩解充血、有痰咳嗽、支氣管炎**：1,8-桉油醇 **促進血液氧合（+）**：藍膠醇	**泌尿感染、腸道感染、抗寄生蟲（瘧疾）**：隱酮、小茴香醛 **呼吸道抗感染和消解黏液**：1,8-桉油醇 **紓解攝護腺充血**：對傘花烴 *請在專家指導下使用（酮類）*

尤加利（2）

一般名稱	史密斯尤加利	薄荷尤加利	檸檬尤加利
拉丁學名	*Eucalyptus smithii*	*Eucalyptus dives*	*Eucalyptus citriodora, Corymbia citriodora*
原產地	南非	澳洲、南非	馬達加斯加、越南
主要化學家族	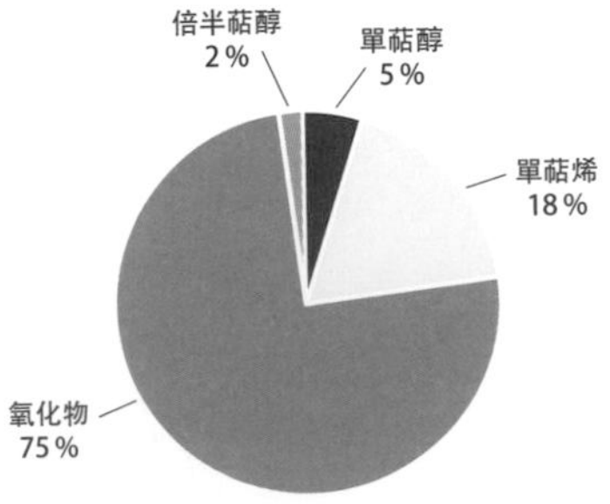 倍半萜醇 2% 單萜醇 5% 單萜烯 18% 氧化物 75%	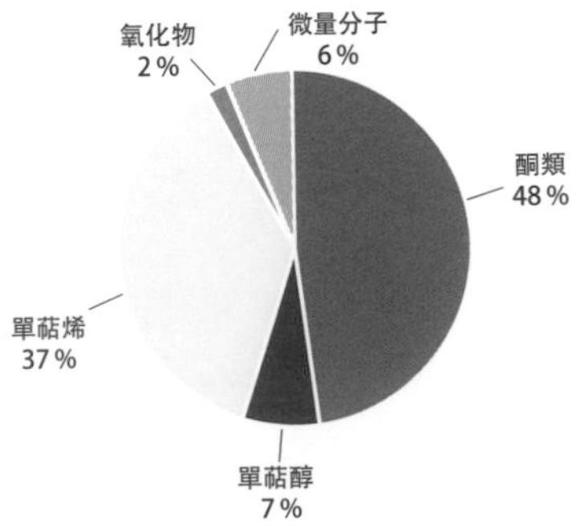 氧化物 2% 微量分子 6% 酮類 48% 單萜烯 37% 單萜醇 7%	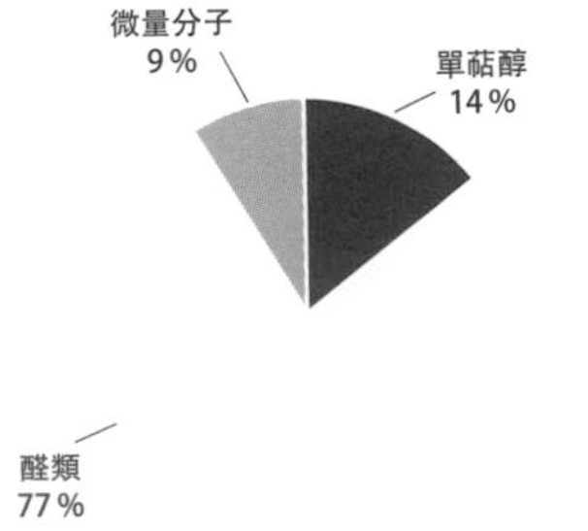 微量分子 9% 單萜醇 14% 醛類 77%
主要適應症	**呼吸道輕度抗感染**： 1,8-桉油醇、α-萜品醇、檸檬烯、對傘花烴	**溶解黏液**：胡椒酮 **消解脂肪**：胡椒酮 **抗菌**：萜品烯-4-醇、α-萜品醇、沉香醇、1,8-桉油醇 *請在專家指導下使用（含高比例酮類）*	**消炎和鎮痛**： 香茅醛 **驅蟲（蚊子）**：香茅醛

白珠樹

一般名稱	芳香白珠	冬青白珠
拉丁學名	*Gaultheria fragrantissima*	*Gaultheria procumbens*
原產地	尼泊爾	加拿大、中國
主要化學家族	微量分子 2%；酯類 98%	微量分子 1%；酯類 99%
主要適應症	**鎮痛和消炎、放鬆肌肉、抗痙攣：**水楊酸甲酯 *注意：不同的白珠樹化學類型幾乎一樣，因此其適應症是相同的*	

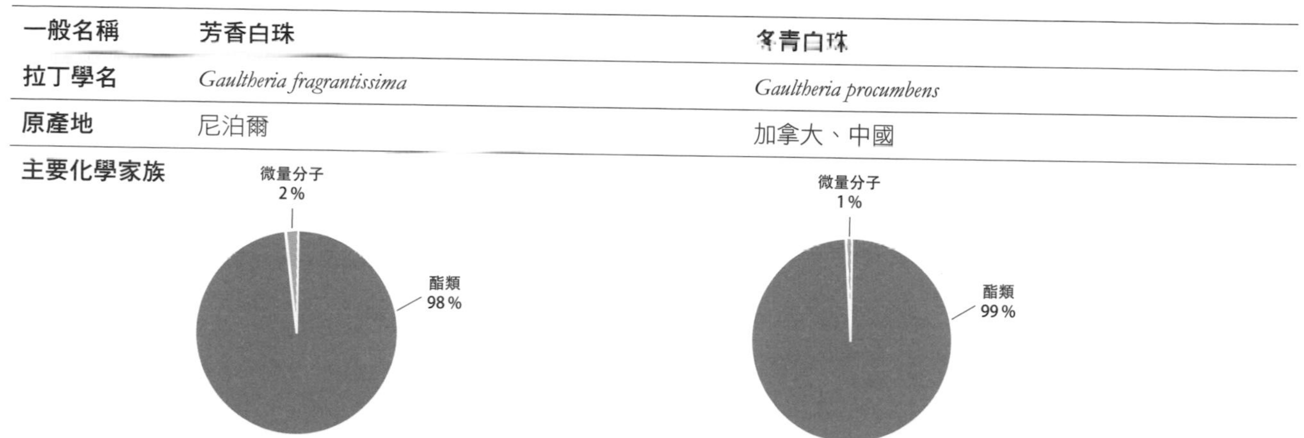

永久花（1）

一般名稱	義大利永久花	義大利永久花
拉丁學名	*Helichrysum angustifolium, Helichrysum italicum*	*Helichrysum angustifolium, Helichrysum italicum*
原產地	科西嘉島	巴爾幹半島
主要化學家族	酯類 47%；雙酮 14%；倍半萜烯 16%；單萜烯 16%；單萜醇 7%	酯類 4%；酮類 3%；單萜醇 3%；雙酮 7%；微量分子 1%；倍半萜烯 40%；單萜烯 42%
主要適應症	**血腫、瘀傷、靜脈曲張、加強循環（雷諾氏症候群、畏寒）：** 義大利雙酮和乙酸橙花酯 **促進皮膚癒合：**義大利雙酮和乙酸橙花酯 **消水腫：**α-松油萜、α-薑黃烯、γ-薑黃烯、β-丁香油烴	**消炎、受到撞擊或反覆受傷後：** β-丁香油烴、薑黃烯 **受損組織的重建：**β-丁香油烴、薑黃烯、α-松油萜 **微創傷：**義大利雙酮

永久花（2）

一般名稱	露頭永久花	苞葉永久花	皺葉永久花
拉丁學名	*Helichrysum gymnocephalum*	*Helichrysum bracteiferum*	*Helichrysum faradifani Scott-Elliot*
原產地	馬達加斯加	馬達加斯加	馬達加斯加
主要化學家族	微量分子 1%、單萜醇 8%、單萜烯 15%、倍半萜烯 7%、氧化物 69%	微量分子 8%、單萜醇 5%、單萜烯 26%、氧化物 22%、倍半萜烯 39%	微量分子 4%、酯類 3%、單萜醇 6%、單萜烯 48%、倍半萜烯 39%
主要適應症	**運動中的呼吸、增加氧氣（大腦和運動）、集中注意力、思路清晰、慢性呼吸道疾病、氣喘、呼吸道過敏：**1,8-桉油醇、α-松油萜、β-松油萜、γ-萜品烯、萜品烯-4-醇 **滋補身體**（早上使用）	**慢性呼吸道疾病、消炎：**1,8-桉油醇、α-松油萜、β-松油萜、檸檬烯、檜烯、γ-萜品烯、萜品烯-4-醇、沉香醇、β-丁香油烴、葎草烯，大根老鸛草烯-D **比露頭永久花更令人舒緩和鎮定**（晚上使用）	**泌尿生殖系統、尿道感染、激勵和平衡腎臟功能、腎功能衰竭、利尿、抗痙攣、刺激性慾：**α-茴香烯、β-丁香油烴、龍腦酯烯、α-薑黃烯、γ-薑黃烯，α-松油萜、檸檬烯、乙酸薰衣草酯

牛膝草

一般名稱	牛膝草	高地牛膝草
拉丁學名	*Hyssopus officinalis var. officinalis*	*Hyssopus officinalis var. decumbens*
原產地	法國	法國、西班牙
主要化學家族	倍半萜醇 10%、倍半萜烯 10%、酮類 50%、單萜烯 30%	單萜醇 35%、氧化物 45%、單萜烯 20%
主要適應症	**有痰咳嗽：**松樟酮、異松樟酮 *毒性很高，因此要小心使用（酮類含量高）*	**抗病毒：**1,8-桉油醇、沉香醇 **祛痰：**1,8-桉油醇 **發炎和分泌性氣喘：**檸檬烯、樟烯、月桂烯 **焦慮、神經衰弱：**檸檬烯、樟烯、月桂烯、沉香醇、1,8-桉油醇

薰衣草（1）

一般名稱	真正薰衣草（野生，手工採收）	真正薰衣草（栽種）
拉丁學名	*Lavandula angustifolia, Lavandula vera, Lavandula officinalis, Lavandulae aetheroleum*	*Lavandula angustifolia, Lavandula vera, Lavandula officinalis, Lavandulae aetheroleum*
原產地	法國（普羅旺斯，海拔：1800 公尺）	法國（普羅旺斯，海拔：700～1800 公尺）
主要化學家族	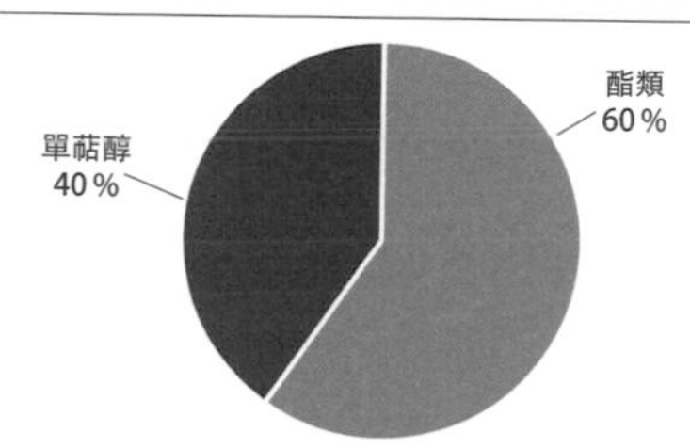	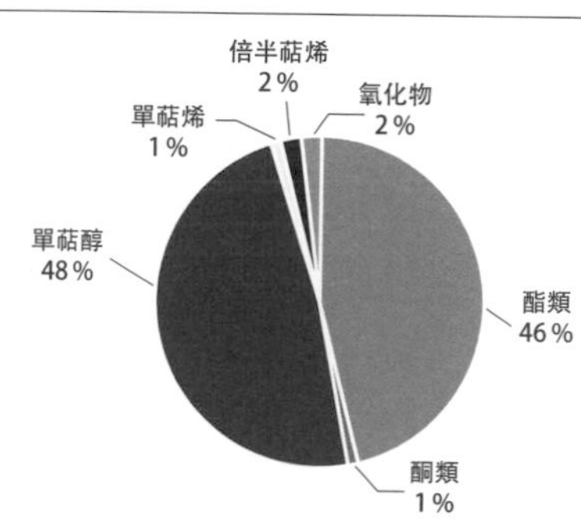
主要適應症	**壓力、焦慮、睡眠問題：** 乙酸沉香酯、沉香醇 **放鬆肌肉：**乙酸沉香酯 **促進癒合、促進皮膚再生：**沉香醇 **消炎：**沉香醇	**壓力、焦慮、睡眠問題：** 乙酸沉香酯、沉香醇 **放鬆肌肉：**乙酸沉香酯 **促進癒合、促進皮膚再生：**沉香醇 **消炎：**沉香醇

薰衣草（2）

一般名稱	穗花薰衣草	頭狀薰衣草
拉丁學名	*Lavandula latifolia, Lavandula spica*	*Lavandula stoechas*
原產地	西班牙、法國、英國南部	法國
主要化學家族	酮類 12 % 氧化物 35 % 單萜醇 39 % 倍半萜烯 5 % 單萜烯 9 %	酯類 3 % 氧化物 17 % 倍半萜烯 4 % 單萜烯 7 % 酮類 52 % 單萜醇 17 %
主要適應症	**鎮靜（被昆蟲叮咬）：**沉香醇 **抗菌、抗病毒：**沉香醇、1,8-桉油醇 **抗真菌：**沉香醇、1,8-桉油醇、松油萜、樟烯 **溶解黏液：**1,8-桉油醇、樟腦 **促進癒合：**樟腦、沉香醇、松油萜	**抗感染：**沉香醇、1,8-桉油醇 **溶解黏液：**茴香酮、樟腦 **促進癒合：**沉香醇、α-松油萜、樟烯、檸檬烯 *毒性很高，因此要小心使用（酮類含量高）*

醒目薰衣草

一般名稱	超級醒目薰衣草	亞碧拉醒目薰衣草	葛羅索醒目薰衣草
拉丁學名	*Lavandula × burnatii super*	*Lavandula hybrida × abrialis*	*Lavandula hybrida × grosso*
原產地	法國、西班牙、義大利	法國	法國
主要化學家族	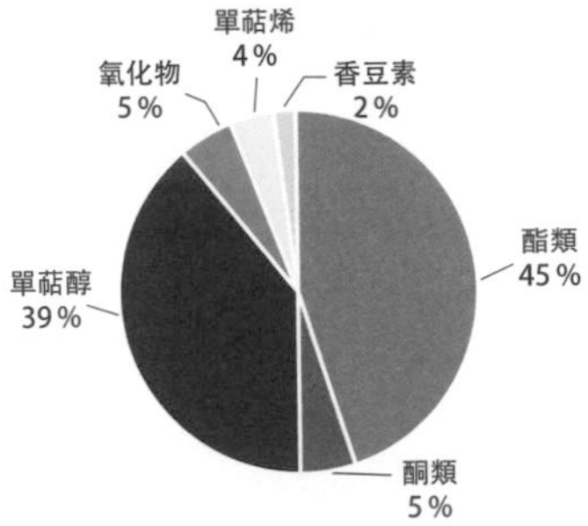 單萜烯 4% 香豆素 2% 酯類 45% 酮類 5% 單萜醇 39% 氧化物 5%	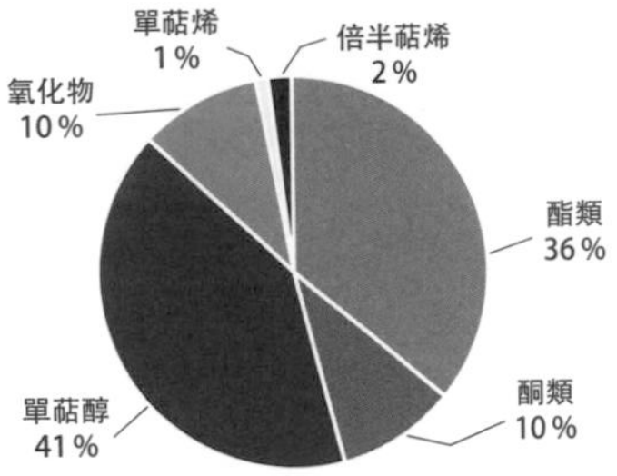 單萜烯 1% 倍半萜烯 2% 酯類 36% 酮類 10% 單萜醇 41% 氧化物 10%	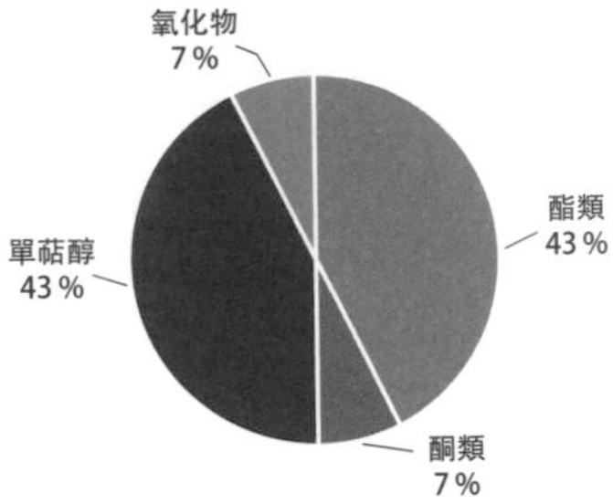 氧化物 7% 酯類 43% 酮類 7% 單萜醇 43%
主要適應症	**抗感染和促進癒合：**沉香醇、樟腦 **放鬆肌肉、抗痙攣、消炎：**乙酸沉香酯、乙酸龍腦酯、乙酸牻牛兒酯、乙酸薰衣草酯、沉香醇 **驅蟲：**樟腦 *注意：不同醒目薰衣草的化學類型非常相似，而其適應症是相同的*		

薄荷（1）

一般名稱	檸檬薄荷	胡椒薄荷	野地薄荷
拉丁學名	*Mentha piperita citrata*	*Mentha piperita*	*Mentha arvensis, Mentha austriaca*
原產地	印度	法國、美國、印度	尼泊爾
主要化學家族	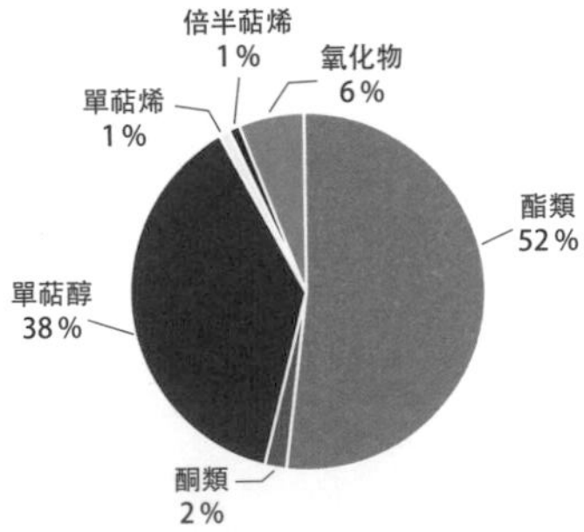 倍半萜烯 1% 氧化物 6% 酯類 52% 酮類 2% 單萜醇 38% 單萜烯 1%	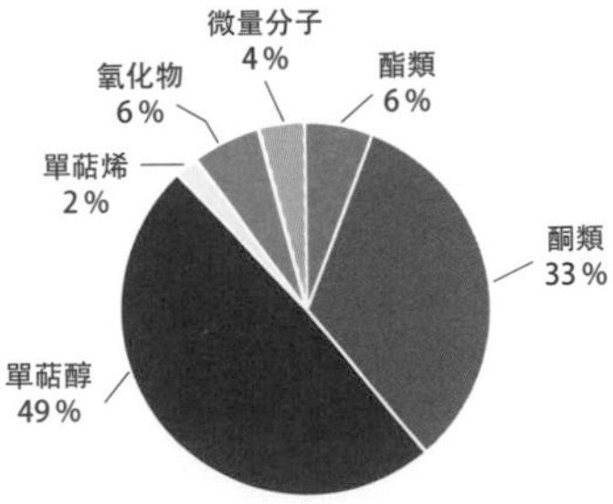 微量分子 4% 酯類 6% 酮類 33% 單萜醇 49% 單萜烯 2% 氧化物 6%	醚類 1% 酯類 1% 酮類 20% 單萜醇 69% 單萜烯 8% 倍半萜烯 1%
主要適應症	**平衡神經：** 沉香醇、乙酸沉香酯 **抗痙攣：**乙酸沉香酯、沉香醇 **鎮痛：**沉香醇 **消炎：**乙酸沉香酯、1,8-桉油醇、沉香醇	**鎮痛、消炎、局部麻醉、滋補身心、紓解呼吸道充血、止癢：**薄荷腦 **養肝利膽：**薄荷酮 *鑑於酮類含量，請謹慎使用*	**鎮痛、消炎、局部麻醉、強身激勵、紓解充血、止癢：**薄荷腦 **養肝利膽：**薄荷酮 *注意：與胡椒薄荷非常相似，但「涼感」較不明顯，以及要留意它的毒性*

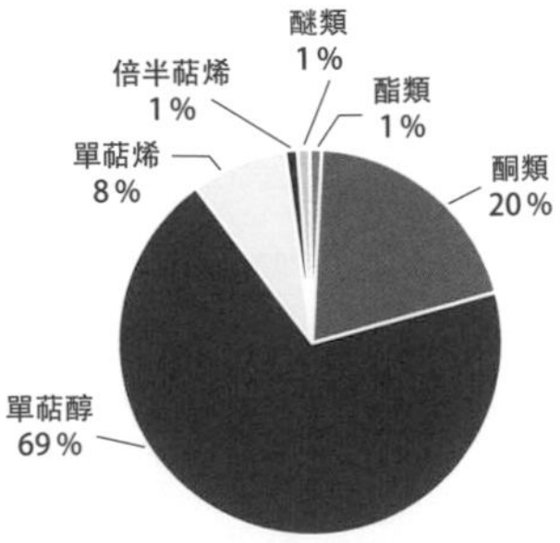

薄荷（2）

一般名稱	胡薄荷	歐薄荷	綠薄荷
拉丁學名	*Mentha pulegium*	*Mentha longifolia*	*Mentha spicata*
原產地	美國、西班牙、地中海地區	歐洲	摩洛哥、印度、歐洲
主要化學家族	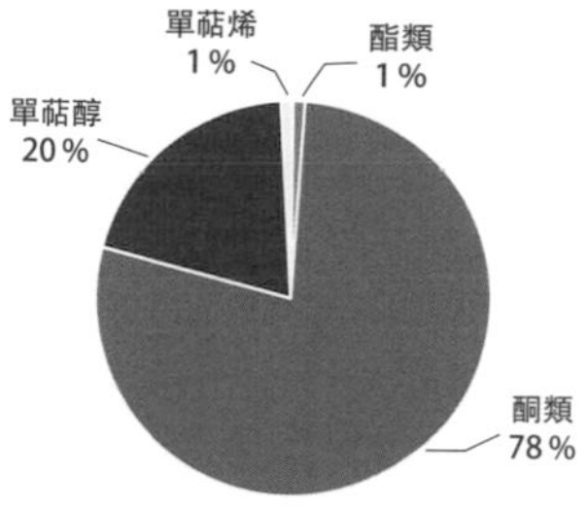 單萜烯 1% 酯類 1% 單萜醇 20% 酮類 78%	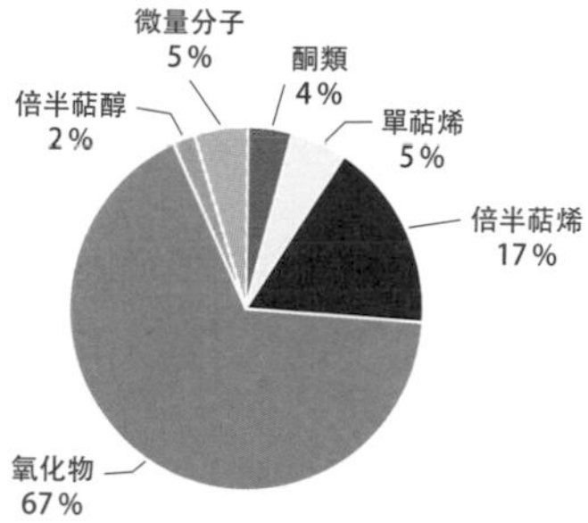 微量分子 5% 酮類 4% 倍半萜醇 2% 單萜烯 5% 倍半萜烯 17% 氧化物 67%	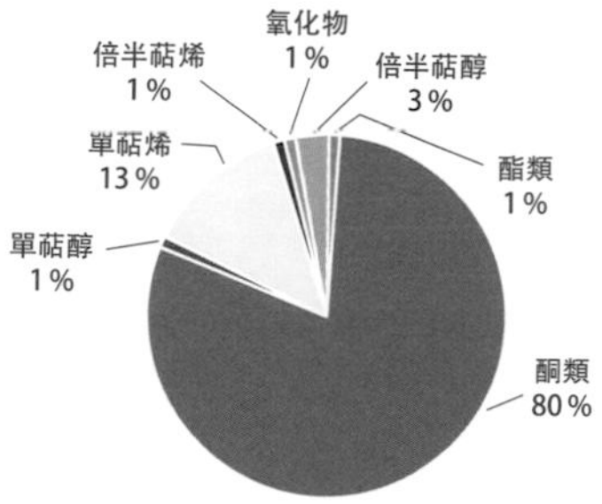 氧化物 1% 倍半萜烯 1% 倍半萜醇 3% 單萜烯 13% 酯類 1% 單萜醇 1% 酮類 80%
主要適應症	**溶解黏液**：胡薄荷酮、薄荷酮、異薄荷酮、胡椒酮 **促進癒合、防跳蚤**：酮類 *毒性很高，因此要小心使用（酮類含量高）*	**溶解黏液**：胡椒酮環氧化物、胡椒酮氧化物、薄荷酮、胡椒酮、1,8-桉油醇 **抗感染**：百里酚、1,8 -桉油醇	**舒緩** **溶解黏液** **消化（利膽和促進膽汁）、消脹氣**：藏茴香酮 **促進癒合** *毒性很高，因此要小心使用（酮類含量高）* 注意：因氣味特性而廣泛用於香水，以及葉綠素氣味而廣泛使用於食品工業

香桃木

一般名稱	紅香桃木	綠香桃木
拉丁學名	*Myrtus communis*	*Myrtus communis*
原產地	摩洛哥	科西嘉島
主要化學家族	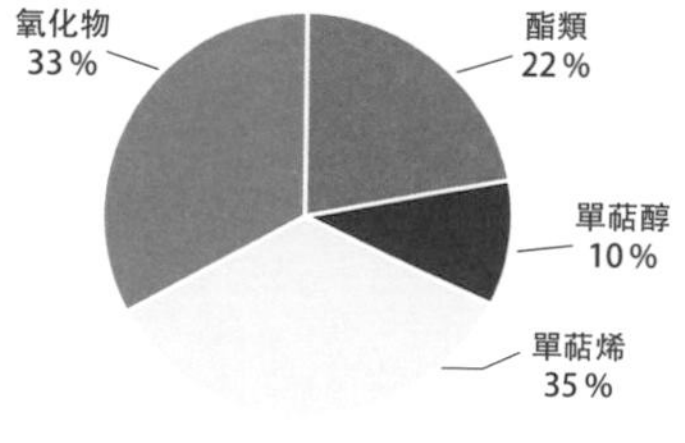 氧化物 33% 酯類 22% 單萜醇 10% 單萜烯 35%	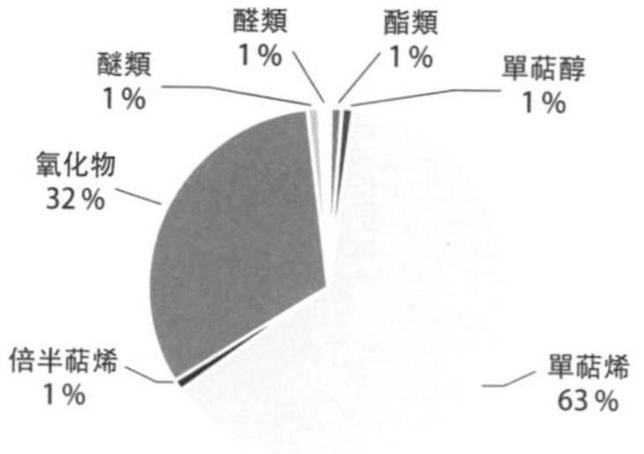 醛類 1% 酯類 1% 醚類 1% 單萜醇 1% 氧化物 32% 倍半萜烯 1% 單萜烯 63%
主要適應症	**抗感染（抗菌、抗真菌、抗病毒）**：1,8-桉油醇、α-萜品醇、沉香醇、桃金孃烯醇 **各式各樣的咳嗽、祛痰**：1,8-桉油醇和**抗痙攣**：乙酸桃金孃酯 **消炎**：乙酸桃金孃酯、乙酸牻牛兒酯	**有痰咳嗽**：1,8-桉油醇

野馬鬱蘭和甜馬鬱蘭（1）

一般名稱	野馬鬱蘭	西班牙野馬鬱蘭	希臘野馬鬱蘭
拉丁學名	*Origanum compactum*	*Corydothymus capitatus*	*Origanum heracleoticum*
原產地	摩洛哥、北非	摩洛哥、北非	法國、希臘
主要化學家族	單萜醇 4%；單萜烯 26%；倍半萜烯 3%；酚類 67%	單萜醇 5%；單萜烯 4%；倍半萜烯 3%；酚類 80%；微量分子 8%	酯類 3%；單萜醇 2%；單萜烯 22%；氧化物 5%；酚類 68%
主要適應症	強大的抗感染特性（抗菌、抗病毒、抗寄生蟲、抗真菌、滋補、激勵免疫力）：酚類（香荊芥酚、百里酚）		

野馬鬱蘭和甜馬鬱蘭（2）

一般名稱	通用野馬鬱蘭	玻利維亞野馬鬱蘭
拉丁學名	*Origanum vulgaris*	*Origanum vulgare var. kaliteri*
原產地	匈牙利	玻利維亞
主要化學家族	微量分子 7%；單萜醇 3%；單萜烯 24%；酚類 66%	酚類 4%；微量分子 3%；單萜醇 41%；單萜烯 52%
主要適應症	強大的抗感染特性（抗菌、抗病毒、抗寄生蟲、抗真菌）、滋補、激勵免疫力：酚類（香荊芥酚、百里酚）	廣效抗感染（抗菌、抗病毒、抗寄生蟲、抗真菌）、促進肝臟再生和防禦力、滋補、激勵免疫力：側柏醇、萜品烯-4-醇 促進組織再生：α-萜品烯、γ-萜品烯、檜烯

野馬鬱蘭和甜馬鬱蘭（3）

一般名稱	甜馬鬱蘭	側柏醇馬鬱蘭	西班牙馬鬱蘭
拉丁學名	*Origanum majorana*	*Origanum majorana CT thujanol*	*Thymus mastichina cineolifera*
原產地	埃及、法國	埃及、法國	西班牙、葡萄牙
主要化學家族	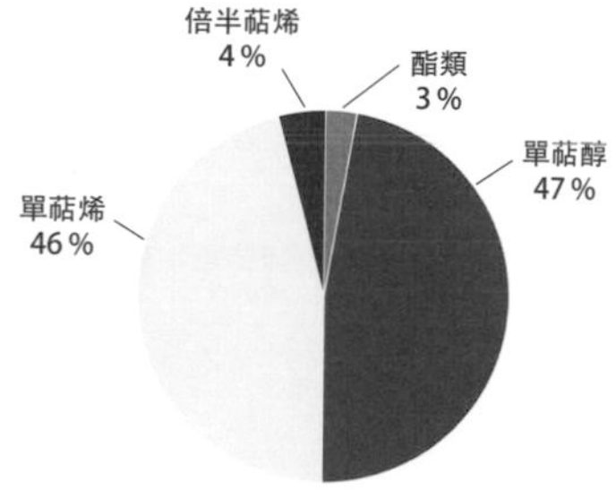 倍半萜烯 4%、酯類 3%、單萜醇 47%、單萜烯 46%	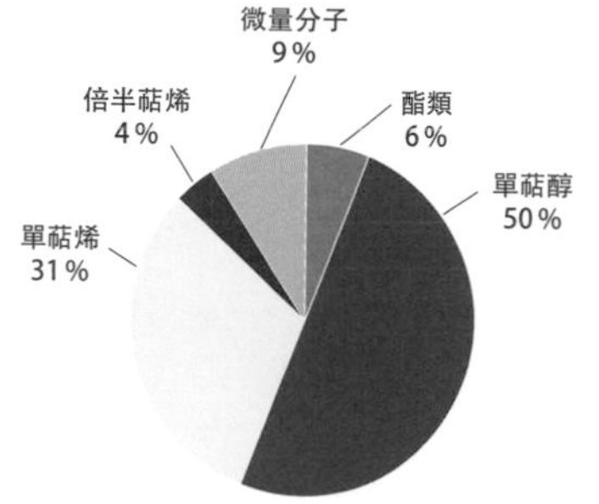 微量分子 9%、倍半萜烯 4%、酯類 6%、單萜醇 50%、單萜烯 31%	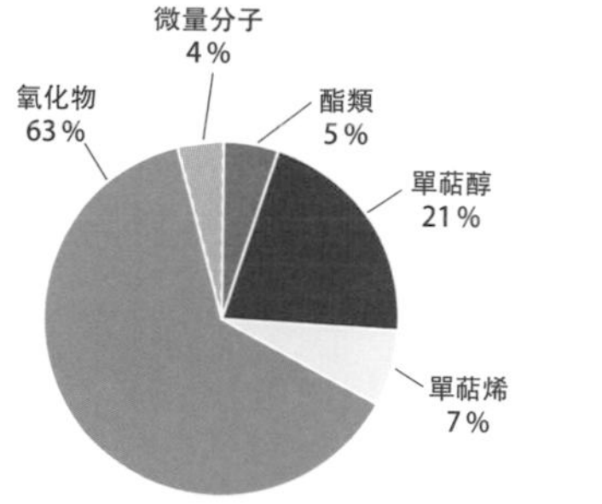 微量分子 4%、氧化物 63%、酯類 5%、單萜醇 21%、單萜烯 7%
主要適應症	平衡神經（抗焦慮和令人愉快）：均衡的單萜烯和單萜醇 平衡心臟、消化系統（與壓力相關的疾病）、降血壓、止痛：倍半萜烯與單萜烯的協同作用抗感染：萜品烯-4-醇	強大而溫和的抗感染特性、加強循環、暖身、鎮痛、促進肝臟再生和防禦力：側柏醇	抗感染（抗病毒、抗菌）、溶解黏液、冬天呼吸道和耳鼻喉疾病，一般的強身作用：1,8-桉油醇、沉香醇

羅文莎葉

注意：以下的羅文莎葉和桉油醇樟不同，後者請見樟樹的化學類型表

一般名稱	芳香羅文莎葉（葉片）	洋茴香羅文莎葉（樹皮）
拉丁學名	*Ravensara aromatica Sonnerat, op. feuilles*	*Ravensara aromatica Tanguy, op. écorce, Ravensara anisata*
原產地	馬達加斯加	馬達加斯加
主要化學家族	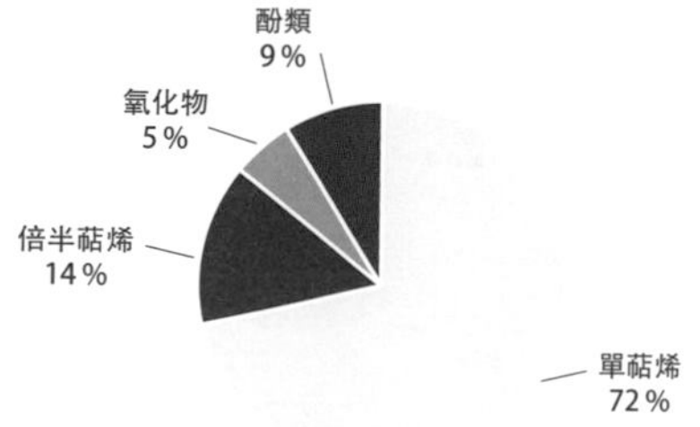 酚類 9%、氧化物 5%、倍半萜烯 14%、單萜烯 72%	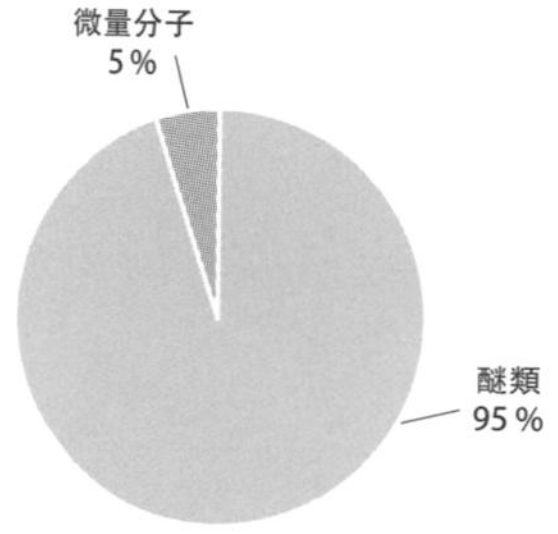 微量分子 5%、醚類 95%
主要適應症	抗病毒、安撫、提振：檸檬烯、檜烯、月桂烯、沉香醇	安撫、鎮靜、抗痙攣：甲基醚蔞葉酚

迷迭香

一般名稱	桉油醇迷迭香	馬鞭草酮迷迭香	樟腦迷迭香
拉丁學名	*Rosmarinus officinalis cineoliferum*	*Rosmarinus officinalis verbenoniferum*	*Rosmarinus officinalis camphoriferum*
原產地	摩洛哥、突尼西亞	科西嘉島	普羅旺斯
主要化學家族	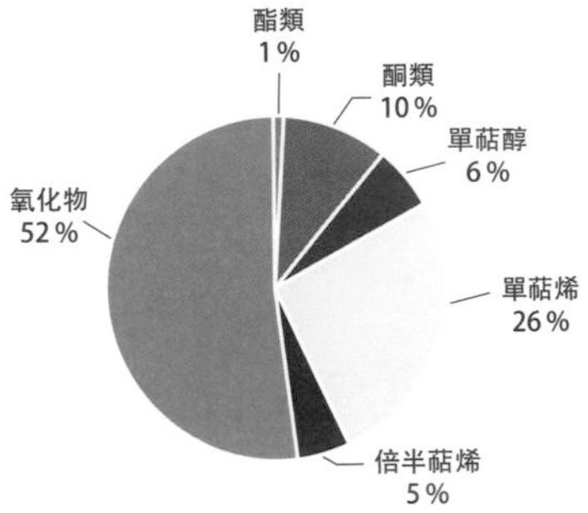 酯類 1% 酮類 10% 單萜醇 6% 單萜烯 26% 倍半萜烯 5% 氧化物 52%	氧化物 16% 酯類 10% 酮類 16% 單萜醇 6% 單萜烯 47% 倍半萜烯 5%	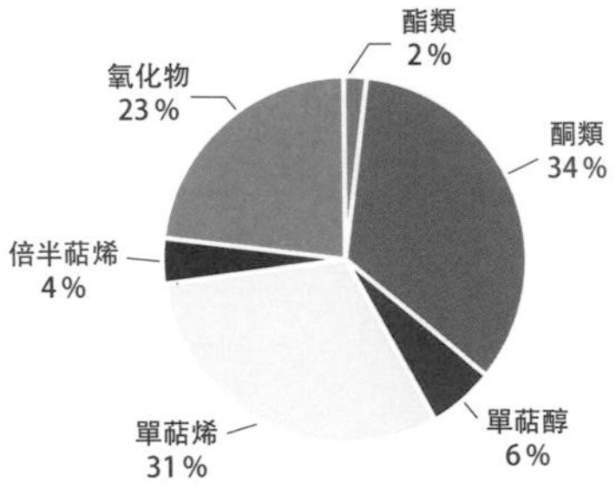 酯類 2% 氧化物 23% 酮類 34% 倍半萜烯 4% 單萜醇 6% 單萜烯 31%
主要適應症	**抗菌、抗病毒、呼吸道的消炎**：1,8-桉油醇 **溶解黏液和祛痰**：樟腦、馬鞭草酮、1,8-桉油醇	**促進膽汁分泌和利膽、肝臟引流排毒**：馬鞭草酮、松油萜 **溶解黏液、祛痰**：馬鞭草酮、樟腦	**放鬆肌肉、鎮痛、運動前準備和修復肌肉**：樟腦 *請謹慎使用：含有高比例酮類*

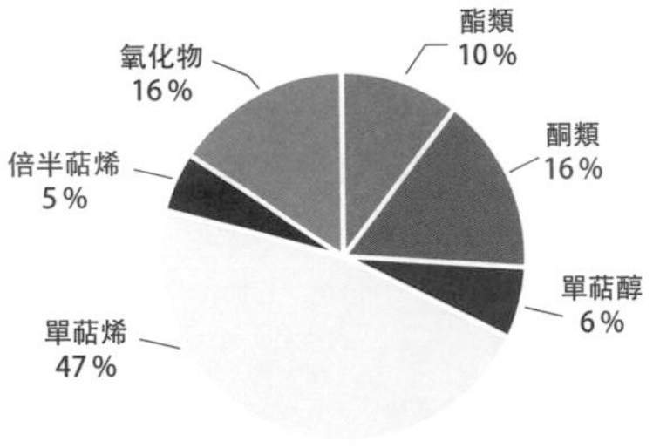

鼠尾草（1）

一般名稱	快樂鼠尾草	鼠尾草
拉丁學名	*Salvia sclarea*	*Salvia officinalis*
原產地	法國、義大利、北非、西班牙	法國、巴爾幹半島、西班牙
主要化學家族	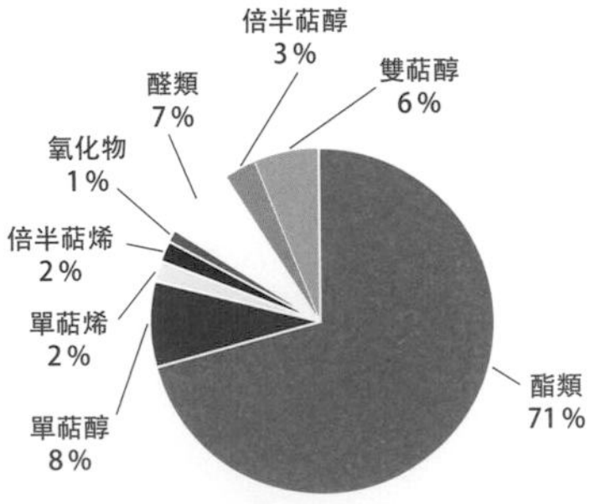 倍半萜醇 3% 雙萜醇 6% 醛類 7% 氧化物 1% 倍半萜烯 2% 單萜烯 2% 單萜醇 8% 酯類 71%	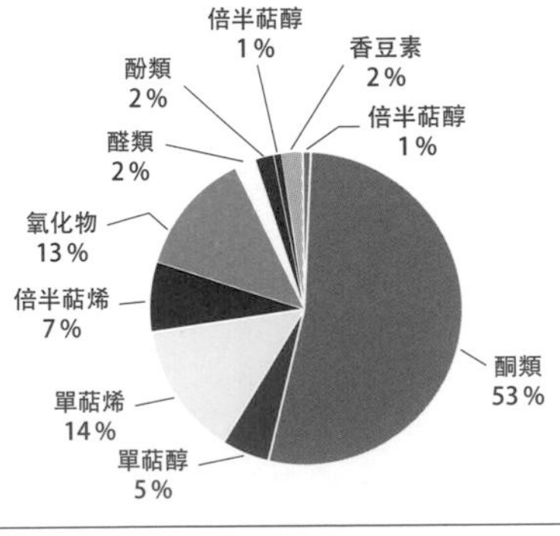 倍半萜醇 1% 香豆素 2% 酚類 2% 倍半萜醇 1% 醛類 2% 氧化物 13% 倍半萜烯 7% 單萜烯 14% 單萜醇 5% 酮類 53%
主要適應症	**類雌激素作用、閉經、經痛、經前症候群、近更年期和更年期**：香紫蘇醇 **抗痙攣、安撫**：乙酸沉香酯、乙酸橙花酯、沉香醇 **抗感染**：沉香醇	**類雌激素、調節月經，近更年期和更年期**：鼠尾草酚 **祛痰、溶解黏液、抗感染**：1,8-桉油醇、龍腦 **抗感染**：沉香醇 *毒性很高，因此要小心使用（酮類含量高）*

鼠尾草（2）

一般名稱	三葉鼠尾草	薰衣葉鼠尾草
拉丁學名	*Salvia fructicosa*	*Salvia lavandulifolia*
原產地	希臘、南歐	西班牙
主要化學家族	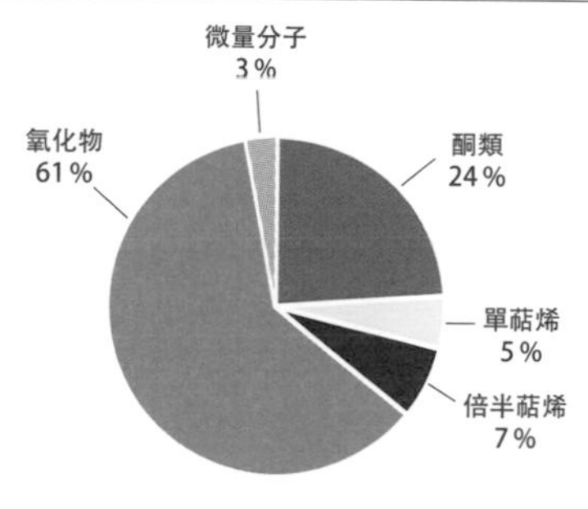 	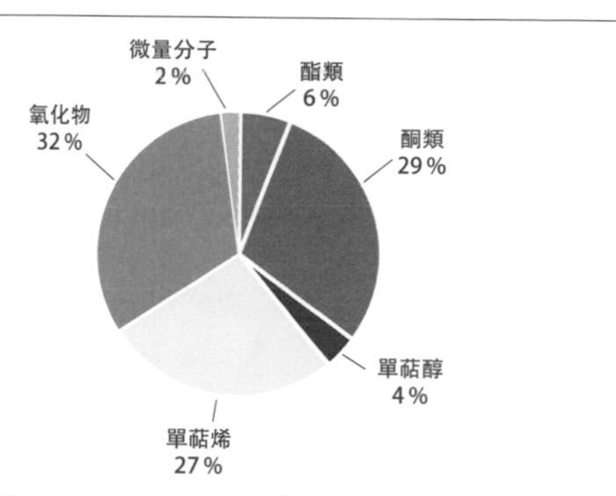
主要適應症	**抗感染**：1,8-桉油醇 **促進癒合、抗妊娠紋、乾咳、解痙、抗焦慮，輕度抗憂鬱** *請由專家指導使用（含高比例酮類）*	**呼吸道抗感染、強身**：1,8-桉油醇（10～30%）、樟腦（10～30%）、乙酸萜品烯酯 **呼吸道消炎**：α-松油萜、β-松油萜 *毒性很高，因此要小心使用（酮類含量高）*

百里香（1）

一般名稱	熏陸香百里香	龍腦百里香	野地百里香
拉丁學名	*Thymus mastichina*	*Thymus satureioides*	*Thymus serpyllum*
原產地	西班牙	摩洛哥	巴爾幹半島、摩洛哥、西班牙
主要化學家族	酯類 5% 酚類 6% 酮類 2% 單萜醇 18% 氧化物 53% 單萜烯 14% 倍半萜烯 1%	酯類 3% 酚類 13% 酮類 2% 氧化物 2% 倍半萜烯 8% 單萜醇 48% 單萜烯 24%	酚類 28% 單萜醇 21% 單萜烯 51%
主要適應症	**祛痰**：1,8-桉油醇 **抗菌、抗真菌、抗病毒**： 1,8-桉油醇、沉香醇、萜品醇、百里酚	**抗菌**：百里酚、香荊芥酚、龍腦、萜品醇 **強身** **鎮痛**（風濕病）：對傘花烴、β-丁香油烴、龍腦	**廣效抗感染：抗菌、抗病毒、抗真菌、抗寄生蟲**：百里酚、香荊芥酚、沉香醇、龍腦、牻牛兒醇、α-萜品醇、萜品烯-4-醇

百里香（2）

一般名稱	牻牛兒醇百里香	沉香醇百里香	側柏醇百里香
拉丁學名	*Thymus vulgaris geranioliferum*	*Thymus vulgaris linaloliferum*	*Thymus vulgaris thujanoliferum*
原產地	法國（高海拔）	法國（海拔 1300 公尺）	法國
主要化學家族	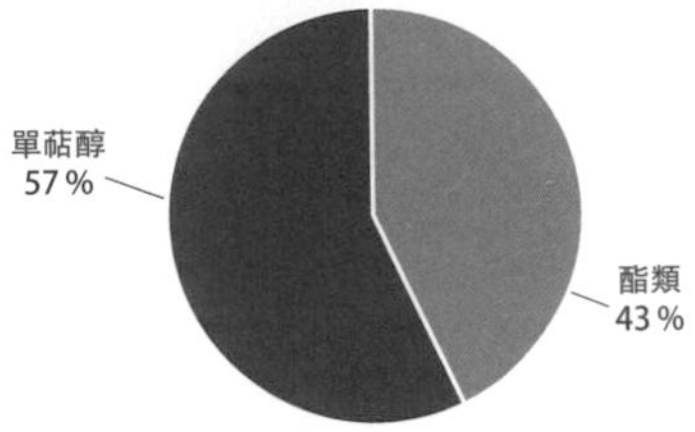 單萜醇 57 % 酯類 43 %	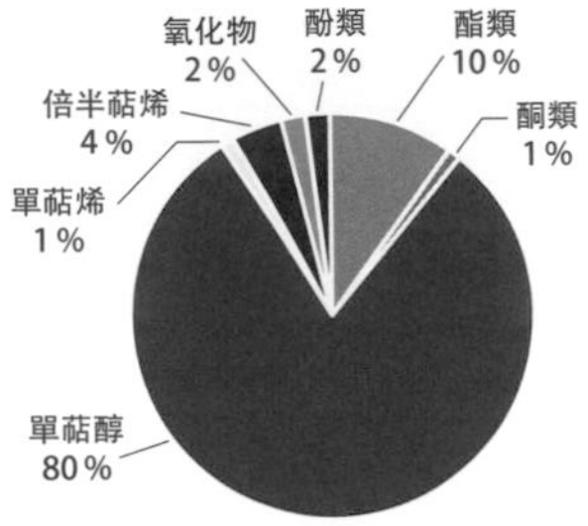 氧化物 2 % 酚類 2 % 酯類 10 % 倍半萜烯 4 % 酮類 1 % 單萜烯 1 % 單萜醇 80 %	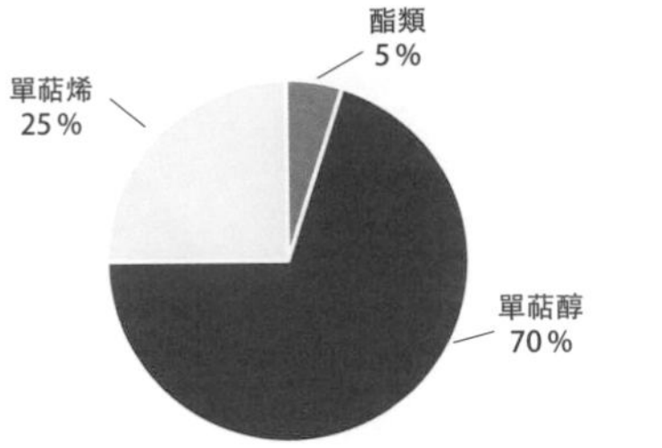 酯類 5 % 單萜烯 25 % 單萜醇 70 %
主要適應症	**抗菌、抗真菌、抗病毒：**牻牛兒醇	**溫和抗菌：**沉香醇 **強身：**沉香醇	**抗菌、抗真菌、抗病毒：**側柏醇 **雷諾氏症候群：**側柏醇具有皮膚增溫的作用 **促進肝臟再生：**檸檬烯、側柏醇

百里香（3）

一般名稱	檸檬百里香	百里酚百里香	西班牙百里香
拉丁學名	*Thymus citriodora*	*Thymus vulgaris thymoliferum*	*Thymus zygis*
原產地	法國	法國、西班牙	西班牙、葡萄牙、法國
主要化學家族	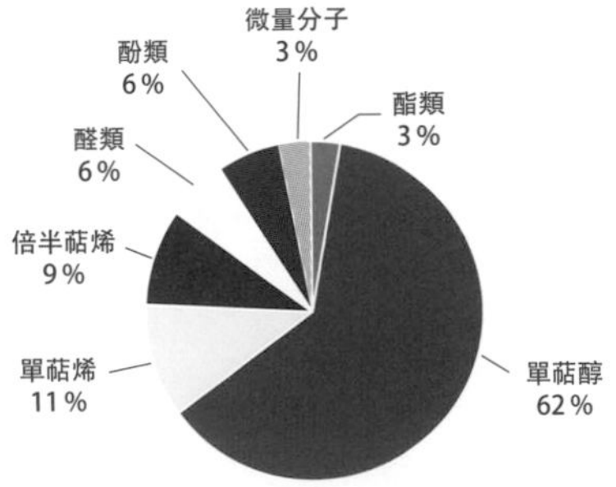 微量分子 3 % 酚類 6 % 酯類 3 % 醛類 6 % 倍半萜烯 9 % 單萜烯 11 % 單萜醇 62 %	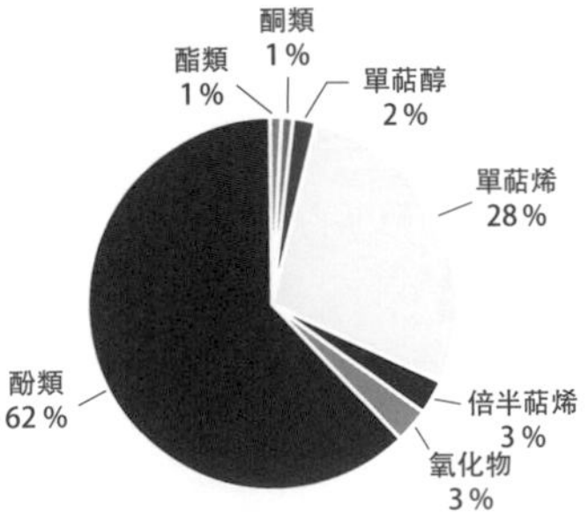 酮類 1 % 酯類 1 % 單萜醇 2 % 單萜烯 28 % 酚類 62 % 倍半萜烯 3 % 氧化物 3 %	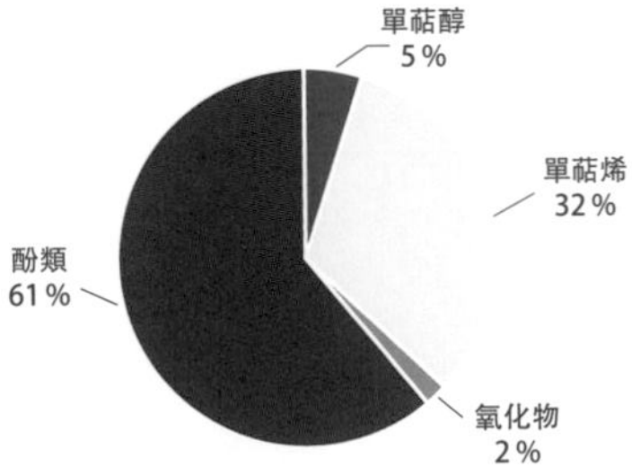 單萜醇 5 % 單萜烯 32 % 酚類 61 % 氧化物 2 %
主要適應症	**輕度抗感染、皮膚問題（需稀釋）：**牻牛兒醇	**廣效而強的抗感染：**百里酚 **鎮痛：**百里酚、對傘花烴、β-丁香油烴	**廣效而強的抗感染：**百里酚 **鎮痛：**百里酚和對傘花烴

柑橘類（1）

一般名稱	檸檬	萊姆	紅桔
拉丁學名	*Citrus limonum, Limonis aetheoleum*	*Citrus limonum, Citrus aurantifolia*	*Citrus reticulata*
原產地	法國、義大利、西班牙、西西里島	義大利、西西里島、巴西	巴西、義大利、墨西哥
主要化學家族	微量分子 5% 酯類 2% 香豆素 1% 醛類 2% 單萜烯 90%	微量分子 9% 香豆素 1% 醛類 3% 單萜烯 87%	微量分子 9% 香豆素 1% 單萜烯 90%
主要適應症	助消化、肝膽功能不全、保護胃、止吐、神經平衡、淨化空氣：檸檬烯	助消化（++）、安撫、淨化空氣、烹飪：檸檬烯	舒緩、助眠、淨化空氣、助消化、輕度解便：檸檬烯

柑橘類（2）

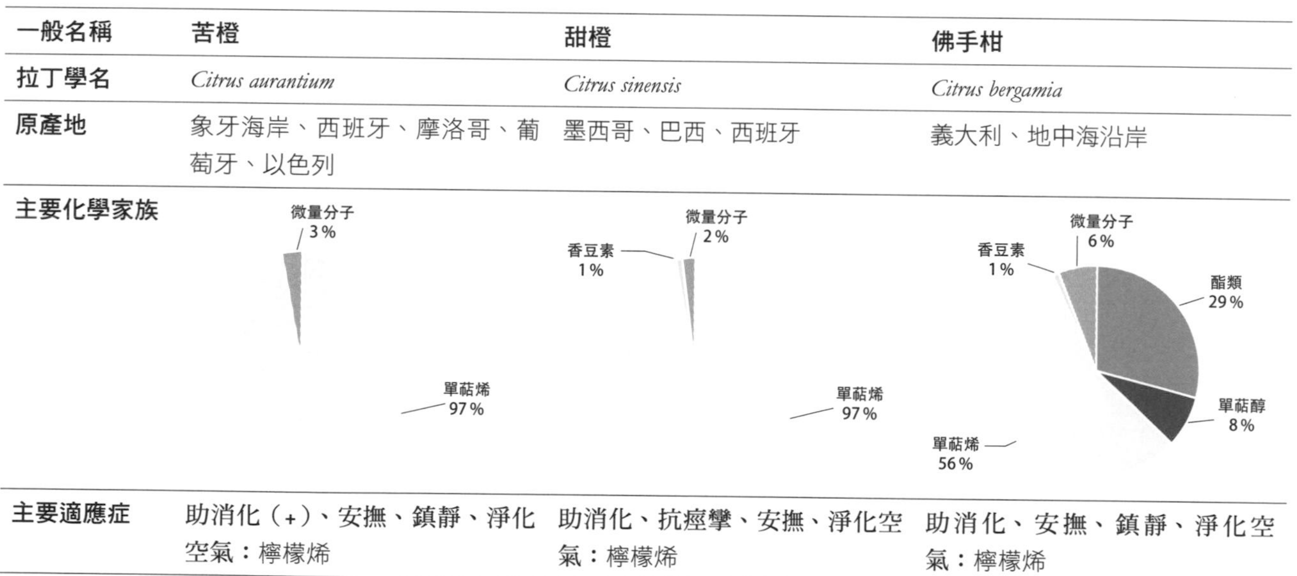

一般名稱	苦橙	甜橙	佛手柑
拉丁學名	*Citrus aurantium*	*Citrus sinensis*	*Citrus bergamia*
原產地	象牙海岸、西班牙、摩洛哥、葡萄牙、以色列	墨西哥、巴西、西班牙	義大利、地中海沿岸
主要化學家族	微量分子 3% 單萜烯 97%	微量分子 2% 香豆素 1% 單萜烯 97%	微量分子 6% 香豆素 1% 酯類 29% 單萜醇 8% 單萜烯 56%
主要適應症	助消化（+）、安撫、鎮靜、淨化空氣：檸檬烯	助消化、抗痙攣、安撫、淨化空氣：檸檬烯	助消化、安撫、鎮靜、淨化空氣：檸檬烯

柑橘類（3）

一般名稱	葡萄柚	克萊蒙橙	日本柚子
拉丁學名	*Citrus × paradisi*	*Citrus reticulata var. clementina*	*Citrus junos*
原產地	美國、古巴、以色列、墨西哥	南歐、中美洲	日本、中國、韓國
主要化學家族	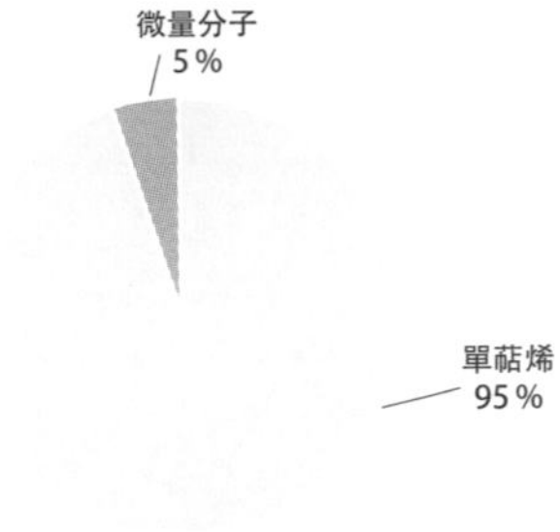 微量分子 5% 單萜烯 95%	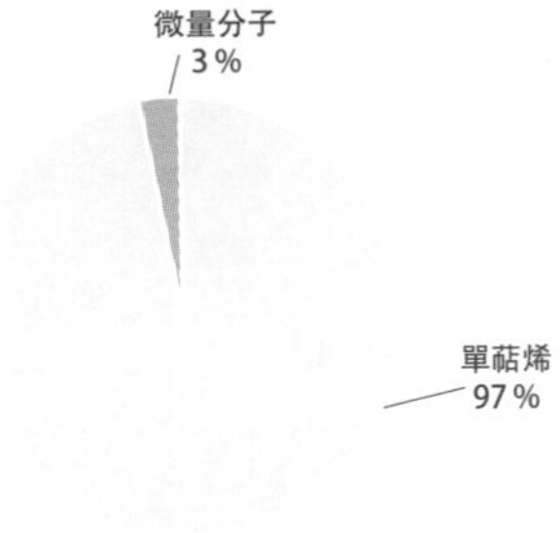 微量分子 3% 單萜烯 97%	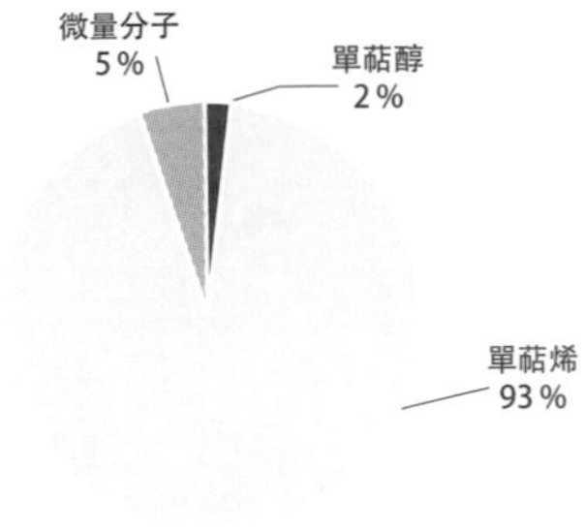 微量分子 5% 單萜醇 2% 單萜烯 93%
主要適應症	助消化、安撫和強身、止吐、消解脂肪、淨化空氣：檸檬烯	助消化、非常安撫、促進循環：檸檬烯	助消化、安撫、淨化空氣：檸檬烯

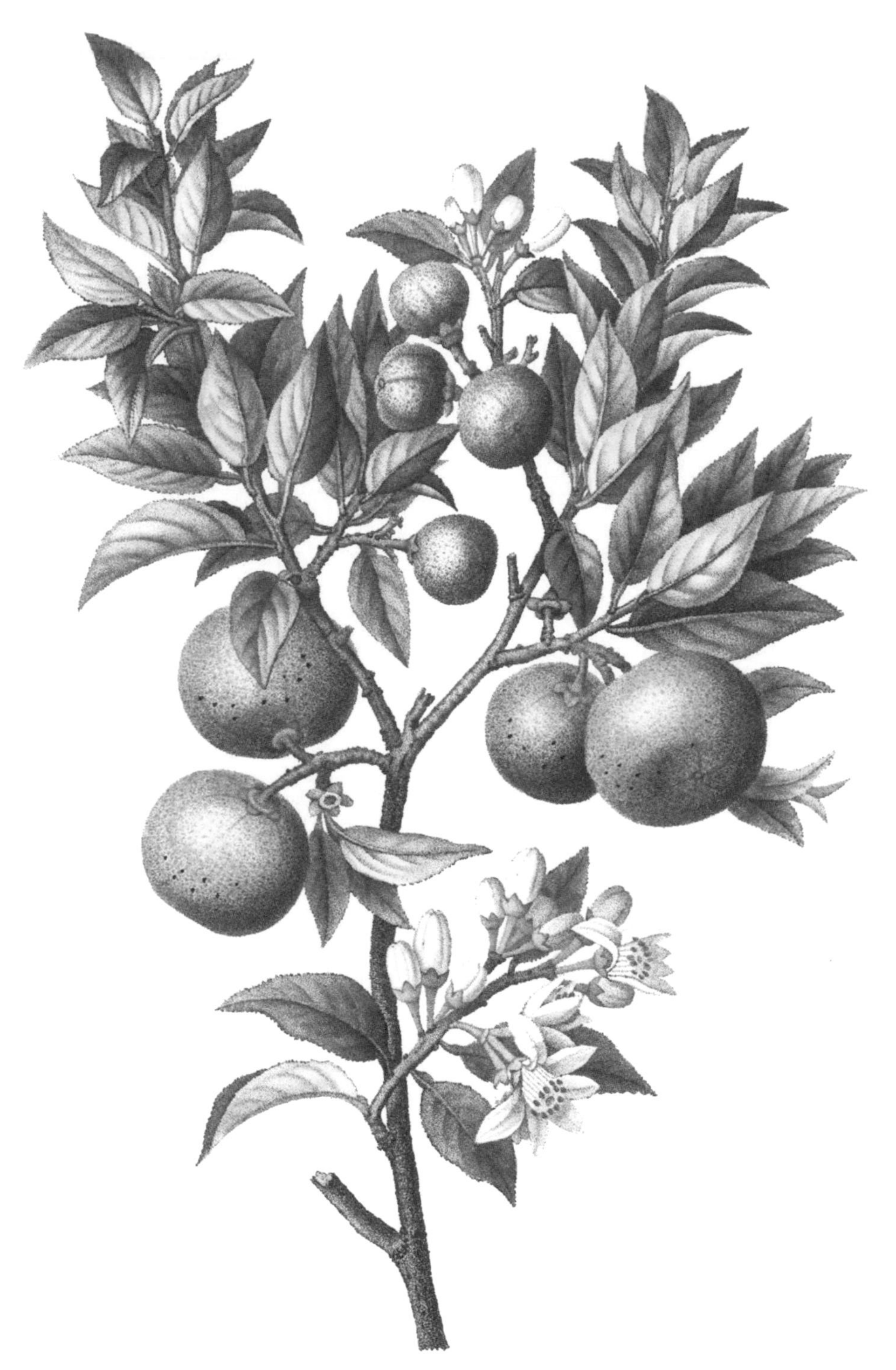

回函贈禮

（一）填寫線上回函獲得電子檔

法文版〈參考書目〉

中文版〈精油對照表〉（法文／英文／拉丁學名／中文）

★活動日期：即日起～2022 年 02 月 28 日。

★寄送日期：2022 年 03 月 01 日以 EMAIL 寄出電子檔。

（二）填寫線上回函抽獎

掃描 Qrcode，填妥線上回函完整資料，即有機會抽中大獎——「PFlorame 法恩 月桂精油 5ml」乙瓶（市價 800 元）。

★中獎名額：共 10 名。

★活動日期：即日起～2022 年 02 月 28 日。

★公布日期：2022 年 03 月 01 日以 EMAIL 通知中獎者。

中獎者需於 7 日內用 EMAIL 回覆您的購書憑證照片（訂單截圖或發票）方能獲得獎品。若超過時間，視同放棄。

★一人可抽獎一次。本活動限台灣本島及澎湖、金門、馬祖。

★追蹤大樹林臉書，搜尋：@ bigtreebook，獲得優惠訊息及新書書訊。

贈品介紹

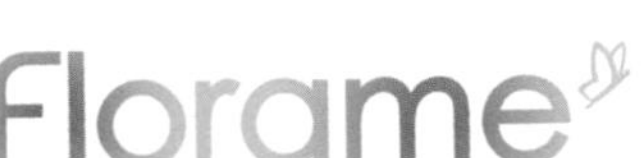

Florame 法恩 月桂精油

定價：800 元

容量：5ml

用途：外用

產地：東歐

栽種方式：AB 有機栽種認證標章（通過 ECOCERT 歐盟生態組織有機認證）

萃取部位：葉子

拉丁學名：*Laurus nobilis*

使用方式：取適量加入基礎油調油塗抹或加入擴香儀擴香使用。

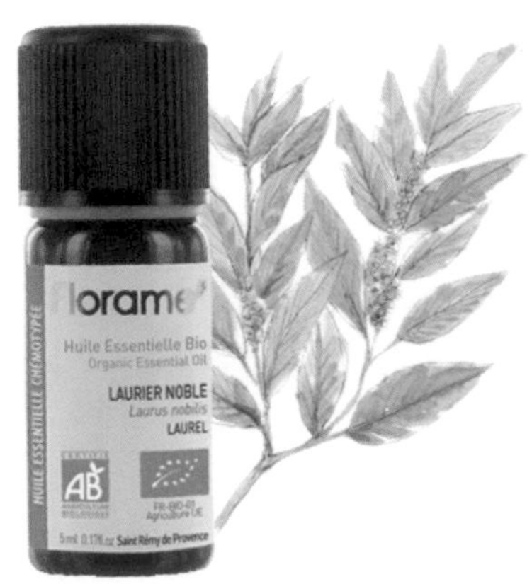